神経難病のすべて

編著
岡山大学神経内科教授
阿部 康二

～症状・診断から最先端治療，
　　　福祉の実際まで～

株式会社 新興医学出版社

Advancement of all neurological diseases in basic science, clinical practice, and social management

Koji Abe, MD, PhD

Department of Neurology, Graduate School of Medicine,
Dentistry and Pharmaceutical Sciences, Okayama University

© First edition, 2007 published by
SHINKOH IGAKU SHUPPAN CO., LTD TOKYO.
Printed & bound in Japan

神経難病と共にしなやかに生きるために

　厚生労働省指定のいわゆる「難病」には，2004年現在で45種類あり約54万人が特定疾患治療研究事業対象とされています。そのうち神経系を主症状とする「神経難病」は14種類で約18万人と難病全体の約34％を占めますが，しばしば神経症状を合併する他の難病を含めると難病全体の80％以上となり，難病全般における神経系難病の占める比重は極めて大きい現状です。最近では，日本社会の高齢化とストレス高度化に伴って，高齢化やストレス・免疫異常と関連した神経系難病の患者数が年々増加しています。

　神経系難病においては，その多くの原因遺伝子が1980-90年代に解明され，1990-2000年代におけるMRI画像や脳機能画像などの飛躍的な進歩と相俟って，今日では診断面において遺伝子診断も日常的に用いられるようになってきています。一方，2000年代に入りトランスジェニック動物などを用いた病態解明や遺伝子治療・再生医療などの新しい治療法開発も近い将来の臨床応用に向けて着々と成果を挙げてきています。さらに2000年代後半に至り，ケア面で神経難病ネットワークが全国的な規模でほぼ確立し，障害者自立支援法の施行に伴って各県で難病相談・支援センター事業が開始されるなど，神経系難病患者の自立支援や生活の質（QOL）の向上に向けて今後の事業展開が期待されているところです。

　このような最近の急速な医療・福祉・自立支援面の進展により，神経系難病に対するアプローチは新しい時代に入ったと言えるでしょう。そのようなタイミングを捉えて，本書では指定神経難病以外の疾患も含めた「神経難病のすべて」について，診断と最新治療から患者ネットワーク，災害対策も含めた自立支援体制（生活支援，就労支援），在宅療養の現状と課題，療養機器の最新情報，難病患者の介護保険や医療経済，行政・福祉サービスの実際などについて各専門家の先生方に分かりやすく解説していただきました。根本的治療法確立の時まで息長くしなやかに生きていくために，本書が神経系難病に関わるすべての方々（患者・家族，医療従事者，行政・福祉関係者）のお役に立つことができれば幸いです。

　2007年5月

阿部康二

編 著
阿部康二

執筆者 (執筆順)

服部　信孝	阿部　康二	池田　佳生	石橋　賢士	水澤　英洋
瓦林　　毅	東海林幹夫	中村　龍文	越智　博文	吉良　潤一
澁谷　誠二	若山　吉弘	松﨑　敏男	納　　光弘	砂田　芳秀
服部　直樹	祖父江　元	内野　　誠	水谷　智彦	池田　修一
篠原もえ子	浜口　　毅	山田　正仁	田中　恵子	斎藤　義朗
高橋　幸利	久保田裕子	大谷　英之	山崎　悦子	池田　浩子
江川　　潔	宇野　昌明	永廣　信治	星地　亜都司	中村　耕三
鏡原　康裕	林　　秀明	神野　　進	島　　功二	林　　　久
関本　聖子	栗原久美子	糸山　泰人	神谷　達司	武久　康
橋本(生駒)真有美	武藤　香織	今井　尚志	大隅　悦子	木村　　格
樋口　正昇	湯浅　龍彦	廣島　かおる	川尻　洋美	金古さつき
齋藤　由美子	依田　裕子	岡本　幸市	松尾　秀徳	植田　友貴
澁谷　統壽	西澤　正豊	古和　久典	北山　通朗	松谷　千里
篠田　沙希	楠見　公義	諸遊　祐介	長井　　大	中島　健二
岩木　三保	立石　貴久	成田　有吾	菊池　仁志	紀平　為子
森　　貴美	荻野　美恵子	川島　孝一郎	三徳　和子	松田　智大
中島　　孝	西中　　毅	海野　幸太郎	妻井　令三	和田　千鶴
豊島　　至	神谷　達司	森田　光哉	中野　今治	宮地　裕文
吉川　典子	谷口　和江	中野　育子	小林　義文	園田　至人
福永　秀敏	石川　悠加	山本　　真	徳永　修一	法化図陽一
瀧上　　茂	永松　啓爾	小川　雅文	田中　優司	犬塚　貴
難波　吉雄	鈴木ゆめ	九川　恵理子	黒岩　義之	田中　秀明
小川　知宏	堤崎　陽子	福田　恭子	平田　幸一	伊藤　道哉

目　次

第Ⅰ章　神経系難病の各論

1 パーキンソン病（類縁疾患含む）··1
2 脊髄小脳変性症··10
3 多系統萎縮症··19
4 筋萎縮性側索硬化症··27
5 アルツハイマー病··34
6 重症筋無力症··44
7 多発性硬化症··51
8 ハンチントン病··61
9 多発筋炎，皮膚筋炎··65
10 HAM···72
11 筋ジストロフィー症··80
12 スモン··87
13 水俣病··94
14 ベーチェット病，SLE，PN ···102
15 アミロイドーシス，Fabry病 ··109
16 プリオン病，SSPE ··117
17 副腎白質ジストロフィー ALD ···122
18 神経線維腫症··126
19 難治てんかん：West症候群，乳児重症ミオクロニーてんかん，脳炎後てんかん ·······131
20 もやもや病··140
21 後縦靱帯骨化症··146

第Ⅱ章　神経難病患者のネットワーク

1 都市部における神経難病医療ネットワーク：東京都の場合 ·········151
2 都市部における神経難病医療ネットワーク：豊中市の場合 ·········157
3 地方における神経難病医療ネットワーク：北海道難病医療ネットワーク ·······162
4 宮城神経難病ネットワーク··168
5 山陽地区神経難病ネットワーク··172
6 多職種チームカンファレンスを軸にしたネットワーク作りキーワード ·······179
7 神経難病当事者団体のネットワーキング ··187

第III章　神経難病患者の自立支援体制の現状と将来

1 全国的な自立支援体制作りの現状と将来 …………………………………………193
2 障害者自立支援法の考え方 …………………………………………………………198
3 在宅独居 ALS 患者の自立支援体制 …………………………………………………202
4 相談・支援センターにおける神経難病支援 ………………………………………211
5 神経難病患者の知的生産活動支援 …………………………………………………216
6 神経難病と災害対策 …………………………………………………………………221
7 難病医療相談の現状と将来，入院確保 ……………………………………………225
8 神経難病の医療相談マニュアル ……………………………………………………232
9 遺伝子診断の重要性と注意点 ………………………………………………………236

第IV章　神経難病在宅療養現場の現状と解決課題

1 神経難病患者に対する在宅医療福祉体制の現状と課題 …………………………241
2 神経難病患者の現状と地域・在宅支援 ……………………………………………247
3 神経難病在宅療養現場と解決課題：勤務医の立場から …………………………253
4 開業医／在宅療養支援診療所の立場から …………………………………………260
5 神経難病患者の QOL の特徴と課題 ………………………………………………269
6 神経難病の QOL 評価から緩和ケアについて ……………………………………276
7 パーキンソン患者家族の立場から …………………………………………………284
8 ALS 患者家族の立場から ……………………………………………………………290
9 認知症家族介護の現状と解決策 ……………………………………………………293
10 レスパイト入院の現状と課題 ………………………………………………………297
11 脳卒中後遺症による寝たきり介護の問題点と解決課題 …………………………303

第V章　在宅療養機器の進歩を活用する

1 最新の在宅コミュニケーション機器 ………………………………………………307
2 テレビ付き携帯電話による遠隔コミュニケーション ……………………………311
3 気管切開と人工呼吸器 ………………………………………………………………315
4 在宅呼吸管理の実際と最新機器 ……………………………………………………319
5 吸引行為問題の現状と新しい自動吸引器の開発 …………………………………323
6 嚥下障害対策と PEG の現状と問題点 ……………………………………………327
7 在宅経管栄養剤の種類と特徴 ………………………………………………………331

第Ⅵ章 神経難病への行政・福祉サービスの実際

1 行政サービスの実際 ……………………………………………………………343
2 福祉サービスの実際 ……………………………………………………………349
3 病院介護，施設介護，在宅・通所介護の有機的活用 ………………………354
4 神経難病患者に対する診療報酬システムの現状と課題 ……………………360
5 神経難病と介護保険製度 ………………………………………………………367
6 特定疾患申請の実際 ……………………………………………………………373

第Ⅰ章

神経系難病の各論

1 パーキンソン病（類縁疾患含む）	1
2 脊髄小脳変性症	10
3 多系統萎縮症	19
4 筋萎縮性側索硬化症	27
5 アルツハイマー病	34
6 重症筋無力症	44
7 多発性硬化症	51
8 ハンチントン病	61
9 多発筋炎，皮膚筋炎	65
10 HAM	72
11 筋ジストロフィー症	80
12 スモン	87
13 水俣病	94
14 ベーチェット病，SLE，PN	102
15 アミロイドーシス，Fabry病	109
16 プリオン病，SSPE	117
17 副腎白質ジストロフィー	122
18 神経線維腫症	126
19 難治てんかん：West症候群，乳児重症ミオクロニーてんかん，脳炎後てんかん	131
20 もやもや病	140
21 後縦靱帯骨化症	146

1 パーキンソン病

服部信孝（順天堂大学医学部脳神経内科）

　パーキンソン病（PD）は，アルツハイマー病についで頻度の高い神経変性疾患である。L-dopa の導入によりその生命予後は劇的に改善された。しかしながら，薬価が高くしかも一生涯服用しなければならず生活の質は必ずしも高いものとは言えない。さらに最も効果のある L-dopa の長期服用により運動合併症状が出現することから，ドパミン作動薬が開発された。そのドパミン作動薬もまた万能とは言えず，進行とともにさまざまな問題点が出現することがわかっている。病態は依然解明されていないが，その原因究明に関しては，分子生物学の発展により近年目覚ましい進歩を遂げているのも事実である。本稿では，パーキンソン病の治療，リハビリテーション，新規治療薬の開発状況，福祉の問題点について解説したい。

A. パーキンソン病の症状・診断

　PD の臨床症状は，1) 安静時振戦，2) 無動，3) 固縮，4) 姿勢反射障害の 4 徴候である。このうち 2 症状が存在すればパーキンソニズムが存在すると言える。最も鑑別をしなければいけない神経変性疾患は多系統萎縮症，進行性核上性麻痺がある。鑑別に必要な疾患群については表 1 に示した。振戦が目立

表1　パーキンソニズムの鑑別

パーキンソニズムの鑑別診断	
進行性核上性麻痺	血管障害性パーキンソニズム
線条体黒質変性症	脳炎後パーキンソニズム
Shy-Drager 症候群	中毒性パーキンソニズム マンガン，一酸化炭素，MPTP
大脳皮質基底核変性症	
淡蒼球黒質ルイ体萎縮症	薬剤性パーキンソニズム フェノチアジン，ブチロフェロン，ベンザマイド
Hallervorden-Spatz 病	
Creutzfeldt-Jakob 病	非定型的抗精神病薬，レゼルピン

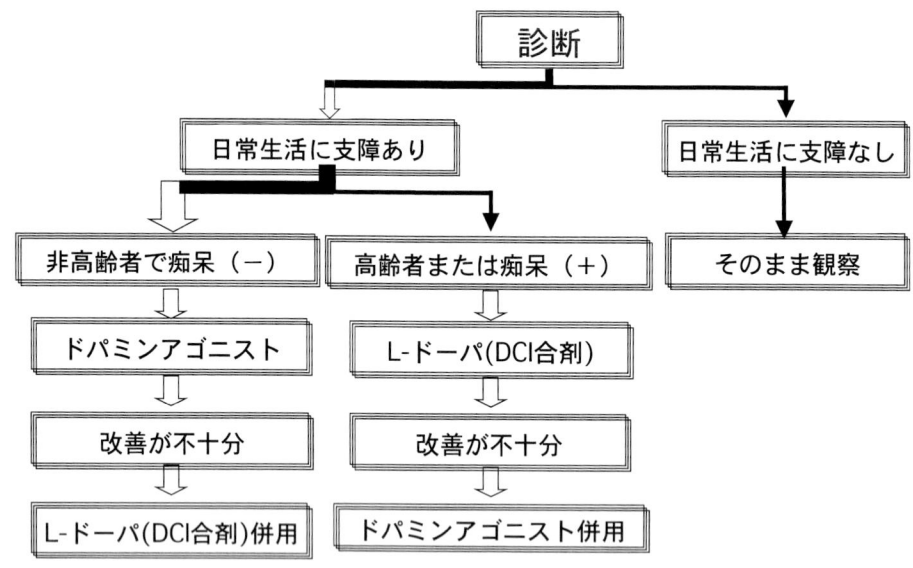

水野美邦 他（日本神経学会）：臨床神経学 42(5)：430-494, 2002
図1 日本神経学会のガイドライン

つ場合は，本態性振戦との鑑別が必要となる。PDでも姿勢時に振戦が出現する患者が少なからず存在するので注意が必要である。

　PDの治療であるが，日本神経学会のガイドラインによれば（図1），臨床症状がなければ経過観察とされているが，PramipexoleやRopiniroleなどの非麦角製剤のドパミン作動薬は進行を阻止する可能性が推定されており，進行阻止作用がエビデンスに基づいて証明されれば早期に薬物療法をすることになる。ここでは現行のガイドラインについて解説したい。図1に示すように70歳より若年で発症する場合は，運動合併症状の出現頻度の低いドパミン作動薬から開始し，症状の進行が観察されればL-dopaを併用することになる。各論として，各薬剤の特徴について解説したい。

1．ドパミン作動薬（DA）

　ドパミン作動薬には，麦角と非麦角の2群に分けられる。現在わが国では，bromocriptine, pergolide, talipexole, cabergoline, pramipexoleそしてropiniroleの6種類が使用可能となっている。ドパミン作動薬に共通して運動合併症状を抑制することは間違いないが，今後はこのDAのドパミン受容体の親和性のプロフィールをもとにより工夫された選択が必要となってくる。最近臨床使用が可能になっている非麦角系DAはD3刺激作用があり，新たな作用機序としてi）気分障害と言われるようなアンヘドニアに対する効果[1]，ii）ジスキネジアに対する効果[2]，iii）神経再生効果が期待されている[3]。

　一方，pergolideはDAの中でもD1刺激

作用が有り，神経因性膀胱に効果があると報告されている。またD1作用が有り，抗パ作用が強いとされている。Cabergolineに関しては，半減期が長く持続的ドパミン刺激を可能としていること，また1日1回で臨床の現場としては処方しやすなどのメリットがある。しかしながら，2004年ごろから心臓弁障害の報告があり[4]，麦角系DAを処方する場合，定期的に心エコー検査をする必要がある。さらに最近報告された論文でも，1988年から2005年の間に抗パ剤の投与した11,417人について新規心臓弁の障害の発生を検討している。その結果，pergolide, cabergolineを服用したPD患者19％で心臓弁障害が発生しており，同剤を服用していない患者の5〜7倍のリスクがあるとしている[5]。

またイタリアのグループでは，pergolide 64名，cabergoline 49名，非麦角系DA 42名，コントロール群90名についてアメリカ心臓超音波学会の診断基準に基づき検討している。その結果，grade 3-4を示す相対的危険度は，全ての弁において麦角系DAで高い結果が出ている[6]。弁障害は，累積投与量や1日投与量が問題となる。そのため，海外と比べわが国で1日最大投与量が少ないpergolideの弁障害の頻度は低い[7]（最大1250 mg）。弁障害の機序についてはセロトニン5-HT2bの親和性が問題であることがわかっている[8]。同じ麦角系のリスリドでは，5-HT2bの拮抗薬であり弁障害は問題とならないようである。この線維化については可逆的変化と言われており，早期発見早期中止により線維化現象を正常化に戻すことも可能となる。そのような意味でも心エコー検査の定期的検査を行うことは重要と考える。

一方，非麦角系DAに関しては，眠気の問題がある。睡眠発作の報告も有り，注意が必要である。将来的にはDA間の使用優先順位も副作用を考慮して決める必要性があると言える。そして個々のDAにはそれぞれ臨床経験に基づく治療効果の違いが存在するが，十分なエビデンスが存在するわけではない。したがってDAにはそれぞれ特徴があり，絶対的かつ普遍的効果を持つDAは存在せず個々の患者さんに合わせて処方することが大事になる。

2．L-dopa

DAと異なりL-dopaはより効果的であり，生活レベルを上げるには最も効率のよい薬剤である。しかしながら，先に触れたように長期使用による運動合併症状が問題となり，DAを先に使用することが推奨された。しかしながら，2004年にELL-DOPAスタディーが報告され（図2)[9]，さらには2006年にはエビデンスの基づいたレビューによればL-dopaの毒性は否定された。むしろL-dopaにも神経保護作用が存在することが期待される結果となった。

核医学による神経画像の検討では，神経保護作用を証明できていないが，L-dopaの良さが再度見直されたことになり，今後わが国のガイドラインにおけるL-dopaの位置づけは，早期PDでも選択肢としての可能性もでてくるものと考える。現在は，L-dopaイコール神経毒性の考えが強く，患者さんの間においても低容量に抑えられている傾向にある。十分な薬物量が投与されていないために生活レベルが向上していない結果となってい

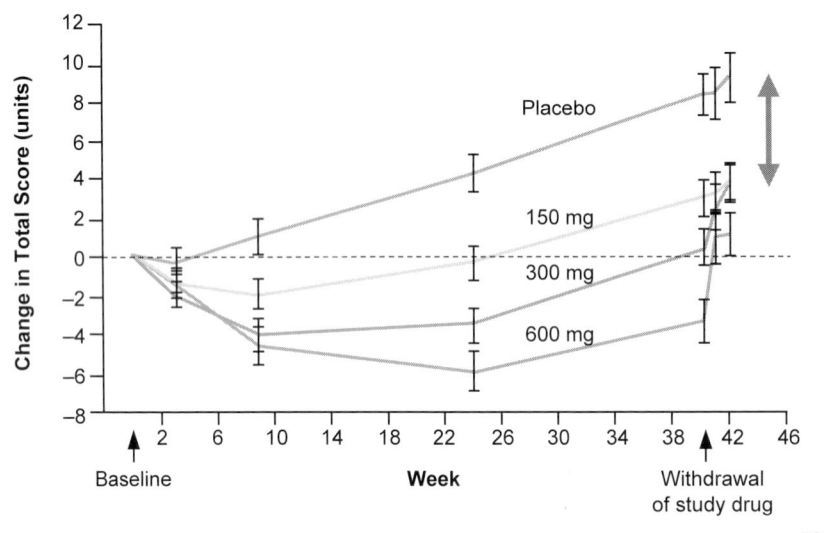

図2　ELL DOPA Study[9]
40週目で2週間かけて薬を止めても，プラセボレベルまで症状の悪化を認めないことから，神経保護的作用の可能性が指摘されている。

ることが多いように思う．先のDA同様，むやみに投与量を上げる必要はないが，治療効果のある投与量の重要性を強調したい．

3．その他の抗PD剤

1）セレギリン

MAO阻害剤であるセレギリンに関しては，わが国では進行期PDのウェアリングオフに用いることが推奨されている．しかしながら最近のセレギリンの効用は，Levodopaの併用時に早期併用することで運動合併症状の抑制することに注目されつつある．わが国では単独使用の保険適応がないので，今後はセレギリンの効果を生かすためにもlevodopa開始時期から併用することも視野に入れるべきと考える．欧米では早期から使用することで運動症状の改善が期待されている．また一時英国でセレギリンによる死亡率の増加が報告されたが，メタアナリシスでの検討で否定されている[10]．ただチーズ効果による急激な血圧上昇には留意が必要である．

2）塩酸アマンタジン

A型インフルエンザの治療薬として近年俄かに注目されているが，インフルエンザに罹患している患者さんが服用し治療効果を示したことに始まる．最近では，作用機序については不明な点が多く，NMDA受容体拮抗薬として注目されている[11]．グルタミン酸をニューロトランスミッターで持つ視床下核の興奮性を抑制することで抗PD作用を示すことが示唆されている．最近では進行期のジスキネジアに対し，1日300 mgの使用で効果を示す．一方で，小動物視などの視覚性幻覚の問題があり，進行期に使用できないケースも経験するが，ジスキネジアが出現しているケースでは積極的に用いるべきと考える．

3）抗コリン剤

塩酸トリヘキシフェニジルがわが国も抗

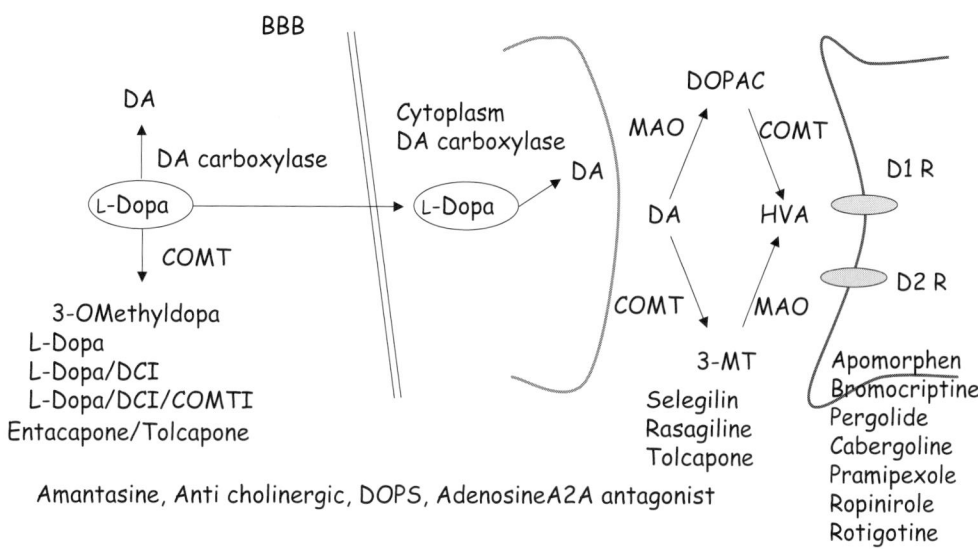

図3 パーキンソン病の薬物療法（抗パ剤の作用部位）

PD作用を期待されて使用されている。古い薬剤のためエビデンスの高いレベルの試験は少ないが，PDの運動症状に対し塩酸アマンタジンと同様の効果を示す。振戦に対し効果を示すことが経験的に指摘されている。副作用として認知症の問題があり，近時記憶障害が問題となっている。この近時記憶障害は可逆的であるので中止により回復することが報告されている[12]。

4) ドロキシドパ

すくみ足の現象に青斑核の関与が推定され，その神経伝達物質がノルアドレナリンであることからその前駆物質であるドロキシドパが開発された。有効率は低いもののlevodopa抵抗性の症状に対し，ある程度有効を示す。特にすくみ足，構音障害，姿勢反射障害に有効であったとしている。起立性低血圧に対しても効果が期待されている。ここまで述べてきた薬剤の作用部位を図3に示した。

B. パーキンソン病の最先端治療の現況

1. 遺伝子治療

従来の薬物治療にはどうしても限界がある。そこで開発されたのが，神経再生治療と遺伝子治療である。幹細胞の移植に関しては，倫理的問題を避けられないことから現実的にはウィルスベクターを用いた遺伝子治療の方が現実味があると言える。実際，自治医大のグループでは，芳香族アミノ酸脱炭酸酵素をアデノ随伴ベクターに組み込み遺伝子治療を計画しており，これは厚生労働省の厚生科学審議会科学技術部会の承認を得た。今後，進行例PD患者6例に治療を行う予定である。早ければ，今年には臨床試験が始まる。一方，順天堂大のグループは，遺伝性PDの遺伝子産物parkinが神経保護作用を

表2 新薬の開発状況　　　　　＊：進行中

Treatment （治療薬）	Possible Use （開発目的）
Apomorphine	突然のOffの改善
*Rotigotine	パッチ（ドパミン作動薬）
Sumanirol	D2選択的ドパミン作動薬
Ropinirole CR	1日1回（ドパミン作動薬）
Zydis Selegiline	口腔内崩壊錠
Rsagiline	MAO-B阻害剤（エフピーの次世代）
*Istradefylline (KW-6002)	アデノシンA2A受容体阻害剤
NS-2330	モノアミン取り込み阻害剤
Sarizotan	ジスキネジア軽減剤
Talampanel	ジスキネジア軽減剤
Coenzyme Q10	神経保護
CEP-1347	間接的JNK阻害剤
Minocycline	NOブロック剤
Creatine	神経保護
GPI-1485	間接的神経栄養作用
GDNF	神経栄養因子
Spheramine	網膜細胞の移植
GAD遺伝子治療	GADA産生増加

持つ可能性を見出しており[13]，この作用を孤発型PD治療にも応用させることを検討している。現在，parkin遺伝子モデルを作製し，やはりアデノ随伴ベクターを運び屋として，治療効果の有無を検討している。

2．コエンザイムQ10

最近では，パーキンソン病のミトコンドリア障害を治療につなげようとする動きがある。その一つがコエンザイムQ10であり，これは複合体Ⅰと複合体Ⅱの電子受容体であり，抗酸化作用を有すると考えられている。

ShultsらはㇻⒹに分け，それぞれプラセボ，コエンザイムQ10（300 mg/日，600 mg/日，1200 mg/日）を16ヵ月間にわたり投与しUnified Parkinson Disease Rating Scale（UPDRS）にて検討を行った[14]。それぞれのグループで，UPDRSの上昇が認められた（プラセボ；+11.99，300 mg/日；+8.81，600 mg/日；+10.82，1200 mg/日；+6.69）。しかし，1,200 mg/日群が，プラセボ群と比較してUPDRSが有意に低かった（p=0.04）。つまり，コエンザイムQ10が神経保護作用を有し，PDの進行を抑制した可能性が示された。しかし，症例数が少ないことやコエンザイムQ10の1,200 mg/日の投与が莫大な量であることから，その効果に疑問視する声もある。

また，Mullerら，コエンザイムQ10の投与（360 mg/日）の4週間投与を行い，UPDRSとFarnaworth‒Munsell 100 Hue test（色相配列検査）で評価を行ったところ，コエンザイムQ10の投与群がプラセボ群と比較して改善わずかながらもあると報告した。いずれも結果もコエンザイムQ10の

効果を否定するものではないが，さらなる検討が必要と思われる。

3．神経再生

神経再生については，神経幹細胞を用いた細胞移植が検討されているが，実現化にはいまだいくつかのハードルをクリアする必要がある。一方，ヒト剖検脳で幼弱な神経細胞が観察された[15]。この幼弱な細胞はPD患者で多い傾向が観察された。この幼弱な細胞はドパミン活性を持ち得なかったが，ヒトの脳で観察されたことは，自己細胞の再生の可能性を示唆させるものとして興味深い。また先に触れた非麦角系DAには神経再生を促す作用を持つことが推定されている[16]。実際に一側に6-OHDAを用いたラットモデルでは，ropinirole（商品名：レキップ）を投与する健側も患側も脳室下の神経前駆細胞が増加したとある[17]。さらにrasagilineでも進行阻止の可能性が指摘されている。現在，pramipexole（商品名：ビ・シフロール）にも進行阻止作用の可能性を証明すべく臨床試験が進行中である。

4．ゾニサミド

日本で開発された抗てんかん薬で，10年以上の使用経験がある。したがって安全性については十分な確証が存在する。この薬剤が臨床的にPDに有効であることが国立精神神経センター武蔵病院の村田らにより報告された[18]。作用機序については，MAO-B阻害作用，チロシン水酸化酵素のmRNAの発現レベルの増加，その蛋白の増加を介したドパミン合成促進作用が推定されている。臨床的にはwearing offの改善が主体となっており，しかも効果については通常用いられる投与量よりはるかに少ない量（てんかんでは，200〜600 mg/日，抗PD作用としては25, 50, 100 mg）で効果を示すことがわかっている。このゾニサミドの抗PD効果については臨床現場における詳細な観察に基づいており臨床現場の重要性が再認識された。今後ゾニサミドはランダム比較試験での有効性からわが国から発信された薬剤として注目されるであろう。

5．その他の非薬物療法や最新の臨床試験

リハビリテーションがPDの治療に置いて重要であることがわかってきた。

上記治療の他には，音楽療法もその有効性が指摘されている。また経頭蓋的磁気刺激療法についても有効性の可能性が指摘されたが，多施設での検討では，証明されなかった。機能的外科手術では，視床下核の脳深部刺激が有効であることが報告されている。

臨床試験については，COMT阻害剤のentacaponeが承認を得て，上半期には使用可能になる。この薬剤が利用可能になるとL-dopaの使用方法に幅ができると言える。またrotigotineもパッチ剤のDAとして臨床試験が行われている。現在，世界で行われている臨床試験とわが国で行われている試験を表2に示す。

C．福祉制度

介護保険制度，特定疾患指定に基づく支援，身体障害者福祉法に基づく支援を利用可

能である。介護保険制度は，訪問看護，訪問リハビリテーション，通所介護などのサービスを受けられる制度でPDであれば40歳以上であれば受けられる。特定疾患指定に基づく支援では，18歳以上でヤール3度以上であれば受けられる。もともとこの制度は難病を克服するために作られたもので現在PD患者のうち8万人弱がこの制度を受けている。今後ヤール4度以上になる可能性があり，PD患者タックスペイヤーであり続けるための治療開発が一刻も早く実現することが期待される。身体障害者福祉法では，補装具や更正医療の給付，施設入所などの身体障害者福祉法上の支援や税金の免除，公共の乗り物の運賃割引などの各種制度を利用する場合に証票として交付される。PDは進行性神経難病であるためこれら公的支援制度を利用することが必要である。

まとめ

診断，治療を中心に解説した。原因究明に関しては日進月歩の進歩をとげており，近いうちに原因究明されることが期待される。またわが国で発見された薬物も注目されており，今後ますます治療体系が，拡大されることは間違いない。

参考文献

1) Reichmann H, Brecht MH, Koster J, et al : Pramipexole in routine clinical practice : a prospective observational trial in Parkinson's disease. CNS Drug, 17 : 965-973, 2003
2) Malik P, Andersen MB, Peacock L : The effects of dopamine D3 agonists and antagonists in a nonhuman primate model of tardive dyskinesia. Pharmacol Biochem Behav, 78 : 805-810, 2004
3) Van Kampen JM, Eckman CB : Dopamine D3 receptor agonist delivery to a model of Parkinson's disease restores the nigrostriatal pathway and improves locomotor behavior. J Neurosci 26 : 7272-7280, 2006
4) Van Camp G, Flamez A, Cosyns B, et al : Treatment of Parkinson's disease with pergolide and relation to restrictive valvular heart disease. Lancet, 363 : 1179-1183, 2004
5) Schade R, Andersohn F, Suissa S, et al : Dopamine agonists and the risk of cardiac-valve regurgitation. N Engl J Med, 356 : 29-38, 2007
6) Zanettini R, Antonini A, Gatto G, et al. : Valvular heart disease and the use of dopamine agonists for Parkinson's disease N Engl J Med, 356 : 39-46, 2007
7) Yamamoto M, Uesugi T, Nakayama T : Dopamine agonists and cardiac valvulopathy in Parkinson disease:a case-control study. Neurology, 67 : 1225-1229, 2006
8) Nebigil CG, Jaffre F, Messaddeq N, et al : Overexpression of the serotonin 5-HT2B receptor in heart leads to abnormal mitochondrial function and cardiac hypertrophy. Circulation, 107 : 3223-3229, 2003
9) Fahn S, Oakes D, Shoulson I, et al : Parkinson Study Group. Levodopa and the progression of Parkinson's disease. N Engl J Med, 351 : 2498-508, 2004
10) Olanow CW, Myllyla VV, Sotaniemi KA, et al : Effect of selegiline on mortality in patients with Parkinson's disease : a meta-analysis. Neurology 51 : 825-30, 1998
11) Stoof JC, Booij J, Drukarch B : Amantadine as N-methyl-D-aspartic acid receptor antagonist : new possibilities for therapeutic applications? Clin Neurol Neurosurg 94 (Suppl) : S4-S6, 1992
12) Nishiyama K, Momose T, Sugishita M, Sakuta M : Positron emission tomography of reversible intellectual impairment inmduced by long-term anticholinergic therapy. J Neur-

ol Sci 132 : 89-92, 1995

13) Yamada M, Mizuno Y, Mochizuki H : Parkin gene therapy for alpha-synucleinopathy : a rat model of Parkinson's disease. Hum Gene Ther 16 : 262-270, 2005

14) Shults CW, Oakes D, Kieburtz K, et al : Effects of coenzyme Q10 in early Parkinson disease : evidence of slowing of the functional decline. Arch Neurol, 59 : 1541-1550, 2002

15) Yoshimi K, Ren YR, Seki T, et al : Possibility for neurogenesis in substantia nigra of parkinsonian brain. Ann Neurol, 58 : 31-40, 2005

16) Baker SA, Baker KA, Hagg T : D3 dopamine receptors do not regulate neurogenesis in the subventricular zone of adult mice. Neurobiol Dis, 18 : 523-527, 2005

17) Hoglinger GU, Rizk P, Muriel MP, Duyckaerts C, Oertel WH, Caille I, Hirsch EC : Dopamine depletion impairs precursor cell proliferation in Parkinson disease. Nat Neurosci, 7 : 726-735, 2004

18) Murata M, Hasegawa K, Kanazawa I : Zonisamide improves motor function in Parkinson disease:a randomized, double-blind study. Neurology, 68 : 45-50, 2007

2 脊髄小脳変性症

阿部康二,池田佳生(岡山大学大学院医歯学薬総合研究科神経病態内科学(神経内科))

A. 脊髄小脳変性症の疫学

脊髄小脳変性症(Spinocerebellar degeneration;SCD)は,小脳性または脊髄性の運動失調を主症状とし,小脳や脊髄の神経核や伝導路に病変の主座をもつ神経変性疾患である。SCDは厚生労働省特定疾患に指定されているいわゆる神経難病の一つであり,2004年時点で患者数は国内に2万人弱で,45種類の特定疾患のうちの3.3%を占めている。

本疾患の発症年齢は通常40〜60歳代であり,罹病期間は5〜20年のことが多い。欧米では遺伝性のものが大半とされているが,日本では孤発性のものが約65%を占める。発症年齢は,遺伝性の方が孤発性より若いことが多いが,歯状核赤核淡蒼球ルイ体萎縮症(DRPLA)などの例外を除いて,逆説的ながら予後は一般的にむしろ遺伝性の方が良いのが特徴である。発症率に男女差はないが,父親を患者に持つ遺伝性の場合には,子の発症が早まり臨床症状が重症化する現象(paternal anticipation)が知られている。近年,これらの疾患の原因遺伝子が次々と明らかにされつつある[1,2]。

B. 脊髄小脳変性症の症状

SCDは必発の3主徴があり,構音障害・体幹失調・四肢失調である。構音障害はラ行の発音がしづらくなり,体幹失調は歩行時ふらつきや継ぎ足歩行拙劣,四肢失調は動作時の企図振戦や指鼻試験・変換運動拙劣・膝踵試験などで明らかになる。初発症状は体幹失調か構音障害であることが多い。

小脳皮質萎縮症(CCA)は,中年以降に発症し,ほぼ一貫して純粋な小脳性運動失調を示す。50歳代に歩行障害で初発し,次第に構音障害,眼振,筋緊張低下が加わることがあるが,パーキンソン症状や自律神経症状は目立たない。進行は緩徐で生命予後は良く,発症10年後でも70%はADLが自立している[1]。画像所見としては,小脳虫部の萎縮はあるが,橋萎縮はまれである。これに対して,OPCAやOPCA型の遺伝性SCDでは,この小脳失調3主徴に加えて,外眼筋麻痺や,下肢痙性を主体とした錐体路症状,無

動・筋強剛・姿勢反射障害などのパーキンソン症状，知覚低下などの末梢神経障害，排尿障害・起立性低血圧・発汗低下・瞳孔異常・インポテンツなどの自律神経症状，さらに抑うつ・睡眠障害・知能低下などさまざまな症状が組み合わさる。多系統萎縮症では頭部MRIで小脳と脳幹の萎縮と橋水平断で「プロトン十字」を認め，そのうち線条体黒質変性症（SND）では被殻後外側にT2低信号域がみられるので，SCDとの鑑別に有用である。

またSCDは症状によっては，患者は初めに耳鼻科や循環器科，内科，脳外科，泌尿器科などを受診することがあるので，神経内科専門医の診察が重要である。

C. 脊髄小脳変性症の分類

SCDは主要3症状（構音障害・体幹失調・四肢失調）に加えて，さまざまな症状をきたたすので分類に諸説あり，これまでは臨床病理学的分類が主体であった。しかし遺伝性SCDの遺伝子解明や孤発性SCDの脳病理研究が進んで，日本では2003年10月から新しい分類が用いられている（表1）。この新分類の要点は，これまで孤発性SCDの代表格であったオリーブ橋小脳萎縮症

表1　日本のSCD新分類（2003年10月1日より改訂）

A. 孤発性	1. 皮質性小脳萎縮症（CCA） 2. その他
B. 常染色体優性遺伝性	1. MJD（SCA 3） 2. SCA 6 3. DRPLA 4. SCA 1 5. SCA 2 6. SCA 7 7. その他（1. 純粋小脳失調型 2. その他）
C. 常染色体劣性遺伝性	1. ビタミンE単独欠乏性失調症 2. アプラタキシン欠損症（AOA 1） 3. Friedreich失調症（FRDA） 4. その他（ARSACSなど）
D. その他の遺伝性	
E. 痙性対麻痺	1. 孤発性 2. 常染色体優性 3. 常染色体劣性 4. その他

（参考）

多系統萎縮症（MSA）	1. 線条体黒質変性症（SND） 2. シャイ・ドレーガー症候群（SDS） 3. オリーブ橋小脳萎縮症（OPCA）

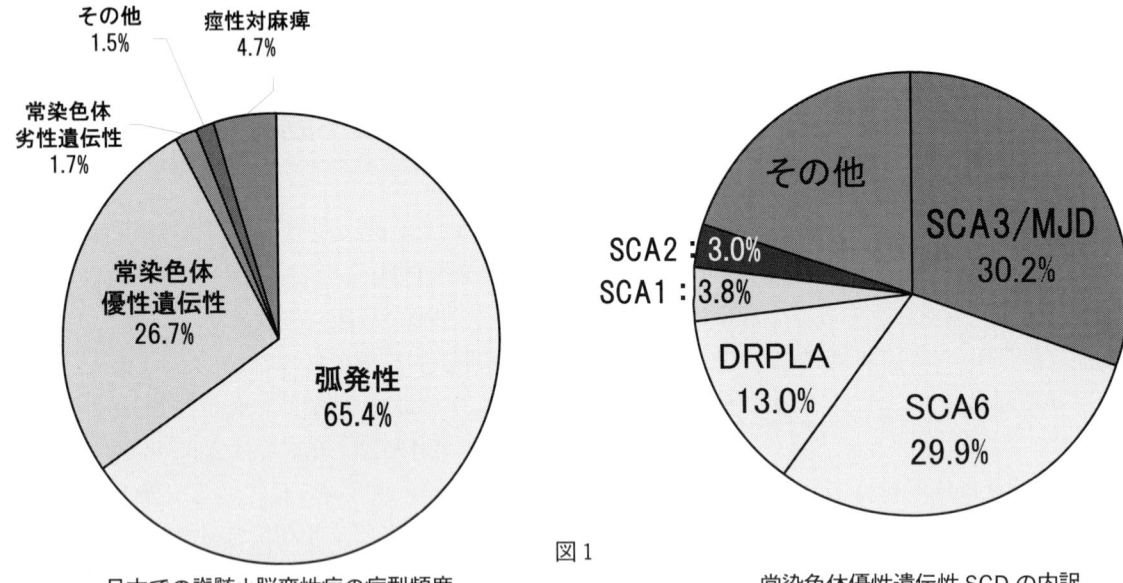

図1　日本での脊髄小脳変性症の病型頻度　　常染色体優性遺伝性 SCD の内訳

(OPCA) について，Shy‒Drager 症候群 (SDS) および線条体黒質変性症 (SND) と併せて多系統萎縮症 (MSA) とし，脊髄小脳変性症から分離独立させたことである（表1下段，参考の項）。これは MSA が病理学的にはオリゴデンドログリア細胞質内封入体 (GCI) が見られる共通した特徴があるため，これまで臨床的には個別に扱われてきたものを同一疾患の表現型の相違として勘案したものである。したがって本書でも第Ⅰ章3として別項目として記述されており，詳細はそちらを参考にされたい。また新分類では常染色体優性遺伝性 SCD について，頻度順に SCA 3/MJD＞SCA 6＞DRPLA＞SCA 1＞SCA 2＞その他（純粋小脳型など）と並べているのも特徴である。ちなみに 2004 年の特定疾患登録者数は，脊髄小脳変性症 17,947 人で，多系統萎縮症 8,885 人となっている。

図1に 2005 年度の厚労省「運動失調に関する調査および病態機序に関する研究班」での SCD 患者調査結果を載せている。これによると SCD 全体の 65.4％は孤発性で，28.4％は遺伝性，4.7％は痙性対麻痺である（図1左）。遺伝性 SCD のうち，優性遺伝性が 26.7％で劣性遺伝性が 1.7％と優性遺伝性が多く，その内訳は前述したように SCA 3/MJD（30.2％）＞SCA 6（29.9％）＞DRPLA（13.0％）＞SCA 1（3.8）＞SCA 2（3.0％）となっている（図1右）。

表2に遺伝性 SCD の分類と特徴を示してあるが，現在までに SCA は 30 型まで報告され，その他に Puratrophin-1，DRPLA や FRDA，AOA 1（EAOH），AOA 2，ARSACS，数種の EA などがある。遺伝性痙性対麻痺（SPG）も現在までに 33 種報告されているが，ここでは紙面の関係で掲載していない。

表 2 遺伝性 SCD の分類と特徴

分類	遺伝子座	遺伝子異常	遺伝子名	特徴
SCA 1	6p23	CAG repeat	Ataxin-1	Hypermetric saccades ; Tendon reflexes increased ; Executive dysfunction ; Evoked motor potentials with Long conduction times ; 東北・北海道に多い
SCA 2	12q24	CAG repeat	Ataxin-2	Slow saccadic velocity ; Parkinsonism ; Myoclonus or action tremor ; Pons atrophy
SCA 3 (MJD)	14q32	CAG repeat	Ataxin-3	Gaze-evoked nystagmus ; Bulging eyes ; Prominent spasticity ; Polyneuropathy ; 遺伝性 SCA でもっとも多い ; びっくり眼
SCA 4	16q22			Cerebellar syndrome ; Sensory neuropathy ; Pyramidal signs
SCA 5	11q13	点変異と欠失	β-III Spectrin	Pure cerebellar syndrome ; Bulbar signs ; Early onset ; Slow progression ; リンカーン大統領
SCA 6	19p13	CAG repeat	α1A Ca channel	Pure cerebellar syndrome ; Lack of family history ; Late onset＞50 ; EA2 と allelic disorder
SCA 7	3p14	CAG repeat	Ataxin-7	Pigmentary retinopathy ; Hearing loss ; Onset in 1st decade ; 表現促進強い
SCA 8	13q21			Cerebellar syndrome ; Late spasticity ; Mild sensory neuropathy
SCA 9				
SCA 10	22q13	ATTCT repeat		Pure cerebellar syndrome±Seizures, complex partial ; Mexico
SCA 11	15q14			Pure cerebellar syndrome ; Hyperreflexia ; Benign course
SCA 12	5q31		PPP2R2B	Tremor (Early arm) ; Hyperreflexia ; Dementia ; Cortical & Cerebellar atrophy
SCA 13	19q13		KCNC3	Early childhood onset ; Mental retardation ; 下肢に強い失調
SCA 14	19q13.4-qter		PRKCG	Ataxia ; Myoclonus (with early onset) ; Cognitive decline ; 下肢に強い失調
SCA 15	3p24			Pure cerebellar ; Slow progression
SCA 16	8q23			Head & Hand tremor ; 小脳失調のみが主 ; 西日本に多い
SCA 17	6q27	CAG repeat	TATA-BP	Dysphagia ; Intellectual deterioration ; Absence seizures ; Extrapyramidal signs
SCA 18	7q31			Muscle atrophy ; Sensory loss
SCA 19	1p21-q21			Cognitive impairment, mild ; Myoclonus
SCA 20	11			Palatal tremor ; Dysphonia
SCA 21	7p21			Extrapyramidal features
SCA 22	1p21-1q23			Pure cerebellar syndrome ; Slow progression ; Hyporeflexia
SCA 23	20p13-p12.2			Ataxia ; Sensory loss ; Pyramidal signs
SCA 24				
SCA 25	2p15-p21			Sensory neuropathy ; Severe cerebellar atrophy
SCA 26	19p13			Pure cerebellar syndrome
SCA 27	13q34		FGF14	Tremor ; Dyskinesia ; Psychiatric episodes
SCA 28	18p11			Ophthalmoplegia
SCA 29				
SCA 30	3p26			
Puratrophin-1	16q22.1	点変異	PLEKHG4	常染色体優性，純粋小脳型，聴力低下，日本に多い，SCA 4 との異同
DRPLA	12p12-ter	CAG repeat	atrophin	Myoclonus & Epilepsy (Onset＜20 years) ; Choreoathetosis, Dementia, Psychosis (Onset＞20 years) ; 日本に多い ; 表現促進強い
FTL	19q13.3-13.4		FTL	ferritin light polypeptide, tremor, cerebellar ataxia, parkinsonism and pyramidal signs, behavioral disturbances, and cognitive decline

FRDA	9q13-21	GAA repeat	frataxin	脊髄性失調，常劣，鉄依存性 mt 蛋白異常
AOA 1 (EAOH)	9q13.3	点変異	aprataxin	HITHIT/Zn-finger 蛋白，小児期発症，眼球運動失行・低アルブミン血症
AOA 2	9q34	点変異	senataxin	RNA helicase，AOA 1 より発症 10 歳遅い，a-FP 高値
ARSACS	13q11	deletion or stop		小児期発症，spastic ataxia，初期痙性目立つ，網膜有髄線維，小脳萎縮
EA 1	12p13	missense 変異	KCNA1	ミオキミアあり；別名 FPCA/＋M
EA 2	19p13	missense 変異	α1A Ca channel	SCA 6/FHM と allelic；別名 FPCA/－M
EA 3	1q42			Vertigo & Tinnitus
EA 4				
EA 5	2q22		CACNB4β4	
EA＋C/S	1p			Choreoathetosis & Spasticity
EA＋M/C	5p13		SLC1A3	Migraine & CNS
EPM 1	21q22	18-15 micro-satellite 増大	cystatin B	Unberricht-Lundborg 病，世代間 anticipation なし

D. 脊髄小脳変性症の診断

　SCD は表1の分類に基づいて診断するが，小脳失調症状を中心としながらその他のさまざまな症状も随伴することが多いので診断には慎重を要する。OPCA は現在は公式には多系統萎縮症の中に分類されるようになっているが，SND や SDS と異なり小脳症状を主体としているので日常診療上は広く脊髄小脳変性症として扱っておくこともできる。ちなみに筆者は表3のような自作の簡易分類を外来での日常診療に用いて重宝しており，ここでは便宜上 OPCA を括弧付きで SCD に入れている。孤発性 SCD と遺伝性 SCD の診察上の鑑別ポイントを表4・5にそれぞれ示してあるので参考にされたい。ただし，これらはあくまでも外来診察室での簡易分類・簡易鑑別ポイントであり，正確な診断は必ず入院の上で精密検査を行って決定することが重要である。脊髄小脳変性症の各病型の各論については紙面の都合で成書を参考にされたい[1]。

　遺伝性 SCD の多くは CAG リピート増大を主として原因遺伝子の大半が解明された[2,3]。CAG リピート増大よる神経細胞死のメカニズムについては，遺伝子変異によって作り出された異常蛋白によるいわゆる gain of function が原因と考えられている。すなわち遺伝子上の CAG 伸長が，蛋白レベルとしては伸長したポリグルタミン（polyQ）鎖になり，これが障害の原因となっているのである[1,3]。PolyQ 鎖が神経細胞の核内に封入体として凝集蓄積し，CREB などの神経細胞生存や神経細胞可塑性に関わる分子の遺伝子発現を妨害していることも明らかにされ，神経細胞は長期間にわたって機能的障害を持続しながら，やがて新しく見い出された TRIAD という機序によって徐々に細胞死に至ると考えられている[4〜6]。

　また今日では遺伝子診断も研究室や外注検査により容易に可能となっているが，闇雲に遺伝子診断をオーダーするのではなく，表6

表3　SCDの簡易分類

脊髄小脳変性症		脊髄小脳型（悪性）	小脳型（良性）
弧発性 (65%)		(OPCA)	OCA
遺伝性 (30%)	優性	SCA 1, 2, 3, …30	・SCA 6 ・Puratrophin-1 ・その他
	劣性	FRDA, AOA 1/2, ARSACS, Luis-Bar など	
痙性対麻痺 (5%)		弧発性，遺伝性	

表4　主な弧発性SCDの鑑別ポイント

臨床症状	OPCA	CCA
構音障害	2+	+
体幹失調	2+	2+
四肢失調	+	+
腱反射	↑	→
その他	パーキンソニズム 排尿障害 起立性低血圧	
頭部MRI萎縮	脳幹・小脳	小脳のみ
予後	不良	良

（正式にはOPCAはSCDではなく，多系統変性症MSAに分類されているものであり，ここでは便宜上掲載している）

表5　主な遺伝性SCDの鑑別ポイント

臨床症状	SCA 1	SCA 2	SCA 3	SCA 6	DRPLA
眼振	+	−	2+	+	±
緩徐眼球運動	+	2+	−	−	−
外眼筋麻痺	+	±	2+	−	−
びっくり眼	+	−	2+		
腱反射	↑	↓	↑	↑↓	↑
痙性	±	−	2+	+	+
痴呆	−	+	−	−	3+
その他	筋萎縮	多幸的	下肢主体	眼症状訴	けいれん
予後		不良		良	悪

表6 遺伝性SCDの症状による遺伝子診断優先順位

主症状	優先順1位	優先順2位
Cerebellar ataxia, Pure	SCA 6, Puratrophin-1, SCA 5	SCA 11, SCA 14, SCA 15, SCA 16, SCA 22
Spasticity	SCA 3	SCA 1, SCA 7
Peripheral neuropathy	SCA 3, SCA 4, SCA 18, SCA 25	SCA 1

大脳症状		
Dementia	SCA 17, DRPLA	SCA 2, SCA 13, SCA 19, SCA 21
Psychosis	DRPLA, SCA 17	SCA 3, SCA 27 (Episodic)
Epilepsy	SCA 10, DRPLA	SCA 17

不随意運動		
Chorea	DRPLA, SCA 17	SCA 1 (Late stage)
Myoclonus	DRPLA	SCA 2, SCA 19
Tremor	SCA 2, SCA 8, SCA 12	SCA 16, SCA 21, SCA 27
Parkinsonism	SCA 3, SCA 12	SCA 2, SCA 21
Dystonia	SCA 3	SCA 17

眼症状		
Ophthalmoplegia	SCA 3, SCA 2, SCA 1	
Slow saccades	SCA 2	SCA 1, SCA 3, SCA 7, SCA 17
Pigmentary retinopathy	SCA 7	

に示すような症状による遺伝子診断の優先順位に従って遺伝子診断項目を絞ってオーダーするとよい。またSCD患者の遺伝子診断に当たっては，事前に時間をかけて説明をし同意を得た上で実施する。発症前遺伝子診断においては，さらに十分時間をかけて説明をし，結果の受容を含めた同意を文書で取得しておくことが望ましい。

E. 脊髄小脳変性症の治療

　原因遺伝子が解明されて根治療法の開発が研究レベルで進んでいるが，現時点では小脳失調症状に対しては2つのTRH製剤がある。すなわち，甲状腺刺激ホルモン遊離促進ホルモンTRHの酒石酸塩製剤（TRH-T，ヒルトニン注射液）は，SCD患者の歩行障害や体幹動揺，構音障害などを改善させる。しかし頻回の通院を要する注射製剤はSCD患者に負担となり，また吐き気や熱感，頭痛などの副作用発現率も高かった（33％）。これに対して，新しいTRHアナログ（taltirelin hydrate，セレジスト内服薬）は経口剤であり，運動失調改善作用をはじめとして脊髄反射増強作用，意欲亢進作用など種々の中枢神経作用を有し，打点障害や歩行障害，書字障害などに有効性が確認されている。作用活性はヒルトニンに比べ非経口投与で約30倍，経口投与で約100倍強力かつ約8倍作用時間が長く，逆にホルモン作用（TSH放出作用）は1/10〜1/5弱いといわれている。実際の臨床効果もプラセボ群に対して有意に優れていた。一方，副作用発現頻度は14.1％と少なく，その内訳も悪心や嘔吐，食欲不振，発疹など重篤なものは認められていない。

　SCA3やMSAにみられるパーキンソン症状については，塩酸トリヘキシフェニジル（アーテン®）やlevodopa製剤が有効なことがある。またSCA3やSCA1・痙性対麻痺にみられる痙縮については，塩酸チザニジン（テルネリン®）や塩酸エペゾリン（ミオナール®）・バクロフェン（リオレサール®，ギャバロン®）といった中枢性抗痙縮薬とダントロレンNaのような末梢性抗痙縮薬が有効である。起立性低血圧については，ノルアドレナリン前駆体のドロキシドパ（ドプス®）や，α1受容体刺激薬の塩酸ミドドリン（メトリジン®）・メシル酸ジヒドロエルゴタミン（ジヒデルゴット®），内因性ノルアドレナリン利用増加薬メシル酸アメジニウム（リズミック®）などが有効とされている。排尿障害については，蓄尿障害による頻尿であれば塩酸オキシブチニン（ポラキス®）や塩酸プロピベリン（バップフォー®），排出障害による残尿・尿閉であれば臭化ジスチグミン（ウブレチド®）や塩酸プラゾシン（ミニプレス®）・塩酸タムスロシン（ハルナール®）などで対処する。

　SCDに対するリハビリテーション治療は，残存機能の活用法を習得しADLの安全と向上をはかることができ，運動量や可動域の減少による関節拘縮や廃用性萎縮を予防することにも役立つと期待され重要である。SCDは症状の進行によって障害の内容・程度も段階的に変化するので，長期的な視野での疾病管理と進行に応じた機能評価の反復および治療的介入手段の適切な選択が求められる。また対象となる神経症状の種類やレベルも多岐に渡るため，生活全般を視野に入れた包括的なアプローチが必要になる。

F. 脊髄小脳変性症の療養・福祉上の注意点

　SCDは3主徴に加えてさまざまな副症状

が混在し，それぞれの病型により副症状の出現時期も異なっているため，療養・福祉を考える上においては患者の正確な診断と臨床症状の現状評価が重要である．日常療養上の注意点としては，歩行障害による転倒防止のために，杖（1本足，4本足）や歩行器の活用が推奨される．自宅の手すりやトイレ・風呂などの改装やエスカレーター設置を要することもある．仮性球麻痺による流動物の嚥下障害はしばしばみられるが，誤嚥による窒息は一般的には少ない．しかし夜間のいびきは舌根沈下と睡眠時無呼吸の徴候であり，深夜～明け方の突然死の原因となることが多いので，本人および家族に日頃より注意を促しておき，必要に応じて無呼吸計による状態診断が必要である．

一方，福祉行政サービス上の注意点としては，まず特定疾患診断書を主治医に記入してもらうことである．症状が進行性であり治療経過も長いので，長期通院や入院治療のためには特定疾患の認定を受けておくことは大切である．また身体障害者手帳の交付を受けることも，杖や歩行器の補助，交通割引，自宅改装などのために必須である．この際は，現行申請書式での「脊髄小脳変性症による平衡機能障害」では最高3級までしか認定されないが，実際の症状である構音障害や四肢失調麻痺・嚥下障害・排尿障害などの診断項目をきちんと併記記載することで1級まで認定されるので，運用上の工夫が可能である．

参考文献

1) 阿部康二編著：脊髄小脳変性症の臨床，新興医学出版社，東京，1999
2) 米国ワシントン大学小脳失調症ホームページ：http://www.neuro.wustl.edu/neuromuscular/ataxia/aindex.html
3) 辻省次：遺伝性脊髄小脳変性症の遺伝子と臨床像「総論」，神経内科 49：201-210, 1998
4) Shimohata T, Nakajima T, Yamada M, et al.: Expanded polyglutamine stretches interact with TAFII130, interfering with CREB-dependent transcription. Nature Genetics 26：29-36, 2000
5) Hoshino M, Qi ML, Yoshimura N, et al.: Transcriptional repression induces a slowly progressive atypical neuronal death associated with changes of YAP isoforms and p.73 J. Cell Biol. 172：589-604, 2006
6) Colby DW, Cassady JP, Lin GC, et al.: Stochastic kinetics of intracellular huntingtin aggregate formation. Nat. Chem. Biol. 2：319-323, 2006

3 多系統萎縮症

石橋賢士，水澤英洋（東京医科歯科大学大学院医歯学総合研究科脳神経病態学）

　多系統萎縮症（multiple system atrophy：MSA）とは，臨床的にパーキンソニズム，小脳失調，自律神経障害，錐体路徴候をさまざまな程度に複合して認め，病理学的にグリア細胞内封入体（glial cytoplasmic inclusion：GCI）を認める孤発性神経変性疾患である[3]。個々の症例ではそれぞれの症状の強弱により，初期～中期には多様な臨床像を呈し，また末期にはパーキンソニズム，小脳失調，自律神経障害のいずれもがみられ，初期と異なった病像を呈することが多い。本稿では，最も鑑別が必要なパーキンソン病（Parkinson's disease：PD）との相違にふれつつ，症状，診断，治療について述べるとともに，介護，福祉についても言及することにする。

A. 多系統萎縮症の疾患概念

　MSAとは，オリーブ橋小脳萎縮症（olivopontocerebellar atrophy：OPCA），シャイ・ドレーガー症候群（Shy-Drager syndrome：SDS），線条体黒質変性症（striatonigral degeneration：SND）を包括した疾患概念である。OPCAは小脳失調が主体であり，病変の主座は脳幹，小脳である。SDSは自律神経障害が主体であり，病変の主座は脳幹，脊髄の緒核である。SNDはパーキンソニズムが主体であり，病変の主座は線条体，黒質である。それぞれ1900年[25]，1960年[10]，1961年[1]にはじめて報告され，別々の疾患単位として考えられていた。1969年GrahamとOppenheimerらは，それらを一括して初めてMSAと記載したが[11]，臨床病理学的な相違もみられることから，なかなか受け入れられなかった。しかし，1989年Pappらにより，OPCA，SDS，SNDに共通して，GCIが見られることが報告され[12]，その後，他の神経変性疾患にはGCIがみられないことが明らかにされてから，状況は一変した。つまり，それら3疾患が別々のものではなく，同一のスペクトラム上にあり，表現型に差異のある同一疾患であるとする考えが定着し，ここにMSAの疾患概念が確立することになった。また，1998年consensus criteriaによりMSAの診断基準が示されるとともに，パーキンソニズムが主体であればMSA-P，小脳症状が中心であればMSA-Cと病型を分類すること

が提唱された[2)26)]。現在はさらに，GCIが抗α-シヌクレイン（synuclein）抗体で陽性を呈することが明らかにされており[13)]，α-シヌクレインの過剰蓄積というその病態から，PDやDLB（dementia with Lewy body）と並んでα-シヌクレイノパチー（synucleinopathy）とも総称されている。

B. 多系統萎縮症の疫学

近年の調査によると，MSAの有病率は10万人あたり1.9〜4.9人と推定される[3)]。また，Bowerらは，50歳以上では年間10万人あたり3人の発症を認めたと報告している[4)]。病型では，西欧ではMSA-Pが約80％，MSA-Cが約20％と報告されたのに対し[5)]，本邦ではMSA-Cが約70％，MSA-Pが約30％と報告されている[6)]。シンガポールでの報告も本邦と同様にMSA-Cが優勢であった[7)]。この地理的な相違は，環境因子や遺伝因子などが背景にあると思われるが，詳細は不明である。

C. 多系統萎縮症の臨床像

MSAは中年以降の男女に発症し，50歳代の発症が最も多い。性差は予後に影響を与えないが，発症年齢が高いほど予後は悪い[6)]。

主な症状は，パーキンソニズム，小脳失調，自律神経障害，錐体路徴候であり，これがさまざまな程度に組み合わさって出現する。現在は，パーキンソニズムが主体であればMSA-P（従来のSNDに相当），小脳失調が主体であればMSA-C（従来のOPCAに相当）と呼ぶことが多い。

MSA-Pによるパーキンソニズムの特徴は，進行性の寡動，固縮，不規則なミオクローヌス様振戦であり，歩行障害は早期に出現することが多い。PDと比して，安静時振戦の頻度が低く固縮が目立つこと，独特の甲高い構音障害を認め，発声障害，嚥下障害が強いこと，症状の左右差が少ないこと，などの特徴が言われているが，発症早期では，臨床像のみからPDとの鑑別は非常に困難である。他には，顔面，頭頸部，体幹のdystoniaもみられる。

MSA-Cでは，四肢体幹の失調，断綴性言語，眼振などを呈する。失調症状は，歩行障害で発症することが多い。臨床像が小脳失調のみの場合，皮質性小脳萎縮症との鑑別は困難である。

自律神経障害は，MSA-P，MSA-C両者に特徴的にみられる。早期には，起立性低血圧，排尿障害，陰萎などの症状がみられる。重度になると，失神発作を繰り返し，臥床生活を余儀なくされることもある。排尿障害については，蓄尿障害と排出障害の進行により，頻尿，尿失禁，あるいは尿閉に至る。発汗低下，便秘，瞳孔異常，ホルネル症候群なども病期の進行と共に加わり，症状は多彩かつ顕著となる。

注意すべき症状は，呼吸異常である。MSAは，しばしば声帯外転麻痺をきたし，閉塞性の睡眠時無呼吸を引き起こすことはよく知られている。その主症状として，「ろばのいななき様」と表現される睡眠時のいびきや吸気性の喘鳴が聞かれる。進行すると日中の覚醒時にも吸気性喘鳴が聞かれるようにな

る。喘鳴音は頸部で最も大きく聴取され、胸骨上部や鎖骨上窩には吸気時に陥凹を認める。末期で頻度は高くなるが、声帯外転麻痺が初発症状であった症例も報告されている[14)15)]。夜間の呼吸不全や突然死の原因となり得るため、発症早期から注意が必要である。その機序としては、疑核病変に起因する後輪状披裂筋の神経原性変化に関連した麻痺性要素と、錐体外路系の核上性障害に起因する内喉頭筋群の筋緊張亢進に関連した非麻痺性要素が組み合わさり、さらにこれに睡眠や誤嚥などの上気道閉塞増強因子が加わって発症すると想定されている[8)]。

錐体路症候は、腱反射亢進や病的反射などである。診察で初めて明らかになることが多く、痙性歩行などの訴えが聞かれることは稀である。

D. 多系統萎縮症の経過と予後

発症から診断にまで、2～3年を要することが多く、4年以内に85％が運動障害と自律神経障害を呈する。平均生存期間は約9年であるが、15年以上生存した例もある[5)6)]。MSA-PとMSA-Cの生存期間には有意差がないが、ADLの低下はパーキンソニズムに伴う運動障害のためにMSA-Pがより早い。MSA-Pでは、発症から約3年で介助歩行となり、約4年で車椅子移動、約6年で床上生活に至るが、MSA-Cでは、それぞれ4、5、8年と報告されている[6)]。死因は、誤嚥性肺炎を含む感染症が多いが、前述したように上気道閉塞と思われる呼吸不全、突然死もしばしば経験する。

E. 多系統萎縮症の診断基準

MSAの診断基準は、Quinnらによりはじめて提唱された。現在は、1998年に公表されたconsensus criteriaが世界共通の診断基準として広く用いられている[2)26)]。臨床症状を自律神経障害、パーキンソニズム、小脳失調、錐体路徴候の4つに分け、その特徴からpossible MSA, probable MSAに分類した。さらに、病理診断によりdefinite MSAを規定した。各種の検査所見は補助診断として位置付けられた。発症早期に特異的な異常を見出すことが困難であるからである。また、臨床経過や高度な認知症などの臨床症状、検査所見から、除外基準を設定した。ただし、この診断基準は、高い特異性を有するが、初診時の感度が低く、その偽陽性としてPDが多いことは留意しておく必要がある[9)]。

F. 多系統萎縮症の検査所見

形態評価としてのMRIは発症早期よりもむしろ進行するに従い特異的な所見を示す。機能評価としてのPET、SPECTは施行できる施設も限られており、ルーチン検査には至っていない。自律神経検査のみから本疾患の診断は困難であるが、異常の有無は診断への有力な手がかりとなり得る。そのため、これらは先に述べたように、主に補助診断として使われている。また、血液、尿、髄液所見

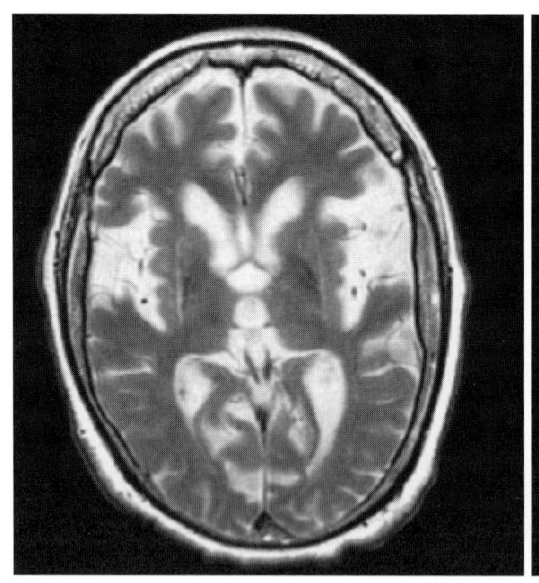
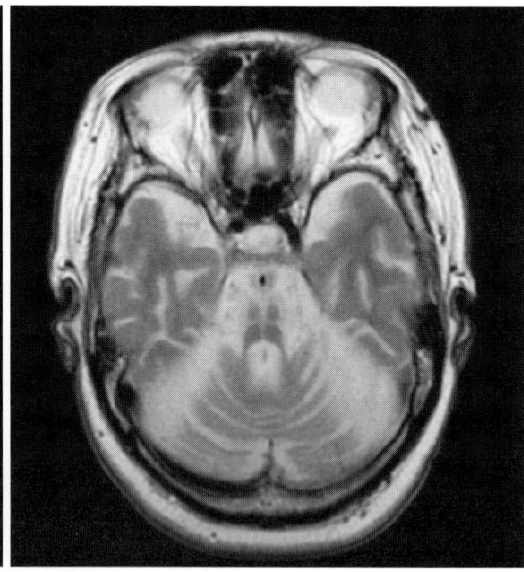

図1　発症後約10年の多系統萎縮症（T2強調画像）
A. 被殻に萎縮を認め，被殻背外側に線状の高信号域を呈する．
B. 橋・小脳に萎縮を認め，橋底部に十字状の高信号域を呈する．

については，特異的な所見はなく，除外診断で有用である．

　MSAでみられるMRIでの異常所見としては，被殻・橋底部・中小脳脚・小脳の萎縮，T2強調画像における，被殻背外側優位の線状の高信号あるいは低信号，橋の十字状の高信号，中小脳脚の高信号，中心前回白質の高信号，運動皮質の低信号などが報告されている[16]．被殻背外側優位の線状の高信号（図1A）はMSA-Pに特徴的な所見であり，病理学的には神経細胞の消失とグリオーシスに伴う組織間隙の増大が原因と考えられている．橋の十字状の高信号（図1B）はMSA-Cを強く示唆する有力な所見であり，病理学的には橋核から中小脳脚を通り小脳に至る橋小脳線維の変性が原因と考えられている．それぞれの診断的価値は高い．パーキンソニズムを呈してから被殻背外側優位に線状の高信号を，2年以内で39％，4年以内で72％，4年を超えると80％に認める．一方，小脳失調を呈してから2年以内で64％，4年以内で88％，4年を超えると100％で，橋に十字状の高信号が出現する[6]．早期の出現率は決して高くないが，進行期では高率に出現するため，他の疾患との鑑別に有用である．

　PETを用いて，ドパミン系の機能評価が可能となった．MSA-Pではドパミン合成能と共にドパミン受容体密度も著明に低下するが，PDではドパミン合成能は著明に低下してもドパミン受容体密度は保たれる．この点から両者を早期に鑑別するため，現在研究が進んでいる．近年，SPECTでも，同様な研究が進んでいる[3)27]．FGD-PETによる糖代謝の検討では，線状体の変性を反映してMSA-PではPDに比し低下していた[17]．

　MIBG（metaiodobenzylguanidine）は心

臓交感神経終末で，ノルエピネフリンと同様に，摂取，貯蔵，放出が行われる。そのため，MIBGの心臓への取り込みを判定する^{123}I-MIBG心筋シンチグラフィーは，節後性心臓交感神経の障害の評価に有用である。PDでは自律神経障害の程度にかかわらず早期から集積が低下する傾向があるのに対し，MSAでは正常のことが多く，両者の鑑別に有用である[18)19)]。ただし，MSAは症例間のばらつきが大きく，また進行例では集積が低下することもあり，注意が必要である。

自律神経障害については，近年，節後性の障害も示唆されてはいるが，主体は節前性の障害と考えられている。Tilt試験で高度な血圧低下と反射性心拍数増加の欠如を認める。安静臥位での血漿中のノルアドレナリン濃度が正常範囲内で，起立時の増加反応は消失することが多い。非特異的な所見であるが，発症早期で認めるのであれば，PDに比しMSAを示唆する所見といえる。排尿障害についても，早期の障害はPDでは稀であり，よりMSAを示唆するものである。早期には，無抑制収縮により頻尿，尿失禁を呈することが多く，後期には無緊張による残尿が出現することが多いが[3)27)]，症例により多彩である。

G. 多系統萎縮症の治療

現在，根治的な治療法はない。各々の症状を緩和するために，薬物療法や生活習慣の工夫，リハビリテーションなどを組み合わせて対処していく。また，病期の進行に伴い，医療，介護，福祉が連携することが必要となる。

パーキンソニズムに対しては，L-dopaの投与が中心となる。実際に，病理学的に確診された症例でも30〜70％で効果ありとされている[3)20)]。欧米では，忍容性に応じて1000 mg以上にまで増量されるが，本邦では，約600 mgを上限とすることが多いようである。その効果の多くは一過性であり，数年後には無効となることが多い。EMSA-SG (European MSA-Study Group) による337人のMSA患者を対象とした未発表の調査でも，41％がL-dopaに効果を認め，平均投与量は1日686 mgであり，その効果は平均4年間持続したと示されている[20)]。L-dopaによる副作用としては，投与例の約半数にdyskinesiaがみられる。主には，顔面や頸部のdystoniaである。難治性のdystoniaにはボツリヌス毒素の局注が有効なこともある。Dopamine agonistやAmantadine，抗コリン薬も有効なこともあり，症例によって投与を検討する[3)20)24)]。外科的治療では，淡蒼球破壊術の有効性は認められなかったが，両側視床下核電気刺激療法の有効性は報告されている[23)]。ただし，DBS (deep-brain stimulation) の確立には，さらなる症例の蓄積が必要である。

小脳失調に著効する治療法は知られていない。本邦では，TRH (thyrotropin releasing hormone) にて症状の改善を認めた報告があり[21)]，Taltirelinを投与することが多い。また，喫煙にて失調が増悪することもあり[22)]，禁煙を指導するべきである。動作時振戦やミオクローヌスには，ClonazepamやValproateが有効である[20)]。

起立性低血圧については，弾性ストッキン

グの着用，合併症がなければ食塩の十分な摂取，夜間睡眠時に上半身をやや高くする，体位変換はゆっくり行うなどの生活習慣の工夫が必要である。薬物療法では，α1刺激薬であるMidodrinの有効性が確立している[28]。尿中のナトリウム排泄を減らすことにより循環血漿量を増やすFludrocortisoneやノルアドレナリンの前駆物質であるDroxidopa，αβ刺激薬であるEphedrinなども症状に合わせて併用される。臥位高血圧はしばしば経験されるが，収縮期血圧が200 mmHg以下であれば治療の必要はない。もし必要であれば，夜間に短時間作用型のCaブロッカーが推奨される[3]。

膀胱障害は末梢と中枢の障害が組み合わさって生じる。時に，前立腺肥大や骨盤底筋群の弛緩などもの要素も加わる。各々の病態に応じて，Oxybutyninなどの抗コリン薬やPrazosinなどのα1ブロッカーが使われる[20)24]。夜間頻尿にはDesmopressinが有用である。高度な残尿には，間欠性自己導尿やカテーテル留置が必要となる。

喘鳴に対しては，NIPPV (non-invasive positive pressure ventilation) が有効な例もあるが[29]，重度であれば気管切開術も検討しなければいけない。突然死に注意が必要であり，患者や介護者への十分なインフォームドコンセントにより方針を決定する。

早期よりリハビリテーションも併用する。理学療法は運動機能の保持と拘縮の予防に有効であり，言語療法は，発声や嚥下機能の保持，訓練に有用である。構音障害が重度になれば，文字盤などを用いて意志疎通の訓練をする。嚥下困難となれば，経鼻胃管や胃瘻の造設も考慮する。これらの処置は，患者，介護者とよく話しあい，十分なインフォームドコンセントの下，判断されることが必要である。同時に，本人や家族の心理面のケアも重要である。

病期の進行，ADL (activities of daily living) の低下に伴い，特定疾患の認定，介護保険や身体障害者手帳などの申請も行い，社会福祉資源を活用する。在宅療養が基本であり，専門医，ホームドクター，訪問看護士，介護スタッフ，福祉スタッフが連携し，患者と介護者を中心としたネットワークを構築する必要がある。患者，介護者を孤立させず，支援していくことが大切である。

まとめ

近年，MSAの理解は飛躍的に進歩した。臨床面ではMRI，SPECT，PETを用いた早期診断，病態評価が可能となりつつある。一方で，いまだ病因の解明には至っておらず，長期に持続する効果的な治療法や根治療法は存在しない。しかし，本疾患の細胞モデル，動物モデルの作製は着実に進んでおり，分子レベルの病態解明についても，近年報告されている家系内発症例を含めた遺伝子解析などにより進歩が期待される。そのような蓄積を通して，近い将来，より具体的根本的な治療法が開発されることを期待する。また，現時点ではMSAは予後が不良のみならず，QOL (quality of life) を維持できる期間はさらに短いため，介護，福祉のいっそうの整備も望まれる。

参考文献

1) Adams R, Van Bogaert L, Van Der Eecken H :

Nigro-striate and cerebello-nigro-striate degeneration. : Clinical uniqueness and pathological variability of presenile degeneration of the extrapyramidal rigidity type. Psychiatr Neurol (Basel). 142 : 219-59. 1961
2) Gilman S, Low PA, Wenning GK, et al. : Consensus statement on the diagnosis of multiple system atrophy. J Neurol Sci. 163(1) : 94-8. 1999
3) Wenning GK, Colosimo C, Poewe W, et al. : Multiple system atrophy. Lancet Neurol. 3 (2) : 93-103. 2004
4) Bower JH, Maraganore DM, Rocca WA, et al. : Incidence of progressive supranuclear palsy and multiple system atrophy in Olmsted County, Minnesota, 1976 to 1990. Neurology. 49(5) : 1284-8. 1997
5) Wenning GK, Ben Shlomo Y, Quinn NP, et al. : Clinical features and natural history of multiple system atrophy. An analysis of 100 cases. Brain. 117 : 835-45. 1994
6) Watanabe H, Saito Y, Sobue G, et al. : Progression and prognosis in multiple system atrophy : an analysis of 230 Japanese patients. Brain. 125 : 1070-83. 2002
7) Jamora RD, Gupta A, Tan LC, et al. : Clinical characteristics of patients with multiple system atrophy in Singapore. Ann Acad Med Singapore. 34(9) : 553-7. 2005
8) 磯崎英治：多系統萎縮症における上気道閉塞, 神経進歩 50(3) : 409-418. 2006
9) Osaki Y, Wenning GK, Quinn N, et al. : Do published criteria improve clinical diagnostic accuracy in multiple system atrophy ? Neurology. 59(10) : 1486-91. 2002
10) Shy GM, Drager GA. : A neurological syndrome associated with orthostatic hypotension : a clinical-pathologic study. Arch Neurol. 2 : 511-27. 1960
11) Graham JG, Oppenheimer DR. : Orthostatic hypotension and nicotine sensitivity in a case of multiple system atrophy. J Neurol Neurosurg Psychiatry. 32(1) : 28-34. 1969
12) Papp MI, Kahn JE, Lantos PL. : Glial cytoplasmic inclusions in the CNS of patients with multiple system atrophy (striatonigral degeneration, olivopontocerebellar atrophy and Shy-Drager syndrome). J Neurol Sci. 94 : 79-100. 1989
13) Wakabayashi K, Tsuji S, Takahashi H, et al. : Alpha-synuclein immunoreactivity in glial cytoplasmic inclusions in multiple system atrophy. Neurosci Lett. 249 : 180-2. 1998
14) Williams A, Hanson D, Calne DB. : Vocal cord paralysis in the Shy-Drager syndrome. J Neurol Neurosurg Psychiatry. 42(2) : 151-3. 1979
15) Wu YR, Chen CM, Ro LS, et al. : Vocal cord paralysis as an initial sign of multiple system atrophy in the central nervous system. J Formos Med Assoc. 95(10) : 804-6. 1996
16) 柳下　章：多系統萎縮症の MRI，神経内科 50 : 16-23. 1999
17) Ghaemi M, Hilker R, Heiss WD et al. : Differentiating multiple system atrophy from Parkinson's disease : contribution of striatal and midbrain MRI volumetry and multi-tracer PET imaging. J Neurol Neurosurg Psychiatry. 73(5) : 517-23. 2002
18) Orimo S, Ozawa E, Mizusawa H et al. : (123) I-metaiodobenzylguanidine myocardial scintigraphy in Parkinson's disease. J Neurol Neurosurg Psychiatry. 67(2) : 189-94. 1999
19) Braune S. : The role of cardiac metaiodobenzylguanidine uptake in the differential diagnosis of parkinsonian syndromes. Clin Auton Res. 11(6) : 351-5. 2001
20) Wenning GK, Geser F, Poewe W. : Therapeutic strategies in multiple system atrophy. Mov Disord. Suppl 12 : S67-76. 2005
21) 松岡幸彦：多系統萎縮症の治療計画―運動障害の薬物療法，神経治療学 13(3) : 257-261. 1996.
22) Johnsen JA, Miller VT. : Tobacco intolerance in multiple system atrophy. Neurology. 36(7) : 986-8. 1986
23) Visser-Vandewalle V, Temel Y, van der Linden C, et al. : Bilateral high-frequency stimulation of the subthalamic nucleus in patients

with multiple system atrophy—parkinsonism. Report of four cases. J Neurosurg. 98(4) : 882-7. 2003
24) Wenning GK, Geser F, Tison F, et al. : Multiple system atrophy : an update. Mov Disord. Suppl 6 : S34-42. 2003
25) Deferine J, Thomas A. : L'atrophie olivo-ponto-cerebelleuse. Nouv Iconogr Salpetr. 13 : 330-370. 1900
26) Gilman S, Quinn N, Wenning G, et al. : Consensus statement on the diagnosis of multiple system atrophy. Clin Auton Res. 8(6) : 359-62. 1998
27) Geser F, Wenning GK. : The diagnosis of multiple system atrophy. J Neurol. Suppl 3 : iii2-iii15. 2006
28) Low PA, Gilden JL, McElligott MA et al. : Efficacy of midodrine vs placebo in neurogenic orthostatic hypotension. A randomized, double-blind multicenter study. JAMA. 277(13) : 1046-51. 1997
29) Iranzo A, Santamaria J, Tolosa E. : Continuous positive air pressure eliminates nocturnal stridor in multiple system atrophy. Lancet. 356 (9238) : 1329-30. 2000

4 筋萎縮性側索硬化症（ALS）

阿部康二（岡山大学大学院医歯薬学総合研究科神経病態内科学（神経内科））

A. 筋萎縮性側索硬化症（ALS）の概略

筋萎縮性側索硬化症（amyotrophic lateral sclerosis：ALS）は通常中年以降に発症し，症状は一般に四肢筋力低下に始まり，球麻痺により構音・嚥下障害が出現，さらに呼吸筋麻痺による呼吸不全に発展していく。このような症状の原因は脊髄運動ニューロン（下位運動ニューロン）の選択的傷害と脊髄側索（上位運動ニューロン経路）の変性のためである。ALSは一般に孤発性であり，発病率は10万人当たり0.4～1.9で，有病率は同じく2～7，男女比は約2：1でやや男性に多い。発病率は年齢とともに増大して，以前は50歳代発症が多かったが，現在は発症年齢平均は65歳程度と高齢化している。本症は常に進行性で，通常3～5年で呼吸不全や肺炎，窒息で死亡する。人工呼吸器装着により5～15年前後生存することがある。

B. ALSの分類，症状と診断

表1にALSおよび関連する運動ニューロン病の分類を示してあるが，ALSの90％以上は孤発性（SALS）で遺伝歴がないが，5～10％は遺伝性である（familial ALS；FALS）。FALSの約30％はCu/Zn superoxide dismutase（SOD1）遺伝子変異であるが，その他の遺伝子も次第に解明されつつある。

ALSの症状は，まず下位運動ニューロン障害のため，四肢の筋萎縮，筋力低下が出現し，線維束性収縮（fasciculation）が認められる。頚筋群の脱力のため頭部が前に垂れるようになる。舌は萎縮して線維束性収縮がみられ，舌咽喉筋力低下のため構音障害が出現する。また，咀嚼・嚥下機能が障害され，誤嚥性肺炎や気道閉塞を生じやすい。また上位運動ニューロン徴候として四肢の痙縮，深部腱反射亢進がみられるが，Babinski徴候は20～50％で認められるのみである。一般に眼球運動障害や，膀胱直腸障害，感覚障害，褥創はみられず，陰性4徴候とよばれ

表1 ALSと運動ニューロン病の遺伝子分類

病型		遺伝型	遺伝子座	責任遺伝子	特徴
孤発性ALS（SALS）		なし			成人発症，ALS全体の90％以上
遺伝性ALS（FALS）	ALS 1	常優	21 q 22.21	SOD1（Cu/Zn SOD）	遺伝性ALSの30％
	ALS 2	常劣	2 q 33	ALS 2（alsin）	若年発症，痙直，中東に多い
	ALS 3	常優	18 q 21	未	
	ALS 4	常優	9 q 34	未	若年発症，緩徐進行
	ALS 5	常劣	15 q 15-22	未	若年発症，緩徐進行
	ALS 6	常優	16 q 12	未	
	ALS 7	常優	20 ptel	未	
	ALS with FTD	常優	9 q 21-22	未	認知障害を伴う
	ALS with D/P	常優	17 q 21.11	tau	認知障害とパーキンソン症状を伴う
その他	KAS	X劣	Xq 11-12	アンドロゲン受容体	男性のみ，球麻痺主体，緩徐進行
	グアム紀伊型	集積性だが，遺伝性は不明			グアム島や紀伊半島に多い，患者数減少傾向

て，本症の診断上重要である。

ALSの診断は上位・下位運動ニューロン障害の徴候が存在すること，感覚障害，眼球運動障害，膀胱直腸障害がないことから通常容易である。針筋電図で広範に神経原性変化がみられ，筋生検で群集萎縮などの神経原性筋萎縮が証明されれば診断は確定する。血清クレアチンキナーゼ値の上昇や髄液タンパクの増加がみられることがある。末梢の運動神経伝導速度は通常保たれるが，脊髄中の錘体路の伝導速度は低下している。T2強調MRIで，内包後脚の後方に限局性高信号域が認められることがある。

C. ALSの病態と治療戦略

脳や神経は酸素消費率の高い臓器で脂質を多く含むことから，元々活性酸素による酸化的ストレスに晒されやすくまた脆弱であると考えられてきた。図1にALSにおける運動神経障害のメカニズムを示してあるように，孤発性・遺伝性に関わらず基本的にはミトコンドリアへの活性酸素障害によるエネルギー代謝障害が，生存シグナル活性低下と軸索輸送障害を長期間にわたって惹き起こし，その結果脱力や筋萎縮を生じて臨床症状発現し，終には運動ニューロン死に至ると考えられて

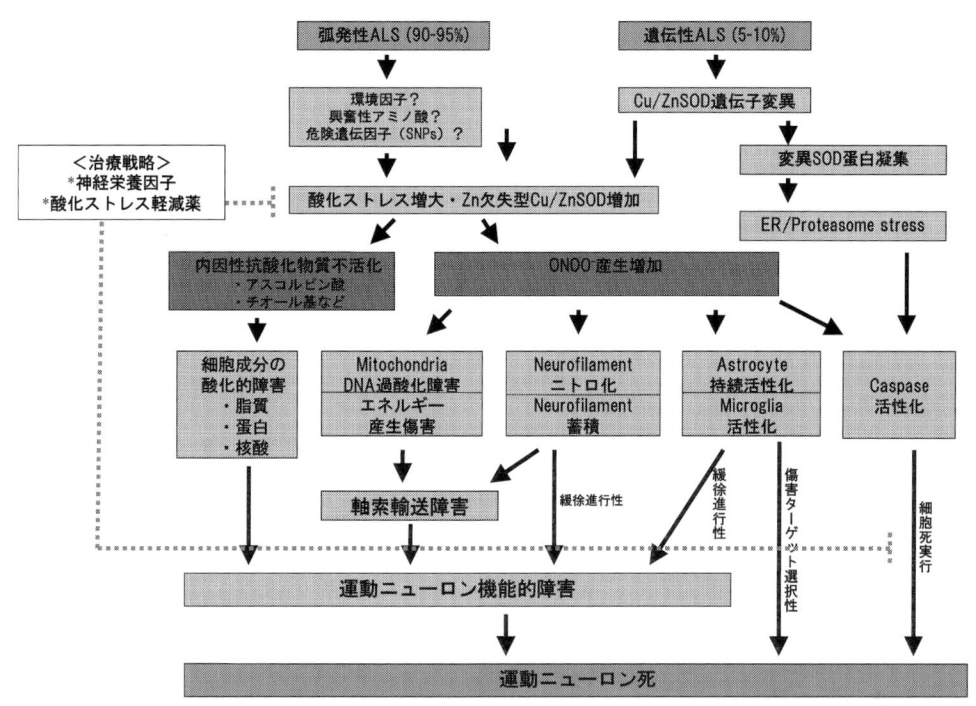

図1 ALSにおける運動ニューロン障害のメカニズムと治療戦略

いる。表2にこれまでALSに対して行われてきたさまざまな治療薬を示してあるが、少数の例外を除いてその効果は証明されなかった。有効性が示唆されたものは、前述の病態メカニズムによる細胞死を抑制する神経栄養因子や酸化ストレス軽減薬である（図1点線部）。

神経栄養因子IGF-1（insulin-like growth factor）はさまざまな細胞保護作用を有することからALSへの治療効果が期待されている。IGF-1を用いたALS患者に対す臨床試験は皮下注射として米国とヨーロッパで行われたが、血液脊髄関門によってIGF-1が脊髄運動ニューロンへ十分量が到達しないので有意な効果は認められなかった。そこで筆者らはALS患者に対するIGF-1持続髄腔内投与療法の有効性の可能性があるものと考え、IGF-1投与群として低用量群と高用量群に分けて治療効果を比較した。まず局所麻酔下に薬液リザーバー（図2a）を側腹部皮下に埋め込み（図2b）、ここからカテーテルを腰部脊髄腔内に留置し、リザーバーからIGF-1溶液を全40週にわたって注入を行ったところ、図2cに示すように高用量群（黒丸）の方が、低用量群（白角）よりも症状進行の遅延化が認められた[1,2]。

またIGF-1と同様に病態に基づく治療法として、日本で開発された酸化ストレス改善薬・エダラボンを用いた第3相臨床試験が2006年5月から始まっており、ALSに対する治療効果が期待されている。

表2 ALSの治療法の現状について

薬剤作用	薬剤名	投与方法	日本での状況	欧米での状況
グルタミン酸の作用の抑制	riluzole	経口	承認（やや延命効果あり）	承認
	gabapentin	経口	（−）	第3相試験終了，有効性なし
	LY 300164	経口	（−）	第2相試験から開発中止
	NAALADase	経口	（−）	臨床試験前段階
	topiramate	経口	（−）	14施設で第3相試験終了，有効性なし
神経栄養因子の補充	xaliproden	経口	第2相試験登録終了	第3相試験終了，肺活量に有効傾向のみ
	r-metHuBDNF	髄注	（−）	開発中止
	r-metHuBDNF	皮下注射	（−）	開発中止
	r-metHuGDNF	髄注	（−）	試験中止
	IGF-1	皮下注射	第3相試験終了	第3相試験終了，有効性なし
	IGF-1	髄腔内持続注入療法	症状進行遅延効果あり，岡山大学で実施終了	（−）
	neuroimmunophilins	経口	（−）	第1相試験検討中
神経栄養因子調整	AT-082	経口	（−）	臨床試験前段階
抗酸化作用	エダラボン	静注	第3相試験中（2006.5より）	（−）
	Co-Q 10 enzyme	経口	（−）	オープン試験中
	N-acetyl cystein	皮下注射		第3相試験終了，有効性なし
	α-tocopherol	経口		第3相試験終了，有効性なし，riruzol併用でやや効果？
筋代謝改善	creatine monohydrate	経口	小規模試験	二重盲験試験中
神経毒素阻害	methylcobaramin	筋注（大量）	第2/3相試験中	（−）
抗免疫・抗ウイルス療法	全リンパ節照射	放射線照射	（−）	第3相試験終了，有効性なし
	シクロスポリン	経口	（−）	第3相試験，発症早期男性に有効傾向
	改良ヘビ毒	筋注	（−）	第3相試験終了，有効性なし
	インターフェロンβ	皮下注射	（−）	第3相試験終了，有効性なし
	大量ガンマグロブリン	静注	小規模試験	（−）
その他	pentoxyfillin	経口	第3相試験終了，400人	効果なし

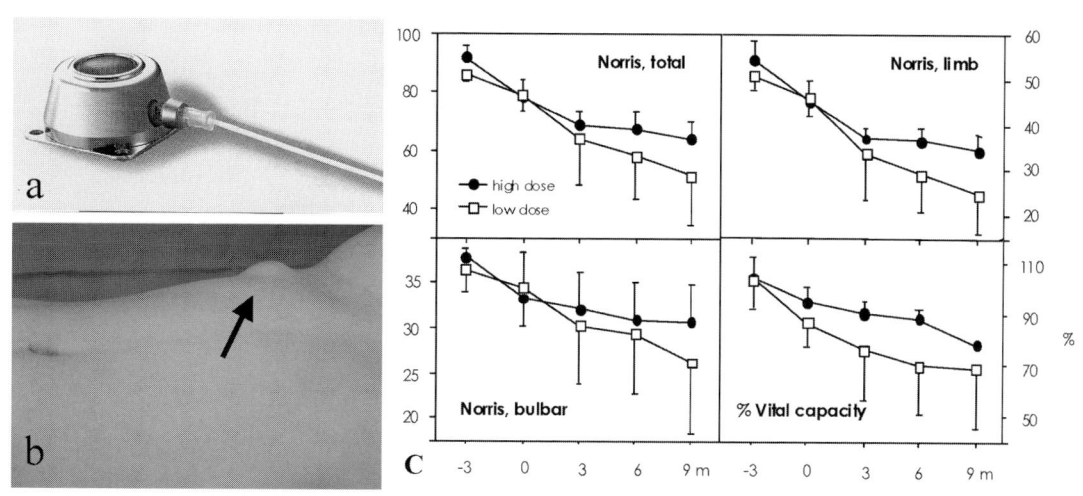

図2 ALS患者に対する神経栄養因子IGF1の髄腔内持続注入療法。ALS患者へ薬液リザーバー（a）を側腹部皮下に埋め込み（b矢印），IGF1を持続注入療法した結果（c）。高用量群（黒印）の方が，低用量群（白抜印）よりも，Norrisの臨床スコアや肺活量の進行遅延効果があることが分かる。

D. ALSの再生医療

最近では再生医療が医学の多方面で注目されているが，ALSにおいてもマウスやラットなどのモデル動物を用いて検討されている。脊髄において神経幹細胞は中心管や白質に少数存在しており，ALSモデルマウス脊髄では加齢に従って内在性幹細胞の増殖が観察され，脊髄前角において神経系細胞に分化していることが見出されている[3]。神経栄養因子EGF（epidermal growth factor）とFGF2（fibroblast growth factor 2）をALSモデルマウス髄腔内に連続混合投与することにより，脊髄での内在性幹細胞の増殖活性化が認められ[3]，神経栄養因子HGF（hepatocyte growth factor）をALSモデルラットに髄腔内投与することで，内在性神経前駆細胞が増加し延命期間を延長させたとされる[4]。

一方，ALS脊髄に対して幹細胞移植補充を目的とした再生医療については，図3に示してあるようにさまざまなアプローチがある[5]。これまで多分化能を有する神経幹細胞やヒト奇形腫由来細胞株，ヒト臍帯血，ES細胞，精巣sertoli細胞などが試みられており，それぞれに治療効果があるとされている。トリノ大学では，2003年に骨髄細胞（BMSC）を7人のALS患者脊髄へ移植し再生医療を試みたところ，4人で軽度の肋間痛があり，5例で下肢の感覚障害が発生したが重大な問題はなかったと報告されている[6]。しかしこの報告では臨床効果についてはまだ言及されていないので治療効果は不明である。

これらの再生医療研究はまだ緒に付いたばかりであるが，ALS症状発現後でも内在性幹性細胞の賦括が可能であることや幹細胞移植による症状改善の可能性を示唆しており，将来的なALS患者治療を考える上で新規治

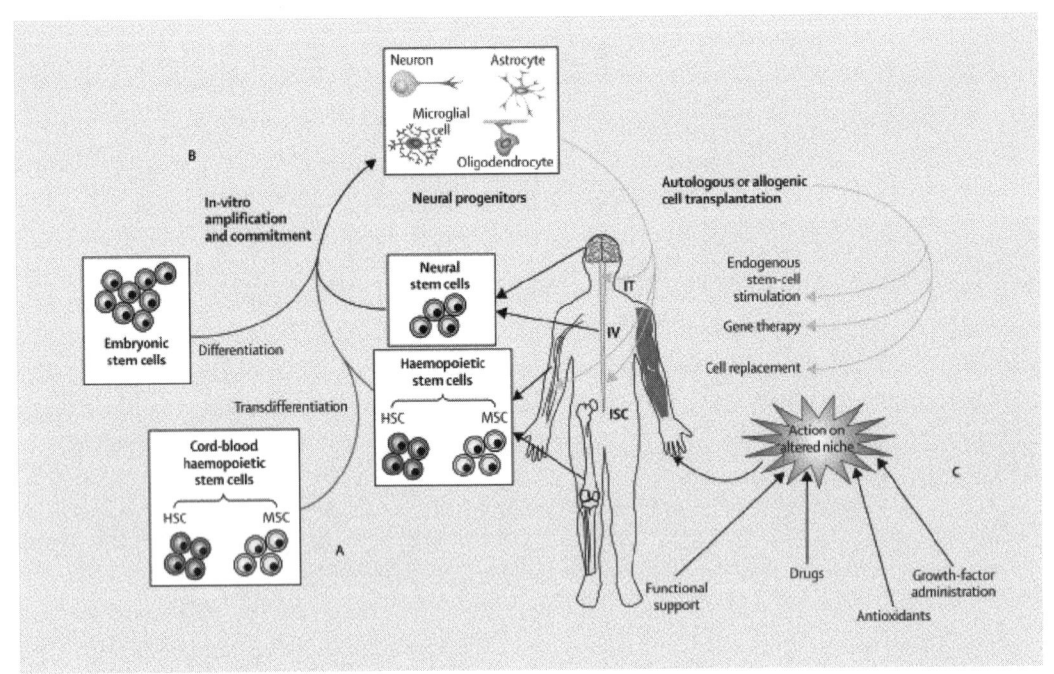

図3 ALS再生医療に対する幹細胞治療の概略図。ドナー細胞の由来（自分，他人）や細胞種類の選択（神経系やES細胞，血液細胞系，臍帯血など）に加えて，遺伝子治療を併用（ex vivo）するかなどさまざまなアプローチがありうる。（文献5より引用）

療戦略として期待できるものである。

E. 進行期ALSへの対応

ALSの症状は進行性で，通常は四肢の脱力・萎縮に始まり次第に構音障害や嚥下障害，呼吸筋麻痺と進んでいく。図4左に示してあるように症状出現とともに病院受診から診断にいたり，その結果の告知と受容過程を経て，次第に重症化していくと共にさまざまに解決しなければならない問題に直面してくる。

まず球麻痺による構音障害のためにコミュニケーションが取りづらくなってくるので，コミュニケーションエイドやパソコンを用いて意思伝達を円滑にすることが重要である。最近では携帯電話を活用して良好なコミュニケーションを確保しているケースもある。同じ球麻痺による摂食・嚥下障害については，栄養補給と誤嚥性肺炎防止の目的で胃瘻を造設するケースが増えており，経鼻チューブによる栄養にくらべて格段に管理がしやすくなっている。図4右は人工呼吸器を装着しつつ，胃瘻による栄養管理を在宅で行っている患者である。

呼吸筋障害については，外来通院時に定期的な肺活量測定が必要で，労作時や歩行時の呼吸促迫，夜間呼吸苦があるようなら要注意である。通常は肺活量が50％以下に低下す

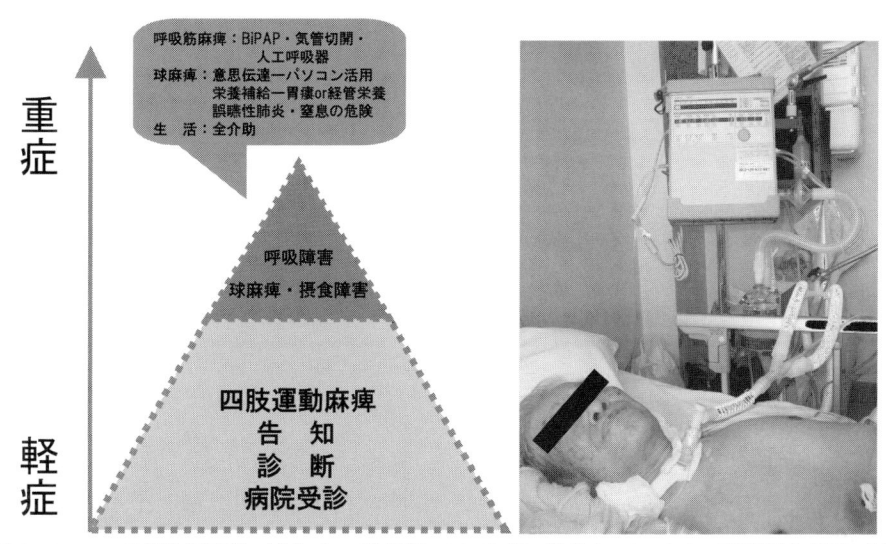

図4 ALSの症状進行変化（左）と，進行期ALS患者に装着している人工呼吸器と胃瘻（右）

ると，急性呼吸不全の可能性が高くなるので，肺活量が70％を割り始めたら定期的な血液ガス測定も必要となってくる。呼吸不全の症状がまだ見られない段階でも，肺活量が低下し始めたら非侵襲的・侵襲的を問わず補助呼吸・人工呼吸に関する意思決定について患者および家族を交えてよく相談をしながら診療を進める。また気管切開の希望有無とその後の呼吸器装着有無についても時間をかけてよく相談をしながら診療を進める。患者自身と家族が意思決定するには十分な時間が必要であり，患者の症状進行を見ながら余裕をもって決定できるような診療プランを立てることが重要である。また一旦は慎重に進めて行ったはずの意思決定が，急性呼吸不全のときに覆ることもあるので，主治医は常に患者のサイドに立って柔軟な診療ができるように心がけなければならない。

参考文献

1) Nagano I, Ilieva H, Shiote M, et al.: Therapeutic benefit of intrathecal injection of insulin-like growth factor-1 in a mouse model of Amyotrophic Lateral Sclerosis. J. Neurol. Sci. 235 : 61-68, 2005
2) Nagano I, Shiote M, Murakami T, et al.: Beneficial effects of intrathecal IGF-1 administration in patients with amyotrophic lateral sclerosis. Neurol Res. 27 : 768-772, 2005
3) Ohta Y, Abe K : EGF and FGF2 promoted stem cells in ALS mode mice, J. Neurosci. Res. (2006) in press
4) 糸山泰人：筋萎縮性側索硬化症の病因・病態に関わる新規治療法の開発に関する研究，厚生労働省班会議総合研究報告書（平成14-16年度）2005, pp. 21-25
5) Silani V, Cova L, Corbo M, et al : Stem-cell therapy for amyotrophic lateral sclerosis. Lancet 364 : 200-202, 2004
6) Mazzini L, Fagioli F, Boccaletti R, et al.: Stem cell therapy in amyotrophic lateral sclerosis : a methodological approach in humans. ALS & MND. 4 : 158-161, 2003

5 アルツハイマー病

瓦林　毅，東海林幹夫（弘前大学医学部脳神経血管病態研究施設神経統御部門）

認知症とは一度正常に発達した知的機能が低下し，社会生活や日常生活に障害をきたす状態である。社会の高齢化にともなって認知症患者が急速に増加している。日本の認知症患者は2000年に200万人弱であったが，2050年には400万人以上になると予想されている。認知症の約半分がアルツハイマー病（AD）である。そのため日常臨床でも認知症患者を診察する機会が増え，家族に対する適切なアドバイスが求められている。介護保険の開始や治療薬としてのアリセプトの登場によって，認知症に関する詳細な知識ばかりではなく，正確な診断も必要とされている。

A. アルツハイマー病とは

ADの特徴的病理変化は主に40または42アミノ酸で構成されるアミロイドβ蛋白（amyloid β protein；Aβ）からなる脳アミロイド，タウ蛋白からなる神経原線維変化と広範な神経細胞死である。病理変化は側頭葉内側に位置する海馬傍回より始まり，その周辺の辺縁系に広がり，以後は新皮質である大脳皮質に広がっていく。記憶障害でADが発症する時点ではすでに大脳にはAβアミロイドと神経原線維変化が多量に蓄積している。このうちAβアミロイド蓄積が最も初期の変化であり，家族性ADの遺伝子変異（Aβ前駆体蛋白（APP），presenilin-1，presenilin-2）のすべては凝集能の高い42アミノ酸からなるAβ42の産生を増加させる。このためAβの蓄積凝集が初めに起こり，これが神経原線維変化や神経細胞死などの病変を引き起こして認知症を発症するというアミロイドカスケード仮説が広く信じられている[1]。

B. アルツハイマー病の臨床症状

ADでは神経細胞の変性・脱落によって生じる認知機能の障害である中核症状（記憶障害，失語，失行，失認，実行障害）と残存する神経細胞が異常反応を起こすために生じた周辺症状（幻覚，妄想，夜間せん妄，不眠，抑うつ気分，徘徊などの問題行動）が出現する。脳の後方領野が主として障害され，前頭連合野は比較的保たれるため，人格変化，脱

抑制などの前頭葉症状は初期には目立たない。初発症状は記銘記憶障害であり，抽象的思考や判断力，認知力や地誌的見当識，失認などの脳の高次機能などが次々に障害され，社会・日常生活の障害を来たし，これに徘徊や妄想などの問題行動が加わる。最終的には排尿や歩行などの基本的な動作も不可能となって，5〜12年の経過の後に寝たきりとなり，肺炎や褥瘡，栄養障害などの合併症を併発して死亡する。

C. アルツハイマー病の診断の進め方

ADの診断には，まず，知能の低下があるか，知能低下の程度，社会生活や日常生活の障害程度，問題行動などの周辺症状を本人や周囲の人から詳細に問診し，明らかにすることが重要である。次にその発症様式，経過と神経学的診察により原因疾患の診断へ進み，画像やバイオマーカーなどの生化学的な補助検査をおこない診断の確定に至る（表1）。

まず鑑別に必要なのは認知症と紛らわしい意識障害，脳の障害により短期・長期の記憶が障害された健忘症候群やせん妄状態などである。次に他の認知症疾患との鑑別に進む。認知症患者のうち約2％は正常圧水頭症などの治療可能な認知症であることから，これらを見逃さないことが必要である。

mild cognitive impairment（MCI）は記憶障害を訴えるものの，認知症はないと考えられる高齢者の一群である[2]。MCIは年間約12％と高頻度にADに移行するため，その多くがADの前駆段階あるいは早期のADであると考えられつつある。MCIが将来ADに進行するかどうかの診断が求められている。

D. アルツハイマー病の検査

1. 神経心理検査

認知症の存在の評価には，本邦では改訂長谷川式簡易知能評価スケール（HDS-R）やMini-Mental State Examination（MMS：表2）[3]が頻用されている。社会生活や日常生活の実行能力の評価にはFunctional Assessment Staging（FAST）[4]が使用される。Clinical Dematia Rating（CDR）[5]は介護者の情報を元にした評価スケールであり，MCIの評価に使用される。介護保険の導入にともなって厚生省のADL評価基準も一般的な評価として定着してきた。問題行動の尺度にはいまだにコンセンサスの得られたものは少ないが，朝田らのTBS[6]が使われるようになってきた。

2. バイオマーカー

ADではコントロールに比べて初期より脳脊髄液中のAβ42は低下し，タウは上昇する[7]。Aβ，タウともADの診断感度，特異度の報告は平均で80％を超えている。ADにより特異性の高いマーカーとしてリン酸化タウも測定されている。これらの変化はADに進行するMCIの段階ですでに認められることから[8]，AD発症の予測に今後臨床応用が普及すると考えられる。

表1 アルツハイマー病の診断と治療の要点

	アルツハイマー病	他の認知症疾患
主要症状	記憶障害，認知障害からはじまる 失語，失行，失認などの高次神経機能障害が後に加わる 実行機能障害と問題行動がある 取り繕い反応，振り返り徴候 意識障害や健忘症候群，うつ病を鑑別する	運動麻痺，感覚症状，失調，パーキンソニズム，痙攣などの局所神経症状がある
評価スケール	HDS-R, MMS, FAST, CDR, TBS	HDS-R, MMS, CDR, TBS
進行	緩徐な発症と持続的進行，初発時平均MMSが19点で1年で3点ほど低下	進行性，動揺性
経過	5〜12年	
画像	MRIで両側海馬，側頭頭頂葉の対称性萎縮；側脳室下角の拡大 SPECT, PETで後部帯状回，両側側頭頭頂葉の障害	脳梗塞巣などの疾患特異な画像所見がある
検査	髄液tau, Aβ	遺伝子診断，血液検査所見，脳波
診断基準	DMS-IV, DMS-IIIR, ICD-10 NINDIS-ADRDA	NINDIS-AIREN, CDLB, FTD
頻度	アルツハイマー病40% 家族性アルツハイマー病約100家系	脳血管性認知症40% レビー小体型認知症10% treatble dementia 2%
病理	老人斑，神経原線維変化	脳梗塞，神経原線維変化，レビー小体など
原因遺伝子	APP, presenilin-1/-2	tau (FTDP-17), prion (GSS), CAGrepeat (Huntington's disease), Notch 3 (CADSIL) など
危険因子	Apolipoprotein E4	tau多型など
治療	アリセプト	
介護	物忘れ外来，老人性認知症疾患センター，認知症老人をかかえる家族の会，老人性認知症疾患治療療養病棟，託老所，グループホーム，介護保険，難病ネットワーク	同様

3. 画像診断

ADの病理学的変化を反映して初期からMRIでは海馬と側頭葉内側部の萎縮がみられ，これは前額断で検出しやすい（図1a, b）。海馬傍回の萎縮を定量化する早期AD診断システムVSRAD（Voxel-Based Specific Regional Analysis System for Alzheimer's Disease）が開発され，80％以上の診断率が得られると報告されている[9]。

脳血流シンチ（single photon emission computed tomography：SPECT），脳血流および糖代謝のPositron Emission Tomography（PET）で，側頭葉

表2 Minimental state examination (MMS)

	質問内容	得点
1 (5点)	今年は何年ですか。	0　1
	いまの季節は何ですか。	0　1
	今日は何曜日ですか。	0　1
	今日は何月ですか。	0　1
	今日は何日ですか。	0　1
2 (5点)	ここはなに県ですか。	0　1
	ここはなに市ですか。	0　1
	ここはなに病院ですか。	0　1
	ここは何階ですか。	0　1
	ここはなに地方ですか。（例：関東地方）	0　1
3 (3点)	物品名3個（相互に無関係） 検者は物の名前を1秒間に1個ずつ言う、 その後、被検者に繰り返させる。 正答1個につき1点を与える。 3個すべて言うまで繰り返す（6回まで）。 何回繰り返したかを記せ＿＿＿回	0　1　2　3
4 (5点)	100から順に7を引く（5回まで）、あるいは 「フジノヤマ」を逆唱させる。	0　1　2　3　4　5
5 (3点)	3で提示した物品名を再度復唱させる。	0　1　2　3
6 (2点)	（時計を見せながら）これは何ですか。 （鉛筆を見せながら）これは何ですか。	0　1　2
7 (1点)	次の文章を繰り返す。 「みんなで、力を合わせて綱を引きます」	0　1
8 (3点)	（3段階の命令） 「右手にこの紙を持ってください」 「それを半分に折りたたんでください」 「机の上に置いてください」	0　1　2　3
9 (1点)	（次の文章を読んで、その指示に従ってください） 「眼を閉じなさい」	0　1
10 (1点)	（なにか文章を書いてください）	0　1
11 (1点)	（次の図形を書いてください）	0　1

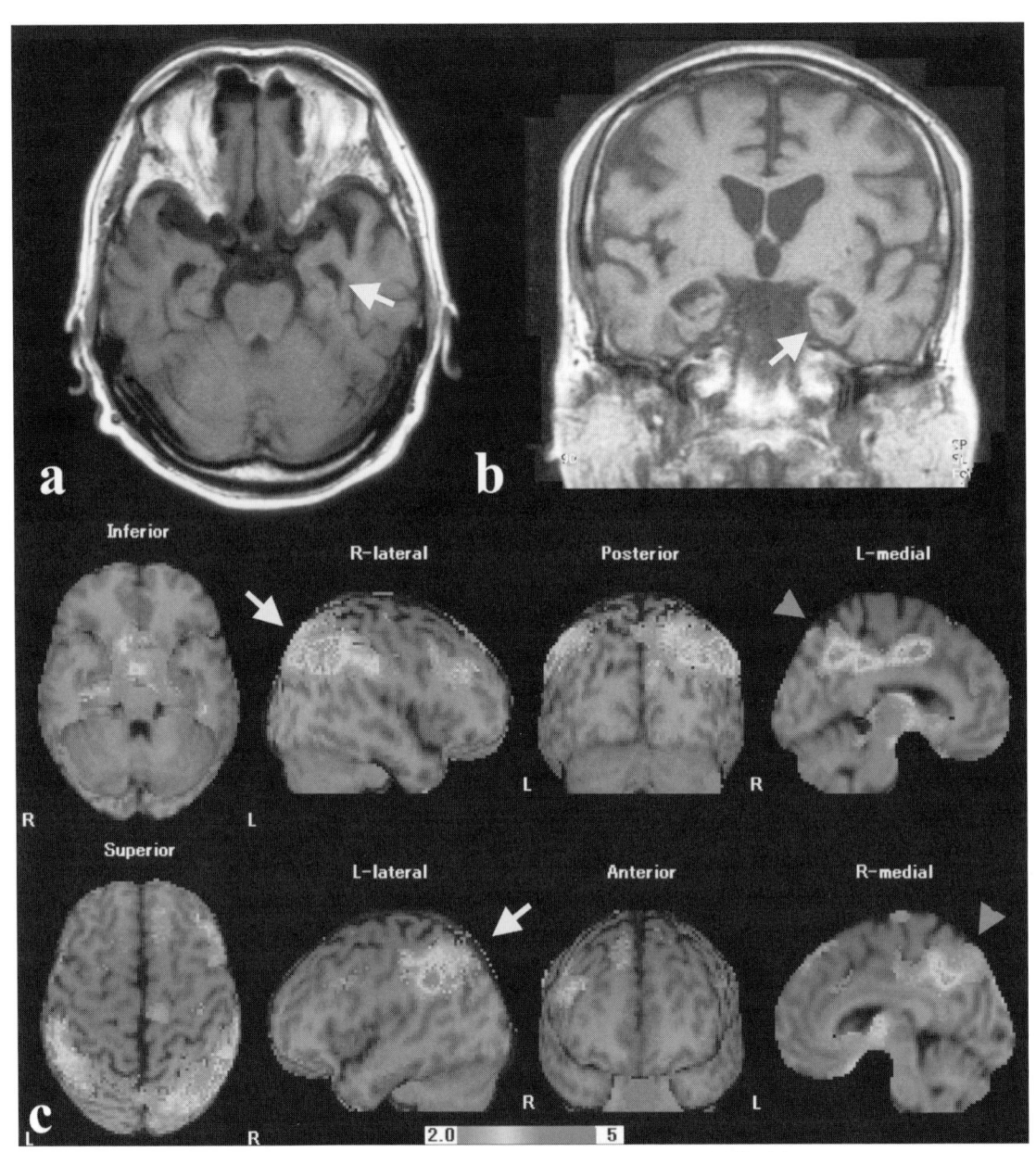

図1 AD 患者の MRI（a，b）と ^{99m}Tc-ECD SPECT の eZIS 画像（c）。
　　a，b：両側側頭葉内側の萎縮による側脳室下角の拡大（矢印）を認める。
　　c：両側楔前部（矢印）と後部帯状回（矢頭）の血流低下を認める。

内側部と密接な線維連絡をもつ後部帯状回や楔前部で早期から脳血流および糖代謝の低下を認める。この部位の低下は将来ADに移行するMCIでも見られる。最近はeasy Z-score imazing system (e-ZIS)[10]などの三次元統計画像を用いて異常の三次元的な広がりの把握が容易になり（図1c），ADの診断精度が著しく上昇した。

現在脳アミロイド沈着を直接画像化しようとする試みがなされつつあり，Thioflavin-Tの誘導体であるPittsburgh Compound-B (PIB)を用いたPETにより大脳皮質のアミロイドの蓄積の画像化が可能になっている[11]。

E. アルツハイマー病の診断基準

ADの最終診断は現在でも病理所見 (CERAD) による。臨床診断には米国精神医学協会の診断・統計マニュアル第4版 (DMS-IV)[12]と米国国立神経疾患研究所とAD関連疾患に関する会議による臨床診断基準 (NINCDS-ADRDA)[13]がよく使用されていた。しかし，2001年の5月に出された米国神経学会の診断と治療に関する標準化委員会による勧告では以前のDMS-IIIRによる認知症の定義とWHOによる精神と行動の障害の分類ICD-10による診断基準，6ヵ月にわたる経過観察の重要性が指摘された[14〜16]。我が国では「脳科学の先端的研究」内のゲノム班によってこれまで頻用されてきたADの診断基準，正常対照基準，神経心理学的検査に再検討が加えられ，診断基準の標準化が行われた[17]（表3）。特に以下の要点を満たすことと規定された。1) 記憶障害がみられる。2) 失語，失行，失認，実行機能障害の少なくとも1つ以上がみられる。3) 緩徐な発症と症状が少なくとも6ヵ月間は持続的に進行する。4) 社会・日常生活機能の著しい低下がみられる。5) 原因としてAD以外の認知症疾患が否定できる。

F. アルツハイマー病の治療

本邦ではADの治療に2000年から抗アセチルコリンエステラーゼ薬であるdonepezil（アリセプト®）が臨床応用された。ほぼ1年の病像進行抑制と介護負担の軽減が認められ，広く使用されるようになっている。この効果は早期ADほど高く[18]，またMCIからADへの進展を抑制できる可能性も示されている[19]。欧米ではrivastigmine, galantamineも使用されている。N-methyl-D-aspartate (NMDA) 受容体阻害薬であるmemantineは，中等度から高度ADに効果が認められ，欧州および米国で使用されている。わが国では現在臨床試験が進行中である。

$A\beta$沈着阻害をターゲットにマウスモデルを用いてADの根本的治療が検討され，$A\beta$の産生阻害，除去の促進，凝集抑制，毒性からの保護など，さまざまな治療法が開発中である。2001年に始まった$A\beta$ワクチンの臨床治験は残念ながら髄膜脳炎の副作用により中止された[20]。しかし抗$A\beta$抗体陽性群では認知機能に改善がみられ，剖検例で$A\beta$アミロイドの消失が確認されたことより免疫療法の有効性が示された[21]。そのため髄膜脳炎

表3　アルツハイマー病診断・評価基準試案（先端脳ゲノムプロジェクト班）文献17より引用

定義：一度発達した知的機能が，脳へのAβとtauの蓄積にともなって緩徐進行性に障害される疾患である。

I．臨床診断基準（広義）
1：臨床診断基準（狭義）
　DSM-IV，NINCDS−ADRDAによるアルツハイマー病の診断基準およびICD-10による認知症の診断基準に準処し，特に以下の要点を満たす。
　1）記憶障害がみられる。
　2）失語，失行，失認，実行機能障害の少なくとも1つ以上がみられる。
　3）緩徐な発症と症状が少なくとも6か月間に渡って持続的に進行する。
　4）社会・日常生活機能の著しい低下がみられる。
　5）原因としてアルツハイマー病以外の認知症疾患が否定できる。
2：除外診断基準
　アルツハイマー病以外の主な認知症疾患を除外するため以下の診断基準を参考とする。
　1）Report of the NINDS-AIREN international workshop for Vascular dementia
　2）Consensus guideline for clinical and pathologic diagnosis of dementia with Lewy bodies (DLB)
　3）A consensus on clinical diagnostic criteria for frontotemporal dementia (FTD)
　4）Clinical research criteria for the diagnosis of progressive supranuclear palsy by the NINDS-SPSP international workshop
3：神経心理学的評価
　1）必須検査
　　Mini-Mental State Examination (MMS)
　　Functional Assessment Staging (FAST)
　　Clinical Dementia Rating (CDR)
　2）より詳細な検査
　　失語，失行，失認チェックリスト (OHCL)
　　問題行動評価尺度 (TBS)
　　Wechsler Adult Intelligence Scale .Revised (WAIS-R)
　　Wechsler Memory Scale-Revised (WMS-R)
　　Alzheimer's Disease Assessment Scale, cognitive subscale 日本版 (ADAS-Jcog)
4：一般検査
　1）必須項目
　　胸部XP，ECG，EEG，血算，血沈，血糖，一般生化学検査，電解質（Na，K，Cl，Ca），腎機能，アンモニア，甲状腺機能，TPHA
　2）必要に応じて検査
　　血液ガス，脳脊髄液検査（性状，圧，細胞数，蛋白，糖，IgG），VitB12，VitB1，葉酸およびニコチン酸などの検査を行う。HIV抗体は患者の同意があれば行う。

II．画像診断
　CT，MRI
　海馬，側頭葉内側面，頭頂葉の両側性の萎縮が進行すれば診断をより積極的に支持するが，異なる部位の萎縮があっても否定はできない。
　認知症を説明する他疾患による病巣がみられない。
　SPECT，PET
　海馬，側頭葉内側面，頭頂葉，後部帯状回の両側性脳血流代謝の定量的低下あるいはe-ZISや3D-SSPなどによる統計処理によって客観的な低下が証明できる。

典型的なパターンの存在はアルツハイマー病の診断を支持するが，異なるパターンがみられても否定はできない．

III. 生物学的マーカー
脳脊髄液中のタウあるいはリン酸化タウの上昇が見られる．
$A\beta\,42$ の低下あるいは $A\beta\,40/42$ の比の上昇が見られる．

IV. 確定診断基準
病理所見基準：CERAD病理基準
生化学的：蟻酸抽出分画における $A\beta\,40, 42$ の $0.5\,nmol/wet\,g\,brain$ 以上の蓄積
Sarkosyl不溶性分画における過剰リン酸化3および4 repeat tauの蓄積パターン
遺伝子診断：mutant APP, mutant presenilin-1, -2, trisomy 21
Mutant tau, mutant prion があればアルツハイマー病を除外できる
危険因子：Apolipoprotein E $\varepsilon 4$ allele

V. 臨床病型
家族性，同胞発症（sibling），孤発性
早期発症，晩期発症

VI. 類縁疾患
Dementia with Lewy bodies (common form), Down syndrome, Cerebral amyloid angiopathy, Dementia pugilistica

VII. アルツハイマー病の診断
definite AD：I，II，III，IV
probable AD：I，II（IIIの実施が望ましい）

17) 東海林幹夫，桑野良三，朝田隆，他：アルツハイマー病診断・評価基準試案，文部科学省特定領域研究「先端脳」ゲノム班，臨床神経，45, 128-137, 2005

の原因である細胞性免疫を起こさない免疫療法（抗原の投与法の変更，抗 $A\beta$ 抗体による受動免疫療法など）が試みられている。選択的に $A\beta\,42$ 産生を低下させる r - flurbi-profen（Flurizan®），$A\beta$ 凝集に働く proteoglycan を阻害する tramiprosate（Alzhemed®）などが第III相の臨床試験に至り，期待されている。

G. アルツハイマー病の介護

全国の病院には神経内科や精神科に物忘れ外来，認知症外来といわれるAD専門外来が，確立しつつあり，患者家族の医療へのアクセスが容易になってきた。また，各県に老人認知症疾患センターが設置され初期から進行期の対応の窓口となっている。

2000年に創設された介護保険制度の導入

によりデイケアセンター，ショートステイが利用可能になり，老人性認知症疾患治療療養病棟や託老所，グループホームのモデル事業なども開始された。さらに第一次ベビーブーム世代が高齢者になる2015年に向けて介護保険事業計画が見直されつつある。2005年改正され，2006年4月から施行された介護保険制度においては，要介護高齢者の半数が認知症をもち介護施設入所者の8割が認知症をもつというデータに基づき，今後身体ケアから認知症ケアに重点を移すことが強調された。地域の高齢者のうち要支援，要介護になるおそれの高い者を対象に認知症を初めとした予防を行う介護予防事業などの地域支援事業の創設が行われた。このようにAD患者の医療や公的援助の利用は数年前に比べて格段の改善がみられている。しかし，問題はADが進行し，日常生活にあらゆる介助が必要となり，失禁などの問題行動が続き，寝たきりになった時点であり，このような患者の多くは現在でも在宅での介護の限界であり，急速なAD患者の増加と少子核家族化はさらに拍車をかけるものと思われる。したがって，以上に述べた施策ばかりではなく，欧米におけるナーシングホームのような施設介護体制の充実が必要と考えられる。

参考文献

1) Hardy J, Selkoe DJ : The amyloid hypothesis of Alzheimer's disease : progress and problems on the road to therapeutics, Science, 297, 353-356, 2002, Erratum in 297, 2209, 2002
2) Petersen RC, Smith GE, Ivnik RJ, et al : Apolipoprotein E status as a predictor of the development of Alzheimer's disease in memory-impaired individuals, JAMA,. 273, 1274-1278, 1995, Erratum in 274, 538, 1995
3) Folstein MF, Folstein SE, McHugh PR : "Mini-mental state". A practical method for grading the cognitive state of patients for the clinician,. J Psychiatr Res, 12, 189-198, 1975
4) Reisberg B, Ferris SH, Anand R, et al : Functional staging of dementia of the Alzheimer type, Ann NY Acad Sci, 435, 481-483, 1984
5) Hughes CP, Berg L, Danziger WL, et al : A new clinical scale for the staging of dementia, Br J Psychiatry, 140, 566-572, 1982
6) 朝田　隆，吉岡　充，森川三郎，他：認知症患者の問題行動評価票（TBS）の作成,日本公衆衛生雑誌，41, 518-627, 1994
7) Kanai M, Matsubara E, Isoe K, et al : Longitudinal study of cerebrospinal fluid levels of tau, Aβ1-40 and Aβ1-42(43) in Alzheimer's disease : A Study in Japan, Ann Neurol, 44, 17-26, 1998
8) Shoji M, Kanai M, Matsubara E, et al : Taps to Alzheimer's patients : A continuous Japanese study of cerebrospinal fluid biomarkers, Ann Neurol, 48, 402, 2000
9) Hirata Y, Matsuda H, Nemoto K, et al : Voxel-based morphometry to discriminate early Alzheimer's disease from controls, Neurosci Lett, 382, 269-274, 2005
10) Matsuda H, Mizumura S, Soma T, et al : Conversion of brain SPECT images between different collimators and reconstruction processes for analysis using statistical parametric mapping, Nucl Med Commun, 25, 67-74, 2004
11) Klunk WE, Engler H, Nordberg A, et al : Imaging brain amyloid in Alzheimer's disease with Pittsburgh Compound-B, Ann Neurol, 55, 306-319, 2004
12) American Psychiatric Association : Diagnostic and statistical manuals of mental disorders, 4th ed, Washington DC, 1994
13) McKhann G, Drachman D, Folstein M, et al : Clinical diagnosis of Alzheimer's disease : report of the NINCDS-ADRDA Work Group under the auspices of Department of Health and Human Services Task Force on

Alzheimer's Disease, Neurology, 34, 939-944, 1984

14) Petersen RC, Stevens JC, Ganguli M, et al : Practice parameter : Early detection of dementia : Mild cognitive impairment (an evidence-based review) : Report of the Quality Standards Subcommittee of the American Academy of Neurology, Neurology, 56, 1133-1142, 2001

15) Knopman DS, DeKosky ST, Cummings JL, et al : Practice parameter : Diagnosis of dementia (an evidence-based review) : Report of the Quality Standards Subcommittee of the American Academy of Neurology, Neurology, 56, 1143-1153, 2001

16) Doody RS, Stevens JC, Beck C, et al : Practice parameter : Management of dementia (an evidence-based review) : Report of the Quality Standards Subcommittee of the American Academy of Neurology, Neurology, 56, 1154-1166, 2001

17) 東海林幹夫, 桑野良三, 朝田隆, 他：アルツハイマー病診断・評価基準試案, 文部科学省特定領域研究「先端脳」ゲノム班, 臨床神経, 45, 128-137, 2005

18) Seltzer B, Zolnouni P, Nunez M, et al : Efficacy of donepezil in early-stage Alzheimer disease : a randomized placebo-controlled trial, Arch Neurol, 61, 1852-1856, 2004, Erratum in 62, 825, 2005

19) Petersen RC, Thomas RG, Grundman M, et al : Vitamin E and donepezil for the treatment of mild cognitive impairment, N Engl J Med, 352, 2379-2388, 2005

20) Orgogozo JM, Gilman S, Dartigues JF, et al : Subacute meningoencephalitis in a subset of patients with AD after Aβ42 immunization, Neurology, 61, 46-54, 2003

21) Hock C, Konietzko U, Papassotiropoulos A, et al : Antibodies against β-amyloid slow cognitive decline in Alzheimer's disease, Neuron, 38, 547-554, 2003

6 重症筋無力症

中村龍文（長崎大学大学院医歯薬学総合研究科
感染免疫学講座・先進感染制御学分野）

　重症筋無力症（Myasthenia gravis；MG）は神経筋接合部において神経終末から分泌されるacetylcholine（ACh）の筋肉側ニコチン性アセチルコリン受容体（AChR）への伝達障害によって惹起される疾患である[1]。本疾患の病態は，遺伝子異常によって生じる先天性MGは別として，自己抗体によって引き起こされる臓器特異的自己免疫疾患として捉えられている。その自己抗体としては抗AChR抗体が重要な位置を占めている。しかし，従来よりこの抗体が血清中に検出出来ない，いわゆる"seronegative"全身型MG症例が約20％存在するといわれていたが，最近その中の一部でmuscle specific kinase（MuSK）に対する抗MuSK抗体が検出されることが明らかになり，MGにおける新たな自己抗体として注目されている[2]。ここでは，MGの臨床症状・病態と本疾患に対する最新治療を含めた治療法について概説したい。

A. 重症筋無力症の臨床症状

　MGは変動性の筋肉の易疲労性を主症状（眼症状，四肢脱力，球麻痺など）とする疾患である。すなわち，1日のうちで症状は朝には軽いが，午後からしだいに増悪，あるいは運動を繰り返すと増悪し，休息によって回復するといった日内変動あるいは日差変動を示すことが特徴である。眼筋型と全身型に分けられるが，表1にMGFA（Myasthenia Gravis Foundation of America）の臨床分類を示す[3]。この中で眼症状（眼瞼下垂，眼球運動障害）は特徴的であり，この症状によって約半数の患者が発症し全経過を通じては約9割にみられるといわれている。

　抗MuSK抗体の発見以来，抗AChR抗体あるいは抗MuSK抗体が検出される症例をそれぞれAChR-MG，MuSK-MG，そしてその双方とも検出されない症例をseronegative MG（SN-MG）と称しているが，最近，MuSK-MGの臨床像が次第に明らかにされてきている[4~6]。本疾患でも，やはり変動性の筋肉の易疲労性を主症状とすることはもちろんであるが，その特徴として高率に女性に多く，40歳以下の若年発症が比較的多く，症状はしばしば急性から亜急性の経過をとることがある。初発症状としても全経過を通じても，AChR-MGと同様に眼症状は

表1 MGFA臨床分類（文献3）より引用）

Class I	眼筋筋力低下。閉眼の筋力低下があってもよい。他のすべての筋力は正常。
Class II	眼筋以外の軽度の筋力低下。眼筋筋力低下があってもよく，その程度は問わない。
IIa	主に四肢筋，体幹筋，もしくはその両者をおかす。 それよりも軽い口咽頭筋の障害はあってもよい。
IIb	主に口咽頭筋，呼吸筋，もしくはその両者をおかす。 それよりも軽いか同程度の四肢筋，体幹筋，もしくはその両者の筋力低下があってもよい。
Class III	眼筋以外の中等度の筋力低下。眼筋筋力低下があってもよく，その程度は問わない。
IIIa	主に四肢筋，体幹筋，もしくはその両者をおかす。 それよりも軽い口咽頭筋の障害はあってもよい。
IIIb	主に口咽頭筋，呼吸筋，もしくはその両者をおかす。 それよりも軽いか同程度の四肢筋，体幹筋，もしくはその両者の筋力低下があってもよい。
Class IV	眼筋以外の高度の筋力低下。眼筋筋力低下があってもよく，その程度は問わない。
IVa	主に四肢筋，体幹筋，もしくはその両者をおかす。 それよりも軽い口咽頭筋の障害はあってもよい。
IVb	主に口咽頭筋，呼吸筋，もしくはその両者をおかす。 それよりも軽いか同程度の四肢筋，体幹筋，もしくはその両者の筋力低下があってもよい。
Class V	気管内挿管された状態。人工呼吸器の有無は問わない。通常の術後管理における挿管は除く。挿管がなく経管栄養のみの場合はIVbとする。

高頻度にみられるが，MuSK-MGの最も特徴的な点は，四肢の筋力低下あるいは易疲労性は認められても軽いことが多いにもかかわらず，構音障害・嚥下障害といった球麻痺症状，顔面筋麻痺などを初発症状とすることが多く，さらには頚部・肩筋力低下，呼吸筋筋力低下を初発症状とすることもあり，経過中呼吸不全あるいはクリーゼなる症例が比較的多いということである。また，時に顔面筋・球筋などに筋萎縮を認めることがある。したがって，MuSK-MGの場合，全経過を通じて表1に掲げるMGFA臨床分類におけるclass III以上の重症例が多いと報告されている[4]。本邦における調査でもほぼ同様の結果であった[7]。

B. 重症筋無力症の病態に関与する因子

1. 自己抗体

MGの病態には現時点では，血清中に存在する何らかの自己抗体が強く関しているといわれている。

1）抗AChR抗体

本抗体は全身型MG症例の約80％で検出される。AChR-MGの病態は本抗体によるAChR数の減少による神経筋伝達障害で説明される[8]。

① 阻害型抗体

AChの結合部位（その近傍の可能性が高

いといわれている）に対する抗体でAChによる神経筋伝達を機能的に阻害する。

② 結合型抗体

AChR-MG の病態の主座を占めている抗体である。この抗体は ACh 結合部位以外のところで AChR に結合し，それに引き続いて AChR の崩壊を促進させる。この抗体には捕体介在性に AChR 崩壊に関与する抗体も含まれている。

2）抗 MuSK 抗体

MuSK は神経終末から放出される agrin の受容体の 1 構成成分として機能し，rapsyn と共に AChR の clustering 形成に重要な役割を果たしている受容体型 tyrosine kinase である[9]。Hoch らは，当初抗 AChR 抗体が検出出来ない全身型 MG 患者の 70 ％（その後の本邦を含めた世界の各施設での解析では約 30～40 ％[10]）で抗 MuSK 抗体が検出出来たと報告し，本抗体は MG における新しい自己抗体として一躍脚光を浴びるようになった[2]。興味あることに，本抗体の IgG サブクラスは，抗 AChR 抗体の IgG サブクラスが IgG1 や IgG3 に属しているのに対して，ほとんどが IgG4 に属している[11]。しかし，本抗体は機能的には in vitro において agrin で誘導される AChR の clustering 形成を強く阻害するものの，どのようにして MG 症状を引き起こすのかはまだよく解明されていない。ただ，本抗体陽性者には抗 AChR 抗体は検出されないという事実は，前述の臨床症状・経過，後述の電気生理学的・薬理学的動態などと併せて考えても，MuSK - MG は AChR - MG あるいは SN - MG とは全く異なった病態であることが推測される。

3）その他の抗体

MG 患者血清中には筋細胞内構成成分に対する種々の抗体の存在も報告されている。この中でリアノジン受容体あるいは titin に対する抗体は胸腺腫を合併した MG 患者に検出されると報告されている。

2．MG における胸腺異常

MG ではその約 75 ％に胸腺の異常を伴い，その胸腺異常のうち約 85 ％が胚中心が存在する胸腺過形成，約 15 ％が胸腺腫といわれている。しかし，興味あることに MuSK - MG の症例では現在までの報告では胸腺異常は伴わないとされており[6,10]，この点も MuSK - MG が AChR - MG とは病因的にも全く異なった病態であることを窺わせる点であろう。胸腺の異常が AChR - MG の病因に強く関連しているであろう根拠は 1）AChR - MG 患者胸腺細胞による抗 AChR 抗体産生，2）AChR - MG 患者胸腺内における AChR 反応性 T 細胞の存在・集積，3）胸腺内筋様細胞における AChR 様蛋白の存在，4）AChR-MG の治療における胸腺摘除術の有効性と術後血清抗 AChR 抗体価の低下などの事実に基づくものである。

C．重症筋無力症の診断

MG を診断していくにあたっての諸検査について以下に述べる。

1）テンシロン試験

テンシロン（塩酸エドロホニウム）を静注して眼瞼下垂や筋力低下の改善をみる検査である。ただし，MuSK-MGでは効果が不定なこともあり注意を要する。

2）反復誘発筋電図

低頻度反復刺激（2～5 Hz）で第一刺激でのM波の振幅に対する第2～5刺激でのM波の振幅の減衰，すなわちwaning現象の有無について調べる。このwaning現象はLambert-Eaton筋無力症候群（LEMS）でもみられるが，高頻度反復刺激（20～50 Hz）で逆に振幅が増加するwaxing現象がみられる。しかし，MGでは高頻度反復刺激でもwaning現象がみられる。ただし，MuSK-MGでは四肢筋では明かな異常がみられないことが少なからずあり，その場合は顔面筋などでの施行を試みるべきである。

3）単線維筋電図

MGでは神経筋接合部が障害されるためジッタが大きくなり，ブロッキングもみられる。この現象は臨床症状が重症であるほど著しいとされているが，運動ニューロン病やミオパチーなどの他の疾患でもみられることがある。

4）血清自己抗体の検出

① 抗AChR抗体

ヨード標識 α-bungarotoxin でラベルされた AChR を抗原とした radioimmunoassay によって検出する。ただし，眼筋型の約半数以上で検出出来ないとされている。しかし，Vincent らは，眼筋型でもやはり本抗体が関与し，もし抗体測定の感度が上がれば，検出出来るであろうという考え方をとっている[6]。

② 抗MuSK抗体

ヨード標識されたMuSKを抗原としたradioimmunoassayによって検出する。

5）神経筋接合部生検

筋生検を行ない，運動終板でのAChR数の減少，免疫染色でのAChRへの免疫複合体や補体の沈着，さらに電子顕微鏡的観察での運動終板の破壊を証明する[12]。抗AChR抗体を検出出来ないなどの診断困難な症例に対して極めて診断的意義の高い検査法である。ただ，MuSK-MGでは通常施行される上腕二頭筋での検索では上記異常がほとんどみられないと報告されており[13]，四肢の症状が比較的軽いという点も併せて考えれば，MuSK-MGの発症病理を考える上で大変興味深い。

6）胸部画像診断

MGの診断とは直接関係ないが，前述した通りMGでは高頻度に胸腺腫や胸腺過形成を伴うので，CTあるいはMRI検査は重要である。ただし，MuSK-MGでは前述の通り，通常胸腺異常は伴わないとされている。

D. 重症筋無力症の治療

MGに対する治療は，1）病態に対する対症療法としての抗コリンエステラーゼ薬（抗ChE薬）など，2）自己抗体の排除を標的とした免疫療法，3）胸腺摘除術に大別される。

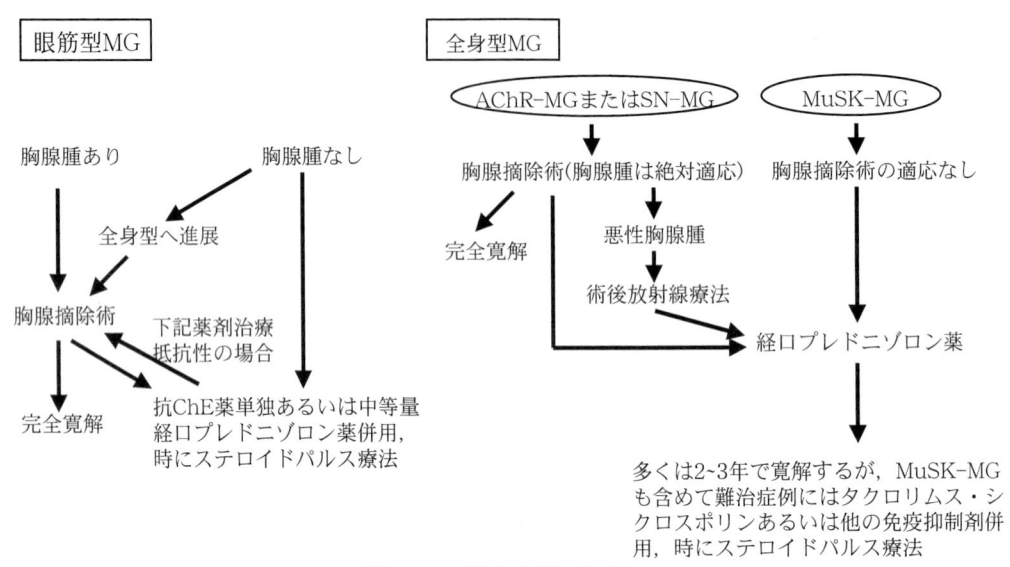

```
   ┌─────────┐                    ┌─────────┐
   │ 眼筋型MG │                    │ 全身型MG │
   └─────────┘                    └─────────┘
                          ( AChR-MGまたはSN-MG )    ( MuSK-MG )

  胸腺腫あり    胸腺腫なし      胸腺摘除術(胸腺腫は絶対適応)   胸腺摘除術の適応なし
      │           │                     │
      │      全身型へ進展          完全寛解    悪性胸腺腫
      │      ／    │                        │
  胸腺摘除術 ／    │                    術後放射線療法
      │     下記薬剤治療                     │
      │     抵抗性の場合                     │
      ↓      ↓      ↓                     ↓
  完全寛解  抗ChE薬単独あるいは中等量         経ロプレドニゾロン薬
            経ロプレドニゾロン薬併用,                │
            時にステロイドパルス療法          多くは2~3年で寛解するが,MuSK-MG
                                            も含めて難治症例にはタクロリムス・シ
                                            クロスポリンあるいは他の免疫抑制剤併
                                            用,時にステロイドパルス療法
```

図1 MG治療方針の概略図

この中で1)に関しては現在はあくまでも補助的療法として捉えられ,加えて,MuSK-MGでは効果が不安定でしばしば有痛性筋攣縮や筋線維束性収縮が出現することがあるので注意を要する。MGに対する治療法を概説するが(図1),誌面の都合上詳細については本邦における重症筋無力症の治療ガイドライン(日本神経免疫学会ホームページ http://www.neuroimmunology.jp/にてダウンロード可能)を参照されたい。ただ,ここで注意しておくべきことはMGに対する治療はすべての症例に対して画一的なやり方はなく,個々の症例の病態に配慮した治療法を選択すべきということであろう。

1) 眼筋型MG

この場合,経ロプレドニゾロンは10~50 mg/隔日程度の量である。また,ステロイドパルス療法はメチルプレドニゾロンとして1000 mg/日点滴静注,3日間を1クールとして1~3クール程度である。

2) 全身型MG

現時点では原則的に,発症早期に胸腺摘除術を行なうことが推奨されている。しかし,MuSK-MGでは前述のように胸腺異常を伴わないとされていて,その適応はないと考えられている。MuSK-MGでは血液浄化療法は別として,一般的には長期的な治療予後は,AChR-MGに比較すると悪いようである[4,6]。胸腺摘除術の場合,術後に出来るだけ良い状態を保つために,術前に抗ChE薬や血液浄化療法を施行する方が望ましい。特に重症MGでは術前血液浄化療法は必須と考えられる。術後完全寛解が得られることもあるが,一般的には治療が必要で通常経ロプレドニゾロン療法(初期増悪に注意しながら少量より開始し,1 mg/kg/日か2 mg/kg/隔日で2~3ヵ月間維持した後,再燃を防ぐために5 mg/月以下の割合で漸減する)を行

なう。ステロイド抵抗性，または依存性のいわゆる難治症例も少なからず存在する。そのような症例にはタクロリムス（3 mg/日，1回の経口投与）（平成12年9月認可）[14]，その同効薬であるシクロスポリン（5 mg/kg/日，分2の経口投与）（平成18年6月認可）[15] あるいは他の免疫抑制剤を併用する。最近，本邦ではタクロリムスの長期投与の有効・安全性も報告されている[16]。また，長期的効果は不明であるが，難治症例に対するステロイドパルス療法やヒト免疫グロブリン大量療法の有効性も報告されている[17,18]。

3) クリーゼ

まずは，呼吸不全に対する対策，すなわち気道確保が最も重要である。抗ChE薬を中止し，全身管理を行ないながら，早期に効果が期待される血液浄化療法を行なう。この治療によって良好なコントロールが得られている間に根治療法を導入する。

まとめ

MGの病態・診断・治療について概説した。MGの病態の主座を担う自己抗体は抗AChR抗体である。しかし，抗MuSK抗体の発見は今後のMGの研究・診療に新しい大きな扉を開いたことは間違いない。一方で，治療法についてはほぼ確立されてきたようにもみえるが，MuSK-MGも含めて種々の治療に抵抗する難治性MGが存在するのも事実である。そのような症例に対する治療をどのように考えていくのかが今後の大きな課題の一つであろう。

参考文献

1) Drachman, D. B. : Myasthenia gravis. N Engl J Med, 330, 1797-1810, 1994
2) Hoch, W., McConville, J., Helms, S., et al. : Auto-antibodies to the receptor tyrosine kinase MuSK in patients with myasthenia gravis without acetylcholine receptor antibodies. Nature Med, 7, 365-368, 2001
3) Jaretzki, A.III., Barohn, R.J., Ernstoff, R.M., et al. : Myasthenia gravis — recommendations for clinical research standards. Neurology, 55, 16-23, 2000
4) Evoli, A., Tonali, P.A., Padua, L., et al. : Clinical correlates with anti-MuSK antibodies in generalized seronegative myasthenia gravis. Brain, 126, 2304-2311, 2003
5) Sanders, D.B., El-Salem, K., Massey, J.M., et al. : Clinical aspects of MuSK antibody positive seronegative MG. Neurology, 60, 1978-1980, 2003
6) Vincent, A., McConville, J., Farrugia, M.E., et al. : Seronegative myasthenia gravis. Semin Neurol, 24, 125-133, 2004
7) 本村政勝，白石裕一，江口勝美，et al. : 本邦の抗MuSK抗体陽性重症筋無力症70症例の臨床的検討，免疫性神経疾患に関する調査研究平成17年度総括・分担研究報告書，129-130, 2006
8) 高守正治：抗アセチルコリン受容体抗体，神経疾患—state of arts (Ver.1)，医学のあゆみ，247-251, 1999
9) Liyanage, Y., Hoch, W., Beeson, D., et al. : The agrin/muscle-specific kinase pathway : new targets for autoimmune and genetic disorders at the neuromuscular junction. Muscle Nerve, 25, 4-16, 2002
10) Vincent, A., Leite, M.I. : Neuromuscular junction autoimmune disease : muscle specific kinase antibodies and treatments for myasthenia gravis. Curr Opin Neurol, 18, 519-525, 2005
11) McConville, J., Farrugia, M.E., Beeson, D., et al. : Detection and Characterization of MuSK antibodies in seronegative myasthenia gravis.

Ann Neurol, 55, 580-584, 2004
12) Tsujihata, M., Yoshimura, T., Satoh, A., et al. : Diagnostic significance of IgG, C3, and C9 at the limb muscle motor end-plate in minimal myasthenia gravis. Neurology, 39, 1359-1363, 1989
13) Shiraishi, H., Motomura, M., Yoshimura, T., et al. : Acetylcholine receptors loss and post-synaptic damage in MusK antibody-positive myasthenia gravis. Ann Neurol, 57, 289-293, 2005
14) Konishi, T., Yoshiyama, Y., Takamori, M., et al. : Clinical study of FK506 in patients with myasthenia gravis. Muscle Nerve, 28, 570-574, 2003
15) Tindall, R.S.A., Phillips, J.T., Rollins, J.A., et al. : A clinical therapeutic trial of cyclosporine in myasthenia gravis. Ann N Y Acad Sci, 681, 539-551, 1993
16) Tada, M., Shimohata, T., Tada, M., et al. : Long-term therapeutic efficacy and safety of low-dose tacrolimus (FK506) for myasthenia gravis. J Neurol Sci, 247, 17-20, 2006
17) 新井 洋，小宮山純，平山恵造：全身型重症筋無力症に対する methylprednisolone pulse 療法，神経治療，15, 265-271, 1988
18) Cosi, V., Lombardi, M., Piccolo, G., et al. : Treatment of myasthenia gravis with high-dose intravenous immunoglobulin. Acta Neurol Scand, 84, 81-84, 1991

7 多発性硬化症
診断と治療，最先端治療・最新臨床試験，福祉上の留意点

越智博文，吉良潤一（九州大学大学院医学研究院神経内科）

　多発性硬化症 multiple sclerosis（MS）は中枢神経系の非化膿性炎症性脱髄疾患の一つであり，中枢神経症候が再発と寛解を繰り返す，いわゆる時間的・空間的多発性を特徴とする。若年成人に好発し，一度罹患すると生涯にわたり再発に苦しめられ，比較的強い障害が残る例が少なくない。中枢神経髄鞘抗原に対する自己免疫疾患と考えられているが，真の病因はいまだ不明で，そのために根本的治療法が確立されていないのが現状である。本稿では，代表的な神経難病であるMSの診断と治療の進歩について述べたい。また，特定疾患治療研究事業におけるMSの位置づけについても簡単にふれたい。

A. 多発性硬化症の診断基準

　MSはその臨床経過により，再発と寛解を繰り返す再発寛解型MS（relapsing-remitting MS：RRMS）と，徐々に障害が進行する慢性進行型MS（progressive MS）とに分類される。後者はさらに，発症時から緩徐進行性の経過をたどる一次進行型MS（primary progressive MS：PPMS）と，初期はRRMSであったものがその後明らかな再発がないにもかかわらず障害が進んでいく二次進行型MS（secondary progressive MS）に分類される。欧米では80～90％がRRMSで発症し，10年から20年の経過でSPMSに移行する。残りの10～20％はPPMSである。わが国では，90％以上がRRMSで発症し，PPMSは約5％と頻度が低い。わが国ではRRMSと診断される症例を，さらに病変分布によって分類している。大脳や小脳，脳幹など中枢神経系全般にわたり多巣性の病巣を生じるものを通常型MS（conventional MS：CMS）と呼ぶ。一方，わが国をはじめとするアジア諸国では，視神経と脊髄を選択的かつ高度に障害する症例が多いため，これを視神経脊髄型MS（opticospinal MS：OSMS）と呼んでCMSと区別してきた。わが国ではOSMSの頻度が15～40％と欧米に比べ高いことが特徴である。

　MSの臨床診断には，中枢神経症候の時間的・空間的多発性の証明が重要であるが，MRIを用いることでより正確な診断が可能となる。また後述するように，再発のみならず早期治療によりMSの進行を遅らせる治療法が登場した今日では，早期診断の重要性

が益々高まってきている。このようなことを背景に，MSの国際委員会より新たな診断基準が2001年に発表された[1]。これがいわゆる"McDonaldの診断基準"である。この診断基準は，中枢神経症候の時間的・空間的多発性の証明と他疾患の除外を基本とし，これにMRI所見や髄液所見（oligoclonal bands（OB）陽性あるいはIgG indexの上昇），視覚誘発電位（visual evoked potential : VEP）の異常により，臨床的な時間的・空間的多発性を補う形となっている。特にMRI所見に重点が置かれ，臨床的な再発がない場合にも，無症候性病巣の再発がMRI上確認できれば，MSと診断できるようになっている点に特徴がある。またPPMSの診断基準も明記されている。"McDonaldの診断基準"は2005年に若干の改訂が行われた（表1）[2]。以下，改訂の要点を含め診断の流れを解説する。

1. 改訂の要点

1）空間的多発性に関するMRI基準（表2）

2001年の診断基準では脳MRI所見が重要視され，脊髄MRIに関しては，"1個の脊髄病変は1個の脳病変とすることができる"との注釈があるにすぎなかった。しかし，脳病変は加齢による虚血性変化など非特異的な変化が見られることが多く，こうした変化の少ない脊髄MRI所見の重要性が述べられている。また，MSの脊髄MRIの特徴として，(a) 脊髄の腫脹はないか，あってもわずかである，(b) 病巣は明瞭なT2高信号を呈する，(c) 長軸方向に3mm以上の広がりをもつが2椎体分を超えない，(d) 横断面の一部にとどまる，を挙げている。しかし日本人MS，特にOSMSでは，しばしば脊髄腫脹を伴った広範な病巣や横断性脊髄炎を呈する例，3椎体以上の病変を有する例などがあり注意が必要である。

2005年の改訂では，脊髄病変は脳病変と同等の重要性をもつとされた。すなわち，1個の脊髄病変は1個の脳病変（1個のテント下病変とし，脳室周辺あるいは皮質直下病変とすることはできない）とみなすことができ，造影される1個の脊髄病変は造影される1個の脳病変とみなすことができるとされた。さらに造影される脊髄病変は，二重にカウントすることが許されている。すなわち，造影される脊髄病変1個は，1個の造影脳病変と同時に1個のテント下病変として評価できることとなった。MS診断において脊髄MRI所見の重要性が認識された形であるが，臨床的に新たな脊髄病変が示唆される患者に対して脊髄MRIを撮影することを推奨し，脊髄炎症候のない患者に対して時間的多発性を証明する手段として脊髄MRIを用いることには注意を促している。

2）時間的多発性に関するMRI基準（表3）

2001年の診断基準では，臨床事象の発現から3ヵ月以降に行われたMRIによって時間的多発性を検討することとなっていた。2005年の改訂では，最初の臨床事象の発現から少なくとも30日以上経ってから撮影されたMRIと比較して，新たなT2病変が確認できた場合は空間的多発性が証明できるとされ，さらに早期診断ができるようになった。1ヵ月以上の間隔を開けて増悪した場合を再発と定義するため，最初の臨床事象の発現から1ヵ月以内の撮影で新たなT2病変

表1 多発性硬化症の国際診断基準（MacDonaldの基準）の概要

臨床像	診断に必要な追加事項
2回以上の増悪と2個以上の臨床的他覚的病変	なし
2回以上の増悪と1個の臨床的他覚的病変	空間的多発性の証明 MRI（表2） または MSに矛盾しない2個以上のMRI病変と髄液OB陽性またはIgG indexの上昇 または 他の病変に由来する増悪
1回の増悪と2個以上の臨床的他覚的病変	時間的多発性の証明 MRI（表3） または 2回目の増悪
1回の増悪と1個の臨床的他覚的病変	空間的多発性の証明 MRI（表2） または MSに矛盾しない2個以上のMRI病変と髄液OB陽性またはIgG indexの上昇 および時間的多発性の証明 MRI（表3） または 2回目の増悪
MSを示唆する慢性の増悪（一次性慢性進行型）	1年以上にわたり進行性の増悪がみられる および，以下の3つのうち2つを満たす 1) 9個以上の脳T2病変，またはVEP異常がある場合は4個以上の脳T2病変 2) 2個の脊髄T2病変 3) 髄液OB陽性またはIgG indexの上昇

(Polman CH, et al：Ann Neurol 58：840-846, 2005を改変)

を認めただけでは不十分である．

3）PPMSの診断

2005年の診断基準では，PPMSの診断が簡素化されている．後述するように，髄液異常が必須でなくなり，臨床経過とMRI所見に重点が置かれたものとなっている．

2．McDonaldの診断基準による診断の流れ（表1）

1）2回以上の増悪と2個以上の臨床的他覚的病変がある場合

2回以上の増悪により時間的多発性は証明され，かつ臨床的に2個以上の病変が確認できていることより空間的多発性も証明されて

表2　MRIによる空間的多発性に関する基準

2001年の基準	2005年の改定基準
次の4つの項目の内3つを満たす 1. 造影増強される1個以上の病変，もしくは9個以上のT2高信号病変 2. 1個以上のテント下病変 3. 1個以上の傍皮質下病変 4. 3個以上の脳室周囲病変	次の4つの項目の内3つを満たす 1. 造影増強される1個以上の病変，もしくは9個以上のT2高信号病変 2. 1個以上のテント下病変 3. 1個以上の傍皮質下病変 4. 3個以上の脳室周囲病変
（注）1個の脊髄病変は1個の脳病変とすることができる	（注）脊髄病変は脳病変とみなすことができる。すなわち，造影増強される脊髄病変は造影増強される脳病変とみなすことができ，個々の脊髄病変は個々の脳病変とともにT2病変数として数える

(Polman CH, et al : Ann Neurol 58 : 840-846, 2005 を改変)

表3　MRIによる時間的多発性に関する基準

2001年の基準	2005年の改定基準
1. 最初の撮影が臨床事象の発現から3ヵ月以降に行われた場合，ガドリニウム増強病変が存在し，それが最初の臨床事象の責任病変でないなら，時間的多発性の証拠となる。この時点でガドリニウム増強病変が存在しない場合は追跡撮影が必要である。追跡撮影の時期は3ヵ月後が推奨される。この時点での新たなT2病変またはガドリニウム増強病変が存在すれば，時間的多発性の証拠となる。	1. 最初の臨床事象の発現から3ヵ月以降に行われた撮影でガドリニウム増強病変が存在し，それが最初の臨床事象の責任病変でないなら，時間的多発性の証拠となる。
2. 最初の撮影が臨床事象の発現から3ヵ月未満で行われた場合，臨床事象の発現から3ヵ月以降に行われた2回目の撮影で，新たなガドリニウム増強病変が存在すれば時間的多発性の証拠となる。しかし，この2回目の撮影でガドリニウム増強病変が見られない場合でも，最初の撮影から3ヵ月以降の撮影で新たなT2病変またはガドリニウム増強病変が存在すれば時間的多発性の証拠となる。	2. 最初の臨床事象の発現から30日以降に行われた撮影と比較して，新たなT2病変が存在すれば時間的多発性の証拠となる。

(Polman CH, et al : Ann Neurol 58 : 840-846, 2005 を改変)

いる。十分に他疾患が除外できればMSと診断される。

2）2回以上の増悪と1個の臨床的他覚的病変がある場合

時間的多発性は証明されているが，臨床的に確認できる病変が1ヵ所であるため，空間

的多発性を満たしていない．空間的多発性に関するMRIの基準（表2）により病変の多発性が確認できれば，MSと診断される．髄液所見が陽性（OB陽性もしくはIgG indexの上昇）の場合はMRIの基準が緩和され，MSに合致するMRI上の病変が2ヵ所以上確認できればMSと診断して良い．あるいは，空間的多発性が証明できるような新たな再発があった時点でMSと診断される．

3）1回の増悪と2個以上の臨床的他覚的病変がある場合

この場合，臨床的に2個以上の病変が確認できていることより空間的多発性は証明されている．時間的多発性に関するMRI基準（表3）を満たす，もしくは他の部位の病変による再発が認められた時点でMSと診断される．

4）1回の増悪と1個の臨床的他覚的病変がある場合

この場合は，臨床的に時間的・空間的多発性をともに満たしていないためいないため，MSと診断するためには，まずMRI基準により空間的多発性を満たす必要がある（髄液所見が陽性の場合は，その基準が緩和される）．その上で，病変の時間的多発性に関するMRI基準（表3）を満たす必要がある．あるいは，他の部位の病変による再発が認められた時点でMSと診断される．

5）MSを示唆する慢性進行性の神経学的増悪がみられる場合（PPMS）

PPMSの場合は明らかな急性増悪はなく，臨床的に時間的・空間的多発性を証明することが困難である．2001年の診断基準で髄液所見やMRI所見にPPMS独自の診断基準が設けられた．しかし2005年の改訂では，髄液所見は必須項目でなくなり，臨床経過とMRI所見に重点が置かれ簡素化されたものになった．改定された基準では，(1) 1年以上の進行性の増悪があることが必須で，(2) 以下の3項目中2項目を満たせばPPMSと診断して良いこととなっている．(a) 9個以上の脳T2病変，もしくはVEP異常がある場合は4個以上の脳T2病変，(b) 2個の脊髄T2病変，(c) 髄液OB陽性またはIgG indexの上昇，もしくはその両者が証明される．なお，本病型の診断基準に関しては，その特異性と感受性について更なる検討が必要であるとされている．

以上，McDonaldの診断基準を解説した．この基準はMSの早期診断を目的とし，MRIを用いることでMSの時間的・空間的多発性の証明を可能にしたものである．従って，臨床的に時間的・空間的多発性を証明できる場合にはこのMRI基準を満たす必要はないので，注意が必要である．特に，空間的多発性に関するMRI基準を満たさないからといってMSを否定する根拠とはならない．

3．わが国における診断基準（表4）

日本人MSでは病巣が視神経と脊髄に限局するOSMSが多く，脳病変をもたないか，あっても"McDonaldの診断基準"を満たさない例が多い．また欧米のMSでは髄液OBの陽性率が90％以上と高く，診断的意義の高い検査であるのに比べ，日本人MSではCMSであっても60～70％と陽性率は低く，OSMSにいたっては約10％である．

表4 わが国の多発性硬化症診断基準（厚生労働省免疫性神経疾患調査研究班，2003年）

【主要項目】
(1) 中枢神経内の2つ以上の病巣に由来する症状がある（空間的多発性）。
(2) 症状の寛解や再発がある（時間的多発性）。
(3) 他の疾患（腫瘍，梅毒，脳血管障害，頸椎症性ミエロパチー，スモン，脊髄空洞症，脊髄小脳変性症，HTLV-1-associated myelopathy，膠原病，シェーグレン症候群，神経ベーチェット病，神経サイコイドーシス，ミトコンドリア脳筋症，進行性多巣性白質脳症など）による神経症状を鑑別しうる。

【検査所見】
髄液のOB（等電点電気泳動法による）が陽性となることがある。ただし陽性率は低く，視神経脊髄型で約10％，それ以外で約60％である。

【参考事項】
(1) 再発とは24時間以上持続する神経症状の増悪で，再発の間には少なくとも1ヵ月以上の安定期が存在する。
(2) 1年以上にわたり持続的な進行を示すものを慢性進行型とする。症状の寛解や再発がないにもかかわらず，発症時より慢性進行型の経過をとるものを一次性慢性進行型とする。再発寛解期に続いて慢性進行型の経過をとるものを二次性慢性進行型とする。
一次性慢性進行型の診断は，McDonaldの基準に準じる。OB陽性あるいはIgG indexの上昇により示される髄液異常は診断に不可欠で，空間的多発性（MRIまたはVEP異常による），および時間的多発性（MRIまたは1年以上の持続的な進行による）の証拠が必要である。
(3) 視神経炎と脊髄炎を数週間以内に相次いで発症し，単相性であるものをDevic病とする。1ヵ月以上の間隔を開けて再発するものは視神経脊髄型とする。
(4) 病理またはMRIにて同心円状病巣が確認できるものをBaló病（同心円硬化症）とする。

"McDonaldの診断基準"によれば例外とされる，髄液細胞数が50/μlを超える例や脊髄腫脹を伴い3椎体以上にわたる脊髄病変を有する例，横断性脊髄炎をきたす例も少なからず存在する。したがって，"McDonaldの診断基準"をそのまま日本人MSに適用することには無理があると考えられる。そこで2003年度に，厚生労働省免疫性神経疾患調査研究班によりわが国のMS診断基準が改定された。この基準では，空間的多発性と時間的多発性の証明，他疾患の除外を主要項目とし，MRI所見や髄液所見などの補助検査を要求していない。また従来の診断基準からはPPMSが漏れていたが，2001年のMcDonaldの診断基準に準拠した形でPPMSをMSの枠内に取り入れたことに大きな特徴がある。その他，再発の定義や，Devic病やBalo病などの特殊病型の定義を明確化している。しかしこの基準は，臨床的に確実なMSの診断には有用であるが，基準を満たさない初期のMS，clinically isolated syndrome（CIS）とよばれる初回発作の段階での診断ができないところに問題がある。早期診断を可能にする，わが国独自の新たな診断基準の確立が望まれる。

B. 多発性硬化症の治療

従来のMS治療の主体は，急性増悪期にできるだけ早期に副腎皮質ステロイド剤を投与し，急性期を短縮することにあった。しか

し，再発を減らし障害度の進行を抑制することで長期的な予後を改善する，いわゆるdisease modifying drugsの登場によりMS治療は大きな展開を遂げた．これらの薬剤には，各種interferon (IFN) β製剤，glatiramer acetate (GA, Copaxone)，mitoxantrone (MX) などがある．いずれの薬剤も欧米では広く使用されているが，わが国ではIFNβのみが医療保険で使用が可能である．

MS治療に用いられるIFNβ製剤にはIFNβ-1bとIFNβ-1aの2種類がある．IFNβ-1b製剤としてはベタフェロン®が，IFNβ-1a製剤としてはアボネックス®とレビーフ®の2種類がある．3つのIFNβ製剤はいずれも，年間再発率を約30％低下させ障害度の進行を抑制することが欧米の試験で示されており，欧米白人MSに対して広く使用されている[3,4,5]．また，臨床的な増悪は1回であるにもかかわらず，MRI上MSを示唆する所見があり将来MSへ移行する危険性が高いと考えられるCIS患者へIFNβ製剤を投与することで，2回目の中枢神経症候の増悪を来たし臨床的にMSと診断される患者が有意に減少することが示されている[6,7,8]．また，障害度の進行に相関するとされる軸索損傷はMSの病初期より既に始まっており，しかも炎症性脱髄の程度と相関することが示されていることより[9]，病初期からより効果的に再発率を減らし頭部MRI所見を改善することが将来的な軸索損傷を抑制すると考えられる．そのために，早期診断をしできるだけ早期よりdisease modifying drugsによる治療を開始することが求められている．

一方，日本人MSではOSMSが多く，慢性進行型が少ないことなどから，IFNβ製剤の効果が欧米白人と異なることも予想された．しかし，日本人RRMS患者においてもIFNβ-1bは再発率および脳MRI所見を有意に改善し，しかも重篤な再発を減少させることが示された[10]．この効果はOSMSでも同様であり，この結果を受けて，2000年11月よりわが国でもベタフェロン®がMSの再発予防と進行抑制に対して保険適応となった．現在では約3000人のMS患者に使用されている．しかしベタフェロン®開始後症状が増悪した例や，かえって再発が増えた例の報告も散見される．2004年MS全国臨床疫学調査の結果では，シェーグレン症候群などの膠原病・膠原病類縁疾患を合併したMS (n=62) では治療開始後に症状が増悪した割合が31.6％と，非合併例 (n=1431) 4.6％に比べ多いことが示されている．少数例での検討であり今後更なる検討が必要であるが，膠原病・膠原病類縁疾患を合併したMS患者にIFNβ製剤を開始する場合には，十分な注意が必要であると思われる．また最近まで，わが国ではIFNβ-1a製剤は未承認のままであったが，アボネックス®が2006年7月に厚生労働省より承認を受け，この11月から臨床の場で使用できるようになった．ベタフェロン®が隔日皮下注射と患者の身体的負担が大きいのに対し，アボネックス®は週1回筋注で使用できるのが利点である．しかし，欧米での両者の効果を比較した臨床試験ではベタフェロン®の方が勝っていた．このため，患者ごとにいずれが望ましいか判断する必要がある．

欧米では，定期的な免疫グロブリン大量静

注療法（intravenous immunoglobulin；IVIg）がMSの再発率やガドリニウム造影増強病巣の減少をもたらすことが報告されている[11,12]。また，CIS症例で初回発作後1年以内にIVIg療法を導入することで，臨床的に確実なMSへの移行を有意に抑制し，かつ脳病変を抑制することが報告されている[13]。わが国でも二重盲検による治験が行われたが，明らかな臨床効果を証明することができず中間解析の時点で治験中止となった。しかし，その後の解析で，再発回数の多い症例には有効である可能性があり，再発回数の多い症例を対象に年間再発率を主要評価項目として追加の治験が開始されることとなった。

最近欧米では接着因子α4インテグリンに対するヒト化モノクローナル抗体（natalizumab）が試みられ，IFNβ製剤に勝る治療効果が報告された[14]。しかし，IFNβ-1a製剤との併用で稀に致死的な進行性多巣性白質脳症が発症することが明らかとなり，長期的な安全面での注意が必要である。厳重な管理のもと，GAやIFNβ製剤，MXなどで十分な治療効果が得られない症例に対して単独で用いることなどを条件に，2006年6月米国ではFDA（Food and Drug Administration）により承認された。Natalizumabはモノクローナル抗体で月に1回静脈内投与する必要があるが，低分子化合物の経口α4インテグリン阻害剤の開発が現在進行中である。

FTY720（fingolimod）は経口スフィンゴシン1-リン酸受容体（sphingosine-1-phosphate receptor：S1P-R）アゴニストであり，循環中のリンパ球上のS1P-Rに結合し，リンパ球の一部をリンパ節内に可逆的にトラップすることで，中枢神経へ浸潤する活性化リンパ球を減少させる。有効性を検討するproof-of-concept試験において，再発率やMRI病巣の減少効果が確認されており[15]，欧米で大規模な治験が計画されている。わが国でも治験が行われる予定である。この他，注射剤ではB細胞を除去する抗CD20抗体（Rituximab），経口薬では免疫抑制剤のTeriflunomide，有毛細胞白血病の治療薬として使用されているCladribineなどの有効性が報告され，さらに大規模な試験での評価が行われている。MSの病態にはリンパ球が深く関与していることより，このようにリンパ球の活性化や増殖，遊走を標的にしたさまざまな治療薬の開発が進行中である。また単剤で十分な効果を得られない症例に対しては，disease modifying drugsや免疫抑制剤などの治療薬をさまざまな組み合わせで用いる，併用療法の効果が検討されている。

C. 多発性硬化症のこれからの治療

MSの再発予防法の開発が日々進歩を遂げている一方で，慢性進行型MSに対する治療法の開発は遅れているのが現状である。IFNβ製剤が二次進行型MSに対しても再発率の減少や障害度の進行を抑制することが確認されているが，その効果はRRMSに対する効果に比べ小さい。また，進行期の初期にはある程度の効果がみられても，中期以降になると効果はほとんどみられなくなる。

MXの場合でも，臨床的な再発がみられる，あるいはガドリニウム造影病巣がある，つまり炎症性病巣がある時期に治療効果が高いとされ，進行期であっても出来るだけ早期に使用することが薦められている．一次進行型MSに対してはIFNβ製剤のほか，各種免疫抑制剤（MX, cyclophosphamide, methotrexate, azathioprineなど）などが投与されるが，進行を確実に抑制する効果が確認できた薬剤はなく，現在も自家骨髄移植（自己幹細胞移植）やRituximab投与などの効果が検討されている．長期罹病したMSでは炎症細胞浸潤が乏しいにもかかわらず軸索変性が進むことが明らかとなっており，MSは炎症性脱髄疾患でありながら変性疾患の側面ももつと考えられる．今後は，炎症性脱髄を予防し，さらに神経保護作用をあわせもつ治療薬の開発が望まれる．また髄鞘形成能のある神経幹細胞やオリゴデンドロサイト前駆細胞などの移植により，髄鞘再生を積極的に促進する治療法も進むものと期待される．

D. 多発性硬化症の福祉の実際

難治性疾患克服研究事業（特定疾患調査研究分野）では，症例数が比較的少なく，原因不明で効果的な治療法がなく，そのため生活面での長期的な支援が必要な疾患について，それぞれの研究班を設置し，疫学調査や原因究明，治療法の確立などの研究調査を行っている．現在121疾患が対象となっており，そのうちMSをはじめとした45疾患が特定疾患治療研究事業の対象とされ，いわゆる医療費公費負担の対象となっている．医療費公費負担受給申請を行い，対象患者であると認定されれば各個人の重症度，各世帯の所得に応じて自己負担分の一部が国と都道府県から公費負担として助成される．なお，2003年10月より軽快者基準が設定され，(1) 疾患特異的治療が必要ない，(2) 臨床所見が認定基準を満たさず，著しい制限を受けることなく就労などを含む日常生活を営むことが可能である，(3) 治療を要する臓器合併症などがない，の3項目とも1年以上満たした者を軽快者と位置づけ，公費負担対象から外されることとなった．2005年5月現在，24疾患に軽快基準が設定されている．現在のところMSはこの中に含まれていないが，今後軽快者基準対象疾患が増えることが予想される．

まとめ

わが国にはOSMSという欧米ではまれな病型が多く存在する．今後は病型ごとの病態が解明され，それぞれに応じた診断マーカーとともに治療法が開発されることを期待したい．

参考文献

1) McDonald WI, Compston A, Edan G, et al : Recommended diagnostic criteria for multiple sclerosis : guidelines from the International Panel on the diagnosis of multiple sclerosis. Ann Neurol 50 : 121-127, 2001
2) Polman CH, Reingold SC, Edan G, et al : Diagnostic criteria for multiple sclerosis : 2005 revisions to the "McDonald Criteria". Ann Neurol 58 : 840-846, 2005
3) The IFNB Multiple Sclerosis Study Group : Interferon beta-1b is effective in relapsing-

remitting multiple sclerosis. I. Clinical results of a multicenter, randomized, double-blind, placebo-controlled trial. Neurology 43 : 655-661, 1993

4) The Multiple Sclerosis Collaborative Research Group (MSCRG) : Intramuscular interferon beta-1a for disease progression in relapsing multiple sclerosis. Ann Neurol 39 : 285-294, 1996

5) PRISMS (Prevention of Relapses and Disability by Interferon beta-1a Subcutaneously in Multiple Sclerosis) Study Group : Randomised double-blind placebo-controlled study of interferon beta-1a in relapsing/remitting multiple sclerosis. Lancet 352 : 1498-1504, 1998

6) CHAMPS Study Group : Intramuscular interferon beta-1a therapy initiated during a first demyelinating event in multiple sclerosis. N Engl J Med 343 : 898-904, 2000

7) Early Treatment of Multiple Sclerosis Study Group. Effect of early interferon treatment on conversion to definite multiple sclerosis : a randomised study. Lancet 357 : 1576-1582, 2001

8) Kappos L, Polman CH, Freedman MS, et al : Treatment with interferon beta-1b delays conversion to clinically definite and McDonald MS in patients with clinically isolated syndromes. Neurology 67 : 1242-1249, 2006

9) Trapp BD, Peterson J, Ransohoff RM, et al : Axonal transection in the lesions of multiple sclerosis. N Engl J Med 338 : 278-285, 1998

10) Interferon Beta-1b Multiple Sclerosis Study Group of Japan : Interferon beta-1b is effective in Japanese RRMS patients : a randomized, multicenter study. Neurology 64 : 621-630, 2005

11) Austrian Immunoglobulin in Multiple Sclerosis Study Group : Randomised placebo-controlled trial of monthly intravenous immunoglobulin therapy in relapsing-remitting multiple sclerosis. Lancet 349 : 589-593, 1997

12) Sorensen PS, Fazekas F, Lee M : Intravenous immunoglobulin G for the treatment of relapsing-remitting multiple sclerosis : a meta-analysis. Eur J Neurol 9 : 557-563, 2002

13) Achiron A, Kishner I, Sarova-Pinhas I, et al : Intravenous immunoglobulin treatment following the first demyelinating event suggestive of multiple sclerosis : a randomized, double-blind, placebo-controlled trial. Arch Neurol 61 : 1515-1520, 2004

14) International Natalizumab Multiple Sclerosis Trial Group : A controlled trial of natalizumab for relapsing multiple sclerosis. N Engl J Med 348 : 15-23, 2003

15) FTY720 D2201 Study Group : Oral Fingolimod (FTY720) for Relapsing Multiple Sclerosis. N Engl J Med 355 : 1124-1140, 2006

8 ハンチントン病

阿部　康二（岡山大学大学院医歯薬学総合研究科　神経病態内科学（神経内科））

A. ハンチントン病の概念

ハンチントン病（Huntington's disease：HD）は，優性遺伝形式をとる進行性神経変性疾患で，大脳基底核や大脳皮質の萎縮を伴う。有病率は日本人では100万人当たり1～4人であるが，白人では30～80人である。発症は40歳代（3～80歳）を中心とした中年期に多いが，20歳以下で発症することがある（5～7％，若年性HD）。成人発症のHDは進行性の舞踏運動や性格変化，認知症などを主徴とするが，若年性HDは固縮やてんかん発作が主徴となる[1,2,3]。

B. ハンチントン病の原因と病理

HDの原因遺伝子座は第4染色体短腕上にあり，"huntingtin"タンパクをコードする遺伝子のCAG repeat（polyglutamine）伸長が原因である。このCAG repeatは正常では15～35回であるが，HDでは38回以上に伸長し，42回以下では不全型，若年性HDでは60回以上（多くは80～100回）とされる[3]。この伸長したpolyglutamineは大脳および全身の組織に分布する。HDでは，CAG repeat数が多くなればなるほど発症年齢が若年化し，若年性HDでは原因遺伝子の大部分は罹患した父親由来で，男性配偶子形成期のrepeat伸長によるとされる（父親由来の表現促進現象）。この表現促進現象は母親由来でも起こるが，repeat数の伸長は父親由来ほど大きくないのが通例である[3]。

HDの脳病理所見としては，線条体萎縮が特徴的であるが，80％の例で前頭葉萎縮がみられる。灰白質，白質，視床の萎縮もみられ，脳重量は正常の約80％となる。HDでは，脳細胞の核や細胞質，軸索内にubiquitinとhuntingtin陽性の凝集体が認められ，repeat数が多い症例で核内凝集体をもつ神経細胞が多いことが報告されている[4,5]。また，核内凝集体のある神経細胞の数が多いほど発症・死亡が早いということも指摘されている[5]。

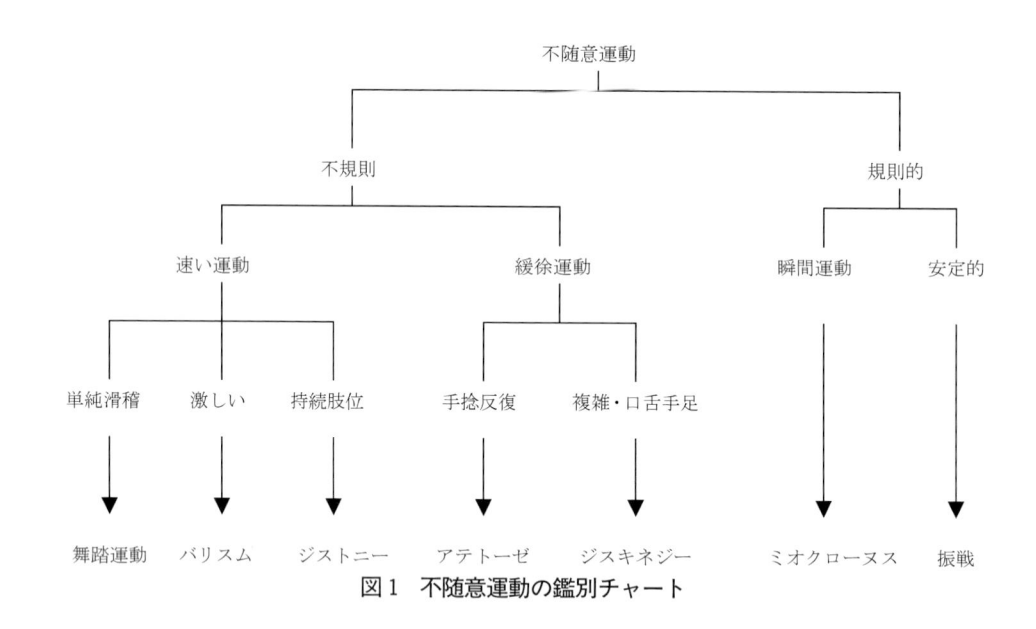

```
                    不随意運動
            ┌──────────┴──────────┐
          不規則                 規則的
      ┌─────┴─────┐           ┌────┴────┐
    速い運動      緩徐運動    瞬間運動   安定的
   ┌──┼──┐      ┌──┴──┐
 単純  激しい 持続  手捻反復 複雑・口舌手足
 滑稽       肢位
  ↓    ↓    ↓     ↓       ↓        ↓      ↓
 舞踏  バリスム ジストニー アテトーゼ ジスキネジー ミオクローヌス 振戦
 運動
```

図1 不随意運動の鑑別チャート

C. ハンチントン病の症状と診断

　通常40歳代を中心とした中年期発症で，不規則で比較的単純で素早い運動が手足の末梢から始まり，ちょっと滑稽な仕草や周囲から落ち着きがないなどと指摘されることもある。このような舞踏症状は次第に顔面や体幹に広がって行き，恰も踊りを踊っているかのような四肢体幹の動きを来たすようになる。精神症状は怒りっぽくなったり，だらしなくなったり，頑固になったり，異常行動（放火，自殺企図，性的逸脱行為，薬物やアルコール中毒），抑うつ，妄想，認知障害などを来たすようになる。10歳以下で発症した若年性HDでは知的発達障害，行動異常，四肢・体幹の固縮，口部運動障害（構音障害，嚥下障害，流涎），てんかん発作などが起こ

る。経過中，小脳症状やジストニア，姿勢時振戦を示す例もあるがこれらの症状は緩徐に進行し，終いには全介助・臥床状態となる。

　診断は典型的な症状や家族歴があればさほど難しくないが，まず図1に示すように不随意運動が舞踏症状なのかという点と，舞踏症状ならば表1に示した舞踏症状を来たす他の疾患の可能性について除外する必要がある。脳波では全般性の棘徐波複合がみられ，脳CTまたはMRIでは，尾状核萎縮と前頭葉を主とした大脳萎縮が認められ（図2左），脳血流検査では大脳皮質の前頭側頭葉と基底核の血流低下が認められる（図2右）。診断は遺伝子診断により確定するが，発症前の症例（発症前診断）や胎児期の診断（出生前診断）の問題などについては倫理的課題を克服することが重要である。

表1 舞踏症状を呈する疾患の分類

A) 一次性舞踏病
　1) ハンチントン病
　2) 歯状核赤核淡蒼球ルイ体萎縮症（DRPLA）
　3) 良性遺伝性舞踏病
　4) 老人性舞踏病
　5) 発作性舞踏症・アテトーゼ
B) 二次性舞踏病（舞踏病症候群）
　1) 炎症性：シデナム舞踏病，脳炎・心内膜炎・血管炎に伴うもの
　2) 中毒性：一酸化炭素，アルコール，抗痙攣薬，ドパなど
　3) 代謝性：ウィルソン病，レッシュ・ナイハン病，有棘赤血球症など
　4) 脳血管障害：梗塞，出血
　5) その他：脳腫瘍，外傷

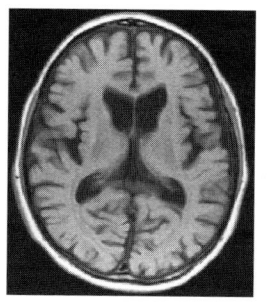

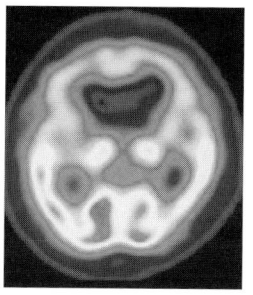

図2　ハンチントン病の脳MRI（左）と脳血流SPECT（右）

D. ハンチントン病の治療と予後

　現状ではHDの治療は対症療法が主体であり，不随意運動を押さえるためにhaloperidol（セレネース）3〜6 mg/日やtiapride（グラマリール）75〜150 mg/日が有効である。固縮が強い症例では抗パーキンソン薬や筋弛緩薬が有効なことがあり，顎ジストニーが強い症例に対してボツリヌス毒素が使われることもある[3]。精神症状や行動異常には抗うつ剤や抗不安薬を使うが，認知障害の進行に伴って施設入所の必要が高まってくる。

　疾患モデル動物（トランスジェニックマウス）を用いた治療研究も進展している。脳細胞のアポトーシスを抑制するカスパーゼ阻害剤の脳室内注入や[6]，クレアチンの投与[7]，トハロースの投与[8]が有効との報告もあり，今後の治療法開発が期待されている。

参考文献

1) Juvenile Huntington disease in the Netherlands. Pediatr Neurol 17：37-43, 1997
2) Rasmussen A, Macias R, Yescas P, et al：Huntington Disease in Children：genotype-phenotype correlation. Neuropediatrics 31：190-194, 2000
3) Nance MA and Myers RH：Juvenile onset Huntington's disease. clinical and research perspectives. MRDD Research Reviews 7：153-157, 2001
4) Li SH and Li XJ：Aggregation of N-terminal huntingtin is dependent on the length of its glutamate repeats. Human Molecular Genetics 7：777-782, 1998

5) Sieradzan KA, Mechan AO, Jones L, et al : Huntington's disease intranuclear inclusions contain truncated, ubiquitinated huntingtin protein. Exp Neurol 156 : 92-99, 1999
6) Ona VO, Li M, Vonsattel JP, Andrews LJ, Khan SQ, Chung WM, Frey AS, Menon AS, Li XJ, Stieg PE, Yuan J, Penney JB, Young AB, Cha JH, Friedlander RM. Inhibition of caspase-1 slows disease progression in a mouse model of Huntington's disease. Nature 399 : 263-267, 1999
7) Ferrante RJ, Andreassen OA, Jenkins BG, Dedeoglu A, Kuemmerle S, Kubilus JK, Kadurah-Daouk R, Hersch SM, Beal MF : Neuroprotective effects of creatine in a transgenic mouse model of Huntington's disease. J Neurosci 20 : 4389-4397, 2000
8) Tanaka M, Machida Y, Niu S, Ikeda T, Jana NR, Doi H, Kurosawa M, Nekooki M, Nukina N. : Trehalose alleviates polyglutamine-mediated pathology in a mouse model of Huntington disease. Nature Med. 10 (2004) : 148-154

9 多発筋炎，皮膚筋炎

澁谷誠二，若山吉弘（昭和大学藤が丘病院　神経内科）

炎症性筋疾患は最も代表的な後天性筋疾患で多様な病型がある。基本的に筋組織に炎症を認め，筋炎と呼ばれ，ウイルス，細菌，真菌，寄生虫による感染性のものもみられるが，原因不明の自己免疫機序による特発性筋炎が多い。特発性筋炎の多くは，一般に，亜急性から慢性に四肢の筋痛や筋力低下をみる多発筋炎（polymyositis：PM）と，特徴的な皮膚症状を伴う皮膚筋炎（dermatomyositis：DM）である。また，重篤な合併症を伴い，難治性で予後不良な例も認めるが，多くは副腎皮質ステロイド薬などで改善する治療可能な疾患であり，正確な診断が求められる。

A. 多発筋炎，皮膚筋炎の病因・病態

PM/DMでみられる免疫異常の誘引の一つにウイルス感染説が古くからいわれている。レトロウイルスである human immunodeficiency virus（HIV）や human T cell lymphotropic virus type I（HTLV-1）感染はウイルスの直接侵襲ではなく，何らかの自己免疫機序を介して間接的に筋の炎症を引き起こすことが示されており，PM/DM発生機序にウイルスが関与する具体例といえる[1)-3)]。一方，PM/DMでは抗Jo1抗体（aminoacyl-tRNA synthetase に対する主要な抗体），抗信号認識粒子（SRP）抗体（signal recognition particle 複合体に対する抗体）や抗Mi-2抗体（helicase family 蛋白に対する抗体）などの筋炎に特異的な自己抗体（筋炎特異自己抗体）が出現するが，PM/DMは膠原病に代表される自己免疫性疾患にもしばしば伴い，両者で共通してみられる自己抗体（筋炎関連自己抗体）もみられることがある[4)]。さらに，PM/DMはステロイドホルモンなど免疫抑制剤により改善がみられることなどから，何らかの自己免疫機序が関与すると考えられる。

患者筋生検組織の免疫組織化学的解析から，PMの病態の主体は細胞性免疫機構の関与であり，DMでは液性免疫機構の関与である。PMにおいて，筋組織に浸潤するリンパ球はCD8陽性T細胞が中心で，MHC class I抗原を発現する筋線維を取り巻き浸潤しており，細胞を障害し，筋線維が変性・壊死に陥ると考えられる[5)-6)]。一方，DMでは血管

表1 Bohan & Peter による多発筋炎と皮膚筋炎の分類[10]

Ⅰ群：特発性多発筋炎
Ⅱ群：特発性皮膚筋炎
Ⅲ群：悪性新生物に伴う皮膚筋炎（多発筋炎）
Ⅳ群：血管炎に伴う小児皮膚筋炎（多発筋炎）
Ⅴ群：膠原病に伴う多発筋炎，皮膚筋炎

周囲を中心にCD4陽性T細胞とB細胞の浸潤が認められ，また，毛細血管内にはC5b-9 complement membrane attack complex（MAC）が沈着し[7]，筋組織内の毛細血管が減少していることが報告されている[8]。DMにおける筋変性・壊死の原因は筋組織の虚血であり，一次病変は筋組織内の毛細血管にある。このように，PMとDMでは異なる免疫異常が病態に関わっており，さらにPM/DMの発症に関与する細胞性免疫や液性免疫の異常を導く過程で，サイトカインやケモカイン，細胞接着因子の関与も重要であることが明らかにされてきている[9]。

B. 多発筋炎，皮膚筋炎の分類

PM/DMにおいてBohanとPeterによる分類（表1）が広く使用されているが[10]，小児と成人ではその成因や臨床像で異なる様相がみられたり，他の膠原病や悪性腫瘍などを合併する場合もあり，また，例外的な特殊な病像を示すものもあるため，独立した疾患として理解し難い側面もある。そこで，BohanとPeterによる分類にはない封入体筋炎も包含した，より病態にそくした新しい分類も提唱されている[11]。また，PM/DMで出現する筋炎特異自己抗体や筋炎関連自己抗体の種類により，その臨床症状や治療効果・予後が異なることから，これらの自己抗体による血清学的分類も有益であると思われる[12]。

C. 多発筋炎，皮膚筋炎の診断

PM/DMの診断基準としてBohan & Peterの診断基準（表2）[10]および厚生省研究班による診断基準（表3）[13]が広く使用されている。

1. 好発年齢

DMは小児から高齢者まですべての年齢でみられ，PMのほとんどは成人にみられる。鑑別疾患でしばしば問題になる封入体筋炎は50歳以上に発症し，高齢の男性に多い。

2. 筋症状

症状で最も重要なのはさまざまな程度で出現する筋力低下である。多くの患者で亜急性，慢性に進行する筋の脱力を生じる。筋力低下は特に四肢近位部にみられ，座位から立位への動作，階段の上り動作，髪をとかすことなどで困難を感じるようになる。顔面の筋は正常だが，頸部の伸筋群は侵される。外眼筋は侵されない。進行例や急性発症した症例では嚥下関与筋や呼吸筋にも障害がおよび嚥下障害や呼吸不全を生じることもある。筋萎縮は発症初期には認めないが，進行すると認めるようになる。深部腱反射減弱・消失も同

表2 Bohan & Peter による多発筋炎・皮膚筋炎の診断基準[10]

1. 四肢近位筋，頚部屈筋の対称性筋力低下
2. 筋原性酵素の上昇：CK, aldolase, AST, ALT, LDH の上昇
3. 定型的筋電図：short, small, polyphasic motor unit, fibrillation, insertional irritability, high frequency repetitive discharge
4. 定型的筋病理組織所見：筋線維の変性，壊死，貪食像，大小不同を伴う筋萎縮，再生像，炎症細胞浸潤
5. 定型的皮膚症状：ヘリオトロープ疹，Gottron 徴候，膝・肘・内顆・顔面・上胸部の鱗屑性紅斑

判定　　definite：4項目以上（DM は5を含む）
　　　　probable：3項目以上（DM は5を含む）
　　　　possible：2項目以上（DM は5を含む）

表3 厚生省自己免疫疾患調査研究班による多発筋炎・皮膚筋炎の診断基準（1992年）[13]

診断基準項目
(1) 皮膚症状
　(a) ヘリオトロープ疹：両側または片側の眼瞼部の紫紅色浮腫性紅斑
　(b) Gottron 徴候：手指関節背面の角質増殖や皮膚萎縮を伴う紫紅色紅斑または丘疹
　(c) 四肢伸側の紅斑：肘，膝関節などの背面の軽度隆起性の紫紅色紅斑
(2) 上肢または下肢の近位筋の筋力低下
(3) 筋肉の自発痛または把握痛
(4) 血清中筋原性酵素（CK または aldolase）の上昇
(5) 筋電図の筋原性変化
(6) 骨破壊を伴わない関節炎または関節痛
(7) 全身性炎症性所見（発熱，CRP 上昇，または血沈亢進）
(8) 抗 Jo1 抗体陽性
(9) 筋生検で筋炎の病理所見：筋線維の変性および細胞浸潤

診断基準
　皮膚筋炎：1) の皮膚症状のa)〜c) の1項目以上を満たし，かつ経過中に 2)〜9) の項目中4項目以上を満たすもの
　多発筋炎：2)〜9) の項目中4項目以上を満たすもの

鑑別を要する疾患
　感染による筋炎，薬剤性ミオパチー，内分泌異常に基づくミオパチー，筋ジストロフィー，その他の先天性筋疾患

様である。筋痛は一般にいわれているよりも多くはなく，30％以下でみられる程度である。

3. 皮膚症状

皮膚症状は DM の診断で重要である。ヘリオトロープ疹は DM の多くの症例で認められ，上眼瞼に浮腫を伴ってみられる紫紅色紅斑である。Gottron 徴候も DM で特徴的である。特に手指関節背側面でみられる落屑を伴う紫紅色紅斑である。その他，前胸部にみられる光線過敏症による V 字型の紅斑（V 徴候）や両肩から背中にかけて広がる紅斑（shawl 徴候）なども認められる。DM の中には，ときに DM に特徴的な発疹を認めながら，筋力低下を認めず，筋酵素上昇や筋電図・筋生検所見で決め手に乏しい症例がみられ，amyopathic dermatomyositis と呼ばれる DM の亜型がある[14]。

4. 合併症

間質性肺炎，骨の破壊や変形をみない関節炎，レイノー現象もみられることがあり，他の膠原病や悪性腫瘍を合併することもある。

D. 多発筋炎，皮膚筋炎の検査

PM/DMではさまざまな筋炎特異的自己抗体が検出される。抗aminoacyl-tRNA synthetase抗体（抗ARS抗体）はPM/DMの約20～30％で検出され，抗Jo1抗体はその中で最も検出率が高く，診断価値が高い。また，抗Jo1抗体陽性例は間質性肺炎合併頻度が高く，注意が必要である。その他の筋炎特異的自己抗体で，抗SRP抗体陽性例は重症例が多く，ステロイドに対する反応も悪い。抗Mi-2抗体は典型的なDMで陽性率が高く，ステロイド反応性も良好である。

PM/DMのほとんどで血清中筋原性酵素の上昇をみるが，症状に乏しいPM/DM患者がたまたまうけた健診などでCKやaldolaseなどの筋原性酵素を測定していないとしばしば肝機能障害と誤診されるので注意が必要である。一般血液検査項目では，CRP上昇や血沈亢進など非特異的炎症所見を認め，発熱がみられる場合もある。

筋電図では病変部位で筋原性変化を示し，画像診断では骨格筋MRIのT2強調画像が有益で，炎症の強い骨格筋部位を高信号域として捕らえることが可能である。

1. 筋生検

筋生検は確定診断に重要であるが，次の点に留意が必要である[15]。(1) PM/DMの筋炎病変部位はしばしばspottyであり，骨格筋MRIで病変部位を確認し，適切な筋生検部位を決定する。(2) 筋生検標本は凍結切片で作製し，酵素染色や免疫染色を行う。これにより代謝性ミオパチー，ミトコンドリア筋症，また筋細胞膜関連蛋白欠損による筋ジストロフィー症などを適切に診断し，PM/DMと鑑別可能である。また，凍結切片では封入体筋炎でみられる縁取り空胞を明瞭に見いだすことが可能である。PM/DMの重要な筋病理所見として筋変性・壊死と細胞浸潤があるが（図1），免疫染色により，PMではCD8陽性T細胞が，MHC-I抗原発現非壊死筋線維を囲むように浸潤している像を証明でき，PMの診断根拠となる。DMでは筋線維束周辺で数層の筋萎縮（perifascicular atrophy）を示し，DMの診断根拠となる特徴的所見がみられる。さらに免疫染色により，筋組織にみられる炎症細胞浸潤がB細胞とCD4陽性T細胞であり，毛細血管に補体複合体であるMACの沈着を証明できる。

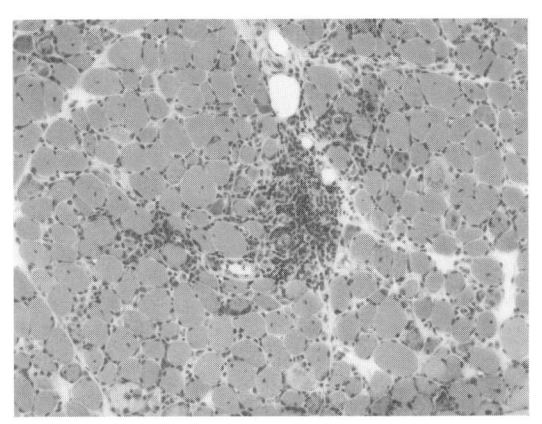

図1 多発筋炎のHE染色による一般光顕写真。筋組織内への著明な細胞浸潤がみられ，筋変性，再生像も認められる。

E. 多発筋炎，皮膚筋炎の治療

悪性腫瘍合併例ではその治療を優先する。悪性腫瘍合併は高齢で，特に DM においてより多くみられ，PM/DM 発症後3年間は十分な経過観察が必要である。

薬物治療の中心は，ステロイド大量静注療法を含めた副腎皮質ステロイド薬投与および他の免疫抑制薬による治療である。

1. 副腎皮質ステロイドホルモン

PM/DM の第1選択薬であり，多くの症例で有効である。一般に，prednisolone を成人で1～1.5 mg/kg/日を初期投与量として経口投与し，症状の改善効果をみながら徐々に減量する[11]。早期に治療効果を得る必要がある場合には（重症・難治例，間質性肺炎合併例など），しばしばパルスステロイド治療を経口投与の前におこなう。methylpredonisolone 1 g を補液に溶解し3日間点滴静注投与する。血清中 CK 値は PM/DM の疾患活動性の指標となりうるが，治療効果はあくまでも筋力の回復により判定する[15]。筋力低下が改善する効果は通常初期投与量を1ヵ月以上継続して認められる。効果がみられたら，5～10 mg/週の間隔で減量し，維持量として5～10 mg/日か，10～20 mg/隔日投与を継続するのが一般的であるが，症状の改善度や副作用出現により，減量速度は個々の症例により調節が必要である。

2. 免疫抑制薬

ステロイド大量長期投与困難例や難治例，またステロイド無効例では，methotrexate 5～7.5 mg/週の経口投与，azatioprine 50～100 mg/日の経口投与を行う。間質肺炎合併例では cyclophosphamide の経口投与と静脈内投与パルス療法が肺炎治療効果を認める報告がなされている[11,16]。新しい免疫抑制薬では tacrolimus[17] や leflunomide[18] が間質性肺炎合併例の PM に有効であることが報告されている。小児 DM では cyclosporin の経口投与が有効であることも報告されている[19]。

3. γ-グロブリン大量静注療法（IVIg）

治療抵抗性の DM において有効性が報告されており，PM においても改善効果を認めるとされている[15]。今後，有望な治療法と考えられるが，わが国では現時点で保険適応はない。

4. その他の治療薬

治療抵抗性の PM/DM に対する新しい治療薬として，サイトカインや T 細胞，B 細胞などを標的にしたモノクロナール抗体を用いた治療法などの可能性が検討されており，PM/DM の病態機序解明にともないさまざまな新しい治療法が開発されてきている。

F. 多発筋炎，皮膚筋炎の患者への指導と注意点

廃用性筋力低下を予防するために適度なリハビリは必要であるが，病勢が強い時期は安静が必要である．適切な運動負荷の定説はないが，血清CK値の上昇を招かない範囲で，無理のない運動は機能維持のため必要と考えられる．治療は長期間におよぶ可能性があり，使用する薬物の効果や副作用についても十分に指導が必要である．福祉上の注意点として，PM/DMは国が指定している難病医療等助成対象疾病の一つであり，医療費助成があるため，必要に応じて申請する．

参考文献

1) Dalakas MC, Pezeshkpour GH, Gravell M et al.: Polymyositis in patients with AIDS. JAMA 256: 2381-2383, 1986
2) Morgan OStC, Rodgers-Johnson P, Mora C et al.: HTLV-1 and polymyositis in Jamaica. Lancet 2: 1184-1187, 1989
3) Dalacas MC, Pezeshkpour GH.: Neuromuscular diseases associated with human immunodeficiency virus infection. Ann Neurol 23 (suppl): 38-48, 1988
4) Targoff IN.: Laboratory testing in the diagnosis and management of idiopathic inflammatory myopathies. Rheum Dis Clin North Am 28: 859-890, 2002
5) Arahata K, Engel AG.: Monoclonal antibody analysis of mononuclear cells in myopathies: V, identification and quantitation of T8+ cytotoxic and T8 suppressor cells. Ann Neurol 23: 493-499, 1988
6) Dalakas MC.: Immunopathogenesis of inflammatory myopathies. Ann Neurol 37 (suppl 1): S74-86, 1995
7) Kissel JT, Mendell JR, Rammohan KW.: Microvascular deposition of complement membrane attack complex in dermatomyositis. N Engl J Med 314: 329-334, 1986
8) Emslie-Smith AM, Engel AG.: Microvascular changes in early and advanced dermatomyositis: a quantitative study. Ann Neurol 27: 343-356, 1990
9) De Bleecker JL, De Paepe B, Vanwalleghem IE et al.: Differential expression of chemokines in inflammatory myopathies. Neurology 58: 1779-1785, 2002
10) Bohan A, Peter JB.: Polymyositis and dermatomyositis. N Engl J Med 292: 344-348, 403-407, 1975
11) Mastaglia FL, Garlepp MJ.: Inflammatory myopathies: clinical, diagnostic and therapeutic aspects. Muscle Nerve 27: 407-425, 2003
12) Rider LG, Miller FW.: Idiopathic inflammatory muscle disease: clinical aspects. Balliere's Clin Rheumatol 14: 37-54, 2000
13) 谷本潔昭，狩野庄吾，中野啓一郎ほか：皮膚筋炎，多発性筋炎の改訂診断基準．厚生省 特定疾患自己免疫疾患調査研究班平成4年度研究報告書．25-28, 1993
14) Sontheimer RD.: Dermato myositis: an overview of recent progress with emphasis on dermatologic aspects. Dermatol Clin 20: 387-408, 2002
15) Dalakas MC, Hohlfeld R.: Polymyositis and dermatomyositis. Lancet 362: 971-982, 2003
16) Mok CC, To CH, Szeto ML.: Successful treatment of dermatomyositis-related rapidly progressive interstitial pneumonitis with sequential oral cyclophosphamide and azathioprine. Scand J Rheumatol 32: 181-183, 2003
17) Oddis CV, Sciurba FC, Elmagd KA et al.: Tacrolimus in refractory poly myositis with interstitial lung disease. Lancet 353: 1762-1763, 1999
18) Lange U, Piegsa M, Muliier-Ladner U et al.:

Anti-Jo-1 antibody positive polymyositis-successful therapy with leflunomide. Autoimmunity 39 : 261-264, 2006
19) Grau JM, Herrero C, Casademont J et al. : Cyclosporine A as first choice for dermatomyositis. J Rheumatol 21 : 381-382, 1994

10 HAM（HTLV-1関連脊髄症）

松﨑敏男，納 光弘（鹿児島大学大学院医歯学総合研究科
神経病学講座 神経内科・老年病学）

HTLV-1 (human T lymphotropic virus type 1) は，主に CD4 陽性 T リンパ球に感染するヒトレトロウイルスであり，関連する主な疾患は HTLV-1 関連脊髄症（HAM）[1,2]，成人 T 細胞性白血病（ATL），HTLV-1 関連ブドウ膜炎（HAU）である。HAM の特徴は 1) 排尿障害・排便障害を伴い慢性に炎症が進行する痙性脊髄麻痺であること，2) 末梢血・髄液の抗 HTLV-1 抗体が陽性であること，3) シェーグレン症候群，肺障害，筋障害，関節症など種々の合併症を伴うことである。2003 年 6 月に全国 HAM 患者会（アトムの会：ホームページ http://www.minc.ne.jp/~emuzulife/index.atomu.htm）が結成された。HAM は難治性で根本的治療法がなく，進行していく難病である。HAM の診断，リハビリテーションを含めた現在の治療，患者会活動，福祉のことについて自験例をもとに解説する。

A. HAM 患者の現況

HAM 患者の実数は 1999 年 4 月鹿児島で行われた HTLV 国際学会のワークショップにおいて，世界で 3000 人 +α，日本で 1422 人と報告された[3]。現在，鹿児島大学病院神経内科に登録されている患者数は 575 人（県外 99 人）で，うちこれまでに死亡したのは 104 人である。HAM 患者は，HTLV-1 キャリアーの多い地域に広く分布しており，日本（特に九州，沖縄と四国，東北，北海道の一部）のほか，世界的にはカリブ諸島，アフリカ，イラン北東部，ヨーロッパの一部などに多くみられる。アトムの会の患者会員数は 312 人（家族を含む全体 866 人）で全国にいる（表 1）。

B. HAM の発症形式および発症危険因子について

男女比は 1：2.3 で女性に多く，平均発症年齢は 45.1 ± 16.5 歳である。2005 年 2 月の患者アンケート調査をまとめた生活実態調査報告では出産経験のある女性 100 人中 82％が出産後で第 2 子出産後発症が多かった。おもな感染経路は母乳による母子垂直感染で，ほか輸血，夫婦間伝播（ほとんど男性から女性 8.3％）などである。自験例では，非輸血

表1 全国HAM患者会（アトムの会）の患者会員数
（患者以外の家族を含めた会員数は平成18年現在，866名である。平成15年患者会設立時関東地区は8名であったのが，43名に増えている。）

都道府県	人数	都道府県	人数	都道府県	人数	都道府県	人数	都道府県	人数
鹿児島	68	徳島	2	島根	1	愛知	8	茨城	1
熊本	14	香川	1	大阪	17	岐阜	3	新潟	1
宮崎	15	高知	2	滋賀	1	神奈川	17	石川	1
大分	9	愛媛	4	兵庫	12	東京	9	福島	1
福岡	23	山口	4	京都	3	千葉	8	宮城	3
佐賀	2	広島	1	奈良	2	静岡	5	岩手	4
長崎	26	鳥取	2	三重	3	埼玉	6	青森	2
沖縄	14	岡山	1	和歌山	1	栃木	1	北海道	14
九州	171名			全国	312名				

成人発症がほとんどで，15歳以下の若年発症は4.2％，65歳以上の高齢発症は14.9％で，輸血後発症は37.9％であった。家族内発症は18家族においてみられた。日本での年間生涯発症率は無症候性キャリアー全体の0.23％である。HAM発症要因として，ウイルス側としてHTLV-1 taxのサブタイプにはサブタイプA，サブタイプBがあり，サブタイプAのウイルスに感染している個体ではHAMを発症しやすいことが報告されている[4]。一方，宿主側因子として，HLA遺伝子のうちHLA-A*02, Cw*08が発症抑制，HLA-DRB1*0101, B*5401が発症促進に関与することが報告されている[5,11]。

C. HAMの診断

1. 臨床症状と診断

HAMの診断指針を表2に示す。初発症状として歩行障害，排尿障害多いが，腰痛で発症するのが9％あり[6]，整形外科的疾患以外にHAMも考慮する必要がある。症状の特徴は，大部分が図1Aのタイプになる。つまり，足の筋肉のつっぱり（痙性）による歩行障害（痙性対麻痺，痙性歩行），夜間頻尿にはじまる日中の頻尿，残尿，尿失禁といった神経因性膀胱，レベルを伴わないジンジン感などの感覚障害，脊髄レベル以下の発汗低下，頑固な便秘，皮膚乾燥あるいは魚鱗癬様の皮膚症状，自然に消退する発赤疹，振動覚低下，内反尖足である。尿意がなく尿閉で発症した症例も報告されている。図1Bのように感覚障害と発汗障害が一致する横断性脊髄炎パターンがあるが，この場合，他の多発性硬化症，脊椎疾患，ウイルス性脊髄炎などの鑑別を要する。重要な神経所見として，両下肢の痙性，深部腱反射亢進，バビンスキー反射，チャドック反射など病的反射の陽性，腹壁反射の消失を認める。脊髄症状以外の症状では，小脳症状（3.2％），パーキンソニズム（5.5％），筋萎縮性側索硬化症様症状（1％）[7]，末梢神経障害[8]が認められる。頸髄病

表2　HAM/TSP 診断のための WHO 診断指針（1990）
HAM：HTLV-1 関連脊髄症
TSP：熱帯性痙性脊髄麻痺

I．臨床診断
　慢性痙性対麻痺の多彩な臨床像が初診時からそろっているとは限らず，発症初期の HAM/TSP では単一の徴候または身体所見のみが認められることもある。
A．年齢ならびに性
　多くは孤発例で成人期発症，時に家系内発症や小児期発症，女性に多い。
B．発症様式
　通常緩徐な発症であるが，急激な発症のこともある。
C．主要な神経学的症候
　1．慢性痙性対麻痺，通常緩徐進行性。時に，初め進行した後に症状の停止する例あり。
　2．両下肢（特に近位部）の筋力低下。
　3．膀胱障害は通常初期症状，便秘は通常後期症状，インポテンツや性欲減退も稀でない。
　4．刺痛，ジンジン感，灼熱感などのような感覚症状のほうが他覚的身体所見よりも優位。
　5．下肢に放散する下部腰痛が稀でない。
　6．振動覚はしばしば障害されるが，固有感覚はより保たれる。
　7．下肢反射亢進。しばしば足クローヌスや Babinski 徴候を伴う。
　8．上肢反射亢進。しばしば Hoffman 徴候や Tromner 徴候陽性。上肢脱力は認めないこともある。
　9．下顎反射の亢進例も存在。
D．より出現頻度の少ない神経学的所見
　小脳症状・視神経萎縮・難聴・眼振・その他の脳神経障害・手指振戦・アキレス腱反射の減弱または消失。（痙攣・認識力障害・痴呆・意識障害はほとんど見られることはない）
E．HAM/TSP に伴いうる他の神経学的症候
　筋萎縮・筋束性攣縮（稀）・多発筋炎・末梢神経障害・多発神経炎・脳神経炎・髄膜炎・脳症。
F．HAM/TSP に伴いうる系統的症候
　肺胞炎・ブドウ膜炎・Sjogren 症候群・関節障害・血管炎・魚鱗癬・クリオグロブリン血症・単クローン性免疫グロブリン血症・成人 T 細胞白血病
II．実験室的診断
　1．HTLV-1 抗体または抗原が血清ならびに髄液に存在すること。
　2．髄液に軽度のリンパ球性細胞増多を見ることがある。
　3．血液あるいは髄液中に核の分葉したリンパ球を認めることがある。
　4．脳脊髄液中に軽度から中等度の蛋白増多を認めることがある。
　5．可能なら血液あるいは脳脊髄液からの HTLV-1 ウイルスの分離。

（Osame M：Review of WHO Kagoshima meeting and diagnostic guidelines for HAM/TSP. Human retrovirogy：191-197 より抜粋した）

変を有する HAM の報告もある[9]。排尿障害が進行すると残尿のため，腹部の圧迫排尿，自己導尿となり，最終的に膀胱ろうの造設といったという症例もある。運動機能障害が進行すると筋力低下が進み，下肢の筋肉が萎縮し，車椅子移動となる。

2．検査所見

　診断で重要な検査結果は血清抗 HTLV-1 抗体価高値，血清 IgE 低値，各種自己抗体

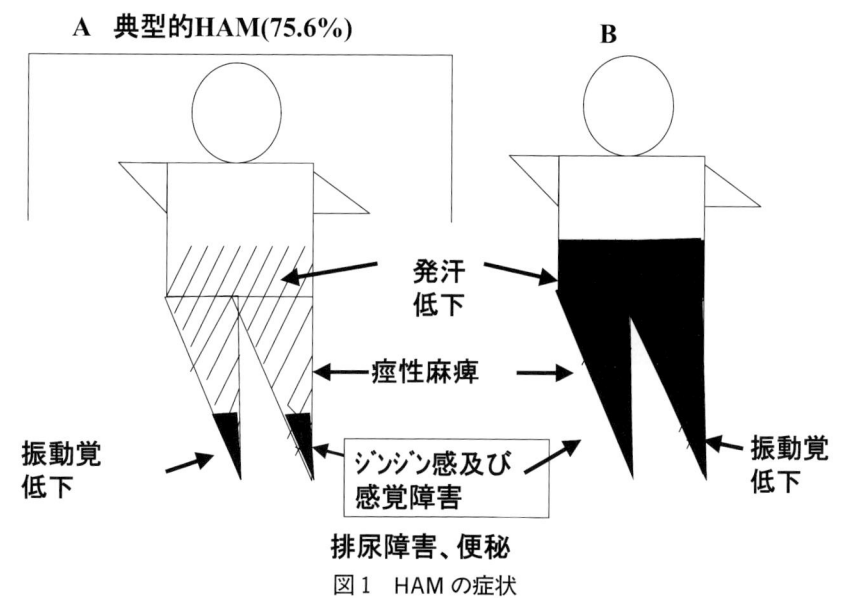

図1　HAMの症状
A：典型的なタイプ，B：横断性脊髄炎タイプ

表3　HAMの自己抗体
シェーグレン症候群，関節リウマチなどの膠原病で出現する抗体が陽性の場合がある。
PaIgG：血小板関連免疫グロブリンGで特発性血小板低下症に見られる。

1	リウマチ因子	18.3%	(38/108)
2	抗核抗体	22.0%	(36/164)
3	抗カルジオリピン抗体	17.0%	(5/29)
4	抗DNA抗体	12.6%	(12/95)
5	抗SS-A抗体	23.4%	(29/124)
6	抗SS-B抗体	9.7%	(12/124)
7	サイロイドテスト	1.8%	(1/56)
8	マイクロゾームテスト	11.1%	(6/54)
9	抗Scl-70抗体	11.8%	(12/102)
10	PaIgG	30.0%	(3/10)

陽性（表3），NK細胞活性低下，末梢血HTLV-1プロウイルス量高値，髄液抗HTLV-1抗体陽性を認めるほか，髄液ネオプテリン値高値，髄液内IgG産生亢進なども見られる。ATL細胞様の異型リンパ球を末梢血，髄液中に認めることもある。電気生理検査で針筋電図で脱神経所見を，誘発筋電図で中枢神経伝導速度遅延を認める。頭部MRIでは，大脳深部白質病変を高頻度（55%）に認める。通常，脊髄MRIの異常を認めないが，胸髄萎縮や脊髄腫脹を認める例がある。主な合併症を表4にまとめたが，シェーグレン症候群，肺障害，筋障害，関節症などが多い。ATLを2%合併する[10,11]。

D. HAMの発症機序

HTLV-1がCD4 T細胞に感染すると，接着因子を活性化させ，感染CD4 T細胞が中枢神経内に浸潤し，血流の停滞するところに集まる。HAM発症の多因子によりHTLV-

表4 HAMの合併症
ATL：成人T細胞性白血病
ATLL：リンパ腫型成人T細胞性白血病

シェーグレン症候群	25％	ぶどう膜炎	4％
肺病変	23％	筋炎	2％
糖尿病	21％	後縦靱帯骨化症	4％
関節症	17％	ATL（ATLL）	2％(1％)
脳血管障害	15％	偽性副甲状腺機能低下症	1％
脳梗塞	3％	SLE	0.6％
脳出血	7％	慢性関節リウマチ	0.6％

1プロウイルス量を増加させたり，HTLV-1特異的細胞障害性Tリンパ球を活性化させる。感染細胞は細胞死を防ぐため，Bcl-2蛋白を発現すると，攻撃をうけにくくなり，ますます活性化T細胞は増え，γ-インターフェロンなど種々のサイトカインを放出し，炎症細胞を中枢神経に移動・浸潤させ，長期炎症の持続を起こし中枢神経が傷害されHAMが発症するという機序が考えられている。すなわち，ウイルスが直接，神経を攻撃しているのでなく，種々の免疫応答によるものである[3,12]。LevinらはHAM患者の血清から抽出されたhetrogenous nuclear ribonuclear protein-A1（hbRNP-A1）抗体がヒトBetz神経細胞に反応し神経細胞の興奮を抑える事を報告し，発症機序の一部に関わっている可能性を示唆した[13]が，その後の追試ではこの機序は否定的である。

E. HAMの治療と予後

治療する時，症状がHAMによるものか，合併症によるものか見極める必要がある。
初期治療として，特に急速進行群（2年間で運動障害が3段階以上悪化した群），抗HTLV-1抗体高力価群（髄液抗HTLV-1抗体価が1024倍以上）ではステロイドパルス療法（メチルプレドニン1g/日，3日間点滴）を施行後，経口ステロイド剤による維持療法を行う。ステロイド療法には，抗炎症作用のみならず，末梢血単核球中のHTLV-1プロウイルス量を減らす効果も認められる。あるいはプレドニゾロン1mg/kgの内服投与をし，暫減し5〜15mg/日の維持療法をする。また，初期治療として肺合併症，網膜症，うつ状態がない場合には，天然型インターフェロン-α製剤（スミフェロン®）が使われる。インターフェロン-α 300万単位を30日間連日筋注し，以後週1回の投与とする。減量後，後療法として少量の経口ステロイド剤（5〜10mg/日）を併用する。インターフェロン-αにはHTLV-1プロウイルス量を減らすとともに，活性化T細胞を減少させる効果がある[14]。慢性期の症例に対しては，経口プレドニゾロン5〜15mgの少量持続療法15)やビタミンC大量療法（1.5g〜3g/日）が有効である。経口ステロイド療法の際には，骨粗鬆症とステロイド糖尿に留意することが必要である。肺合併症や尿路感染を繰

り返すケースでは，エリスロマイシン600 mg/日を使用する。関節炎を伴う症例では，サラゾスルファピリジン500 mg/日が有効な場合がある[11,16]。当院では臨床試験としラクトバチラスカゼイシロタ株（LcS）400億個を含む乳飲料を2本/日飲用させた。病納期間が長いにも関わらず，排便障害，排尿障害，痙性，運動機能の改善を認め，NK細胞活性を上昇させた[17,18]。この治療は，副作用がほとんどないため慢性期以外にも初期治療および早期から投与可能と考えられた。それから，症状が固定される前に早期発見して治療を開始する方法がある。現在，当院では1999年よりHTLV-1キャリア外来を施行し，7年間で新患282名のうち4名の運動機能が正常で神経所見を認める早期HAMを発見し，2例は治療を開始したので，経過を追っているところである。C型肝炎を伴ったHAMではインターフェロンの効果がなくより難治性である。痙性麻痺が強い場合は，筋弛緩剤を併用したり，鍼治療が有効である。排尿障害に対しては，神経因性膀胱に対する治療を行う。腰・下肢痛，しびれについては，原因となるものを精査した上で，対症的にカルバマゼピン，抗うつ薬の投与や物理療法も積極的に取り入れる。

　予後は，10年間でみると56％が治療後も進行性で，42％は変化せず，2％で改善した例があった。運動機能障害の進行とともにHTLV-1プロウイルス量は増加し，プロウイルス量高値群では病状の悪化を認めた[19]。15年間の調査では圧迫排尿の割合が60％に増え，運動障害も2段階悪化している[20]。

F. HAMのリハビリテーション，福祉と患者会のかかわり

　痙性に伴い，下肢の筋力低下，脊柱筋の筋力低下，内反尖足の悪化を防ぐため，筋力増強，ストレッチ，関節可動域訓練，起立台訓練，排尿筋の訓練が重要で，次の日に疲労がたまらない分量で毎日行なう必要がある。毎日リハビリテーションができるように在宅リハビリテーションビデオを作成し，患者会（ビデオは患者会のホームページで問い合わせできる）で利用できるようにした。また，いざり移動しかできなくなった症例に対しては，在宅で床を自走できるようなフロアドライビングボード（大勝病院リハビリテーション室製作）を作成し，利用してもらった（図2）。個人の運動能力に応じて，補助具を開発する事もリハビリテーションの役割である。アトムの会ではHAMのことを知ってもらうため，患者さん向けのHAM患者ハンドブックを作成した。現在，HAMは国の特定疾患に認められていない。患者数の多い65歳未満では介護保険を容易に受けられない状況であるため，車椅子作製，自宅改装，搬送車購入などは身体障害手帳をとって手続きをとる必要がある。

まとめ

　アトムの会の一部の協力を得て，HTLV-1感染対策をとるため，NPO法人「HTLVをなくす会（スマイルリボン）」（ホームペー

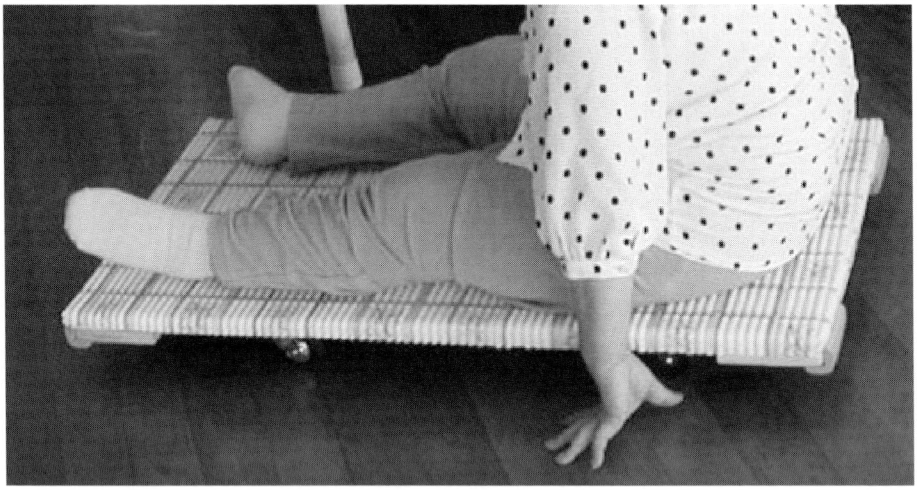

図2 フロアドライビングボード
四つ這い移動が不能で,いざり移動が可能な方のための移動補助具。
(大勝病院リハビリテーション室製作,患者さんより承諾を得て写真を掲載した。)

ジ (http://www.minc.ne.jp/〜nakusukai/index.html))が立ち上がっている。HAMのことを多くの方が認知してもらい,心理的ケア,相談ができるように保健所の関与が望まれる。

謝辞:在宅リハビリテーションビデオおよび補助具作制に当たり,鹿児島大学臨床助教授瀬戸口佳史先生および大勝病院リハビリテーション室スタッフに感謝します。

参考文献

1) Osame M, Usuku K, Izumo S, et al: HTLV-1 associated myelopathy, a new clinical entity. Lancet I 1031, 1986
2) Gessain A, Barin F, Vernant JC, et al: Antibodies to human T lymphotropic virus type I in patients with tropical spastic paraparesis. Lancet 2: 407-410, 1985
3) 納 光弘,宇宿功市郎医,梅原藤雄,他: HAMの病態と治療.日本内科学会雑誌 92 (9): 65-74, 2003
4) Furukawa Y, Yamashita M, Usuku K, et al: Phylogenetic subtypes of HTLV-1 gene and their risk to HTLV-1-associated myelopathy. J Infect Dis 182: 1343-1349, 2000
5) 斉藤峰輝,宇宿功市郎,納 光弘:HAM/TSP発症を規定するウイルス因子,宿主因子.神経免疫学 12 (2): 139-144, 2004
6) 満田 稔,納 光弘:神経内科疾患にみる腰痛.臨床と研究 80 (3) 43-47, 2003
7) Matsuzaki T, Nakagawa M, Nagai M, et al.: HTLV‑1‑associated myelopathy/tropical spastic paraparesis (TSP) with amyotrophic lateral sclerosis-like manifestations. J Neurovirol 6: 544-548, 2000
8) Kiwaki T, Umehara F, Arimura Y, et al: The clinical and pathological features of peripheral neuropathy accompanied with HTLV-1 associated myelopathy. J Neurol Sci 206: 17-21, 2003
9) Umehara F, Nagatomo S, Yoshishige K, et al: Chronic progressive cervical myelopathy with HTLV-1 infection Variant form of HAM/TSP?. Neurology 63: 1276-1280, 2004
10) Nakagawa M, Izumo S, Ijichi S, et al: HTLV

-1-associated myelopathy: analysis of 213 patients based on clinical features and laboratory findings. J Neurovirol 1: 50-61, 1995
11) 松崎敏男, 斎藤峰輝, 納 光弘: HAM の診断と治療の進歩. 臨床検査 49 (4) 409-414, 2005
12) Osame M: Pathological mechanisms of human T-cell lymphotropic virus type I-associated myelopathy (HAM/TSP). J Neurovirol 8: 359-64, 2002
13) Levin MC, Lee SM, Kalume F, et al: Autoimmunity due to molecular mimicry as a cause of neurogical disease. Nat Med 8: 509-513, 2002
14) Saito M, Nakagawa M, Kaseda S, et al. Decreased Human T Lymphotropic Virus Type I (HTLV-1) Provirus Load and Alteration in T Cell Phenotype after Interferon-a Therapy for HTLV-1- Associated Myelopathy/Tropical Spastic Paraparesis. J Infect Dis 189: 29-40, 2004
15) 伊地知信二, 伊地知奈緒美, 納 光弘, 他: 白血球除去療法と少量プレドニゾロン療法が有効であった HTLV-1-associated myelopathy (HAM) の1例. 臨床神経学 30: 544-547, 1990
16) Nakagawa, M, Nakahara K, Maruyama Y, et al: Therapeutic trials in 200 patients with HTLV-1-associated myelopathy/tropical spastic paraparesis. J Neurovirol 2: 345-355, 1996
17) Matsuzaki T, Saito M, Usuku K, et al.: A prospective uncontrolled trial of fermented milk drink containing viable Lactobacillus casei strain Shirota in rh treatment of HTLV-I associated myelopathy/tropical spastic paraparesis. J Neurol Sci 237: 75-81, 2005
18) 松崎敏男, 斉藤峰輝, 出雲周二, 他: プロバイオティクスの臨床応用 HTLV-1-associated myelopathy (HAM). 臨床と微生物 33 (2): 85-89, 2006
19) Matsuzaki T, Nakagawa M, Nagai M, et al.: HTLV-1 proviral load correlates with progression of motor disability in HAM/TSP: Analysis of 239 HAM/TSP patients including 64 patients followed up for 10 years. J Neurovirol 7: 228-234, 2001
20) 中川正法, 東 桂子, 松崎敏男, 他: HAM 314 例の予後と HTLV-1 プロウイルス量. 総合臨床 53 (7): 2103-2110, 2004

11 筋ジストロフィー

砂田芳秀（川崎医科大学神経内科）

　筋細胞の変性・壊死により，進行性の筋萎縮，筋力低下を呈する遺伝性筋疾患を筋ジストロフィーと総称する。筋病理学的には，筋線維の壊死・再生と間質結合組織の増大を特徴とするが，原因遺伝子や筋変性の病態機序は多様であり，多くの病型が存在する。筋ジストロフィーの発症時期も乳児期発症（この場合は先天性筋ジストロフィーと呼ばれる）から成人発症まで幅があり，障害される筋肉の分布様式も一定ではない。また，一部の筋肉が肥大（腓腹筋肥大が代表的）することもある。従来，発症年齢・遺伝形式・特異な障害筋分布様式などの臨床像に基づいて分類されてきた。1987年に小児重症型であるDMDの原因遺伝子がクローニングされてから，原因遺伝子や病因タンパクに基づいた分類も取り入れられるようになった。**表**に主要な筋ジストロフィー病型を掲げるが，本稿では中でも頻度の高い3つの病型，すなわちデュシェンヌ型，福山型先天性筋ジストロフィー，筋強直性ジストロフィーを中心に解説する。

A. デュシェンヌ型筋ジストロフィー（Duchenne muscular dystrophy：DMD）

　小児重症型で最も頻度の高い病型で，X染色体劣性遺伝形式をとる。新生男児3,300～3,500人に1人の割合で発症し，罹患率は人口10万人に3～5人とされる。患者の2/3は症状のない保因者の母親を通して遺伝するが，1/3は家族歴のない新規変異（*de novo* mutation）による発症である。

1. 病因

　X染色体短腕Xp21に存在するジストロフィン遺伝子の欠失・重複・ミスセンス変異などにより，筋細胞膜の裏打ちタンパクであるジストロフィンが完全欠損するため発症する。ジストロフィンが欠損すると細胞外マトリックス―細胞膜―細胞骨格を架橋しているジストロフィン糖蛋白複合体DGCが破綻するため，筋細胞膜が脆弱化し細胞外からカルシウムが流入して筋細胞が壊死すると考えられている。

表　主要な筋ジストロフィー

病型	遺伝	遺伝子座位	原因遺伝子	特徴
デュシェンヌ型 DMD	XR	Xp21.2	dystrophin	腓腹筋肥大
ベッカー型 BMD	XR	Xp21.2	dystrophin	腓腹筋肥大，軽症
Emery-Dreifuss	XR	Xq28	emerin	早期関節拘縮，心伝導障害
	AD	1q21	lamin A/C	早期関節拘縮，心伝導障害
顔面肩甲上腕型 FSHD	AD	4q35		顔面筋罹患，翼状肩甲
肢帯型 LGMD 1A	AD	5q31	myotilin	構音障害
1B	AD	1q11-q21	lamin A/C	心伝導障害
1C	AD	3q25	caveolin-3	腓腹筋肥大，筋痛
1D	AD	6q23	?	拡張型心筋症
1E	AD	7q	?	
肢帯型 LGMD 2A	AR	15q15.1	calpain-3	分葉線維
2B	AR	2p13	dysferlin	三好型遠位ミオパチーとの移行型あり
2C	AR	13q12	γ-sarcoglycan	腓腹筋肥大
2D		17q12-q21.33	α-sarcoglycan	軽症〜重症まで
2E		4q12	β-sarcoglycan	腓腹筋肥大，心筋障害
2F		5q33	δ-sarcoglycan	重症型，腓腹筋肥大，心筋障害
2G		17q12	telethonin	下垂足
2H		9q31-q34	TRIM32	易疲労性，筋肥大なし
2I		19q13.3	FKRP	知能障害なし
2J		2q31	titin	下垂足
眼咽頭型	AD	14q11.2-q13	PABP2	眼瞼下垂，嚥下・構音障害
先天性筋ジストロフィー				
MDC1A	AR	6q2	laminin α2	知能は正常，白質脳症
MDC1B	AR	1q42	?	
MDC1C	AR	19q1	FKRP	知能障害なし
MDC1D	AR	22q12	LARGE	精神遅滞，脳奇形
福山型 FCMD	AR	9q31-q33	fukutin	脳奇形，精神発達遅滞
筋眼脳症候群 MEB	AR	1p3	POMGNT1	重度知能発達障害，眼症状
Walker-Warburg 症候群	AR	9q34	POMT1	乳幼児期死亡
Ullrich 型	AR	21q22	collegen VI α2	近位関節拘縮，遠位関節過伸展
	AR	2q37	collegen VI α3	近位関節拘縮，遠位関節過伸展
Rigid spine syndrome	AR	1p36	selenoprotein N1	
Myotonic dystrophy DM1	AD	19q13	DMPK	ミオトニア，遠位筋優位，多臓器障害
	AD	3q21	ZNF9	近位筋優位，知能障害なし

AD：常染色体優性，AR：常染色体劣性，XR：X染色体劣性，PABP2：poly(A) binding protein 2，FKRP：fukutin-related protein, DMPK：dystrophia myotonica protein kinase, ZNF9：zinc finger 9 protein

2．症状

通常2～5歳頃，転びやすい，走れない，階段が昇りにくいといった症状で発症する。病初期から腰帯筋が強く侵されるため，歩行は動揺性となり，膝に手を突いて自分の体をよじ登るような立ち上がり方（登攀性起立，Gowers徴候）をする。ふくらはぎの筋肉が肥大するのが，本症の特徴である。10歳前後で歩行不能となり車イスを使用するようになる。この頃から脊柱の変形や関節拘縮（早期から足関節に始まる）が顕著に見られるようになり，早晩臥床状態となる。筋変性は呼吸筋や心筋にも及び，20歳代で呼吸不全や心不全で死亡する。

3．診断

診察室では遺伝歴，発症年齢（一旦は歩行機能を獲得する），腓腹筋肥大，血清CK値の著増が手掛かりとなる。障害されやすい筋の分布に特異なパターンがあることから骨格筋CT検査が有用である。

確定診断はジストロフィン遺伝子異常の同定によるが，遺伝子が巨大であるため必ずしも容易ではない。欠失をおこしやすいホットスポットが知られているので，まずmultiplex PCRでこうしたexonの欠失をチェックする。これで欠失exonがみつからない場合にはサザンブロット解析を行なう。それでも異常がみつからない場合は点変異を疑うが，その検出は困難である。そこで生検筋の免疫組織染色あるいはウエスタンブロット解析によりジストロフィンタンパクの欠損を確認して診断する。

4．治療

根本的な治療法はまだない。薬物療法としては副腎皮質ステロイドで進行抑制（歩行可能期間の延長）効果や筋力の増強効果が報告されている。プレドニゾロン少量（0.75 mg/kg/day）の間欠投与（毎月始めの10日間）は副作用が少ないとされる。機能の維持や補助具などによる低下した機能の強化という意味でリハビリテーションは筋ジス医療の中で大きな役割を持つ。

リハビリテーションプログラムとしては，関節可動域の維持・改善，脊柱変形の予防と軽減，補助具の適切な処方による日常生活動作能力の維持・改善，自宅や学校，職場における生活環境の調整，精神的援助による生活意欲の向上があげられる。また呼吸機能の低下に対しては積極的に呼吸理学療法を行い，夜間酸素飽和度は85％を切るようになったら鼻マスクによる陽圧人口呼吸法（NIPPV）の適応を考慮する。

5．最先端治療

ミニジストロフィンやマイクロジストロフィンをアデノ随伴ウイルスベクターに組み込んで筋細胞に導入する遺伝子治療，アンチセンスオリゴ核酸を用いて新たなexonスキッピングを誘導しout-of-frame欠失をin-frame欠失に変換し，症状の軽減をはかる治療戦略，点変異に対してはアミノグリコシド系抗生物質によるread through療法などが期待される。一方，骨格筋増殖抑制因子であるマイオスタチンの働きを中和抗体で阻害し，萎縮した筋肉を肥大させようとする試みがあり，欧米では第2相臨床治験がスタート

している。

B. 福山型先天性筋ジストロフィー (Fukuyama type congenital muscular dystrophy：FCMD)

本邦において先天性筋ジストロフィー (CMD) と診断される症例の90％以上がここに述べる福山型である。本症は重度の筋ジストロフィーに高度の脳奇形 (小多脳回) を合併し，日本人に特異的に多い。常染色体性劣性遺伝形式で，小児の筋ジストロフィーではデュシェンヌ型に次いで多い。その頻度はデュシェンヌ型の1/2～1/3，2.9/10万人といわれ，日本人の約90人に1人が保因者と考えられる。

1. 病因

原因遺伝子は第9染色体長腕 9q31-q33 にあり，タンパク産物は fukutin と命名されている。最近，fukutin は α-ジストログリカンの糖鎖修飾に関与することが解明された。ほとんどの患者では遺伝子の 3'-UTR に 3 kb のレトロポゾン DNA 配列が挿入された変異を持つが，この変異は約100世代前の創始者に生じたものである。

2. 症状

多くは頸定や座位獲得の遅れなどの運動発達の遅れで気づかれる。2歳前後で座位まで獲得するが，多くは3～4歳時のいざりが最高到達運動能である。また，全例に精神発達遅滞を認め，単語はしゃべれても，文章までしゃべれるものは少ない。約半数に痙攣を伴う。近視，白内障，視神経低形成，網膜剥離などの眼症状を伴うことがある。顔面筋罹患のため，表情に乏しく，口をポカンと開けていることが多い。ふくらはぎの仮性肥大は軽度で，約50％に認める。デュシェンヌ型に比べて早期から関節拘縮がみられる。乳児期からみられる筋力・筋緊張の低下は比較的ゆっくりと進行するが，10歳前後で完全臥床状態となり，平均寿命は18歳前後である。

3. 診断

上述した臨床像が手掛かりとなる。血液検査では血清 CK 値は数千単位に上昇する。筋電図や筋生検所見は筋ジストロフィーの典型的所見を呈する。頭部 MRI では，厚脳回 (大脳皮質構築異常) 白質ジストロフィー様変化，脳梁異形成，小脳 cyst などが見られる。

確定診断には fukutin 遺伝子の異常を同定する。まず FCMD の創始者変異である 3 kb の DNA 挿入をサザンブロット法や PCR 法でスクリーニングする。この挿入変異を持たない場合には，点変異の解析を行う。出生前診断では，fukutin 遺伝子周辺の DNA 多形マーカーを用いて多型解析を行う。

C. 筋強直性ジストロフィー (Myotonic Dystrophy：DM)

成人の筋ジストロフィーでは最も頻度が高い。筋ジストロフィーとしては近位筋ではなく遠位筋優位に侵される点，「筋強直」現象が見られる点が特異である。また，筋病変と

は関連のないさまざまな臓器障害が生じる全身性疾患である。

1. 病因

常染色体優性遺伝形式をとり，原因遺伝子は第19染色体19q13上のDMPK（dystrophia myotonica protein kinase）遺伝子であり，3'-非翻訳領域にあるCTG反復配列が異常伸長することにより発症する。正常者では繰り返し回数は5〜37回だが，患者では50回以上に延びている。

若年発症で，症状が重篤なほど，反復回数がより伸長している傾向がある。また，家系内で世代を経るごとにCTG反復配列がより長く伸長し重症化することが多いが，この現象は表現促進現象（anticipation）と呼ばれる。生下時から，筋緊張低下・筋力低下，呼吸障害を呈する場合，先天性筋強直性ジストロフィーと呼ばれるが，その大部分はDMの母親から生れCTG反復回数は数千回に及ぶこともある。

2. 症状

診断にあたって重要な症候は，特異な顔貌，ミオトニア，筋萎縮・筋力低下，白内障である。特異な顔貌は手斧様顔貌（hatchet face）と形容される。顔面骨の幅自体が狭いが，さらに側頭筋や咬筋が萎縮するため生じる。表情が乏しく，口元にしまりがなくなり，いわゆる鯉口となる。さらに，前頭部の禿頭が高頻度にみられる。ミオトニアは一旦収縮した筋の弛緩が障害される現象で，臨床的には叩打ミオトニアと把握ミオトニアとして観察される。筋萎縮・筋力低下の特徴は遠位筋から侵されることと，胸鎖乳突筋が著明に萎縮することである。白内障は30〜40歳という若年で発症する点がポイントである。

3. 診断

針筋電図，筋生検，遺伝子診断が行われる。針筋電図では，筋原性所見に加えて刺入時のミオトニア放電が特徴である。筋病理は通常のジストロフィー変化とことなり，壊死・再生所見に乏しい。肥大化した円形筋線維と内在核を高頻度に認め，これが鎖状につながる。また，筋線維内にsarcoplasmic massと呼ばれる無構造物の集積がみられる。遺伝子診断は主としてサザンブロット法で伸長を検出する。

4. 治療

現在のところ治療の主体は対象療法である。本症では多くの臓器障害を合併し，それがADLや生命予後にかかわるため，注意深い経過観察と速やかな対応が重要である。房室ブロックなどの心伝導障害を呈することがあり，定期的なホルター心電図検査と場合によってはペースメーカーの埋め込みが必要になる。

呼吸障害は生命予後を規定する重要な因子で，ことに本症では中枢性呼吸障害の合併のため，低換気になっても呼吸苦を自覚しないことが多い。できればパルスオキシメータを用いて定期的に睡眠中の換気状態をモニターすることが望ましい。顔面筋や咽頭筋が侵されるため鼻マスクによる間欠的陽圧人工呼吸（NIPPV）はデュシェンヌ型に比べると導入に困難が伴う。消化管の平滑筋も侵されるため，進行例では嚥下障害が必発で経管栄養が必要となる。耐糖能異常や性腺の萎縮など内

分泌障害，精神発達遅滞や知能低下といった精神症状も合併する。ミオトニアについて患者自身が不自由を感じることは意外と少ない。フェニトイン（100〜300 mg 3 X）やカルバマゼピン（100〜600 mg 分3）は心伝導障害があっても使用可能である。本症ではアンドロゲンの一種 dehydroepiandrosterone sulfate（DHEA-S）が低下することが知られており，DHEA-S の静注によりミオトニアの軽快，筋力の増強などが報告されている。

D. 福祉上の注意点

福山型先天性筋ジストロフィーは小児慢性特定疾患の対象になっており，認定されれば20歳まで医療費（入院，通院）の軽減処置を受けることができる。その他の筋ジストロフィーは特定疾患に指定されていないので，種々の支援を受けるには身体障害者手帳を申請することが重要である。2級以上（市町村によっては3級以上）が交付されれば，医療費の軽減措置，補装具や日常生活用品の支給，税の控除や減免，障害年金の申請が可能となる。また，自立支援法に基づいた認定により，ホームヘルパー派遣サービスを受けることができる。

詳細については最寄りの市町村に問い合わせていただきたい。患者と家族の団体である日本筋ジス協会は各都道府県に支部があり，筋ジストロフィーに関する種々の情報提供や療育相談などを行なっている。

参考文献

1) Sansome A, Royston P, Dubowitz V : Steroids in Duchenne muscular dystrophy ; Pilot study of new low dosage schedule. Neuromusc Disord 3 : 567-569, 1993
2) Wagner KR, Hamed S, Hadley DW, et al. Gentamicin treatment of Duchenne and Becker muscular dystrophy due to nonsense mutations. Ann Neurol 49 : 706-711, 2001
3) Aartsma-Rus A, Bremmer-Bout M, Janson AAM, et al. Targeted exon skipping as a potential gene correction therapy for Duchenne muscular dystrophy. Neuromusc Disord 12 : S71-S77, 2002
4) Bushby KM : Making sense of the limb-girdle muscular dystrophies. Brain 122 : 1403-1420, 1999
5) Bogdanovich S, Krag TOB, Barton ER, et al. Functional improvement of dystrophic muscle by myostatin blockade. Nature 420 : 418-421, 2002
6) Koenig M, Hoffman EP, Bertelson CJ, et al : Complete cloning of the Duchenne muscular dystrophy (DMD) cDNA and preliminary genomic organization of the DMD gene in normal and affected individuals. Cell 50 : 509-517, 1987
7) Sunada Y & Campbell KP : Dystrophin-glycoprotein complex : molecular organization and critical roles in skeletal muscle. Curr Opin Neurol 8 : 379-384, 1995
8) Beggs AH, Koenig M, Boyce FM, et al : Detection of 98% of DMD/BMD gene deletions by polymerase chain reaction. Hum Genet 86 : 45-48, 1990
9) Engel AG & Franzini-Armstrong C Eds. Myology. Mc Graw-Hill, 2004
10) Sunada Y. The muscular dystrophies. In Neurogenetics. Ed. Pulst S-M. Oxford University Press, 2000
11) Muntoni F, Brockington M, Blake S, et al. Defective glycosylation in muscular dystrophy. Lancet 360 : 1419-1421, 2002

12) 戸田達史：福山型先天性筋ジストロフィーとフクチン．Annual Review 神経 2000：283-287, 2000
13) 川井　充：筋強直性ジストロフィー．別冊日本臨床．骨格筋症候群（上巻）p 114-119, 2001
14) Sugino M, Ohsawa N, Ito T, et al. A pilot study of dehydroepiandrosterone sulfate in myotonic dystrophy. Neurology 51：586-589, 1998

12 スモン

服部直樹，祖父江元（名古屋大学大学院医学系研究科　神経内科）

スモンは整腸剤として用いられていた薬剤のキノホルムによって引き起こされる神経系の中毒性疾患であり，世界的な規模で発生したいわゆる薬害である。日本では1971年以降，全国の地裁で損害賠償を求める提訴が起こされ，原告総数約7500人に上る空前の大型薬害訴訟となった。1977年，東京地裁により国と製薬会社の責任を認めた和解案を提示された後，全国で和解が進み，1996年に最後の原告の和解が成立した。

スモンは昭和30年代から日本各地で集団発生がみられ，厚生省は1969年，実態の把握や原因究明のため大型の研究班を組織し，難病に対する社会的な関心の高まるなか，1972年，厚生省は「難病対策要綱」を定め，難病が行政対象とする疾患として指定されるようになった。スモンへの対策が日本の特定疾患治療研究事業への原動力となったことになる。結果的にスモンを初めとして8疾患が特定疾患に指定され，調査研究班が発足し，医療費の公費負担が導入されるようになった。また，1979年，スモン訴訟を契機として薬事法が改正され，医薬品の有効性，安全性を確保することが薬事法の目的であることが明記された。1998年，特定疾患患者の一部自己負担が導入された後も薬害の恒久対策として合併症を含め全額公費負担が続けられるようになった。

スモン発症から約半世紀，キノホルム販売停止から30年以上経過した今，人々の記憶からスモンが消えつつあるのが現状であり，若い医師の中には患者を診察したことがない，あるいは病気そのものすら知らないという状況が増加してきている。さらに，スモン患者の高齢化が進み，厚生労働省が把握している健康管理手当受給者数は2002年以降3000人を下回った。しかし，日本で初めての大規模な薬害，つまり医原性疾患であるスモンは決して風化させることなく，世代を超えて，語り継がなければならない神経難病である。

A. キノホルム

キノホルムはクリオキノールとも呼ばれ，化学的には5-クロル-7-ヨード-8-ヒドロキシキノリンの構造式を有し，外観は淡黄色から淡黄褐色を呈する粉末である。匂いはわずかに特異であるが，味はない。水，エタノー

ルにはほとんど溶けず，ジメチルホルムアミド，熱氷酢酸にはやや溶けやすい。光により徐々に変化する性質を持つ。ブドウ球菌，連鎖球菌，大腸菌，肺炎球菌などの細菌やアメーバ，トリコモナスなどの原虫に対し，殺菌，滅菌の効果がある。経口投与により消化管内殺菌や異常発酵抑制効果，また外用により殺菌，防腐効果がみられる。

　1899年に合成され，1900年スイスのバーゼル化学工業からvinoformの名で防腐剤（外用薬）として製造販売された。当初は外用薬であったが，後に内服薬としてとしても用いられるようになり，特にアメーバ赤痢に対して使用されるようになった。日本では1929年，急性大腸カタル，疫痢に有効であるとの報告があり，1934年に腸内殺菌を目的とする内服薬として日本での発売が開始された。1939年の第五改正日本薬局方では下痢にも適応が拡大され，1日の投与量も1〜2gとなりそれまでの約3倍となった。昭和30年代から国民皆保険制度の充実とともに診療報酬点数表が整備されるようになり，1970年にはキノホルム含有医薬品は約180種を数え，適応症には下痢，消化不良，胃痛，腹痛など30種を超えていた。本邦におけるスモン発生は，1956年（昭和31年）にエマホルムの製造が許可されてから，キノホルム剤の大量生産，大量販売時代に入ったことが大きく影響していると考えられる。また，昭和30年代の日本における衛生状態は現在と比べると格段に悪く，細菌性下痢に対し短期間キノホルムを投与することはそれなりの治療効果が期待できたものと考えられるが，国民皆保険制度を背景に，日本人に多いとされる神経性や胃腸虚弱による慢性下痢に対してもキノホルムが漫然と大量かつ長期にわたって投与されていたことが被害の拡大につながったのではないかと指摘されている。

B. スモンの発生の歴史

　昭和30年頃から日本各地で散発的に，下痢や腹痛などの消化器症状および歩行障害や視力障害，異常感覚などの神経症状がみられる患者がみられるようになった。1957年には山形市で集団発生がみられ，1959年，釧路市では100名近い集団発生がみられたことからよく知られた事実となった。その後，大牟田市，津市，米沢市，徳島市などで発生が相次いだ。1962年，戸田市での集団発生が「戸田の奇病」として報じられるに至り，難病・奇病として，社会的にも注目を集めるようになった。当時は発生原因がわかっておらず，特に感染説の影響のあおりを受け，病気がうつると敬遠されたり，職場を追い出されたり，さらには自殺するスモン患者までみられるようになった。病気であることを隠さざるを得ない状況においこまれるなど病気への無理解による偏見によりスモン患者たちは肉体的苦痛に加え，社会的に孤立するなど悲惨な状況に追い込まれた。その後も患者数は増加し，全国で1万人を超すようになり自殺者を含め死亡患者が600名に上った。臨床症状，神経所見，病理所見から，この疾患が亜急性進行性で，病変の主座が脊髄，視神経，末梢神経に限局していることが明らかになり，1964年の日本内科学会の非特異性脳脊髄炎シンポジウムにおいて新たな疾患単位であるとの提案がなされた。椿ら[1]により

表 スモンの臨床診断指針

I. 必発症状
1. 腹部症状（腹痛，下痢など）：おおむね神経症状に先立って起こる。
2. 神経症状
   a. 急性または亜急性に発現する。
   b. 知覚障害が前景に立つ。両側性で，下半身，ことに下肢末端につよく，上界は不鮮明である。とくに，異常知覚（ものがついている，しめつけられる，ジンジンする，その他を伴い，これをもって初発することが多い。

II. 参考条項（必発症状を併せて，診断上きわめて大切である）
1. 下肢の深部知覚障害を呈することが多い。
2. 運動障害
   a. 下肢の筋力低下がよく見られる。
   b. 錐体路徴候（下肢腱反射の亢進，Babinski 徴候など）を呈することが多い。
3. 上肢に軽度の知覚・運動障害を起こすことがある。
4. 次の諸症状を伴うことがある。
   a. 両側性視力障害
   b. 脳症状，精神症状
   c. 緑色舌苔，緑便
   d. 膀胱・直腸障害
5. 経過はおおむね遷延し，再燃することがある。
6. 血液像，髄液所見に著明な変化がない。
7. 小児には稀である。

subacute myelo-opticoneuropathy と呼ぶことが提唱され，頭文字をとって SMON（スモン）と呼ばれるようになった。1965年には厚生省スモン調査研究協議会により，スモン臨床診断指針（表）が発表された。

C. スモンの原因究明

スモンの原因として当初感染説，アレルギー説，ビタミン欠乏説，代謝障害説，中毒説などのいくつかの病因が検討されてきた。キノホルムとの関連が指摘されるようになったのは，1970年高須ら[2]によりスモン患者の舌に暗緑色の舌苔が観察され，緑毛舌として報告されたのがきっかけである。その後，緑舌のほか尿，便にも緑色を呈する症例が認められ，この緑毛舌，緑尿の分析の結果，この緑色物質が3分子のキノホルムが3価の鉄イオンと錯化合物によることが判明した。この報告を受け，スモン患者に対するキノホルムの服用歴調査やキノホルム服用から神経症状発現期間などの大規模な疫学調査が行われた結果，1970年8月，椿ら[3]によりキノホルム病因説が提唱された。厚生省は翌9月にキノホルムの販売中止ならびに使用見合わせの行政措置を決定した。この措置以来，スモンの新たな発生が激減した。スモン調査研究協議会の疫学班による全国的な調査により，また動物にキノホルムを投与してスモンの神経

系病変の再現に成功した実験[4]において、スモンのキノホルム病因説は確定するにいたった。1972年には全国で11,127名のスモン患者が確認された。ちなみにアメリカでは重度の下痢などの副作用の報告を受け、要指示薬となり1961年には販売禁止処置がとられていた。

キノホルムは前述したように水にはほとんど溶けず、腸管から吸収されないため、副作用の少ない安全な薬剤と考えられていたが、その後の検討により服用したキノホルムの20～30％が消化管から吸収され、肝臓、腎臓、皮下脂肪などにも蓄積することがわかった。吸収されたキノホルムの大部分は肝臓で抱合を受け、グルクロナイドまたは硫酸エステルとなり、無毒化されて胆汁中または尿中に高濃度に排泄される。神経系へのとりこみは坐骨神経などの末梢神経、後根神経節、網膜などにみられるが、中枢神経系への取り込みは少ない。キノホルムによる実験動物への投与ではサル、イヌ、ネコ、ウサギ、ニワトリなどで行われており、いずれも運動障害や失調などの神経症状が後肢に優位でありヒトと類似している。発症した動物モデルでは末梢神経、後根神経節、脊髄長索路の変性が認められる。

D. スモンの発症頻度

スモンの発症はいずれの年齢でも起こり得るが、成人以後に多く、10歳以下の小児には稀である。男子よりも女子に多い。外国におけるスモン発症の報告もあるが、その数はきわめて少ない。一般にキノホルム剤の1日服用量の多いほどまた服用期間の長いほどスモン発症率が高い傾向がある。しかし個人差もあり、比較的少量、短期間のキノホルム剤服用で発症をみた例もあり、逆にかなりの量の服用でも発症しなかった例もある。

E. スモンの臨床症状

1. 腹部所見

キノホルム内服の契機となった下痢や腹痛などの腹部症状に加えて、時に麻薬を必要とするような激烈な腹痛に見舞われることがある。腹痛は下腹部特に回盲部、臍部に比較的限局していることがあり、虫垂炎やイレウスと誤診されやすい。また鼓腸、便秘、下痢、イレウス様症状などがみられる。神経症状に先行して出現するが、ときに同時に現れることがある。前述したように舌は黒褐色ないし暗緑色の舌苔が特徴的である。

2. 神経所見

多くは日または週単位で急性あるいは亜急性に発現する。初発症状は下肢の異常知覚であることが多いが、下肢冷感や下肢筋肉痛、腰痛などで始まることもある。

感覚障害は両下肢遠位優位にじんじん感、ぴりぴり感、しめつけ感などの自発的なしびれ感がみられ、特に足底部に硬いものが貼り付いたような異常感覚が目立つ。これらの異常感覚は足先に始まり、経過ともに上行し、胸腹部に達する。中には胸部にまで達する例もある。これらの症状の進行は数日から2週間ほどで完成するのがほとんどである。痛覚

や温冷覚の鈍麻などの表在覚障害および振動覚低下や位置覚障害などの深部覚障害が対称性にかつ遠位優位に認められる。下肢深部覚障害のため，歩行は動揺し，Romberg試験は陽性である。一般的に表在覚障害よりも振動覚障害や位置覚障害などの深部覚障害が優位である。深部覚障害は対称性で遠位優位である。

運動障害では下肢の筋力低下が主体であり，筋萎縮や痙性がみられることもある。下肢に比べて上肢の運動障害は軽度で，頻度も少ない。

視神経障害は下肢の異常感覚がみられてから約1カ月あるいはそれ以上経過してから出現するのが一般的である。視力障害は両側性で，中心暗点と求心性視野狭窄がみられる。眼底所見では視神経萎縮が認められる。視力障害の程度は自覚的な軽度の視力低下から全盲にいたるまで障害の程度に差がみられる。

その他の脳神経では眼球運動障害，聴力低下，球症状などを呈する場合がある。けいれんや意識障害もまれながらみられる。自律神経障害では下肢の皮膚温の低下が高率でみられ，膀胱直腸障害もしばしばみられる。

腱反射では脊髄障害の影響により，膝蓋腱反射は亢進し，末梢神経病変の影響でアキレス腱反射は減弱あるいは消失するのが一般的である。Babinski徴候は陽性になることが多い。

F. スモンの病理

1. 末梢神経

神経線維のびまん性，あるいは節性の脱髄ならびにシュワン細胞の増生が認められる。後根神経節，交感神経節では神経細胞の脱落が認められる。

2. 視神経

急性例では視神経交叉部中心性の限局的軟化巣がみられ，遷延例では眼球直後から外側膝状体にいたる対称性のびまん性脱髄が認められる。網膜神経節細胞は脱落しており，神経線維の非薄化がみられる。なお，視神経以外の脳神経病変は認めないかわずかである。

3. 脊髄

側索と後索において対称性に髄鞘の脱落や軸索の変性が認められる。後索病変は下部腰髄〜上部仙髄から始まり，延髄後索まで及んでおり，下部胸髄から上部腰髄で最も高度である。側索病変は中部胸髄以下連続的にみられるが，下降するにつれて，病変は強い。

4. 脳幹

延髄オリーブ核の神経細胞が空胞変性を呈し，アストロサイトの増生が認められる。なお，延髄より上のレベルの皮質錐体路や前中心回には病理変化は乏しい。

G. スモンの検査所見

末梢血液像，血清生化学，髄液所見では明らかな異常所見はみられない。筋電図では下肢優位に神経原性変化が認められる。末梢神経伝導検査では運動神経伝導速度の遅延，潜時延長がみられ，感覚神経活動電位の低下がみられる。

H. スモンの治療

全身状態に関しては安静，栄養管理，感染防止が主体となる。腹部症状については適切な対症療法を行う。患者発生が相次いでいた時期には急性期治療として副腎皮質ステロイド療法やACTH療法が施行され，疼痛の強い例に対してはリドカインおよび副腎皮質ステロイドの硬膜外投与が行われた。下肢の異常感覚や痛みに対してはノイロトロピンの経静脈投与あるいは経口投与がある程度有効である。ATP・ニコチン酸の点滴静注，ガングリオシド筋注，タウリン内服，ビタミン剤などが行われる。痛みに対しては非ステロイド系消炎鎮痛剤，異常感覚に対しては三環系抗うつ剤が症状の改善に役立つことがある。また，東洋医学的治療法である鍼治療が時に有効である。リハビリテーションでは温熱療法，マッサージなどが有効であり，機能レベルを維持するためには関節可動域訓練，筋力訓練を行う。転倒防止のためのバランス訓練，外反母趾や足趾屈曲などの変形予防が重要である。プラスチック装具はスモン患者の下肢異常知覚が増悪するため，皮膚刺激の少ない革製装具やビニール樹脂を用いたソフトな装具が好ましい。スモン患者の下肢の機能強化を目的としたスモン体操などが転倒防止には有効である。

I. スモンの合併症

スモン患者の高齢化とともに合併症が増加傾向にある。多いものでは白内障，高血圧，脊椎疾患，関節疾患などが挙げられる[5]。特に白内障はスモン患者の約6割に認められ，合併症の中で最も多く，一般住民での検診結果に比べて，50～70歳代に有病率が高いことが指摘されている。また転倒による骨折が多いのが特徴であり，これはスモンによる深部覚障害による失調性歩行および両下肢筋力低下による易転倒性のうえさらに，骨粗鬆症や加齢の影響が加わったためと考えられている。骨折はQOLの悪化につながるため，スモン患者にとっては重篤な合併症といえる。また，骨折や子宮筋腫などの手術後にスモン症状が増悪することがあるので注意が必要である[6]。

J. スモンの予後

スモンは発症後数週間から数ヵ月で症状が最重症期に達し，その後視力障害や運動障害に関してはゆっくりと回復傾向にむかう。下肢優位の感覚障害に関しては改善することなく遷延する場合が多いとされるが，これも長い経過で若干ながら改善傾向が認められる。

特に発症時，20歳未満の若年スモン患者は最重症期の症状に比較して，視神経障害と歩行障害がより改善していることがわかってきている[7]。一方，高用量のキノホルムを投与された場合，脳幹障害や意識障害を呈し，死に至った症例が報告されている。用量依存的に重症スモンの発症がみられており，特に視神経障害により失明に至った症例が多い。

まとめ

スモンは1万人を超える被害者をだした日本最大規模の薬害である。この原因究明には日本の研究者の貢献が大きかったことは注目すべきことであるが，被害規模から見れば，当然のことであったとも言える。発症からすでに多くに年月が過ぎており，日本中を席巻した薬害は風化しつつある。スモン発生と期を同じくしてみられたサリドマイドによる薬害についても同様である。しかし，日本ではこのあとも非加熱製剤によるHIV感染やプリオンに汚染された硬膜移植よるヤコブ病などの薬害が相次いでいる。薬害を予防する第一歩はスモンなどの薬害の歴史を知り，風化させないことである。スモン，サリドマイド，エイズ，ヤコブ病などの薬害は日本において発生件数が多いのは残念なことであり，振り返って迅速で，的確な判断があったならば，被害の拡大を食い止めることができたはずである。薬害スモンは特定疾患治療研究事業の確立，薬事法の改正，さらには医薬品副作用救済制度の創設など国民全体に役立つ結果をもたらしたわけであるが，その背景には多くのスモン患者の犠牲があることを忘却してはならない。薬剤の投与は医師の責任によって行われる。臨床医は薬害スモンの事実を真摯に受け止め，診療にあたる責務がある。

参考文献

1) 椿　忠雄，豊倉康夫，堀越　広，他：腹部症状に続発したSubacute Myelo-optico-neuropathyの臨床的並びに病理学的研究，日本内科学会誌，53, 779, 1964
2) 高須俊明，鋳型明弘，豊倉康夫：SMON患者にみられる緑毛舌について，医学のあゆみ，72, 539, 1970
3) 椿　忠雄，本間義章，星　充：SMONの原因としてのキノホルムに関する疫学的研究，日本医事新報，2448, 29, 1971
4) 立石　潤，池田久男．キノホルム経口投与によるイヌの慢性中毒症状について，医学のあゆみ，76, 611, 1971
5) 小長谷正明，久留　聡，松本昭久，他：平成15年度の全国スモンの総括．スモンに関する調査研究班　平成15年度総括・分担研究報告書，p 19-22, 2004
6) 祖父江元：最近のスモンの状況—中部地区検診結果から—スモンの過去・現在・未来 (IV) 平成17年度スモンの集いから　スモンに関する調査研究班，p 13-22, 2006
7) 祖父江元，塚田直敬，寺沢捷年，他：平成8年度中部地区スモン患者の実態．特に若年発症スモン患者について，スモンに関する調査研究班　平成8年度総括・分担研究報告書，p 37-41, 1997

13 水俣病

内野 誠（熊本大学大学院 神経内科学分野）

水俣病は工場廃液中に含まれるメチル水銀が食物連鎖を経て漸次魚介類に濃縮蓄積し，この汚染魚介類を反復摂取することにより発症したメチル水銀中毒症であり，その発症機序はきわめて特異的である．昭和31年に最初の患者が発見され，不知火海沿岸住民を中心に平成18年までに公害健康被害補償法等により熊本・鹿児島両県で認定された患者数は約2,267名に達し，新潟県阿賀野川流域で，昭和40年以来690名の患者が認定されている．濃厚汚染時期に発症した水俣病典型例の病理，臨床像，経時変化，画像所見の特徴について述べ，概説する．

A. 水俣病の病理

メチル水銀の沈着しやすい部位として，成人では大脳では後頭葉視中枢（特に鳥距野の前半部），聴中枢（側頭葉上側頭回），中心前・後回などがあげられ，神経細胞の脱落ならびに神経膠細胞の増生が生じる．特に大脳皮質の6層構造のなかでも第2層や4層を構成する小型の神経細胞が障害されやすいことが知られている．小脳では新旧小脳ともに中心性に深部が障害されやすく，軽症例や中等症の例ではPurkinje細胞層直下の顆粒細胞の脱落が特徴的である．重症例ではPurkinje細胞も脱落する．大脳や小脳が高度に障害されるのに比して脊髄の病変は乏しく，末梢神経では後根神経節や感覚神経優位に障害される．胎児例ではび漫性に障害され，成人のような障害部位の選択性は乏しくなる[1]．

B. 水俣病のメチル水銀の特性・体内動態

水銀は生体内に経気道，経皮，経口的に侵入する．無機水銀（金属水銀，無機水銀塩），有機水銀はそれぞれ生体内での動態や毒性にも異なった特徴がみられる．常温でも金属水銀から水銀元素が蒸発しており，水銀蒸気は肺から吸収され，脳に高い親和性を持つ．無機水銀塩は生体内ではほとんど二価イオンとして存在し，蛋白のSH基と強く結合し，各種酵素活性を阻害し毒性を示す．SH基と結合しやすい二価イオンの方が一価イオンより毒性は強いといわれる．一価イオンとして働くメチル水銀の毒性は無機水銀に比べて低い

が，消化管よりの吸収が無機水銀の数％に比べて，90～100％ときわめて高い。赤血球のヘモグロビンと結合し，全身臓器に蓄積するが，特に血液脳関門をよく通過し中枢神経系に対する親和性が強く大脳，小脳に蓄積する。脳内では神経細胞，神経膠細胞，マクロファージなどに蓄積し，細胞内ではミトコンドリア・小胞体・核膜に結合する。神経細胞に対するメチル水銀の障害メカニズムはについては，SH蛋白の機能障害，蛋白合成能の低下，NMDAレセプターを介した細胞内Ca^{++}の増加，活性酸素産生の増加，小胞体ストレスによるアポトーシスなどさまざまな報告がなされているがまだ統一された見解は得られていない。何故小型の神経細胞が障害されやすのかについても今後の研究課題である。

C. 水俣病の臨床症状

1. 中核神経症候について

典型例では，求心性視野狭窄，聴力障害，小脳症候（構音障害，協調運動障害，平衡障害），および感覚障害を合わせもち（Hunter-Russell症候群という），その他企図振戦，味覚・嗅覚障害，重症例では性格変化，知能低下，妄想などの精神症状，痙攣などもみられる。昭和30年代初期の濃厚汚染時期に魚介類を摂取後比較的急性ないし亜急性に発症した例が多い。徳臣らにより発症時（34名）[2]，10年後（23名）[3]，20年後（13名）[4]に同一患者の神経症候について追跡調査が行われているが（図1），感覚障害の範囲が狭

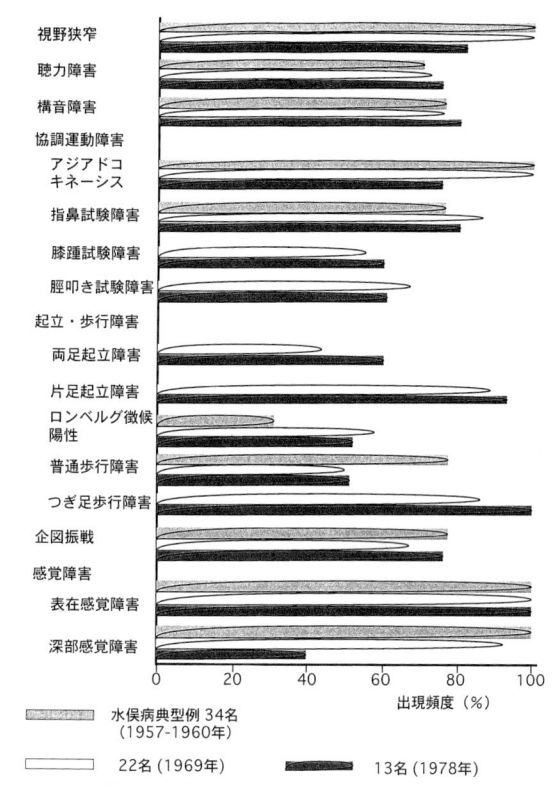

図1 水俣病典型例の臨床症状の推移

徳臣らにより水俣病発生当初に34例（1957～1960年）の臨床症状の詳細な分析が行われ，同一生存例について10年後22例（1969年），20年後13例（1978年）について追跡調査が行われた。視野狭窄，アジアドコキネーシス，深部感覚障害の頻度は低下しているが，片足起立障害，つぎ足歩行障害などの頻度は増加傾向にあり，全体的に中核症状の出現頻度は殆ど不変と考えられる。

くても全例運動失調が認められており，感覚障害の範囲が拡がるに従って他の中核症候の出現率ならびに程度も顕著になることが報告されている（図2）[4]。

一方昭和45年以降に認定された症例（慢性軽症例が大半）は昭和30年代から50年代にかけて徐々に手足のしびれ感，脱力感，頭重感，めまい感，視力低下などの症状が出現

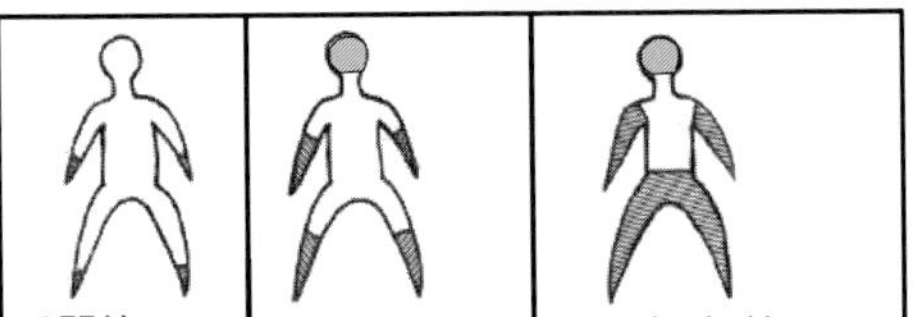

感覚障害	手関節、足関節以下	前腕、下腿以下（顔面）	四肢、躯幹（顔面）
症例	1　2　3	4　5　6	7　8　9　10　11
視野狭窄	－　－　卌	＋　卌　卌	卌　卌　＋　－　卌
聴力障害	－　－　＋	＋　＋　－	＋　卄　＋　－　＋
言語障害	－　－　＋	＋　卄　＋	－　卄　卄　－　卌
失調症状	＋　＋　＋	＋　卄　卄	＋　卄　卌　卄　卌
企図振戦	－　－　－	－　＋　卄	卄　卌　＋　卌

図2　水俣病典型例における感覚障害の分布とその他の症状
感覚障害の範囲が狭くても全例運動失調が認められており，感覚障害の範囲が拡がるに従って他の中核症候の出現率ならびに程度も顕著になる。
　－：所見なし，＋：軽度，卄：中等度，卌：高度
4）徳臣晴比古，出田　透，寺本仁郎，他：20年後の水俣病．神経内科 12：254-260，1980

した例が多く，Hunter-Russel症候群の臨床症候を呈するものは少なく，昭和52年の環境庁次官通知"後天性水俣病の判断条件"[5]に従って，神経内科，眼科，耳鼻科などの所見を総合的に検討して，最終的にメチル水銀中毒症の可能性を否定できないと判断された症例が大半を占める。感覚障害はほぼ全例に認められるが，失調症状，求心性視野狭窄，後迷路性聴力障害などは軽微ないし明らかでない例が多い。また加齢に伴う各種合併症の増加も病像をより複雑にしている面がある[6~9]。

2. 感覚障害について

水俣病典型例における中核神経症候の多くは病理所見や画像変化とよく対応しているが，感覚障害の責任病巣については中枢（感覚野）説と末梢神経説があり，今日まで明確な結論は得られていない。これらの課題に検討を加えるため，水俣病典型例4例，慢性軽症例38例に対して，複合感覚（二点識別覚，皮膚書字試験），深部感覚，表在感覚の障害パターンについて調査を行った。

水俣病典型例では全例頭部MRI，短潜時体性感覚誘発電位検査（SSEP）も実施した。慢性軽症例では頭部MRIは全例施行されていたが，SSEPは一部の症例で施行された。結果は，水俣病典型例では，四肢の表在感覚は障害が軽微で，上肢の触覚には異常がない例もみられたが，複合感覚（二点識別覚，皮膚書字試験）は高度に障害され，感覚障害のパターンは，複合感覚障害≧深部感覚障害＞表在感覚障害の順番で強く障害されていた。慢性軽症例では，認定後20年以上を

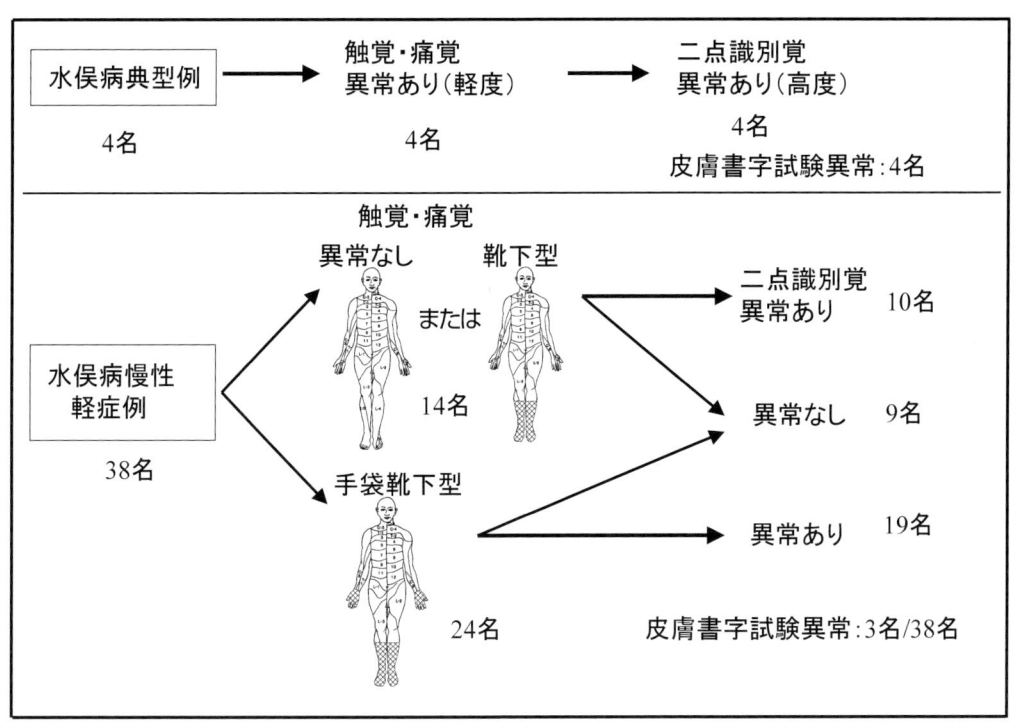

図3 水俣病典型例と慢性軽症例における表在感覚,複合感覚の障害パターン[10]。
水俣病典型例では表在感覚障害の程度は軽微であるのに対して,二点識別覚や皮膚書字試験は高度に障害されている。慢性軽症例では感覚障害のパターンは多様である。

経過している例が多く,上肢の表在覚には異常がない例が14例みられ,そのうち二点識別覚に異常がみられたのが10例,異常なしが4例であった。残る24例では手袋靴下型の表在感覚障害を認めたが,二点識別覚に異常がみられたのが19例,異常なしが5例であった(図3)[10]。ただ皮膚書字試験は38例中3例のみで異常がみられた。水俣病典型例では全例頭部MRI上中心後回の著明な萎縮を認め,SSEPでN9,N11,N13などには異常がなく,感覚野由来のN20のみが全例消失していた(図4)。

一方慢性軽症例では頭部MRIには有意な異常はみられず,SSEP検査でN20には異

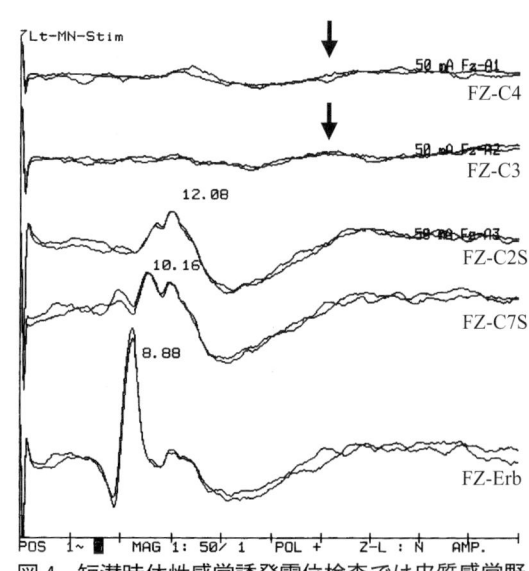

図4 短潜時体性感覚誘発電位検査では皮質感覚野に由来するN20の消失をみる(→)。

常はみられない。ただ複数の施設からN9の振幅低下を示す成績もだされている。これらの水俣病典型例における感覚障害のパターンならびにSSEP所見からは皮質性病変の関与をより疑わせるが、発症当時は四肢末梢優位の表在感覚障害を全例認めており、発症以来40〜50年の経過で、末梢神経の再生の影響なども加わり末梢神経病変の検出が次第に困難になってきている可能性もある。慢性軽症例においては上肢の表在覚に異常を認めなかった14例中10例で二点識別覚に異常を認めたことは感覚野の病変を示唆する成績となるが、皮膚書字試験などでは異常を認める例は少なく、またSSEPなどの補助検査による客観的異常をとらえることが困難で、今後も多方面からのデーターの集積が必要と思われる。

3. 神経症候の経時的推移

昭和31年の公式発見からすでに50年が経過した現在、水俣病認定患者のうち、2/3は既に死亡し、生存例も高齢化や各種合併症の増加により病像が修飾、現在の水俣病患者の病像はきわめて複雑なものとなっている。水俣病の神経症状の経年的変化については、現在までに有症率を中心として神経症候学的に検討したものはあっても、各症状の相関や重みなどを詳細に検討したものはなかった。この問題を解決するため、昭和50年までの熊本、鹿児島、新潟の認定患者を対象に、統計学的手法により各地域の病像の違いや重症度を明確にするため、メチル水銀非汚染地区住民を対照とした判別式を求める方法を用いて分析した[11]。詳細については割愛するが、判別式第1法ではメチル水銀中毒の鑑別に深い関係をもつと考えられた39項目の神経所見に重み付けをして作成したもので、申請者（ケース）かA町住民（コントロール）かを従属変数とし、性・年齢を共変数、神経症状を独立変数として各地域ごと（熊本、鹿児島、新潟）に多重ロジスティック解析を行って得られたものである。

以上の判別式を用いて、水俣地区のB病院に通院ないし入院中の水俣病25例（典型例を含む）について、平成11年ならびに15年に神経所見の調査（平成15年時の平均年齢71.3±13.1歳）を行い、認定時の神経所見と比較した（平均経過年数25.5±6.6年）。判別値の経時的推移でみると、認定時には1例を除く24例が80以上の判別値を呈したが、平成15年調査時の判別値は殆どの症例で低下していた（中央値99.998→35.427）（図5）[11]。ただ、典型例では判別値はほぼ100の高い値を示し、経過による低下はみられなかった。ちなみに判別値が50を越えて100に近づくほど水俣病の蓋然性が高いことを意味する。判別値が1例のみ上昇していたが、この例はlate cortical cerebellar atrophy（LCCA）の合併例であり、小脳症候の進行に起因すると考えられた。

D. 水俣病の検査成績

急性期には毛髪・血液・尿中水銀が高値を示し、診断に有用であるが、慢性に経過したものでは正常化していることが多い。水俣病の典型例では頭部CT、MRIで両側後頭葉の鳥距野、中心後回、小脳の著明な萎縮を認める（図6）。また典型例では短潜時体性感

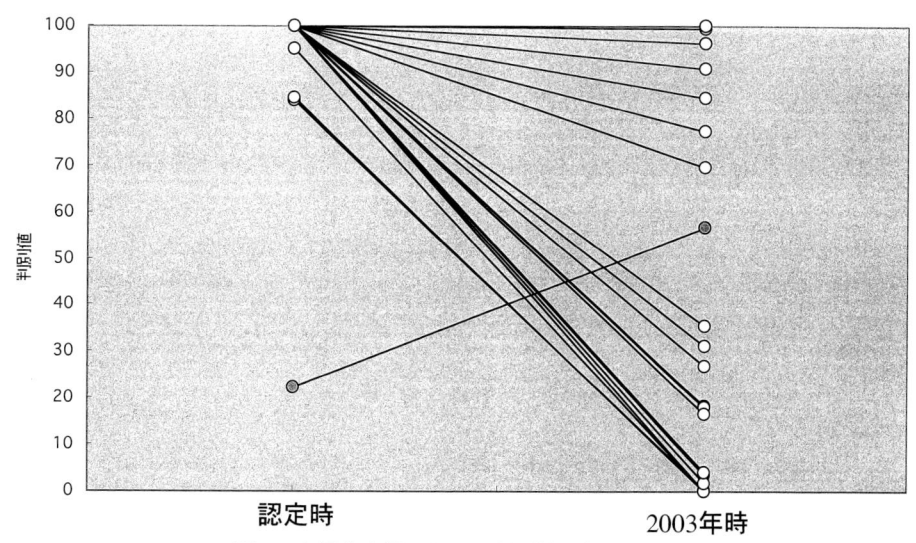

図5 水俣病症例における判別値の経時変化[11]

認定時より平均約25年を経過して，水俣病の蓋然性を多変量解析により求めた判別値は大部分の症例で低下しており，水俣病の症状そのものは軽減していると考えられる。判別値が上昇している1例はLCCAを合併している症例である。

覚誘発電位でN20（感覚野の電位）の消失をみる[12]。

E. 水俣病の診断

有機水銀中毒は患者の居住地区，生活歴，魚介類の摂取状況などを調査し，臨床症状を詳細に分析する。特に運動失調・求心性視野狭窄の有無，感覚障害パターンに注意。毛髪・血液・尿中水銀の測定。頭部CT・MRI，短潜時体性感覚誘発電位などを参考にする。

F. 水俣病の治療

1. 原因療法

ジメルカプロールは脳内のメチル水銀濃度を上昇させ，中枢神経症状を悪化させる可能性があるので使用できない。DMSAは動物実験では脳や赤血球のメチル水銀の排泄を促進することから有効性が期待される。

2. 対症療法

VEを始めとする各種ビタミン剤，鎮静剤，鎮痙剤など症状に合わせて使用する。

リハビリテーションも有効である。

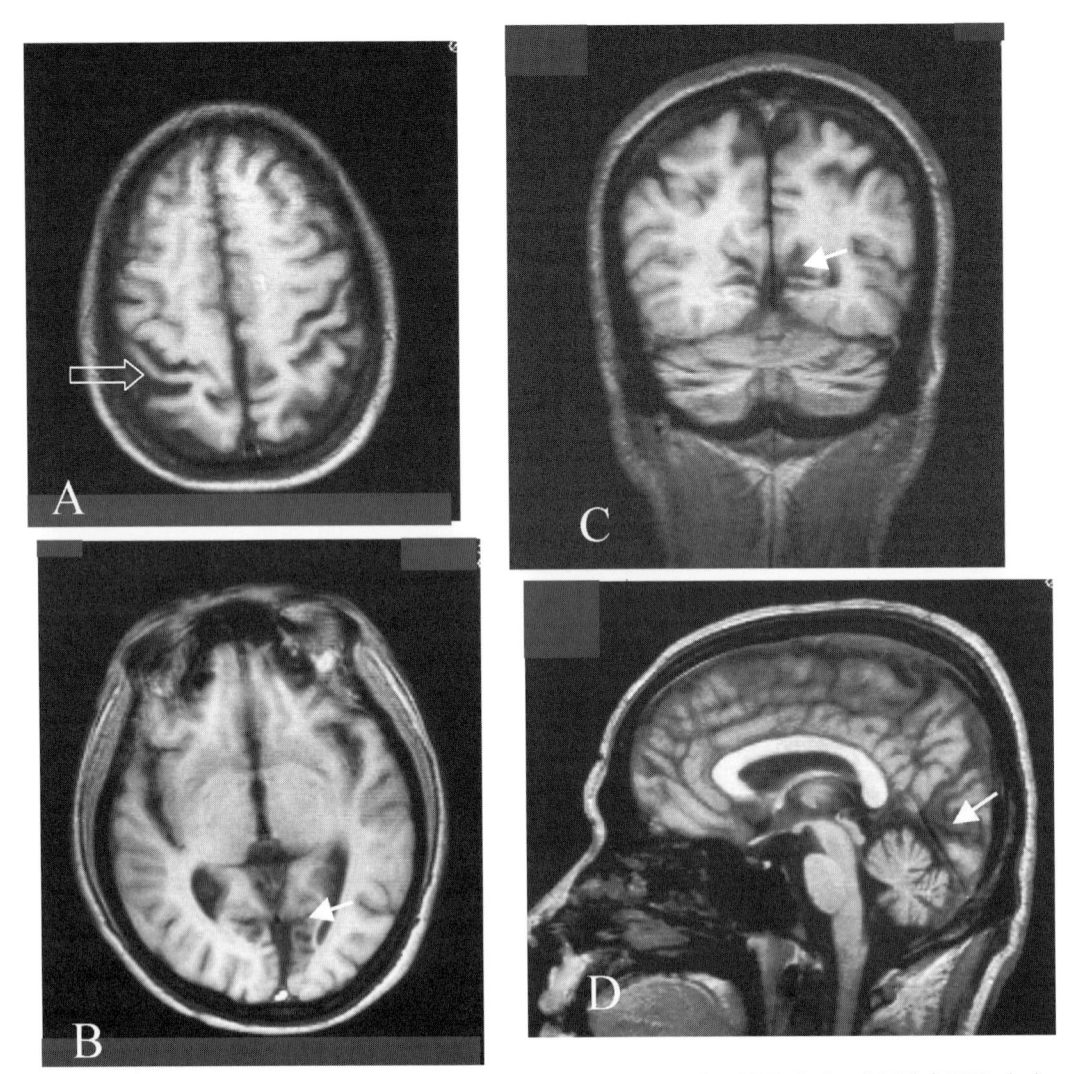

図6 水俣病患者（典型例）の頭部MRI所見（T1強調画像）。両側中心後回（⇨），後頭葉鳥距野（→），小脳の萎縮が著明である。後頭葉鳥距野の萎縮は求心性視野狭窄に相関し，前方部分で変化が強い。

参考文献

1) 武内忠男：水俣病の病理．熊本大学医学部水俣病研究班編　水俣病　秀版印刷　熊本 pp. 194-282, 1966
2) 徳臣晴比古：水俣病の臨床．熊本大学医学部水俣病研究班編　水俣病　秀版印刷　熊本 pp. 48-81, 1966
3) Okajima T, Mishima I, Tokuomi H.: Minamata disease with a long-term follow-up. Int. J. Neurol., 11: 62-72, 1976
4) 徳臣晴比古，出田 透，寺本仁郎，他：20年後の水俣病．神経内科 12: 254-260, 1980
5) Director General of Environmental Health

Department. Diagnostic guidelines for Minamata disease. In: Recent Advances in Minamata Disease Studies, edited by T. Tsubaki & H. Takahashi, Kodansha, Tokyo, pp. 207-210, 1986
6) 内野　誠, 荒木淑郎：慢性水俣病の臨床像について—最近の水俣病認定患者100例の神経症候の分析を中心に. 臨床神経 24：235-239, 1984
7) 内野　誠, 荒木淑郎：慢性水俣病診断の問題点—神経症候並びに患者老齢化に伴う各種合併症の実態を中心に. 臨床神経 27：204-210, 1987
8) Uchino M, Tanaka Y, et al.: Neurological features of chronic Minamata disease (organic mercury poisoning) and incidence of complications with aging. J Environ Sci Health 30：699-715, 1995
9) Uchino M, Mita S, et al.: Changes in the clinical features of Minamata disease. In: Methylmercury poisoning in Minamata and Niigata, Japan, edited by Y. Takizawa & M. Osame, Japanese Public Health Association, Tokyo, pp. 35-40, 2001
10) Uchino M, Mita S, et al.: Clinical investigation of the lesions responsible for sensory disturbance in Minamata disease. Tohoku J. Exp. Med. 195：181-189, 2001
11) Uchino M, Hirano T, et al.: The severity of Minamata Disease declined in 25 years—Temporal profile of the neurological findings analyzed by multiple logistic regression model—. Tohoku J Exp Med 205：53-63, 2005
12) Tokuomi H, Uchino M, et al.: Minamata disease (organic mercury poisoning): Neurologic and electrophysiologic studies. Neurology, 32：1369-1975, 1982

14 ベーチェット病，SLE，PN

水谷 智彦（日本大学医学部 内科学講座神経内科部門）

A. ベーチェット病[1~4]

1. ベーチェット病の概念

ベーチェット病は全身の諸臓器に急性炎症を反復しながら進行性経過をたどる原因不明の難病であり，①再発性アフタ性口内炎，②虹彩毛様体炎ないし脈絡網膜炎，③外陰部潰瘍，④結節性紅斑様皮疹などの皮膚病変を4主徴とする。ベーチェット病は中枢神経系にも病変（脳幹＞大脳半球）を起こし，中枢神経症状が臨床症状の主体であるものを「神経ベーチェット病」と呼ぶ。HLA-B51あるいはその近傍の遺伝子座に本症の発症感受性遺伝子が存在すると考えられている。本症は，地中海沿岸から中国・日本に至るシルクロード沿いの地域に多く，シルクロード病とも言われている。

わが国におけるベーチェット病の発病年齢は28.3±10.3（SD）歳であるが，中枢神経症状は大多数の症例で最後に出現し，その初発年齢は35.8±8.4歳である。

2. ベーチェット病の診断

ベーチェット病に特異的な検査異常はないので，診断は特徴的な臨床症候がそろうか否かで行い，完全型，不全型，疑い，特殊病型（a 腸管ベーチェット病，b 血管ベーチェット病，神経ベーチェット病［10~20％］）とに便宜的に分けている（表1）。なお，特異性が高く，活動性を反映する検査としては「皮膚の針反応陽性」（陽性率44％）がある。下記の神経症候・検査所見に表1の主症状が出現した時に神経ベーチェット病と診断する。

神経ベーチェット病では，神経症状に先行して眼，粘膜，皮膚症状が出現することが多い。例外的に神経症状が先行することがあっても，1年以内に全身症状が現れる。なお神経ベーチェット病は4主徴を呈さない不全型が多く（約8割），また眼症状を欠くものが3/4を占める。

神経ベーチェット病の初期症状は，構音障害，精神症状，歩行障害が多い。経過中最も目立つのは進行性仮性球麻痺様症候（構音障害・嚥下障害など）で，小脳失調，運動麻痺（片麻痺・対麻痺），膀胱直腸障害も多い。

表1　我が国におけるベーチェット病の診断基準

1　主要項目
(1)　主症状
　①口腔粘膜の再発性アフタ性潰瘍
　②皮膚症状
　　(a)結節性紅斑様皮疹，(b)皮下の血栓性静脈炎，(c)毛嚢炎様皮疹，痤瘡様皮疹．
　参考所見：皮膚の被刺激性亢進．
　③眼症状
　　(a)虹彩毛様体炎，(b)網膜ぶどう膜炎（網脈絡膜炎），
　　(c)以下の所見があれば(a)，(b)に準じる：(a)，(b)を経過したと思われる虹彩後癒着，水晶体上色素沈着，網脈絡膜萎縮，視神経萎縮，併発白内障，続発緑内障，眼球癆．
　④外陰部潰瘍
(2)　副症状
　①変形や硬直を伴わない関節炎，②副睾丸炎，③回盲部潰瘍で代表される消化器病変，④血管病変，⑤中等度以上の中枢神経病変．
(3)　病型診断の基準
　①完全型
　　経過中に4主症状が出現したもの．
　②不全型
　　(a)経過中に3主症状，あるいは2主症状と2副症状が出現したもの．
　　(b)経過中に定型的眼症状とその他の1主症状，あるいは2副症状が出現したもの．
　③疑い
　　主症状の一部が出現するが不全型の条件を満たさないもの，および定型的な副症状が反復あるいは増悪するもの．
　④特殊病変
　　(a)腸管（型）ベーチェット病—腹痛，潜血反応の有無を確認する．
　　(b)血管（型）ベーチェット病—大動脈，小動脈，大小静脈障害の別を確認する．
　　(c)神経（型）ベーチェット病—頭痛，麻痺，脳脊髄症型，精神症状などの有無を確認する．
2　検査所見
　参考となる検査所見（必須ではない）
(1)皮膚の針反応の陰・陽性：20〜22Gの比較的太い注射針を用いる．
(2)レンサ球菌ワクチンによるプリックテストの陰・陽性：レンサ球菌に対する過敏反応をチェックする．
(3)炎症反応：赤沈値亢進，血清CRP陽性化，末梢血白血球の増加，補体価の上昇．
(4) HLA-B 51（B 5）の陽性（約60％）．
(5)病理所見：皮疹の生検にて，リンパ球性血管炎の存在ないしは全身的血管炎の可能性を示唆する壊死性血管炎の存在．

（難病情報センターホームページ（www.nanbyou.or.jp/sikkan）掲載の平成18年11月20日時点における厚労省特定疾患Behcet病調査研究班の基準を一部簡略）

神経ベーチェット病の急性期では，軽度の髄液異常（軽度のリンパ球優位の細胞増多，総蛋白濃度上昇，IL-6上昇，糖は正常）がみられ，頭部CT・MRIでは，脳萎縮と弧発性ないし多発性の病変が脳幹＞大脳半球にみられる。急性期の病変はCT・MRIで増強効果を示す。脳波所見異常もしばしば認められる。

3．ベーチェット病の治療

急性期・再燃期には副腎皮質ステロイド薬（プレドニゾロン40～60 mg/日）を投与する。重症時にはメチルプレドニゾロンのパルス療法（1,000 mg点滴静注を3日間）を行うこともある。症状が軽快し，髄液が正常化したら漸減する。副腎皮質ステロイド薬投与は視力障害を憎悪させる危険があるので，長期連用は慎む。コルヒチンは眼症状には奏功するが，神経症状に対する有効性は確かめられていない。

また，シクロスポリンは難治性ぶどう膜炎には奏功するが，神経ベーチェット病の再燃を起こす危険があるので，神経ベーチェット病患者には禁忌である[3]。

1）最先端治療・最新臨床試験

従来と同じである。ベーチェット眼症に対して抗腫瘍壊死因子抗体（抗TNF-α抗体）が有効であったとの報告[4]があるが，神経ベーチェット病に対する効果については今後の課題である。

2）福祉上の注意

過労・睡眠不足などで再燃しやすいので，注意をする。なお，平成17年度から患者さんの医療費公費負担の割合は重症度により異なっている。

3）経過・予後

神経ベーチェット病は寛解と再発の経過を示すことが多く，完全寛解はまれである。初期に寛解しても2～3年以内には再発し，30％は慢性進行性の経過をとる。他のベーチェット病と比べ，予後はやや悪い。

参考文献

1) Sakane T, Takeno M, Suzuki N et al. Behçet's disease. N Engl J Med, 341 : 1284-1291, 1999
2) 尾崎承一：Behçet病．内科学，総編集（金澤一朗，北原光夫，山口徹，小俣政男），第II巻，医学書院，東京，pp 2540-2547, 2006
3) 若山吉弘，鈴木光一．Behçet病．神経症候群 IV．領域別症候群シリーズ 29 : 325-329, 2000
4) 北市伸義，大野重昭．Behçet病．日本臨牀 63増刊号5, 376-380, 2005

B. 全身性エリテマトーデス[1]

1．全身性エリテマトーデスの概念

全身性エリテマトーデス（systemic lupus erythematosus；SLE）は，抗核抗体など多彩な自己抗体と免疫複合体沈着による全身多臓器病変を特徴とする原因不明の慢性炎症性疾患である。初発年齢は20～40歳代で90％以上は女性が罹患する。発症には，遺伝子素因・環境因子（紫外線，ウイルス，性ホルモンなど）が関与すると推測されている。2001年の全国特定疾患の受療患者数は約5万人である。

2．全身性エリテマトーデスの診断

臨床症状は多岐にわたるが，米国リュウマ

表2 全身性エリテマトーデス（SLE）の分類基準

1. 頬部の皮疹（蝶型紅斑）
2. 円板状紅斑（ディスコイド疹）
3. 光線過敏症
4. 口腔内潰瘍
5. 関節炎
6. 漿膜炎
    a）胸膜炎
    b）心膜炎
7. 腎障害
    a）0.5g/日以上または定性で＋＋＋以上の持続性蛋白尿
    b）細胞性円柱
8. 神経学的障害
    a）痙攣
    b）精神症状
9. 血液学的異常
    a）溶血性貧血
    b）白血球減少（4,000/μl 以下）
    c）リンパ球減少（1,500/μl 以下）
    d）血小板減少（100,000/μl 以下）
10. 免疫学的異常
    a）抗2本鎖DNA抗体高値
    b）抗Sm抗体陽性
    c）抗リン脂質抗体陽性（IgGまたはIgM抗カルジオリピン抗体の異常値，ループスアンチコアグラントの陽性，梅毒反応の生物学的偽陽性のいずれか）
11. 抗核抗体陽性

（米国リュウマチ学会による．1982改訂，1997年に1部修正．）
診断基準：任意の観察期間中，経時的あるいは同時に11項目のいずれかの4項目以上が存在すれば「SLEである」と診断する．
なお，この基準の感度・特異度は96％である．

チ学会により提唱された診断基準は表2のとおりである．しかし，表2の検査値異常に関しては他の膠原病でもみられること，また，重複症候群でもSLE類似の症状・検査異常を呈することがあるので，注意が必要である．

症状はきわめて多岐にわたるが，リウマチ性炎症性疾患としての症状（発熱，関節痛，体重減少，全身倦怠感など）とともに，固有の症状（蝶形紅斑，日光過敏，白血球減少，脱毛，心膜炎，胸膜炎，腎炎，中枢神経症状など）が出現する．このうち，神経系障害としては主に中枢神経系障害（central nervous system [CNS] ループスとも呼ばれる）がみられ，末梢神経系障害は少ない．

SLEの精神神経症状は14〜75％に認められ，最も難治性の病変の1つであり，その症状は多彩である．満足すべき分類はないが[1)2)]，①精神症状（35〜60％）（失見当識を含む意識障害およびさまざまな程度の高次機能障害と「うつ状態・妄想・神経症」などの狭義の精神症状の2群に分けることが多い），②痙攣（15〜30％），③脳局所症候（10〜35％）（脳神経麻痺，脳梗塞，脊髄障害，視神経炎），④不随意運動（5％以下）とに分かれている．①—④の症候と一部重複するが，髄膜炎，脳炎，頭痛も起こる．

CNSループス急性期では，髄液異常としてはリンパ球優位の細胞増多，総蛋白濃度の上昇，IgGの増加などの非特異的異常以外に，補体［特にC3］の低下，IL-6・IFN-α値の上昇，抗神経細胞抗体の上昇がCNSループスの診断に役立つ[2)]．脳波異常およびCT・MRI異常[3)]もしばしば認められるが，特異的な異常ではない．なお，SLEの神経症状はSLEの活動性とは必ずしも相関しないので注意が必要である．そのため，副腎皮質ステロイド薬投与に由来するステロイド精神病との鑑別に苦慮することがある．なお，髄膜炎・脳炎は感染症によるものとの鑑別が

3. 全身性エリテマトーデスの治療

CNSループスに対しては，原則として副腎皮質ステロイド薬大量療法を行う。ステロイドパルス療法を行うこともある。難治性の時は，シクロホスファミドを併用することもある。ただし，ステロイドパルス療法とシクロホスファミド療法は共に保健適応外である。難治例には血液浄化療法を行うことがある。

中枢神経病変の中には，抗リン脂質抗体症候群による血栓症に由来することがあるので，ワーファリンを併用することが多い。血小板凝集阻害剤が用いられることもある。

1) 最先端治療・最新臨床試験

従来と大きく変わることはない。

2) 福祉上の注意

患者が本症をよく理解し，定期的な診察・検査を受け，医師の指示に従って服薬することが重要である。また，再燃の誘因となる過労，強い日光，寒冷，感染，精神的ストレスは避けるようにする。なお，平成17年度から患者さんの医療費公費負担の割合は重症度により異なっている。

3) 予後

SLEの多くは慢性の経過をたどり，急性憎悪と寛解を繰り返す。米国リウマチ学会の改訂分類基準の提唱と治療法の発達により，SLEの生命予後は近年向上し，わが国での10年生存率も腎症のないものは90％以上となり，SLEは慢性疾患であるとの認識になってきている。

参考文献

1) 小池孝雄：全身性エリテマトーデス．内科学（総編集：金澤一朗，北原光夫，山口 徹，小俣政男），第II巻，医学書院，東京，2006，pp 2501-2508
2) 広畑俊成：全身性エリテマトーデス．領域別症候群―神経症候群 IV 29：261-264，2000
3) 高橋輝行，国分裕司，奥畑好孝，ほか：特徴的な頭部MRI所見を呈したCNSループスの1例．臨床神経 43：409-416，2003

C. 結節性多発動脈炎[1)2)]

1. 結節性多発動脈炎の概念

結節性多発動脈炎（polyarteritis nodosa；PN）は，血管炎症候群の中で最も代表的な疾患である。全身の中小筋型動脈に多発性分節性，新旧さまざまな病期の壊死性血管炎を生じる。その結果，全身諸臓器の多彩な臨床症状（表1）を呈する自己免疫疾患である。発症年齢は40～60歳代で，男女比は，欧米では3：1と男性に多いが，我が国では1.5：1とされている。

以前はPNの特殊型とされていた顕微鏡的多発血管炎（microscopic polyangitis）はPNと同じく多発単ニューロパチーをしばしば起こすが，この疾患では主に最小血管が侵されることから，現在はPNとは独立した疾患として扱われるようになっている[1~3)]。

2. 結節性多発動脈炎の診断

PNの臨床症状は多彩であり，さまざまな

表3　結節性多発動脈炎の診断基準

〔診断基準項目〕
1. 主要症候
   a. 発熱（38℃以上，2週以上），体重減少（6カ月以内に6kg以上）
   b. 高血圧
   c. 急速に進行する腎不全，腎梗塞
   d. 脳出血，脳梗塞
   e. 心筋梗塞，虚血性心疾患，心膜炎，心不全
   f. 胸膜炎
   g. 消化管出血，腸梗塞
   h. 多発性単神経炎
   i. 皮下結節，皮膚潰瘍，壊疽，紫斑
   j. 多関節痛（炎），筋痛（炎），筋力低下
2. 組織所見
   中・小筋型動脈フィブリノイド壊死性血管炎の存在
3. 血管造影所見
   腹部大動脈分岐，特に腎内小動脈の多発小動脈瘤と狭窄・閉塞

〔判定基準〕
1. 確実（definite）
   主要症候2項目以上と血管造影所見または組織所見のある例
2. 疑い（probable）
   主要症候のうちaを含む6項目以上ある例

〔参考となる検査所見〕
   a. 白血球増加（10,000/μl 以上）
   b. 血小板増加（400,000/μl 以上）
   c. 赤沈亢進
   d. CRP強陽性

〔鑑別診断〕
   a. Wegener肉芽腫症
   b. アレルギー性肉芽腫性血管炎
   c. 顕微鏡的多発血管炎
   d. 川崎病

〔参考事項〕
   a. 組織学的にⅠ期：変性期，Ⅱ期：急性炎症期，Ⅲ期：肉芽期，Ⅳ期：瘢痕期の4つの病期に分類される．
   b. 臨床的に，Ⅰ，Ⅱ期病変は全身の血管の高度の炎症を反映する症候，Ⅲ，Ⅳ期病変は侵された臓器の虚血を反映する症候を呈する．
   c. 鑑別診断の諸疾患は壊死性血管炎を呈するが，特徴的な症候と検査所見から鑑別できる．

（厚生省難治性血管分科会，1998）

臨床症状が次々に出現してくるため，ある時期には他の症状に気付かないことも多い。そのため，**表3**の診断基準が提唱されている。炎症性疾患としての特徴として，抗菌薬投与に反応しない発熱，体重減少，全身倦怠感などの全身症状がしばしば認められる。神経学的異常としては，中枢神経症状より末梢神経症状が主体であり，特に成人で多発単ニューロパチーを呈する疾患では本症を含む血管炎を最初に考える必要がある。

　診断と治療指針を決めるためには生検が必須である。そのため，「筋型動脈の壊死性血管炎」の証明が必要であるように診断基準が設けられている。生検部位としては，神経症状を呈する部位の腓腹神経，筋肉（筋電図で異常のあった筋肉の反対側同名筋），皮膚〔触知出来る紫斑（palpaple purpura）〕，腎，皮下結節などがある。特異的な血清学的検査はないが，白血球，血小板，赤沈，CRPは高度に亢進することが多い。しかし，寛解期には正常化しているため，注意が必要である。血管造影で，小動脈瘤が多発している像がみられれば，診断的意義は高い。この所見は，腹部大動脈分枝の腸間膜動脈，腎動脈などの分岐部に好発する。

3．結節性多発動脈炎の治療[1)2)]

　急性期における適切な治療が重要であり，このため，標準的免疫抑制療法が考案され，効果を挙げている。この方法は，ステロイドパルス療法を施行後，プレドニゾロン60 mg/日とともに，免疫抑制剤としてシクロホスファミドまたはアザチオプリンを75〜100 mg/日8週間にわたって併用する方法である。その後，副腎皮質ステロイド薬は漸減して5〜10 mg/日の維持量を48〜96週間投与し，免疫抑制剤も維持量（50〜75 mg/日）を併用する治療が行われている。あとは各臓器に対する対症療法を行うことになる。

　1）最先端治療・最新臨床試験

上述のように標準的免疫抑制療法が行われるようになっている。

　2）福祉上の注意

平成17年度から患者さんの医療費公費負担の割合は重症度により異なっている。

　3）予後[3)]

　PNの予後は無治療では極めて悪いが，近年，発症3ヵ月以内の治療が奏功すれば，副腎皮質ステロイド薬と免疫抑制剤との併用による5年生存率は80％までに改善されている。主な死因は，呼吸不全，腎不全，心不全，消化管出血である。

参考文献

1) 箕田清次：結節性多発動脈炎と顕微鏡的多発血管炎．領域別症候群―神経症候群Ⅳ 29：286-289, 2000
2) 竹内　勤：血管炎症候群．内科学，総編集（金澤一朗，北原光夫，山口　徹，小俣政男），第Ⅱ巻，医学書院，東京，pp 2325-2537, 2006
3) 玉木　毅：血管炎症候群．結節性多発動脈炎．日本臨牀 63 増刊号 5：317-322, 2005

15 アミロイドーシス（FAP），Fabry病

池田修一（信州大学医学部内科（脳神経内科，リウマチ・膠原病内科））

アミロイドーシスは蛋白代謝の，Fabry病は複合脂質代謝の異常に起因する疾患であり，いずれも代謝性疾患の範疇に入る．従来これらの疾患は不治の病とみなされてきたが，最近は治療法の進歩により前者のアミロイドーシスは根治可能なまでに，後者のFabry病も酵素補充による有効な治療法が可能となった．そこで本稿では2疾患の臨床病理像と治療の展望について述べる．

A. アミロイドーシス

全身性アミロイドーシスは原発性，反応性（続発性），遺伝性の3型に大別される．このなかで神経系の病変を生じるのは大部分が遺伝性全身性アミロイドーシスである．またこの神経系病変は末梢神経障害と自律神経障害で特徴付けられるため，古くから家族性アミロイドポリニューロパチー（Familial Amyloid Polyneuropathy：FAP）と呼称されている．FAPは本邦では遺伝性ニューロパチーの中でCharcot-Marie-Tooth病と並んで頻度の高い疾患である．

1. FAPの疾患概念

FAPは常染色体優性の遺伝形式をとり，末梢神経障害または自律神経障害で発病して，最終的には心臓・腎臓を中心とするすべての内臓器官が障害を受ける．本疾患のアミロイド前駆蛋白は肝臓で産生され，血清蛋白の一種として存在するトランスサイレン（transthyretin，以下TTRと略す）である．またこのTTRには遺伝子異常に起因する一アミノ酸置換があり，現在までにFAPの発病に関連したTTR遺伝子異常は約100変異[1]が知られている．この中で最も頻度が高いのはN末端から30番目のvalineがmethionineに変化した型（この変異TTRをVal30Met TTRと呼ぶ）であり，他の変異はnon-Val30Met変異と一括されている．

TTRがアミロイド線維形成に至る機序の第一歩は安定な四量体から不安定な単量体へ解離することであり，TTR単量体はなんらかの機序で重合して細線維を生じる．変異型TTRは野生型に比して単量体へ解離しやすい．また変異の違いによりTTR分子の蛋白質としての熱力学的安定性に差異が生じて，FAP患者における全身的なアミロイド沈着

の開始年齢，侵される臓器の違いが生じると想定されている[2]。

2. FAPの臨床症状と経過

1) Val30Met TTR型

集積地出身の患者と弧発家系の患者では臨床像が大きく異なる[3]。熊本，長野の集積地出身の患者の発症年齢は20歳代から40歳代である。初発症状で最も多いのは足底から始まるピリピリ感，灼熱感，疼痛などの異常感覚である。次いで頻度が高いのは消化管症状で，特別な誘因がないのに長期間に渡って持続する下痢または高度な便秘，突然出現する激しい悪気・嘔吐がみられる。

典型的な症状は末梢神経障害として下肢を中心とする感覚障害，筋萎縮・筋力低下が出現し，自律神経障害としては高度な起立性低血圧，消化管運動障害，膀胱直腸障害，陰萎などである。特に消化管運動障害は本疾患に特徴的であり，4，5日から1週間の周期で高度な便秘と下痢が繰り返し出現する。内臓器官では心臓と腎臓が高頻度に侵され，特に心臓では刺激伝導系が障害を受けやすく，人工ペースメーカーの植え込みを必要とする。臨床経過では発病後7，8年で患者は下肢の脱力ならびに高度な起立性低血圧のために起立歩行が困難となる。また同じ頃から尿便失禁を呈し，10年目以降は臥床状態になる。最終的にはアミロイド沈着による多臓器不全に感染症を併発して死の転帰をとる。

非集積地出身で弧発家系として報告されている本病型のFAP患者は年々増加している。発端者の初発年齢は46～80歳，平均62.5±6.2歳と高齢であり，性別は男女比が10：1と圧倒的に男性優位である。明瞭な遺伝歴は全体の30％以下であり，多くは家系内で発端者のみが発病している。症状の主体は緩徐進行性の多発神経炎であり，感覚解離や高度な自律神経障害を欠いている[4]。一方，心臓へのアミロイド沈着は顕著な例が多く，受診時から心エコー検査で心機能の低下が目立ち，心アミロイドーシスによる心不全に陥りやすい[5]。

2) Non-Val30Met TTR型FAPの臨床像

本病型はVal30Met TTR型のように集積地を持って発生することはなく，発端者のみが症状を呈して受診する場合が多い。このため実際にはFAPであると確定に至っていない患者も多く存在するものと推測される。多発神経炎，自律神経障害の様式はVal30Met TTR型に類似しているが，Leu58Arg，Tyr114His変異では手根管症候群以外の全身症状が目立たない。一方，発病時既に高度な心アミロイドーシスを伴っていることが多く，したがって予後も不良である[3]。稀な病像として中枢神経症状を呈する家系（宮城県出身のAsp18Gly変異[6]，東京都出身のAla25Thr[7]，長崎県出身のTyr114Cys変異）が知られている。

3. FAPの診断法

FAPの診断は他のアミロイドーシスと同様に生検組織におけるアミロイド沈着を病理組織学的に証明し，またこのアミロイドが免疫組織化学的に抗TTR抗体陽性を示すことを確認する。次いでTTR分子の異常をDNAまたは血清蛋白レベルで証明する[8]。国内ではnon-Val30Met TTR型として20数種類が見出されている。わが国における

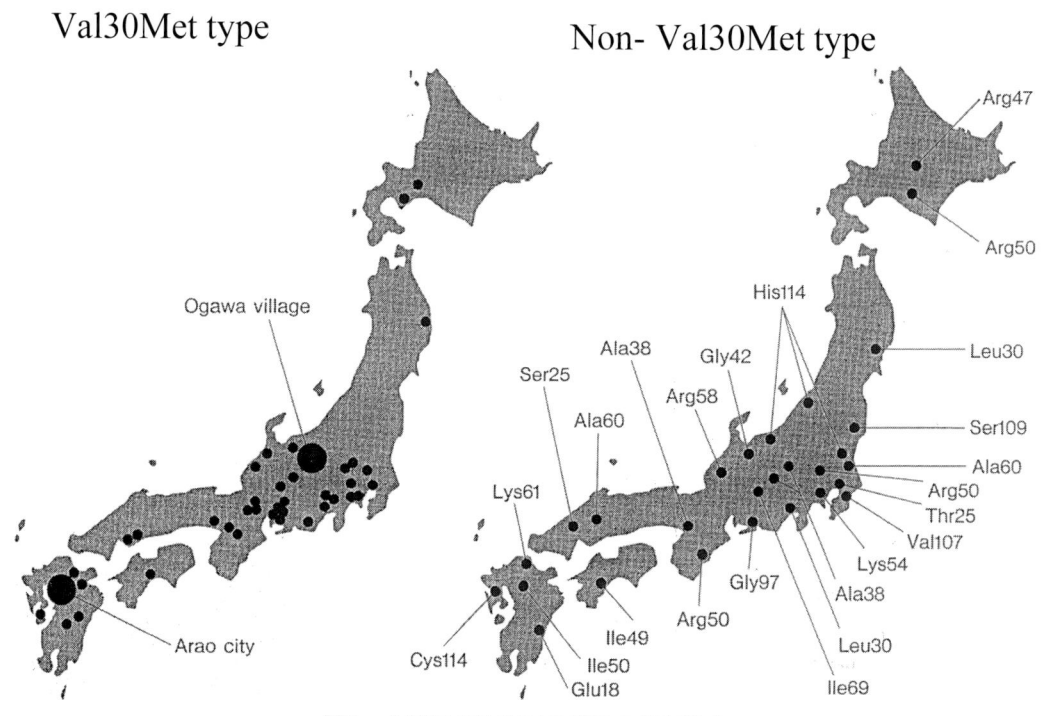

図1 本邦におけるFAP家系の分布様式

FAP家系の地理的分布状況を図1に示す。集積地以外のVal30MetTTR型，non-Val30MetTTR型FAPは遺伝歴が不明瞭であり，CIDP，腰部脊柱管狭窄症などの他疾患と誤認されやすい。神経生検を積極的に施行して，Congo red染色標本を常に観察することを心掛けていれば，FAPを見逃さない。

4．FAPの治療

1）肝移植

体内におけるTTRの大部分は肝臓由来である。このためFAP患者の肝臓を移植により正常肝に換えれば，患者の血清中からアミロイド前駆蛋白である変異TTRが消失することが期待された。FAP患者に対する肝移植は1990年にスウェーデンのHolmgren，Ericzonら[9]により初めて行われ，本治療後は患者血清中から変異TTRがほとんど除去され，症状の改善が得られることが報告された。

この成功に引き続いてFAPに対する肝移植は欧米諸国を中心に急速に広がった。Familial Amyloidotic Polyneuropathy World Transplant Registry and Domino Liver Transplant Register in Sweden (FAPWTR：http://www.fapwtr.org/)によれば2005年11月30日現在17カ国において，1100例以上のFAP患者に肝移植が施行されている。他臓器との合併移植は肝腎同時移植が34例，肝心同時移植が11例，肝心腎同時移植が1例であった。FAP患者の性比は男性58％，女性42％で平均年齢40.6±

11.3歳（21〜70歳）であり，術前の罹病期間は4.3±3.2年（0.2〜30年）であった。TTR遺伝子変異はVal30Metが81％，non-Val30Met（Thr60Ala：13名，Ser77Tyr：12名，Tyr114Cys：8名，Val71Ala：6名，Ser52Pro：6名）が12％，残り7％は不明であった。肝移植後の5年生存率は平均85％であるが，年代別にみると本移植手術が開始された直後の1990〜1994年は70％を下回っているのに対して，最近の1999〜2003年は90％以上の生存率が得られている。遺伝子変異別にみるとVal30Metが82％，non-Val30Metが61％であり，後者の病型の方が移植術後の経過が明らかに悪い。前者の結果については，肝移植が開始された当初は手術適応が不明瞭であり，全身状態が不良な患者が手術を受けていたことに起因している。後者の遺伝子変異の違いにより手術成績が大きく異なるのは，心病変の重篤さがVal30Metとnon-Val30Metで違うからである。

2）生体肝移植

臓器移植に関して特殊な環境下にあるわが国では，生体肝移植が主体である[10]。日本肝移植研究会の登録によると2004年1月の時点で43名（生体肝移植：41名，脳死体からの移植：2名）のFAP患者が国内9施設で本移植手術を受けており，術後5年生存率は77％である[11]。この他に海外の施設で肝移植を受けて来た患者が十数名おり，おそらく既に60余名の日本人FAP患者が肝移植治療を受けていると推測される。

われわれの施設では1993年11月から現在までに本移植手術をうけた患者は27名であり，これに加えて脳死体から1名が肝移植をうけている。1名がVal30Leu変異であるが，残りは全員長野県北部地方の集積地出身のVal30MetTTR型FAP患者である。これら28名の術後経過であるが，21名が生存しており，14名が社会復帰，7名が自宅で療養中である。神経症状の改善は発病後より早期に手術を受けた患者ほど顕著であり，回復の順序は一般的に自律神経障害，四肢の異常感覚の減少，麻痺の改善である。末梢神経伝導速度，下肢皮膚温の経時的検索では，前者の神経伝導速度は術後不変で有意な低下例はない。また下肢の皮膚温は術後1年で全員約1度上昇を示している[12]。

肝移植の適応を検討する際に重要なことは，①患者の罹病期間が5年以内で日常生活動作が自立している，②心臓と腎臓の機能が良好である，③年齢が60歳以下であることの3項目である[13]。

3）移植後の合併症

眼病変（緑内障，硝子体混濁）の新たな出現または進行，心アミロイドーシスの急激な悪化が挙げられている。FAPの眼病変は網膜で独自に（de novo）産生される変異TTR由来であり，肝移植により血清中から変異TTRが消失してもこれらの病変の進展を止めることが出来ない[14]。またDubreyら[15]，Stangouら[16]は肝移植後のFAP患者の心機能を超音波検査により連続的に評価した結果，一部の患者では心室壁の進行性肥厚が起り，心アミロイドーシスが悪化していることを指摘した。当初，こうした術後の心障害はnon-Val30MetTTR型FAP患者で注目されていたが，最近は典型的な

Val30MetTTR型FAP患者でも出現することが報告されている。この成因に関しては野生型TTRがアミロイドに変換されて追加沈着することに起因すると考えられている[17]。

4) 今後開発が期待される薬物療法

TTRが安定な四量体からアミロイド惹起性の単量体へ解離することを防ぐ薬物の選択または開発が進められている[18]。この中で既に市販されている抗炎症薬diflunisalは、*in vitro*ではTTR分子がアミロイド細線維へ変換されるのを有意に抑制する作用を発揮している。近い将来、本邦でも臨床試験が開始される予定である。

B. Fabry病

1. Fabry病の疾患概念

Lysosomal α-galactosidase Aの欠損により細胞内に複合糖脂質の一種であるglobotriaosylceramide（旧名ceramide-trihexoside）が蓄積する疾患であり、特に腎臓、心臓、脳ならびに自律神経系の小血管の内皮細胞が障害される。遺伝形式は伴性劣性（X-linked recessive）であり、通常は男児のみが発病するが、まれならずヘテロ接合体の女性に部分症状が出現することがある[19]。また最近は心病変のみを呈する非定型例（cardiac variant form）の報告[20]も増えており、Fabry病の臨床像は従来考えられていたより変異に富んでいる。

2. Fabry病の臨床症状と経過

典型例は少年期から青年期に四肢末端痛（acroparesthesias）および無汗症、四肢体幹の被角血管腫（angiokeratoma）、角膜混濁で発症し、40〜50歳代に腎不全、心不全または脳血管障害を併発して死亡する。初発症状である四肢末端痛は突き刺すような、または焼き付くような疼痛が手足に発作性に出現し、こうした疼痛のために歩行不能となる。また同一領域に無汗症をともない、同時に全身的な高体温症が出現することもある。病変の主座は後根神経節または節後自律神経節の細胞体にあり、自律神経線維を含む無髄線維と小径有髄線維が選択的に障害されるsmall fiber neuropathyの形をとる。このため通常の末梢神経の電気生理学的検索では異常が検出されない。自律神経障害としては食後のけいれん様の腹痛（postprandial intestinal cramps）と下痢も特徴である。また感音性難聴も高率に出現する。

腎臓変は進行性の機能低下であり、人工透析を必要とする。心病変は肥大型心筋症に類似しており、種々な不整脈、伝道障害、弁膜不全を併発する。最終的には冠動脈にも病変が波及して心筋梗塞を引き起こす。虚血性脳病変は初期にはlacunar strokesが主に後頭葉領域に出現し、進行すると種々な領域に中等度から大梗塞を起こす。

異常遺伝子のヘテロ接合体で発症する女性患者は心病変を主体とし、cardiac variant formとして発病する男性患者と臨床像が類似している。発症年齢は50歳前後の中高年であり、心エコー所見を基に非閉塞性肥大型心筋症と診断されることが多い。心電図上

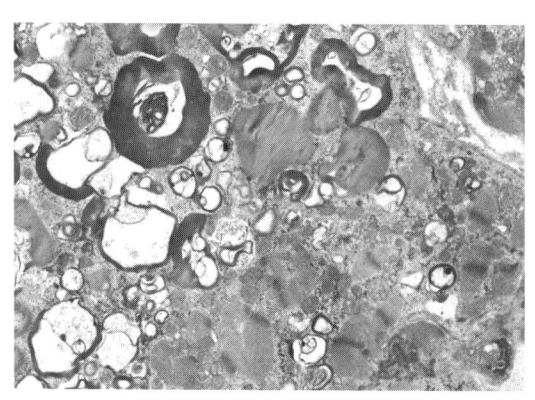

図2 Fabry病患者の心筋内異常蓄積物質

PR時間の短縮があることが特徴的である。

3. Fabry病の診断法

　被角血管種をともなう典型例の診断はそれほど困難ではない。血管病変を直接観察できる部位として結膜ならびに眼底鏡下の網膜がある。両部位で拡張蛇行した血管がみられる。眼病変としては角膜の渦巻き状混濁も特徴的であり、スリットランプ検査で容易に同定できる。また生検組織の電子顕微鏡的観察により細胞内に複合脂質から成る異常封入体（osmiophilic lamellar inclusion, Zebra bodyと呼ばれる）を確認すればlysosomal storage diseaseの診断がつけられる。通常は皮膚や腓腹神経を生検し、Schwann細胞内にこうした封入体がみられる。また直腸生検では平滑筋細胞に、心筋生検では心筋細胞内（図2）に類似な封入体が観察される。最終的には末梢血白血球または培養皮膚線維芽細胞を用いてα-galactosidase Aの活性低下を証明する。さらにDNA検査により、本酵素遺伝子の欠損または変異の存在が確認できればよい。Fabry病では現在までに370種以上の遺伝子変異が報告[21]されている。

4. Fabry病の治療法

　本疾患の理想的な治療法は欠損酵素をなんらかの方法で補うことである。その一端として最近recombinanntで産生されたα-galactosidase Aを患者に投与して、血漿中のglobotriaosylceramide濃度ならびに生検組織における本脂質の沈着量を定量的に評価する臨床試験が海外で施行された[22,23]。本酵素を1mg/kg量で隔週投与することにより、血漿中のglobotriaosylceramide濃度は有意に低下し、また生検で得られた腎臓、心臓、皮膚の細胞からは本物質の沈着が消失したと報告されている。また本薬剤の長期的安全性も確認され、2005年より本邦でもFabrazyme（ファブラザイム）としてジェンザイム・ジャパン社より販売されている。なお、本薬剤がcardiac variantに対して有効かどうかは不明である。一方、本病型ではα-galactosidase Aの残存活性が相対的に高いであろうとの仮説の基に、本酵素の活性をさらに高めることを目的としてgalactoseの投与が試みられている[23]。

まとめ

　代謝性疾患の多くは遺伝病であり、従来は有効な治療法のない難病であった。しかし最近は移植医療や遺伝子工学を用いた新たな薬剤の登場により治療可能となってきた。近い将来上記の二疾患が神経難病の範疇から外れることを期待して稿を終える。

参考文献

1) Conner LH, Lim A, Prokaeva T, et al. : Tabulation of human transthyretin (TTR) variants, 2003. Amyloid 10 : 160-184, 2003
2) Sekijima Y, Wiseman RL, Matteson J, et al. : The biological and chemical basis for tissue-selective amyloid disease. Cell 121 : 1-13, 2005
3) Ikeda S, Nakazato M, Ando Y, Sobue G : Familial transthyretin-type amyloid polyneuropathy in Japan. Clinical and genetic heterogeneity. Neurology 58 : 1001-1007, 2002
4) Misu K, Hattori N, Nagamatsu M, et al. : Late-onset familial amyloid polyneuropathy type I (transthyretin Met 30-associated familial amyloid polyneuropathy) unrelated to endemic focus in Japan : Clinicopathological and genetic features. Brain 122 : 105-110, 1999
5) Hattori T, Takei Y, Koyama J, et al. : Clinical and pathological studies of cardiac amyloidosis in transthyretin type familial amyloid polyneuropathy. Amyloid 10 : 229-239, 2003
6) Jin K, Sato S, Takahashi T, et al. : Familial leptomeningeal amyloidosis with a transthyretin variant Asp18Gly presenting repeated subarachnoid haemorrhages with superficial siderosis. J Neurol Neurosurg Psychiatry 75 : 1463-1466, 2004
7) Shimizu Y, Takeuchi M, Matsumura M, et al. : A case of biopsy-proven leptomeningeal amyloidosis and intravenous Ig-responsive polyneuropathy associated with the Ala25Thr transthyretin gene mutation. Amyloid 13 : 37-41, 2006
8) Tachibana N, Tokuda T, Yoshida K, et al. : Usefulness of MALDI/TOF mass spectrometry of immunoprecipitated serum variant transthyretin in the diagnosis of familial amyloid polyneuropathy. Amyloid 6 : 282-286, 1999
9) Holmgren G, Steen L, Ekstedt J, et al. : Biochemical effect of liver transplantation in two Swedish patients with familial amyloidotic polyneuropathy (FAP-met 30). Clin Genet 40 : 242-246, 1991
10) Takei Y, Ikeda S, Hashikura Y, et al. : Partial-liver transplantation to treat familial amyloid polyneuropathy : follow-up of 11 patients. Ann Intern Med 131 : 592-595, 1999
11) Takei Y, Ikeda S, Ikegami T, et al. : Ten years of experience with liver transplantation for familial amyloid polyneuropathy in Japan : outcomes of living donor liver transplantation. Intern Med 44 : 1151-1156, 2005
12) Kobayashi S, Morita H, Asawa T, et al. : Peripheral nerve function in patients with familial amyloid polyneuropathy after liver transplantation. Amyloid 10 : 17-24, 2003
13) Adams D, Samuel D, Goulon-Goeau C, et al. : The course and prognostic factors of familial amyloid polyneuropathy after liver transplantation. Brain 123 : 1495-1504, 2000
14) Ando E, Ando Y, Haraoka K. : Ocular amyloid involvement after liver transplantation for familial amyloidotic polyneuropathy. Ann Intern Med 135 : 931-932, 2001
15) Dubrey SW, Davidoff R, Skinner M, et al. : Progression of ventricular wall thickening after liver transplantation. Transplantation 64 : 74-80, 1997
16) Stangou AJ, Hawkins PN, Heaton ND, et al. : Progressive cardiac amyloidosis following liver transplantation for familial amyloid polyneuropathy. Transplantation 66 : 229-233, 1998
17) Yazaki M, Tokuda T, Nakamura A, et al. : Cardiac amyloid in patients with familial amyloid polyneuropathy consists of abundant wild-type transthyretin. Biochem Biophys Res Commun 274 : 702-706, 2000
18) Tojo K, Sekijima Y, JW Kelly, et al. : Diflunisal stabilizes familial amyloid polyneuropathy-associated transthyretin variant tetramers in serum against dissociation required for amyloidogenesis. Neuroscience Research 56, 441-449, 2006
19) Brady RO, Schiffman R : clinical features of

and recent advances in therapy for Fabry desease. JAMA 284：2771-2775, 2000
20) 吉岡二郎，赤羽邦夫，戸塚信之，他：頻拍発作を主訴とし，ペースメーカー植え込みをを要したFabry病の1女性例．心臓 24：1187-1191, 1992
21) Ashley GA, Shabbeer J, Yasuda M, et al.：Fabry disease：twenty novel α-galactosidase A mutations causing the classical phenotype. J Hum Gent 46：192-196, 2001
22) Eng CM, Guffon N, Wilcox WR, et al.：Safety and efficancy of recombinant human α-galactosidase A replacement therapy in Fabry's disease. N ENgl J Med 345：9-16, 2001
23) Wilcox WR, Banikazemi M, Geffon N, et al.：Long-term safety and efficacy of enzyme replacement therapy for Fabry disease. Am J Hum Genet 75：65-74, 2004
24) Frustaci A, chimenti C, Ricci R, et al.：Improvement in cardiac function in the cardiac variant of Faby's disease with galactose-infusion therapy. N Engl J Med 345：25-32, 2001

16 プリオン病，SSPE

篠原もえ子，浜口毅，山田正仁（金沢大学大学院脳老化・神経病態学（神経内科））

A. プリオン病

ヒトのプリオン病は病因から(1)原因不明の孤発性 Creutzfeldt-Jakob disease（CJD），(2)遺伝性を有する遺伝性プリオン病〔家族性 CJD，Gerstmann-Sträussler-Scheinker disease（GSS）および fatal familial insomnia（FFI）を含む〕(3)感染性 CJD に分類される（表1）。

1996年に英国でウシ海綿状脳症（bovine spongiform encephalopathy：BSE）から感染したと考えられる，通常の孤発性 CJD とは病像が著しく異なる新しいタイプの CJD（変異型 CJD）の出現が報告され[1]，わが国でも 2005 年 2 月に初の変異型 CJD 患者が認定された。

本稿では最新の知見を中心に，プリオン病の臨床像と診断，治療法の開発研究について述べる。

1. プリオン病の臨床像と診断

1) 孤発性 CJD

ヒトのプリオン病の大部分を占めるのは孤発性 CJD である。孤発性 CJD の臨床像はヒトプリオン蛋白（PrP）遺伝子のコドン 129 多型［メチオニン（M）とバリン（V）の 2 種類のアリルがあり，MM，MV，VV の三種類の遺伝子型がある］と脳のプロテアーゼ抵抗性 PrP の Western blot 解析のバンドパターンのタイプ（Parchi 分類による 1 型または 2 型）に関連して，MM1 型，MV1 型，VV1 型，MM2 型，MV2 型，VV2 型の 6 型に分類されている[2]。日本人ではコドン

表1 ヒトのプリオン病の分類

孤発性 Creutzfeldt-Jakob 病（CJD）
遺伝性プリオン病
家族性 CJD
Gerstmann-Sträussler-Scheinler disease（GSS）
Fatal familial insomnia（FFI）
感染性 CJD
クールー
医原性 CJD
硬膜移植後 CJD
下垂体製剤（成長ホルモン，ゴナドトロピン）投与後
角膜移植後 CJD
脳外科手術後/脳波深部電極使用後
変異型 CJD

表2 孤発性 Creutzfeldt-jakob 病の診断基準
（文献4より引用）

A. 確実例　Definite
　特徴的な病理所見，またはWestern blotや免疫染色法で脳に異常プリオン蛋白を検出。

B. ほぼ確実例　Probable
 1. 急速進行性認知症
 2. 次の4項目中2項目以上を満たす。
　a. ミオクローヌス
　b. 視覚または小脳症状
　c. 錐体路または錐体外路徴候
　d. 無動性無言
 3. 脳波上で周期性同期性放電
　（periodic synchronous discharges: PSD）

C. 疑い例　Possible
　上記Bの1および2を満たすが，脳波上PSDがない場合。

129多型はMM型がほとんどでMV型は1割程度しかおらず，VV型は非常に稀である[3]。

a. 典型例

孤発性CJDの典型例はMM1型，MV1型に属することが知られている。典型例の病像は60歳代を中心とした発症，亜急性進行性の認知症，ミオクローヌス，視覚障害，小脳症状，錐体路徴候，錐体外路徴候などの神経症候，6ヵ月以内に無動性無言に陥るといった特徴を呈する。また，脳波上周期性同期性放電（periodic synchronous discharges：PSD）がみられ，脳脊髄液中に14-3-3蛋白を認めることが多い。頭部MRI上T2強調画像，FLAIR，拡散強調画像（DWI）で大脳基底核および大脳皮質の高信号が検出され，特にDWIの感度が高い。典型例の診断は容易であり，診断基準（表2）[4]を用いれ

ば，ほぼ確実例（probable）と臨床診断される。

b. 非典型例

一方，発症9ヵ月以上たっても無動性無言に陥らない，あるいは脳波上PSDを示さないような非典型的病像を示す孤発性CJDが存在し，診断基準上疑い例（possible）またはそれにすら該当しない症例がある。このような非典型例はVV1型，MM2型，MV2型，VV2型に多いとされているが，わが国ではMM2型が最も多く，このタイプの診断が問題となる。MM2型には皮質型と視床型があり，皮質型ではMRI皮質高信号，視床型ではSPECTやPETでの両側視床の血流代謝低下の検出が診断上有用である[5]。

2）遺伝性プリオン病

遺伝性プリオン病はPrP遺伝子の変異と関連し，さまざまな変異が報告されている。家族性CJDは孤発性CJD典型例と類似した臨床病理像を示し，GSS典型例は失調症状で発症し進行が比較的緩徐で脳にPrPアミロイド斑を有する。FFIは孤発性CJD非典型例MM2視床型と類似した臨床病理像を示し，睡眠覚醒障害，自律神経異常，認知症，失調，ミオクローヌスなどの症状を特徴とする。

3）感染性CJD

a. 硬膜移植後CJD

本邦における硬膜移植後CJDは現行のサーベイランスによる66例と以前の調査で判明した例を合わせると122例となった。硬膜移植後CJDには孤発性CJD典型例と同様の臨床像，病理像を示す典型群（非プラーク

型）と，小脳失調症状などで発症し，比較的進行が緩徐で，脳波検査では PSD が陰性か長期経過後に出現し，病理では PrP 陽性斑を認める非典型群（プラーク型）が存在する。CJD サーベイランス委員会のデータでは非典型例の割合が 34 ％ を占めており，非典型例（プラーク型）の割合は従来考えられていたより高いものと思われる[6]。

b. 変異型 CJD

変異型 CJD は孤発性 CJD 典型例と比べて発症年齢が若く，進行が比較的緩徐である。頭部 MRI T2 強調画像，FLAIR，DWI で両側の視床枕に高信号を認めることが特徴的とされている（pulvinar sign）。病理では海綿状変化に加え florid plaque と呼ばれる特徴的な PrP 斑がみられ，Western blot 解析では他のプリオン病と異なる特異的パターン（Parchi 分類の 2 B 型）を示す。

変異型 CJD の診断基準では「脳波上 PSD は出現しない」とされていたが，わが国の第一例目の変異型 CJD は発症 19 カ月後の脳波検査で PSD が出現し[7]，イタリアの症例にも同様の所見があったことから，「脳波上の PSD は初期にはみられない*。*後期には出現する場合がある」という記載に改訂される見通しとなった。

2. プリオン病の治療薬開発

マラリア治療薬のキナクリンは 2001 年以降，本邦および欧州で臨床治験が行われたが明らかな効果は認められず，副作用出現の頻度が高いという結果であった[8]。非オピオイド系薬物のマレイン酸フルピルチンは 1981 年よりドイツで発売されている薬物で，二重盲検試験の結果，認知機能の低下を抑制する作用をもつことが示唆された[9]。また，間質性膀胱炎の治療薬として海外で用いられているペントサンポリサルフェート（pentosan polysulphate：PPS）は，脳血液関門を通らないために脳室内に直接投与する必要があるが，PPS は動物実験では画期的なプリオン病抑制効果を示していた[10]。PPS 脳室内持続投与臨床試験が現在進行中である。

まとめ

プリオン病の臨床像と診断，治療法開発について概説した。最近，プリオン病には非典型例が多く存在することが明らかになってきており，早期治療を可能にするためには，非典型例を含め精度の高い早期診断を可能にする検査法の開発が必要である。

B. 亜急性硬化性全脳炎
Subacute sclerosing panencephalitis (SSPE)

亜急性硬化性全脳炎 subacute sclerosing panencephalitis（SSPE）は主に小児期にみられる進行性脳炎で，脳内で変異した麻疹ウイルスの持続感染に関連している。わが国では 1966 年より麻疹ワクチンが導入開始され，1978 年からはその定期接種が始まり広く使用されるようになって以来，本症の発症は減少してきているが，発症後は進行性に増悪し昏睡状態となる非常に予後不良な疾患である。

本稿では SSPE の臨床像と治療法について最新の知見も含めて述べる。

表3 Subacute sclerosing panencephalitis（SSPE）の臨床経過（文献12より引用）

第Ⅰ期	大脳徴候 学力低下，集中力低下，健忘，無関心，自閉，言語の退行，言語不明瞭，嗜眠
第Ⅱ期	けいれん，運動徴候 ミオクローヌス，協調運動障害，舞踏病様・アテトーゼ様運動，振戦
第Ⅲ期	昏睡，後弓反張 いかなる刺激にも無反応，伸展筋緊張亢進，徐脳硬直，不規則ないびき様呼吸
第Ⅳ期	無言，大脳皮質の消失 病的笑い，眼球運動異常，四肢屈曲，筋緊張低下，音に過敏，頭部の偏位回旋

1. SSPEの臨床経過と検査所見

1）臨床経過

SSPEの明らかな発症機序は不明であるが，脳内で変異した麻疹ウイルスが原因と考えられ，この変異ウイルスをSSPEウイルスとよび，麻疹ウイルスと区別されている。麻疹の罹患年齢は2歳未満が多く，麻疹罹患からSSPE発症までの期間は6年から8年が多い[11]。

SSPEの病像はJabbourらにより表3のごとく4つの病期に分類されている[12]。初発症状は非常に軽度の知的・情動障害であり，そのため周囲への無関心，行動の変化，学力の低下，性格の変化などで発症する（第Ⅰ期）。亜急性の経過で第Ⅱ期へ移行しミオクローヌスを中心とする不随意運動と，運動失調，けいれん発作を認めるようになる。まもなく第Ⅲ期の昏睡，徐脳硬直の状態となり，後弓反張，異常な発汗，高体温も出現する。第Ⅳ期になると四肢屈曲状態へ進行する。

2）検査所見

脳波検査ではPSD，基礎波の徐波化および発作波の出現を認める。特にPSDの出現は本症に特徴的なものであり，プリオン病で認めるPSDよりも周期が4秒から10秒と長いことが知られている[11]。

髄液検査では蛋白の増加，IgG（IgG index）の増加，およびオリゴクローナルIgGバンド陽性所見が得られることが多い[11]。麻疹抗体価は血清中および髄液中で上昇することが多く診断の補助となる。

画像検査においてはCTで白質の低吸収を，MRI T1強調画像で白質に低信号，T2強調画像で同部位の高信号を認め，白質の脱髄を反映していると考えられている。また病期が進行すると灰白質，白質全体の脳萎縮がみられるが，疾患特異性に乏しく診断的意義は少ない。

2. SSPEの治療

現在までにSSPE治療に用いられてきた薬剤としてはアマンタジン，シメチジン，ステロイド，インターフェロンα，インターフェ

ロンβ，免疫グロブリン静注療法，リバビリンが挙げられるが[11]，いずれも十分な効果は確認されておらず，確立された治療法はない。イノシプレックスとインターフェロンの併用療法は有効性が証明され，本邦で保険適応となっている一方で，全く効果がない症例も存在する。現在わが国では抗ウイルス薬のリバビリンの脳室内投与による臨床治験が進行中で，一部の症例で効果が確認されている[13,14]。

まとめ

SSPEの臨床像と治療法について概説した。現在においてもSSPEの治療予後は不良であり，ワクチン接種により麻疹に罹患させないことや，早期診断・早期治療を進めることが必要である。

参考文献

1) Will RG, Ironside JW, Zeldler M, et al : A new variant of Creutzfeldt-Jakob disease in the UK. Lancet, 347, 921-925, 1996
2) Parchi P, Giese A, Capellari S, et al : Classification of sporadic Creutzfeldt-Jakob disease based on molecular and phenotypic analysis of 300 subjects. Ann Neurol, 46, 224-233, 1999
3) Doh-ura K, Kitamoto T, Sakaki Y, et al : CJD discrepancy. Nature, 353, 801-802, 1991
4) Masters CL, Harris JO, Gajdusek C, et al : Creutzfeldt-Jakob disease : Patterns of worldwide occurrence and the significance of familial and sporadic clustering. Ann Neurol, 5, 177-188, 1979
5) Hamaguchi T, Kitamoto T, Sato T, et al : Clinical diagnosis of MM2 type sporadic Creutzfeldt-Jakob disease. Neurology, 64, 514-517, 2005
6) 野口（篠原）もえ子，浜口 毅，北本哲之，他：硬膜移植後Creutzfeldt-Jakob病プラーク型（p-dCJD）の臨床的特徴．第47回日本神経学会総会（2006.5.11-5.13）抄録，245, 2006
7) Yamada M, et al : The first Japanese case of variant CJD showing periodic electroencephalogram. Lancet, 367, 874, 2006
8) Haik S, Brandel JP, Salmon D, et al : Compassionate use of quinacrine in Creutzfeldt-Jakob disease fails to show significant effects. Neurology, 62, 2413-2415, 2004
9) Otto M, Cepek L, Ratzka P, et al : Efficacy of flupiratine on cognitive function in patients with CJD. A double-blind study. Neurology, 62, 714-718, 2004
10) Doh-ura K, Ishikawa K, Murakami-Kubo I, et al : Treatment of transmissible spongiform encephalopathy by intraventricular drug infusion in animal models. J Virol, 78, 4999-5006, 2004
11) Garg RK : Subacute sclerosing panencephalitis. Postgrad J Med, 78, 63-70, 2002
12) Jabbour JT, Garcia JH, Lemmi H, et al : Subacute sclerosing panencephalitis : a multidisciplinary study of eight cases. JAMA, 207, 2248-2254, 1969
13) Tomoda M, Shiraishi S, Hosoya M et al : Combined treatment with interferon-alfa and ribavirin for subacute sclerosing panencephalitis. Pediatr Neurol, 45, 54-59, 2001
14) Hosoya M, Shigeta S, Mori S et al : High-dose intravenous ribavirin therapy for subacute sclerosing panencephalitis. Antimicrob Agents Chemother, 45, 943-955, 2001

17 副腎白質ジストロフィー

田中　惠子（新潟大学脳研究所臨床神経科学部門神経内科学分野）

　副腎白質ジストロフィー（Adrenoleukodystrophy：ALD）は，脂質代謝異常に基づく中枢神経系の広範な脱髄疾患であり，副腎不全を合併することがある。X連鎖性劣性の遺伝形式をとり，leukodystrophyの中で最も頻度が高い。幾つかの臨床亜型があり，中枢神経系・副腎を中心に諸臓器に極長鎖飽和脂肪酸（very long chain fatty acids：VLCFA）が蓄積し，血清のVLCFAを測定することにより診断が可能である。ペルオキシゾームでのVLCFAの分解機構の異常が主因と考えられている。1993年，Xq 28にマップされるATP-binding cassette（ABC）transporter gene superfamilyに属するABCD1遺伝子が原因遺伝子として同定され，その遺伝子産物（ALD protein：ALDP）はペルオキシソーム膜に存在する蛋白で，ペルオキシソームへの物質輸送に関わる蛋白であろうと考えられている。発症早期例では，造血幹細胞移植が進行を遅らせる有効な治療法として報告されている[1)2)]。

A. 副腎白質ジストロフィーの臨床的・病理学的特徴

　いくつかの臨床亜型が知られている。各病型は同一家系内でも混在して見られ，また，AMNからcerebral form様に移行する例があること，また後述する生化学的，分子遺伝学的異常では表現型の差を説明できないことが明らかになっている。

　頻度は本邦では男性3～4万人に1人程度の発生率で有病率は200名程度と推定される。代表的なchildhood cerebral formは，5～15歳の男児に好発し，知能低下，性格変化，痙性麻痺，痙攣発作，視力・聴力低下などで始まり，進行性経過をとり数年程度で植物状態になる。時に副腎不全を呈し，皮膚・歯肉などの色素沈着，嘔吐，低血圧などを認める。血中コーチゾールの測定やACTH刺激試験などで約半数に副腎機能低下が見出される。成人発症例の多くは痙性対麻痺を主徴とし，感覚障害，膀胱直腸障害を伴い比較的慢性の経過をとるadrenomyeloneuropathy（AMN）の病型をとる。経過中急速に大脳

病変が加わって寝たきりになる場合がある。このほか，病初期に小脳白質や脳幹の病変が目立つ例（cerebello-brainstem form），小児例と同様の大脳病変で始まる例（adult cerebral form），副腎不全のみを呈する例（Addison-only form）もある。保因者となる女性は通常発症しないが，高齢になって軽度の痙性対麻痺を呈する symptomatic heterozygote の存在も知られている[3)4)]。

MRI では，大脳白質や錐体路が T2 強調画像で高信号を呈し，脱髄が進展していく病巣前線部では造影効果を認める。病巣は後頭・頭頂葉白質から前頭葉に向かって進展することが多いが逆の場合もある。MRI の定量的評価法として Loes らのスケールが使用される[5)]。MRI での異常所見出現前に，MR spectroscopy で異常が捉えられると報告されている[6)]。

AMN では末梢神経伝導速度が軽度低下する場合がある。

病理学的には，大脳白質の広範な脱髄，血管周囲に細胞障害性 CD8＋T 細胞を主体とした単核球の浸潤が特徴である。脱髄巣最外側は tumor necrosis factor α 陽性の反応性 astrocytes や PAS 陽性 macrophage が多数見られる活発な脱髄層で，その内側では髄鞘が脱落した軸索が多く見られ，髄鞘崩壊産物を有する macrophage が散在する。最内層は高度の gliosis を呈する。AMN では，脳幹以下の錐体路，脊髄小脳路，後索の脱髄病変が見られ，末梢神経にも軸索障害が見られる。副腎は萎縮性で，束状帯の細胞の膨化，脂質蓄積を認め，電顕では，副腎細胞や脳に浸潤するマクロファージに針状封入体を認める[7)8)]。

B. ALD の病態

大脳白質・副腎皮質などに炭素数が 22 以上の飽和脂肪酸含量が多いコレステロールエステルの蓄積を認める。血清スフィンゴミエリン中の C 24：0，C 25：0，C 26：0 が正常の 2-3 倍に増加していることで診断が可能である。生下時にすでに高い。保因者女性では，この診断法で 15〜20％ の false negative があるとされる[9)10)]。

原因遺伝子は Xq 28 上の ATP 結合部位を有する peroxisome 膜蛋白（ABC transporter-protein family）（ALDP）を code するものであることが明らかになった[11)]。本症では ALDP に 500 以上の変異部位が報告されているが，臨床型や重症度との相関はない[12)]。ALDP 遺伝子は peroxisome の ABC transporter 機能を有する PMP 70 と相同性が高く，また同様の機能を持つ ALD related protein（ALDR）遺伝子の存在が明らかとなり，臨床型の差異を規定する要因と想定される autosomal modifier gene として機能する可能性が考えられている。ALDP そのものの機能も不明であるが，peroxisome 膜に VLCFA-CoA synthase を移送，あるいは同酵素と結合して VLCFA の分解が障害される可能性が考えられている。VLCFA の蓄積により，細胞膜での microviscosity の増加や，副腎皮質刺激ホルモンに対する感受性の変化が見られ，また，神経組織でも膜構造や機能の変化が生じる可能性が考えられている。

表 ALDの病型による治療の選択

病型	年齢（歳）	治療
asymptomatic/MRI normal	0-10	Lorenzo's oil
asymptomatic/MRI abnormal	2-10	BMT
Addison only/MRI normal	0-10	Lorenzo's oil adrenal Rx
Addison only/MRI abnormal	0-10	BMT adrenal Rx
cerebral-mild/AMN（−）	3<	BMT
cerebral-advanced/AMN（−）	5<	immunosuppression general support
AMN pure	28±9	Lorenzo's oil Physical Tx
AMN cerebral	28±9	general support BMT, immunosuppression

いずれの病型も副腎不全がある場合はホルモン置換療法（adrenal Rx）を加える。
BMT：bone marrow transplantation

（文献[1]を改変）

C. ALDの治療

　副腎不全に対し，血中ACTH値を指標としてステロイドホルモンを投与する．これによる神経症状の改善は見られない．神経組織の炎症反応に対しても，副腎皮質ホルモンや免疫抑制剤が投与されたが，効果は得られなかった．大量γグロブリン投与の試みもあるが，効果は定まっていない．
　体内での極長鎖脂肪酸の合成を抑制することを目的に，飽和脂肪酸の鎖長延長活性を特異的に阻害する単価不飽和脂肪酸が投与される．オレイン酸（C 18：1）とエルカ酸（C 22：1）を4：1で配合したLorenzo's oil（GTEO）を30 ml/日程度服用することで，血漿中のC 26：1が1ヵ月程度で正常化する

が，臨床的改善は得られなかった．Moserらは，神経症状発現前の小児にGTEOを平均38.8ヵ月投与し，発症を遅らせるなどの効果があったと報告している[13]．血小板減少などの副作用が知られている．
　ALDの大脳白質病変は進行が早く，出現してからは止める手立てがないとされるが，発症早期の小児に造血幹細胞移植を行い著効した例が報告されている．LoesのMRI scoreが9以下，動作性IQが80以上の病初期の例で施行した場合，5年生存率が92％で，神経症状も非施行例より優れていたと記載されている[2,14]．リスクを伴う治療であり，MRI異常があるものの無症候であるという発症早期の例に限って試みるべき治療と考えられている．効果を発揮する機序は明らかではないが，患児の中枢神経系の血管周囲で，ドナー由来のミクログリアが徐々に置換して

いく可能性が考えられている。

その他，マウスモデルで有効性が確認された，phenylbutyrateやLovastatin，将来的には遺伝子治療の可能性も考えられる。

参考文献

1) Moser HW : Therapy of X-linked adrenoleukodystrophy. J Am Soc Exp NeuroTherap 3 : 246-253, 2006
2) Shapiro E, Krivit W, Lockman L, et al. : Long-term effect of bone marrow transplantation for childfood-onset cerebral X-linked adrenoleukodystrophy. Lancet 356 : 716-718, 2000
3) Moser HW : Adrenoleukodystrophy : phenotype, genetics, pathogenesis and therapy. Brain 120 : 1485-1508, 1997
4) O'Neill BP, Moser HW, Saxena KM, et al. : Adrenoleukodystrophy : clinical and biochemical manifestations in carriers. Neurology 34 : 798-801, 1984
5) Loes DJ, Hite S, Moser H, et al. : Adrenoleukodystrophy : a scoring method for brain MR observations. Am J Neuroradiol 15 : 1761-1766, 1994
6) Eichler FS, Itoh R, Barker PB, et al. : Proton MR spectroscopic and diffusion tensor brain MR imaging in X-linked adrenoleukodystrophy : initial experience. Radiology 225 : 245-252, 2002
7) Powers JM, Liu Y, Moseer AB, et al. : The inflammatory myelinopathy of adreno-leukodystrophy : cells, effector molecules, and pathogenetic implications. J Neuropathol Exp Neurol 51 : 63-643, 1992
8) Ito M, Blumberg GM, Mock GJ, et al. : Potential environmental and host participants in the early white matter lesion of adreno-leukodystrophy : morphologic evidence for CD8 cytotoxic T cells, cytolysis of oligodendrocytes, and CD1-mediated lipid antigen presentation. J Neuropathol Exp Neurol 60 : 1004-1019, 2001
9) Igarashi M, Schaumburg HH, Powers J, et al. : Fatty acid abnormality in adrenoleukodystrophy. J Neurochem 26 : 851-860, 1976
10) Moser HW, Moser AB, Frayer KK, et al. : Adrenoleukodystrophy : increased plasma content of saturated very long chain fatty acids. Neurology 31 : 1241-1249, 1981
11) Mosser J, Douar AM, Sarde CO, et al. : Putative X-linked adrenoleukodystrophy gene shares unexpected homology with ABC transporters. Nature 361 : 726-730, 1993
12) Kemp S, Pujol A, Waterham HR, et al. : ABCD1 mutations and the X-linked adrenoleukodystrophy mutation database : role in diagnosis and clinical correlations. Hum Mutat 18 : 499-515, 2001
13) Moser HW, Raymond GV, Lu SE, et al. : Follow-up of 89 Lorenzo's Oil treated asymptomatic adrenoleukodystrophy patients. Arch neurol 62 : 1073-1080, 2005
14) Aubourg P, Blanche S, Jambaque I, et al. Reversal of early neurologic and neuroradiologic manifestations of X-linked adrenoleukodystrophy by bone marrow transplantation. N Engl J Med 322 : 1860-1866, 1990

18 神経線維腫症

斎藤 義朗（鳥取大学医学部脳神経小児科）

　神経線維腫症（neurofibromatosis：NF）は臨床症状の差異から NF1～8 に分類されており，NF1 と NF2 で原因遺伝子が同定されてきた。本稿では NF の 90％以上を占める NF1 について記載する。

A. 神経線維腫症の概念と病因

　NF1 は von Recklinghausen 病とも呼ばれ，皮膚のカフェオレ斑・神経線維腫，中枢神経系の腫瘍，脊柱側彎などの骨病変などの特徴から診断される（表 1）[1-3]。
　neurofibromin 遺伝子の変異により発症し，頻度は 1/3000 程度である。常染色体優性遺伝の遺伝形式をとり，両親のいずれかが NF1 の場合，子供での発症率は 50％である。一方，新規の突然変異も多く，NF1 罹患者の半数を占める。突然変異例は父親由来の遺伝子に多く[4]，一方で罹患父よりも罹患母からの罹患子供の方が重症の傾向があるともされる[5]。Neurofibromin は癌抑制遺伝子であり，その機能異常が種々の腫瘍の合併をもたらす。腫瘍病変以外の合併症については，neurofibromin が成年期には主に神経系に限局しているが胎児期には広汎に発現していることから，発生過程における作用が想像されているが詳細は不明である。

B. 神経線維腫症の病態および治療

1. 皮膚病変（図 1）

　カフェオレ斑は辺縁明瞭な薄い褐色斑であり，成人では 1.5 cm 以上/5 歳以下では 0.5 cm 以上のカフェオレ斑が NF1 の診断を示唆する。レーザー治療の有効例の報告[6]があるが，必ずしも十分な効果ではない。神経線維腫は 10 歳代から出現し，30 歳代には必発に近い。Plexiform neurofibroma（蔓状神経線維腫；25％で合併）は皮下から深部に広汎に広がり，乳児期からの片側顔面肥大（緑内障も伴う）の原因となったり，悪性腫瘍（MPNST）の発生の母地となりやすい[4]。MPNST は生命予後が不良であり，NF1 罹患者の生涯の MPNST の発症リスクは 10％とされる[7]。神経線維腫は時に疼痛

表1 NF1の診断基準

以下の2つ以上が見られるもの。
1. 最大径が思春期前の小児では5mm以上，成人では15mm以上のカフェオレ斑が6個以上
2. 2個以上の神経線維腫，または1個のplexiform neurofibroma
3. 腋下または鼠径部の雀卵様皮斑
4. 視神経膠腫
5. 2個以上のLisch結節（虹彩の過誤腫）
6. 特徴的な骨所見（蝶形骨の異形成，長管骨皮質の菲薄化，偽関節を伴うこともそうでないこともある）
7. 第1親等(親，同胞，または子)に以上の基準によるNF1の存在

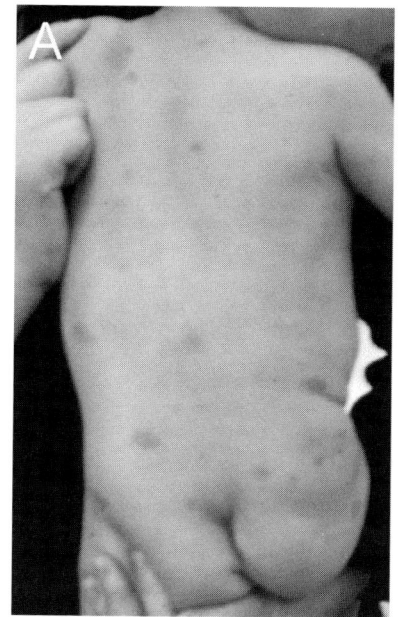

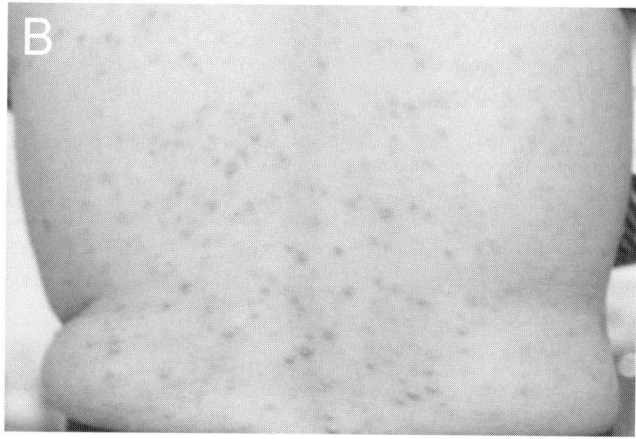

図1 皮膚所見。A. カフェオレ斑(café-au-lait spots)。B. 神経線維腫。

を伴うが，急激なその増悪や腫瘍の拡大は悪性腫瘍発生を示唆する。紫外線防御にMPNSTの予防効果があるとの証拠はない。

片方の17番染色体上のneurofibromin遺伝子の変異によりNF1自体を発症，末梢神経のシュワン細胞におけるもう一方の遺伝子変異により神経線維腫が生じ，さらにp53など他の癌遺伝子の変異が加わった際に悪性腫瘍（MPNST）が生じると考えられている[4]。神経線維腫に対し，neurofibrominが関与する細胞内伝達系の阻害薬や，シュワン細胞以外の構成成分である肥満細胞・線維芽細胞にたいする阻害薬の効果が追究されている[4]。数年前からplexiform neurofibromaに対するサリドマイドの治験も外国で行われ，一部有効例が確認されている[8]。しかし現在は外科的切除が中心的治療である。

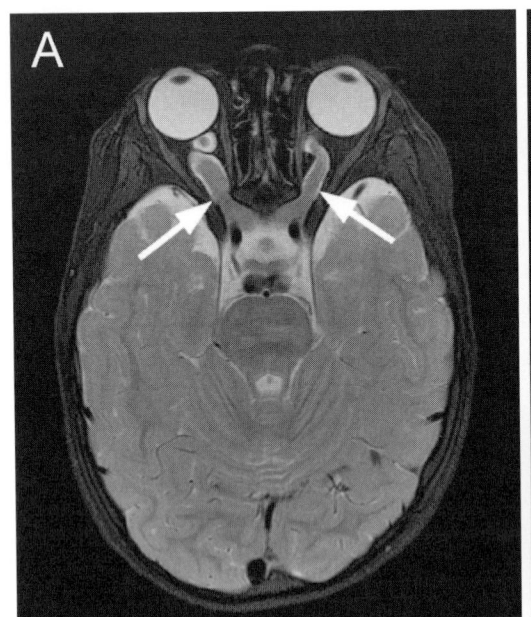

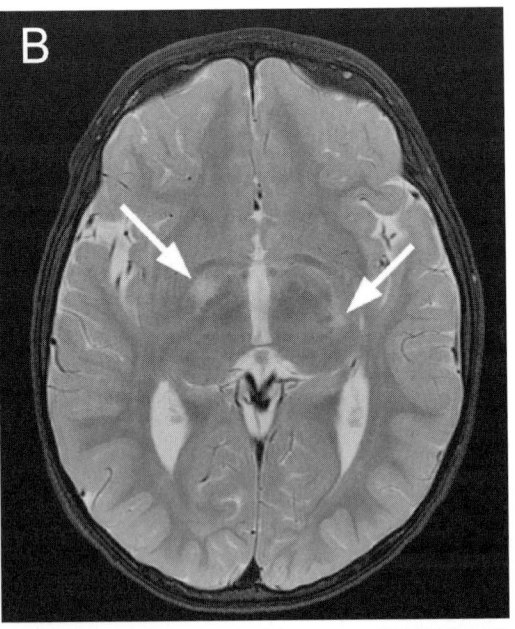

図2 NF1の頭部MRI所見。A. 視神経膠腫。両側視神経が腫大している（矢印）。B. T2強調画像で見られる高信号病変（矢印）。大脳基底核・脳幹・小脳に好発する。NF-1小児例の半数に見られ，成人期には減少傾向を呈する。ミエリン浮腫が生じているとの病理報告があるが，その病態は不明。神経膠腫などの悪性腫瘍とは異なり，造影増強効果を示さない。

2．神経系病変（図2）

1）視神経腫瘍

　視神経の神経膠腫は10％前後にみられるとされるが，本邦ではもっと発症率が少ないと言われている。進行の速度はさまざまで，無症状のまま拡大もなく長期に経過する例も多い。視覚障害の存在・腫瘍の位置・MRIでの造影効果や拡大傾向などから治療適応が決められる[9,10]。乳幼児から学童期までは年1回の眼科的検査と頭部MRIによるスクリーニングが推奨されている[10,11]。

　治療としては，とくに幼児期は放射線治療の後発性脳障害を起こしやすいためcalboplatin, vincristineなどによる化学療法が中心となる。

2）その他の中枢神経腫瘍

　脳幹や小脳の神経膠腫は致死的になりうる。その他，髄膜腫・聴神経腫の合併例もある。視神経腫瘍を含めたNF1の脳腫瘍全体での5年生存率は90％と比較的高い。

3）末梢神経病変

　神経線維腫は皮膚の神経終末以外に，神経根を中心に種々の部位に発生しうる。疼痛や運動・感覚障害を伴う末梢神経病変（ニューロパチー）が成人期のNF1の2〜3％で目立ち，この場合MPNSTの発症率も20％以上とされる[12]。

4）知的障害

　IQ＜70の知的障害は5％程度で，平均の

IQ は 90 以上と正常に近い。しかし，ピークが IQ 85 と 100 の二峰性の分布を呈し[2,13]，半数の罹患者でみられる頭部 MRI 上の高信号病変（図 2B）の有無とこの分布とが相関する可能性がある。認知能力のばらつきにより学習障害が約半数にみられ，「自力での構成力が低いが，構築された形で提示された事項の学習能力は劣らない」という傾向がある。多動を伴わない注意欠陥（ADD）が 20％に見られ，神経刺激薬が有効との記載がある[2]。

3）骨病変

脊柱側彎（20％）・脛骨の骨折と偽関節形成（<5％）の合併がよく知られる。X 線像では長管骨の嚢胞状変化，椎体の scalloping，肋骨の鉛筆状変化が特徴的である。Chiari 奇形の合併（8％；頭痛・背部痛・呼吸/嚥下障害を呈する）も頭蓋底の形成異常に起因するかもしれない。側彎は神経線維腫により二次的に椎体に変形が生じる場合も多く，単純 X 線所見で骨変化が認められる場合には神経線維腫について MRI による精査が望ましい[14,15]。神経線維腫が存在する高さの背部，椎骨上の体表に見られる体毛の渦巻きが，診断の手がかりになるとされる[14]。

骨折後や側彎手術後の骨の形成が悪く，偽関節化した骨折部の組織で neurofibromin 遺伝子が（神経線維腫のように）二つとも失われている[16]。NF1 では骨密度が低いとの報告が多く[17]，骨細胞における neurofibromin の機能に関心が持たれている。

4）その他

大頭傾向・痙攣・低身長[18]・思春期早発（3％）/遅発[19]・高血圧（褐色細胞腫，腎動脈狭窄）・血管病変（もやもや病）の合併がみられる。幼少期に便秘が強い例の記載があり[2]，腸管神経叢の細胞の発生に関係するかもしれない。神経線維腫は喉頭・消化管・子宮などの諸臓器にも生じうる。悪性腫瘍の生涯罹患リスクは一般人口よりも 5％ほど高いとされ[2]，脳腫瘍・白血病のほか，横紋筋腫・低血糖を伴う insulinoma などの報告もある。

C. 神経線維腫症の鑑別診断

NF2（両側聴神経腫瘍），NF6（家族性のカフェオレ斑），McCune-Albright 症候群（思春期早発・線維性骨異形成・不整で少数のカフェオレ斑），Proteus 症候群（頭部腫瘤・皮下腫瘤・骨病変・半身肥大）などが鑑別診断として挙げられる。

1. Health and Welfare

「エレファントマン（初め NF1 と噂されたが，後に Proteus 症候群とされた）」や「ノートルダムのせむし男」の主人公のような重症例は少ないことを，診断時は本人にも周囲にも注意深く説明すべきであろう。悪性腫瘍や血管病変のため，平均死亡年齢は一般の 70.1 歳に比べ 54.4 歳だったとの報告がある[20]。妊娠中に神経線維腫の増大が半数に見られるが，出産後には元に復するともいわれる。特定疾患の医療費公費負担の対象疾患だが，重症度分類の stage 4 以上（多数の神経線維腫・中枢神経症状と骨症状がいずれも存在，または皮膚/神経/骨病変のいずれかが重

症）に限られている．種々の合併症が知られるが，それらをみな合併する罹患者はない．個々の罹患者でカフェオレ斑と神経線維腫の重症度は相関せず，家族例でも症状に差異が大きい（罹患父/母の症状から子供の症状を予測できないことが多い）．

参考文献

1) NIH Consensus Development Conference. Neurofibromatosis. Arch Neurol 1988 ; 45 : 575-578
2) North K. Neurofibromatosis type 1 in childhood. Mac Keith Press, London, 1997
3) Niimura M, Otsuka F, Hino O, eds. Gann Monograph on Cancer Research, No. 46. Phacomatosis in Japan. Japan Scientific Societies Press, Tokyo, 1999
4) Gottfried ON, Viskochil DH, Fults DW, Couldwell WT. Molecular, genetic, and cellular pathogenesis of neurofibromas and surgical implications. Neurosurgery 2006 ; 58 : 1-16
5) 新川詔夫．von Recklinghausen病．梶井正，黒木良和，新川詔夫，編．増補先天奇形症候群アトラス．南江堂，1990, p. 256-257
6) Somyos K, Boonchu K, Somsak K, et al. Copper vapour laser treatment of cafe-au-lait macules. Br J Dermatol 1996 ; 135 : 964-968
7) Theos A, Korf BR. Pathophysiology of neurofibromatosis type 1. Ann Intern Med 2006 ; 144 : 842-849
8) Gupta A, Cohen MG, Ruggieri P, et al. Phase I study of thalidomide for the treatment of plexiform neurofibroma in neurofibromatosis 1. Neurology 2003 ; 60 : 130-132
9) Listernick R, Darling C, Greenwald M, et al. Optic pathway tumors in children : the effect of neurofibromatosis type 1 on clinical manifestations and natural history. J Pediatr 1995 ; 127 : 18-22
10) Sylvester CL, Drohan LA, Sergott RC. Optic-nerve gliomas, chiasmal gliomas and neurofibromatosis type 1. Curr Opin Ophthalmol 2006 ; 17 : 7-11
11) Blazo MA, Lewis RA, Chintagumpala MM, et al. Outcomes of systematic screening for optic pathway tumors in children with neurofibromatosis type 1. Am J Med Genet 2004 ; 127A : 224-229
12) Drouet A, Wolkenstein P, Lefaucheur J-P, et al. Neurofibromatosis 1- associated neuropathies : a reappraisal. Brain 2004 ; 127 : 1993-2009
13) Feldmann R, Denecke J, Grenzebach M, et al. Neurofibromatosis type 1. Motor and cognitive function and T2-weighted MRI hyperinstensities. Neurology 2003 ; 61 : 1725-1728
14) Alwan S, Tredwell SJ, Friedman JM. Is osseous dysplasia a primary feature of neurofibromatosis 1 (NF1)? Clin Genet 2005 ; 67 : 378-390
15) Tsirikos AI, Saifuddin A, Noordeen MH. Spinal deformity in neurofibromatosis type-1 : diagnosis and treatment. Eur Spine J 2005 ; 14 : 427-439
16) Stevenson DA, Zhou H, Ashrafi S, et al. Double inactivation of NF1 in tibial pseudoarthrosis. Am J Hum Genet 2006 ; 79 : 143-148
17) Lammert M, Kappler M, Mautner V-F, et al. Decreased bone mineral density in patients with neurofibromatosis 1. Osteoporos Int 2005 ; 16 : 1161-1166
18) Carmi D, Shohat M, Metzker A, et al. Growth, puberty, and endocrine functions in patients with sporadic or familial neurofibromatosis type 1 : a longitudinal study. Pediatrics 1999 ; 103 : 1257-1262
19) Habiby R, Silverman B, Listernick R, et al. Precocious puberty in children with neurofibromatosis type 1. J Pediatr 1995 ; 126 : 364-367
20) Rasmussen SA, Yang Q, Friedman JM. Mortality in neurofibromatosis : an analysis using U.S. death certificate. Am J Hum Genet 2001 ; 68 : 1110-1118

19 難治てんかん：West症候群，乳児重症ミオクロニーてんかん，脳炎後てんかん

高橋幸利，久保田裕子，大谷英之，山崎悦子，池田浩子，江川　潔
（国立病院機構　静岡てんかん・神経医療センター）

　てんかんにはさまざまな原因・病態の疾患が存在し，20〜30％の症例が薬物療法で寛解に至らない難治てんかんと考えられる。てんかんの多くは小児期に発病する。小児期のてんかん症例で発作コントロールの程度をてんかん分類の面から見てみると，West症候群，Lennox-Gastaut症候群で特に悪く，症候性局在関連性てんかん，他の症候性全般てんかん，未決定てんかんが次にコントロール不良となっている（図1)[1]。未決定てんかんには乳児重症ミオクロニーてんかん，新生児発作などが含まれる。これらのてんかん分類の症例が，成人期に至っても難治な発作に苦しんでいる。一方，てんかんの原因の面から検討すると，静岡てんかん・神経医療センター小児病棟入院難治症例383例のうち41例（10.7％）は頭蓋内感染症によるもので，次に脳形成不全39例が続いた。脳炎などの頭蓋内感染症は難治てんかんの主要な成因となっていることがわかる[2]。難治てんかんの代表的疾患である，West症候群，乳児重症ミオクロニーてんかん，脳炎後てんかんについて診断・治療・福祉面での留意事項を述べる。

A. West症候群

　West症候群は，通常何らかの脳障害（出生前，周産期，出生後）を基盤として，年齢依存性に乳児期の中盤に発病することが多い（表1)[3]。てんかん発作を来たすのみならず発達にも影響し，てんかん脳症と考えられている。基礎疾患としては，結節性硬化症，Aicardi症候群，胎児感染症などが有名である。

　診断のポイントは，頭部を通常は前屈し，四肢を屈曲させるスパズムと呼ばれる発作現象を，数秒から十数秒ごとに繰り返す（シリーズ形成と呼ばれる）特徴的な発作の存在である。発作は主として起き抜け（睡眠から目が覚めるとき）に起こる特徴がある。発作の1回の持続時間はさまざまで，数秒間から30分程度のものまで存在する。発作が始まったら，患児を座位に保持すると特徴的な頭部前屈が観察しやすい（臥位のままだと頭部の動きが捉えにくい）。

　発作間歇時脳波は，有名なヒプスアリスミアを示すことが多く，発作時脳波には低振幅

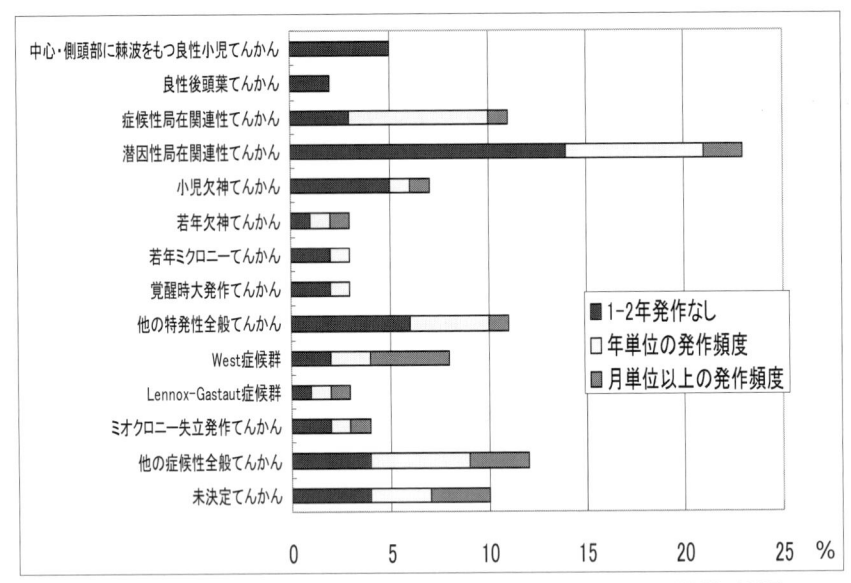

K. J. Eriksson and M. J. Koivikko, *Epilepsia*, 38 (12): 1275-1282, 1997.
図1　小児てんかんの発作予後図[1]

表1　West症候群の特徴[3]

・発病年齢＝3〜7ヵ月，男児（60％）が多い。
・発病前から精神運動発達に遅れが出ることがある。
　　（視線が合わない，首が据わらなくなる，他）
・発作は，単発のスパズムではじまり，すぐにシリーズ形成を示すようになる。
・発作頻度＝シリーズ形成性のスパズムは数回〜十回/日見られることが多い。
・特発性の予後良好群が5〜10％存在する。
・発作間歇時脳波＝hypsarythmia（ヒプスアリスミア）。
・発作時脳波はさまざまな所見を示しうる。
・画像は基礎疾患によりさまざまである。
・発作の自然寛解（6〜15％）もあり得る。
・発作予後＝50〜60％の症例で残存
・知的予後＝71〜81％の症例で知的発達障害

速波が見られたり，徐波が対応したり，対応する変化がない場合もあり，さまざまである（図2）[4]。

治療効果について確実なエビデンスのある承認薬剤（ACTHを含めて）が日本にはない。そのため，施設ごとに使用薬剤・使用量・薬剤選択順序などがまちまちであるが，通常はビタミンB_6大量療法が第一選択で，次にバルプロ酸（VPA），合成ACTHが用いられることが多い[5]。最近ではゾニサミド（ZNS）も有効であることがわかってきた[6]。小児期の症例では，ビタミンB_6は10

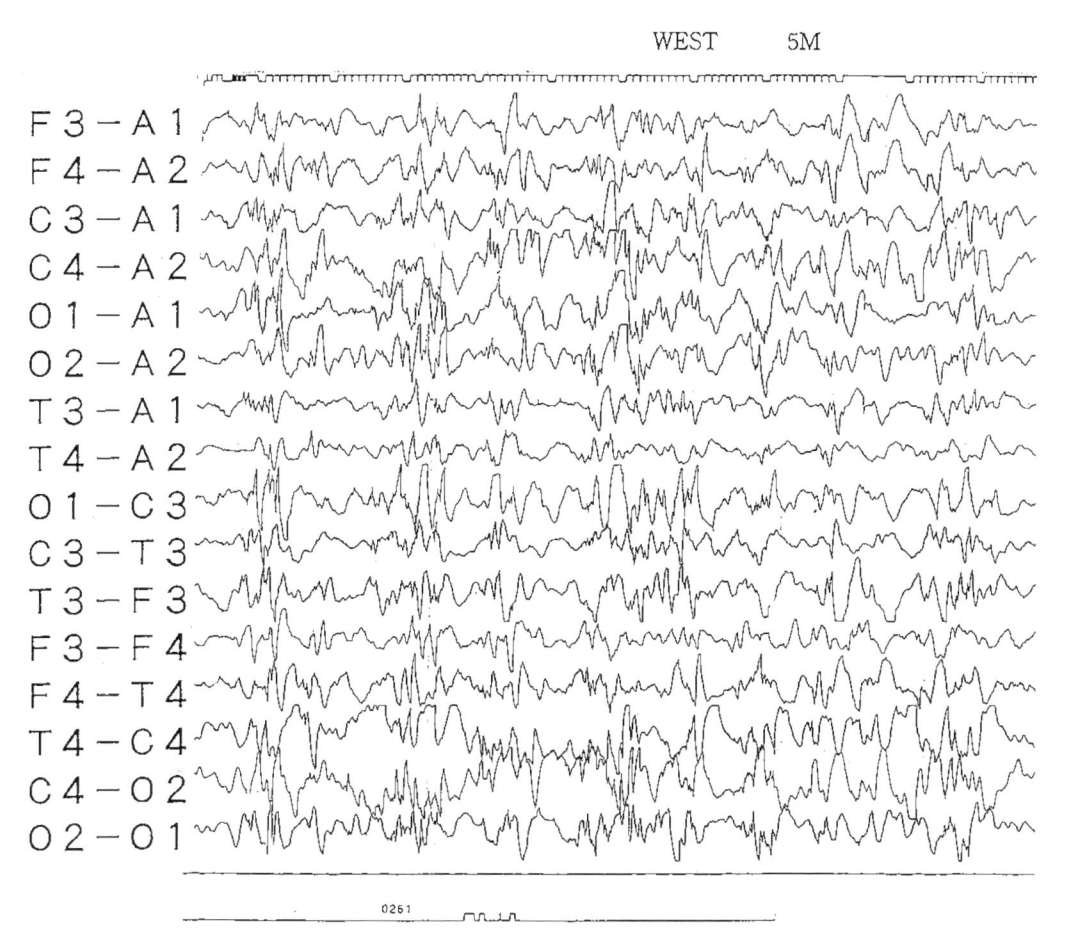

図2 West症候群の発作間歇時脳波（ヒプスアリスミア）
4）大谷英之，高橋幸利，West症候群，監修：藤原建樹，編集：高橋幸利，小児てんかん診療マニュアル，診断と治療社，pp. 170-177.

mg〜50 mg/kg（体重）の投与量が一般的で漸増投与する。VPAは10 mg〜50 mg/kg（体重）の投与量が一般的で，漸増投与する。ACTHは0.005〜0.02 mg/kg（体重）の範囲で一般的には筋注で用いられ，漸減中止する。

　発作予後は，特発性と思われる症例と一部の潜因性の症例を除き，不良の場合が多いとされている。スパズムがコントロールできても，その後に非定型欠神発作・強直発作・ミオクロニー発作などが出現し，Lennox-Gastaut症候群に変容したり，局在病変を有する症例を中心に部分発作が出現し，局在関連性てんかんに変容する症例がある。知能予後も不良の場合が多い。

　福祉面では，小児慢性特定疾患に指定されており，保健所にて申請すると医療費補助などのサービスを受けることができる。

表2 乳児重症ミオクローニーてんかんの特徴[7]

- 発病年齢＝4〜6ヵ月。
- 発病前の発達は正常。
- てんかん・熱性痙攣の家族歴が25％に見られる。
- SCN1A＞SCN2A，GABRG2などの遺伝子異常が見つかる。
- 発病時の発作は，有熱時に遷延する全般性あるいは一側性の間代痙攣発作であることが多い。
- 全般発作（強直間代発作，非定型欠神，ミオクロニー発作）に加えて部分発作（チアノーゼ症状など）を呈し，未決定てんかんに分類される。
- 発作間歇時脳波にてんかん性の脳波異常は乏しい。
- 一過性に光感受性を示す時期がある。
- 画像は正常が多い。
- 知的障害（1歳頃から）・失調（60％）・痙性（20％）などを合併する。
- 発作は抗てんかん薬でコントロール困難。

B. 乳児重症ミオクロニーてんかん

乳児重症ミオクロニーてんかん（severe myoclonic epilepsy in infancy）は，1978年Dravetにより初めて報告されたてんかん症候群である（表2）[7]。頻度は4万人に1人とまれな疾患であるが，乳児期から成人期まで痙攣性の発作を主体に難治に経過することで知られている。最近，電位依存性ナトリウムチャネルα1サブユニット（SCN1A）の遺伝子異常が発見され，多くはde novoによるチャネロパチーと考えられている[8,9]。

初期の臨床診断のポイントは，乳児期に痙攣性発作で発病し，発熱時あるいは入浴時に痙攣性発作が誘発され，重積に陥ることが多い点である。1歳頃になると光感受性が出現し，光刺激脳波で光突発脳波反応が観察される。1歳を過ぎるとチアノーゼと動作停止を主体とした発作症状の部分発作が一過性に出現するようになる。一部の症例では非定型欠神が加わる場合もある。その後は痙攣発作が主体となり，朝方に主に出現するようになるが，熱過敏性の特徴は成人期まで持続する。痙攣性発作の特徴は，通常の全般性強直間代発作と異なり，ミオクロニー発作様のぴくつきから発作が始まって強直痙攣，間代痙攣へと進展する点である。

発作間歇時脳波は全経過を通して，脳波異常が乏しく。MRIなどの画像検査でも正常のことが多い。遺伝子検査が診断に役立つことが多い[10]。

治療はVPA，フェノバルビタール（PB），クロバザム（CLB）などが用いられてきたが，ほとんどすべての抗てんかん薬が無効で，学童期以降も週単位から月単位の発作が見られる[11]。最近欧州で使われ始めたスティリペントールは，使用した患者の71％で50％以上の発作減少が見られ，43％の患者では1ヵ月以上発作消失が得られたとされている[12]。一方，VPAとトピラメート（日本で製造販売承認申請中）の組み合わせも有効とされている[13]。今後，これらの新薬が有望な治療薬となりそうである。

発作予後は不良で，痙攣性の発作が成人期まで持続し，神経学的にも失調・痙性を示す症例があり，知的障害も強く作業所等にて過ごす患者が多い。

福祉面では，小児慢性特定疾患に指定されており，保健所にて申請すると医療費補助や

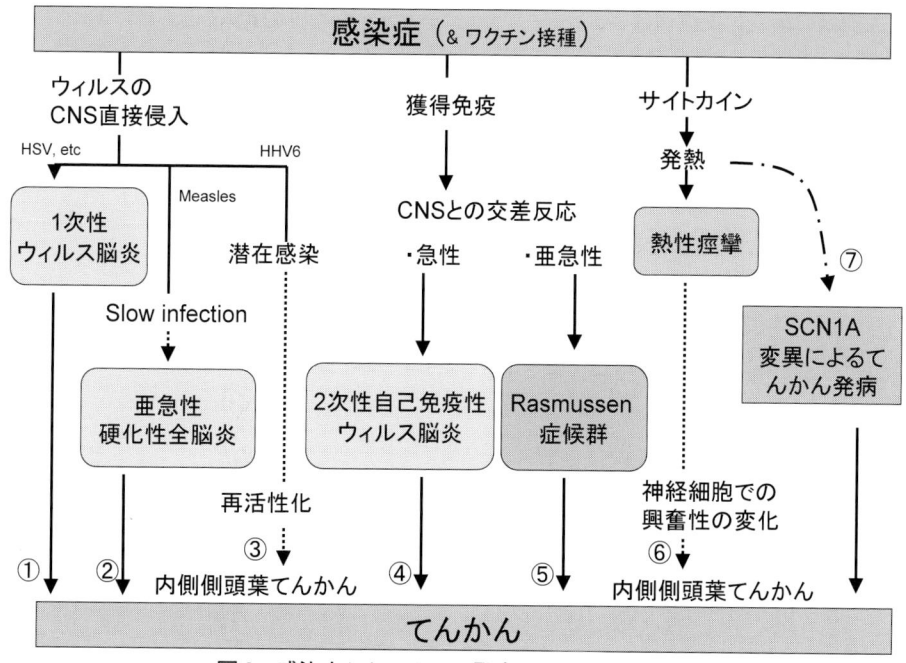

図3 感染症からてんかん発病へのメカニズム[14]

C. 脳炎後てんかん

　感染症からてんかんが発病するメカニズムはさまざまな経路が考えられる（図3）[14]。その中で重篤な経過をとり重要なのは，①1次性ウィルス脳炎によるものと，④2次性自己免疫性ウィルス脳炎による急性脳炎の形をとるものであろう。

　急性脳炎後のてんかんの75％は脳炎後1ヵ月以内に発症し，症候性局在関連性てんかん（75％）に分類される症例が多い。発作症状や発作間歇時脳波では，多焦点性あるいは多葉性の複雑な特徴を示すことが多い[2]。

よって通常のてんかんにおける臨床脳波特徴を当てはめて診断することが困難な症例が多いことが特徴である。治療においても薬剤抵抗性の難治症例が多い。多剤治療にならないように薬剤を慎重に選択していく必要がある。

　われわれは国立病院機構の政策医療ネットワーク研究Ⅰ-急性脳炎脳症後遺症における自己免疫機序の解明（主任研究者：高橋幸利）において2005年度に199症例の脳炎脳症症例の後遺症を検討した。2005年1月～12月の入院・外来症例199例（男＝105例，女＝94例）で，脳炎脳症発病年齢は9.3±12.4歳，現在の年齢は26.3±16.4歳，脳炎後の罹病期間は17.3±16.0年である（図4-5）。ADLの評価指標であるBathel scoreは小児期発病例で，特に乳幼児期発病

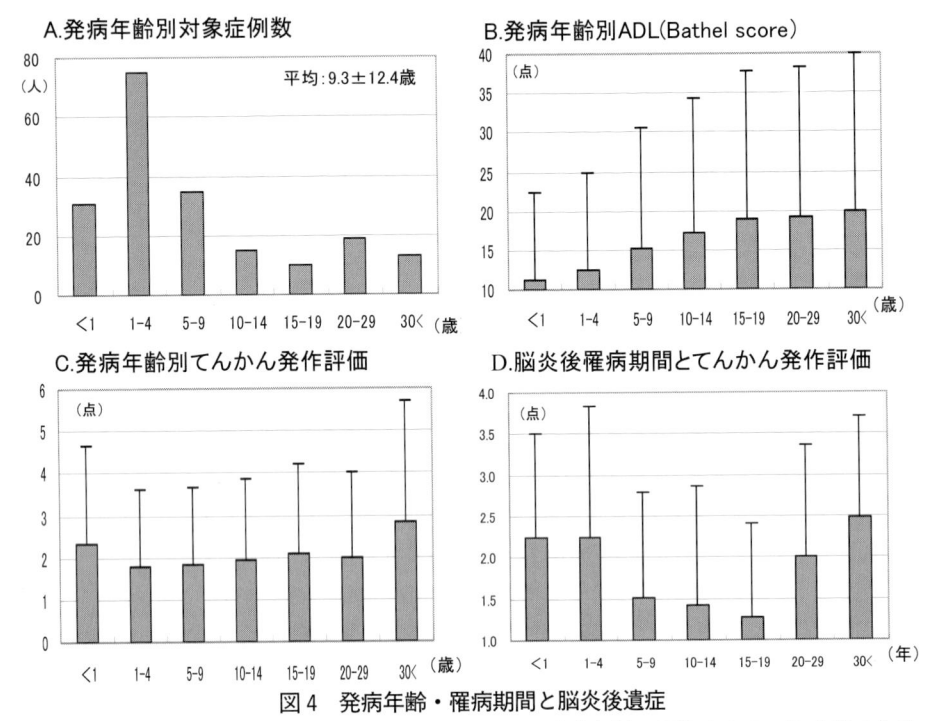

図4 発病年齢・罹病期間と脳炎後遺症

A：対象症例の脳炎脳症発病年齢別に見た症例数を示す。発病年齢の平均は9.3±12.4歳である。
B：発病年齢とADLの後遺障害を示すBathel scoreの関係を示す。Bathel scoreは最低が0点で20点が満点で，数字が大きいほど障害が少ないことを示す。
C：発病年齢別に見たてんかん発作の評価スコアーの平均を示す。てんかん発作の程度は0-4に分類し，0は日単位の発作があることを示し，1が週単位，2が月単位，3が年単位，4が発作はないことを示す。
D：脳炎後の罹病期間ごとに見たてんかん発作の評価スコアーの平均を示す。
国立病院機構脳炎研究班（静岡てんかん・神経医療センター：高橋幸利，西札幌病院：長尾雅悦，青森病院：小出信雄，山形病院：宇留野勝久，西新潟中央病院：遠山潤，名古屋医療センター：岡田久，長良医療センター：渡辺宏雄，宇多野病院：樋口嘉久，南岡山医療センター：高田裕，香川小児病院：夫敬憲，長崎医療センター：馬場啓至，呉医療センター：村木幸太郎，三重中央医療センター：田中滋己，精神・神経センター武蔵病院：須貝研司，精神・神経センター国府台病院：湯浅龍彦）

例で不良であることが分かる。成人期の症例ではADL障害は軽度のことが多いが，かなりばらつきがある（図4B）。一方，てんかん発作の程度は発病年齢と有意な関係はなく，どの年齢の発病でも月単位程度の発作が平均的には障害として残っていることがわかった（図4C）。横断的解析ではあるが，発病後てんかん発作は徐々に悪化し，発病後5〜20年は週単位の発作頻度に近くなることがわかった（図4D）。発作が発作をさらに起こりやすくする"キンドリング"現象に似た病態と思われ，脳炎後遺症期におけるてんかん診療の重要性が示唆される。てんかん発作の頻度が高いほど，知的障害が強いことが

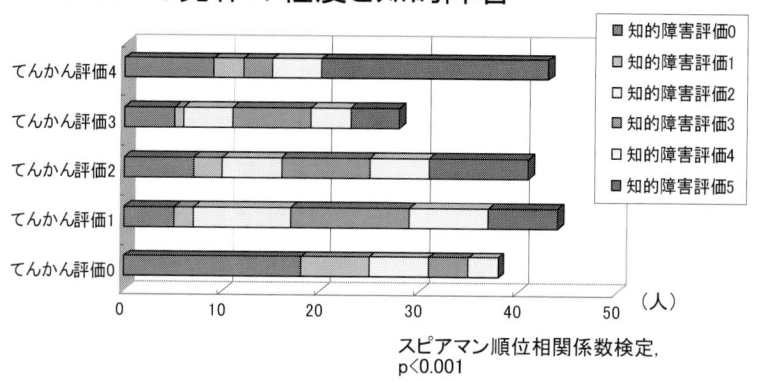

A. てんかん発作の程度と知的障害

B. てんかん発作の程度と運動障害

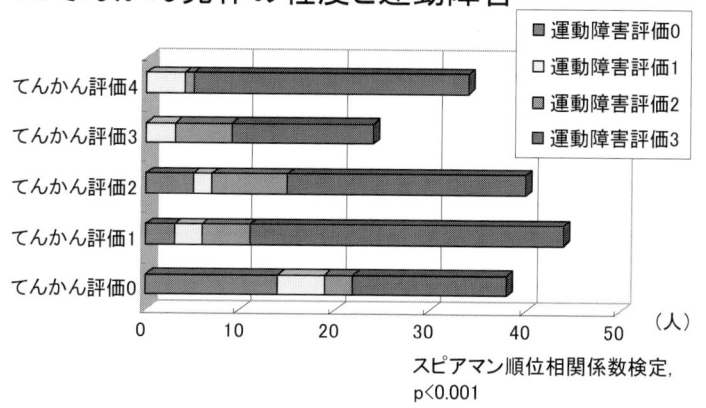

図5 てんかん発作の程度と知的障害・運動障害

A：てんかん発作の程度と知的障害の程度との関係を示す，てんかん発作の評価スコアーの平均を示す．てんかん発作の程度は0-4に分類し，0は日単位の発作があることを示し，1が週単位，2が月単位，3が年単位，4が発作がないことを示す．知的障害の程度は，0-5に分類し，0が最重度（IQ/DQが19以下），1が重度（IQ/DQが34〜20），2が中等度（IQ/DQが49〜35），3が軽度（IQ/DQが69〜50），4が境界（IQ/DQが79〜70），5が正常（IQ/DQ≧80）を示す．

B：てんかん発作の程度と運動障害の程度との関係を示す．運動障害の程度は0〜3に分類し，0は四肢麻痺，1は障害があるが自力移動可能（はいはい・伝い歩きなど）なレベル，2は支えなく歩行できるが走れないレベル，3は運動障害がないことを示す．

示唆され（図5A）（スピアマン順位相関係数検定，p<0.001），また運動障害の程度も強いことがわかった（図5B）（スピアマン順位相関係数検定，p>0.001）．てんかん発作頻度が高い症例では知的障害・運動障害などの障害を重複して有することが多いことがわかり，脳炎急性期・慢性期の病態の解明と治療法の改善が望まれる．

われわれは，急性脳炎の自己免疫的病態を解明するためにグルタミン酸受容体自己免疫

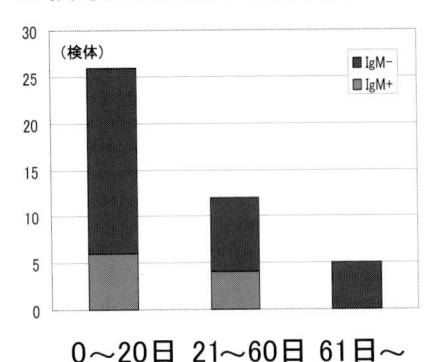

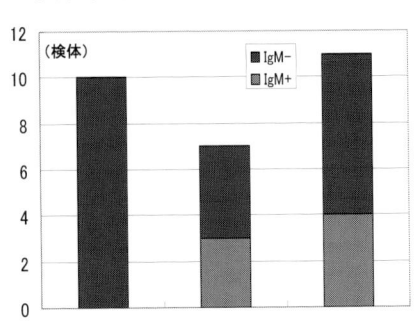

A. 限局性脳炎型（予後良好群）

B. 広汎性脳炎型（予後不良群）

Y Takahashi, Infections as causative factors of epilepsy, Future Neurology, 2006; 1, No. 3, : 291-302.

図6 急性脳炎症例の髄液 IgM-GluRε2 抗体出現病日

A：限局性脳炎型のうち予後良好群の症例の髄液 IgM-GluRε2 抗体陽性率を急性期（0-20日）・回復期（21-60日）・慢性期（61日以降）に分けて示す。複数回測定例では，急性期中途陽転1例，急性期中途陰転2例，慢性期陰転1例，回復期陰転1例を含む。

B：広汎性脳炎型予後不良群のデータを示す。複数回測定例では，慢性期陰転1例，慢性期陽転2例，回復期陽転1例を含む。

の研究を行ってきた[15,16]。急性脳炎の発病初期の臨床症状から，限局性脳炎型（Localized）と広汎性脳炎型（Whole spread）に分類した。限局性脳炎型は，神経症状初発時に意識障害が軽度で，精神症状，幻覚，単発のけいれん発作などで発症する症例で辺縁系脳炎が代表例である。広汎性脳炎型は，神経症状初発直後より重度の意識障害が出現し，痙攣重積などに初期から陥ることが多い臨床型である。限局性脳炎型は，若年成人に多く，経過中に約3分の一の症例に痙攣重積が出現するが，後遺症としてのてんかん・知的障害・運動障害は少なく，予後は重篤ではない。血清中の GluRε2 抗体は約75％に見られるが，予後との関連は見られなかった[14～17]。髄液中の GluRε2 抗体は急性期から回復期に出現，慢性期には IgM 抗体が消失する（図6A）。広汎性脳炎型は，乳幼児に多く，経過中，痙攣重積が約80％の症例に出現し，てんかん・知的障害・運動障害が約半数の症例に後遺症として見られる。血清中の GluRε2 抗体は約75％の症例に出現し，予後との関連はなかった。髄液中の GluRε2 抗体は，回復期から慢性期に形成される（図6B）。後遺障害の中では，知的障害（$p=0.03$，Mann-Whitney's U test），てんかん（$p>0.01$，フィッシャー直接確率）の出現と抗 GluRε2 抗体に有意な関連があり，運動障害とは関連が見られなかった。広汎性脳炎型での髄液 GluRε2 抗体の形成に関連する因子としては，入院治療開始後の痙攣重積が有意であった（$p=0.023$，フィッシャー直接確率）。抗 GluRε2 抗体は，広汎性脳炎では後遺障害に関与している可能性が

ある[14〜17]。自己抗体等の関与の解明を進め，脳炎後遺症の予後を改善したいと考えている。

福祉面では，てんかんは自立支援医療（精神通院医療）に指定されており，市区町村精神保健福祉担当課にて申請すると外来医療費補助を受けることができる場合がある。重複障害として身障手帳・療育手帳等を有する場合はさらなるサービスが受けられる。

参考文献

1) K. J. Eriksson, M. J. Koivikko, : Prevalence, Classification, and Severity of Epilepsy and Epileptic Syndromes in Children, Epilepsia 38 : 1275-1282, I997
2) 藤原建樹，重松秀夫，鳥辺泰久，他：難治てんかんの成因に関する研究―小児例を中心に―，厚生省精神・神経疾患研究委託費（7指-1）難治てんかんの難治化要因と予後と対策に関する研究，平成9年度研究報告書，pp. 113-118
3) O. Dulac, : I. Tuxhorn, Infantile spasms and west syndrome. In : J. Roger, M. Bureau, C. Dravet, P. Genton, CA.Tassinari, P. Wolf (eds), Epileptic syndromes in infancy, childhood and adolescence, 3rd Edition, pp.47-63. Eastleigh, John Libbey.
4) 大谷英之，高橋幸利，West症候群，監修：藤原建樹，編集：高橋幸利，小児てんかん診療マニュアル，診断と治療社，pp. 170-177
5) 大塚頌子，小児期発症の潜因性あるいは症候性全般てんかんの診断・治療ガイドライン：年齢依存性てんかん性脳症を中心に，厚生労働省精神・神経疾患研究委託費13指-1てんかんの診断・治療ガイドライン作成とその実証的研究総括研究報告書，2004：pp. 115-124
6) Y Suzuki, et al. : Zonisamide monotherapy in newly diagnosed infantile spsms, Epilpesia 38 : 1035-1038, 1997
7) C. Dravet, M. Bureau, H. Oguni, et al. : In : J. Roger, M. Bureau, C. Dravet, P. Genton, CA. Tassinari, P. Wolf (eds), Epileptic syndromes in infancy, childhood and adolescence, 4th Edition, pp. 89-113. Montrouge, John Libbey.
8) Claes L, Del-Favero J, Ceulemans B,et al. : De novo mutations in the sodium-channel gene SCN1A cause severe myoclonic epilepsy of infancy. Am J Hum Genet. 2001 ; 68(6) : 1327-1332
9) Sugawara, T., Tsurubuchi Y, Fujiwara T, et al. : 2003. Nav1.1 channels with mutations of severe myoclonic epilepsy in infancy display attenuated currents. Epilepsy Res. 2003 ; 54 : 201-207
10) 高橋幸利：てんかんの血液検査，監修：藤原建樹，編集：高橋幸利，小児てんかん診療マニュアル，診断と治療社，pp. 72-75
11) 四家達彦，藤原建樹：乳児重症ミオクロニーてんかん，監修：藤原建樹，編集：高橋幸利，小児てんかん診療マニュアル，診断と治療社，pp. 189-194
12) Chiron C, Marchand MC, Tran A, et al. : Stiripentol in severe myoclonic epilepsy in infancy : a randomised placebo-controlled syndrome-dedicated trial. STICLO study group. Lancet. 2000 Nov 11 ; 356(9242) : 1638-1642
13) Ceulemans B, Boel M, Claes L, et al : Severe myoclonic epilepsy in infancy : towards an optimal treatment. J Child Neurol 2004 ; 19 : 516-521
14) Yukitoshi Takahashi : Infections as causative factors of epilepsy, Future Neurology, 2006 ; 1, No. 3, : 291-302
15) Takahashi Y, Mori H, Mishina M, et al. : Autoantibodies to NMDA receptor in patients with chronic forms of epilepsia partialis continua. Neurology 2003 ; 61 : 891-896
16) 高橋幸利，西村成子，角替央野，他：てんかんの研究と治療：最近の話題，てんかんと自己免疫，最新精神医学，2006 ; 11 : 349-354
17) 高橋幸利：平成17年度厚生労働科学研究費補助金（こころの健康科学研究事業）急性脳炎のグルタミン酸受容体自己免疫病態の解明から新たな治療法確立に向けた研究（H17-こころ-017）総括研究報告書，p. 1-15，2006年3月発行

20 もやもや病（ウィリス動脈輪閉塞症）

宇野昌明，永廣信治（徳島大学大学院ヘルスバイオサイエンス研究部 脳神経外科学分野）

　もやもや病が本邦で最初に報告されたのは1957年であるがこのときの病名はhypogenesis of bilatereal internal carotid arteryとされていた。文献上で"もやもや病"という名称がはじめて使われたのは1963年に鈴木らが報告したもので，1969年に英語論文となり[1]，以後この名称が世界中で使用されている。

　この病気の定義を表に示す（表1）。基本的に両側内頸動脈終末部の閉塞・狭窄により血流が少なくなり，それを補うために新生血管（もやもや血管）が出現することを言う。しかし現在までこの原因は不明である。片側のみ上記の所見がある時は非定型もやもや病（疑い例）とし，定型（確実例）と区別するが，小児では片側から両側に進行する症例が報告されている。また最近成人でも長期の追跡では両側に進行する症例が36.4％あることが黒田により報告されている[2]。

　ダウン症やレックリングハウゼン病などの患者にもやもや病と似た病態が見られることがあり，これらを類もやもや病と分類し，これも定型もやもや病と区別している。

A. もやもや病の疫学

　日本人に多く発生するが，アジアからの報告も多く見られる。しかし北米やヨーロッパからはアジア系の移民などを中心とする散発的な報告に留まっている[3]。

　日本でのもやもや病の発生率は0.35人/10万人/年と報告されたが[4]，もやもや病は診断の発達とともにその頻度は増加している（0.5～0.6人/10万人/年）。男女比は1：1.8と女性に多い。弧発例がほとんどであるが，家族内発生が10～15％で見られ，常染色体優勢遺伝と考えられている。家族内発生ではより女性に多く見られ，より若年で発症することが多い。

　発症時の年齢は10～19歳が最も多く，ついで40～59歳であり，2峰性を示している[5]。

　以前から発生の原因が検討されてきたが，詳細は今もって不明である。幼少時の頭頸部の感染（扁桃腺炎，中耳炎，上顎洞炎など）の関与が検討されたが，証明はされていない。

表1 もやもや病（ウィリス動脈輪閉塞症）診断の手引き（1994年）

1. 1) イ）発症年齢は各層にわたるが，若年者に多く，また女性に多い傾向にある．弧発例が多いが，ときに家族性に発生することもある．
    ロ）症状および経過については，無症状（偶然発見）のものから，一過性のもの，および固定神経症状を呈するものなど軽重・多岐にわたっている．
    ハ）小児例では脳虚血症状を，成人例では頭蓋内出血症状を主体とするものが多い．
   2) 小児例では片麻痺，単麻痺，感覚異常，不随意運動，頭痛，痙攣などが反復発作的に出現し，ときに病側が左右交代して現れることがある．さらに知能低下や固定神経症状を呈するものもある．成人例のように出血発作をきたすことはまれである．
   3) 成人例では小児例同様の症状を呈するものもあるが，多くは脳室内，クモ膜下腔，あるいは脳内出血で突然発症する．これらは多くは軽快し，あるいは固定神経症状を残すが，なかには重症となり，死亡するものもある．
2. 診断上，脳血管撮影は必須であり，少なくとも次の所見がある．
   1) 頭蓋内内頸動脈終末部，前および中大脳動脈近位部に狭窄または閉塞がみられる．
   2) その付近に異常血管網が動脈相においてみられる．
   3) これらの所見が両側性にある．
   ただし，核磁気共鳴画像（MRI）と磁気共鳴血管撮影（MRA）によりMRI/MRAによる画像診断指針の1)〜3)のすべてを満たしうる場合は，通常の血管撮影は省いてよい．
3. 本症は原因不明の疾患であり，下記の特別な基礎疾患に伴う類似の脳血管病変は除外する．
   動脈硬化，自己免疫疾患，髄膜炎，脳腫瘍，ダウン症候群，レックリングハウゼン病，頭部外傷，頭部放射線照射など．
4. 診断の参考となる病理学的所見
   1) 内頸動脈終末部を中心とする動脈の内膜肥厚と，それによる内腔狭窄ないし閉塞が，通常両側性に認められる．ときに肥厚内膜内に脂質沈着を伴うこともある．
   2) 前・中大脳動脈，後大脳動脈などウィリス動脈輪を構成する諸動脈に，しばしば内膜の繊維性肥厚，内弾性板の屈曲，中膜の菲薄化を伴う種々の程度の狭窄ないし閉塞が認められる．
   3) ウィリス動脈輪を中心として多数の小血管（穿通枝および吻合枝）がみられる．
   4) しばしば軟膜内に小血管の網状集合がみられる．

診断の基準
　1.に述べられている事項を参考にして，下記のごとく分類する．なお脳血管撮影を行わず剖検を行ったものについては，4.を参考にして別途に検討する．
　［1．確実例］
　2.のすべての条件および3.を満たすもの．
　ただし，小児例では一側に2.の1)，2)を満たし，他側の内頸動脈終末部付近にも狭窄の所見が明らかにあるものも含む．
　［2．疑い例］
　2.および3.のうち，2.の3)の条件を満たさないもの．

B. もやもや病の症状

発症時の症状の特徴として，小児と成人で異なることが報告されている．小児期では脳虚血が主であり，成人期では脳虚血ともやもや血管からの出血（脳出血）が半分ずつになる点である．

1. 脳虚血症状

もやもや病では内頸動脈の狭窄が進行すると脳血流が少しずつ低下する。このためもやもや血管が発達するが，血流低下がひどくなると一過性脳虚血発作や脳梗塞が起きる。症状は頭痛や痙攣，片麻痺，四肢麻痺，不随運動，知能低下などがみられる。特に小児では激しく泣いた時，激しい運動や熱いものを食べたときに過呼吸になり，血中二酸化炭素が減少し，血管が収縮することで，より脳虚血が増悪し，症状を呈することが多く見られる。

2. 脳出血

もやもや血管には常に血行力学的に負荷がかかり，それに年齢が増すにつれて動脈硬化が加わると，脳室周囲に出血を起こし，脳室内に流れ込むと脳室内出血となる。またもやもや血管や，椎骨動脈からの側副血行路に動脈瘤ができ，それが破裂し，脳内出血や，くも膜下出血をきたすことがある。出血部位により片麻痺や言語障害，頭痛，意識障害などを来たすが，これらの症状は脳梗塞群より重症であることが多い。

3. その他

そのほかの症状では5％程度で頭痛の精査中に見つかることがあり[6]，また痙攣発作で発生することもある。これらの原因は明らかではないが，脳虚血の関与が示唆されている。まったくの無症状で偶然発見されたもやもや病も報告されている[7]。

C. もやもや病の診断

1. 脳血管撮影

もやもや病の病態診断の gold standard は脳血管撮影である。この検査で両側内頸動脈の閉塞状態やもやもや血管の状態を診断できるが（図1），同時に，側副血行路の状態も診断できる。鈴木らは脳血管撮影上，もやもや病の病態を6期に分類した[8]。多くは鈴木分類のIII期に分類されるが，成人例ではIV-VI期の進行した状態で発見されることもある。

2. 頭部 MRI，MRA

頭部CTでは脳出血やくも膜下出血があるかどうかがわかるが，これだけではもやもや病とは診断できない。しかしMRIでは基底核にもやもや血管によるflow void sighが散在して見られ（一側に2つ以上見られることが基準）（図2a），補助診断となる。MRAでは内頸動脈終末部の狭窄・閉塞部位が見られ，またもやもや血管が認められることもある（図2b）。これにより，もやもや病と診断できる。新しくできた（急性期）脳梗塞や脳出血は拡散強調画像で判断できる。

3. 脳血流検査

Single photon emission CT（SPECT）やXe（Xenon）-CTで脳血流検査を行うことにより，脳血流の低下があるかどうかを判断できる。また安静時に血流低下がない場合でもダイアモックス負荷を行って脳血流検査を行

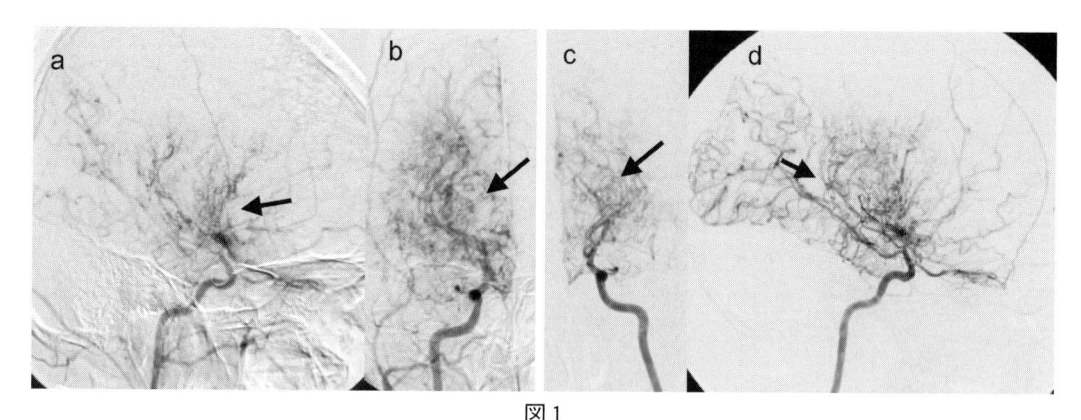

図1
a, b：右頸動脈撮影側面，正面　c, d：左頸動脈撮影正面，側面
両側の内頸動脈終末部で閉塞し，その付近からもやもや血管が認められる（矢印）

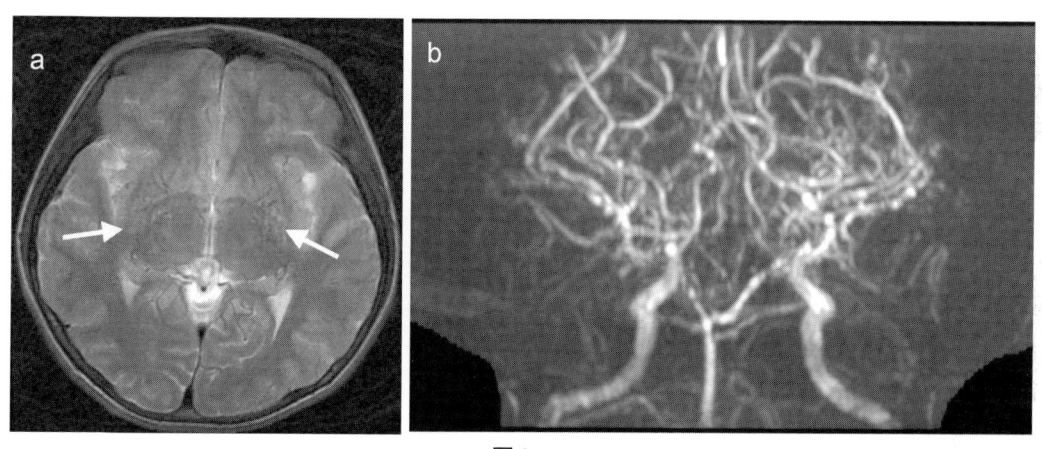

図2
a：頭部MRI（T2）：両側基底核部を中心にもやもや血管によるflow voidが見られる（矢印）
b：頭部MRA：両側内頸動脈終末部の閉塞ともやもや血管がみられる

うことにより，血管反応性（血管拡張の予備能力）を判定できる。これらの検査により，血行再建術の適応の判断材料としている。

D. もやもや病の治療

1. 頭痛や痙攣に対する治療

頭痛に対しては鎮痛剤を用いるが，偏頭痛タイプの頭痛もあり，その際は片頭痛の治療

を行う．また痙攣で発症した場合は抗痙攣薬を投与し，再発を防ぐようにする．

2．脳虚血に対する治療

脳虚血あるいは脳梗塞で発生した場合は抗血小板剤を投与することが多い．血圧に関しては急な降圧は行わず，発生1ヵ月を過ぎて，降圧剤で徐々に正常血圧までコントロールする．

3．外科的血行再建術

脳虚血で発症した症例に対しては脳血流を改善させるために以下の血行再建術が施行されている[9]．これらの方法を単独あるいは組み合わせて行っている．原則的には両側に日を別にして行うことが多い．

1）浅側頭動脈-中大脳動脈吻合術（STA-MCA bypass）

もやもや病に対して直接血行再建術としてSTA-MCA bypass術が施行される．全身麻酔下に頭部を健側に60度以上傾ける．浅側頭動脈頭頂枝上の皮膚を切開し，この血管を剥離する．直下に開頭を行い，硬膜切開により露出した脳表の中大脳動脈皮質枝に浅側頭動脈を吻合する．

効果は前述の間接的血行再建術に比較して早く，術後すぐからTIAの消失が期待できる．しかし，小児のSTAは細く，かつrecipient arteryのMCAの皮質枝も細く，技術が必要である．前頭葉の皮質枝にSTAの前頭枝を吻合することもある．また前頭葉部に後述のEDASやEMSを追加して，血流増加を期待する．

2）Encephalo-duro-arterio-synangiosis（EDAS）

小児で発症した症例に有効とされている．全身麻酔下に浅側頭動脈を帽状腱膜を少し周囲に付けて剥離し，開頭を行う．硬膜を切開し，その硬膜に浅側頭動脈を縫いつけ，そこからの新生血管を期待し，脳血流を増加させる手術である．この際，側頭筋を硬膜に縫いつけて脳表面に接するようにする方法もあり，これをencephalo-myo-synangiosis（EMS）と言う．

小児の手術に際して麻酔管理は重要であり，常にnormocapneaとなるように呼吸管理を行う．導入，抜管時に過呼吸になると脳虚血を起こしやすい．

成人で脳出血で発症した患者に対して上記のSTA-MCA bypassが有効であるかどうかの科学的データがなく，現在本邦でrandomized control studyが進行中である．近日中にその結果が出る予定である．

E．もやもや病の予後

上記血行再建術を施行した群はしなかった群に比較して有意に予後がよかったとする報告が多い[10]．またIshikawaらは20歳未満で発症したもやもや病の患者を5年以上追跡したところ，脳梗塞を呈した患者の知能状態はTIAのみの症例に比較して有意に悪かったことを報告している[11]．またKimら[12]は若年で発症した群（3歳未満）では発症時，TIAより脳梗塞で発症する率が高く（87％），たとえ間接血行再建術（EDAS）を施行してもそれ以上の年齢で発症した群より予

後が不良であったとしている。

　成人で発症したもやもや病の予後についての報告は少ないが，小児より予後は不良で，とくに出血で発症した患者は再出血を繰り返し，予後不良になること多い。

F. 無症状で発見されたもやもや病

　最近脳ドックなどで無症状のもやもや病が発見されることが多くなった。山田ら[7]は33例の無症候性もやもや病の予後を報告しているが，この中には頭痛のみの患者も含まれている。その頻度はもやもや病の中で1～3％と推察しているが，近年はより増加していると考えられる。自然暦は良好であり，経過観察中の死亡率は5～12％であり，脳血流低下がないものは経過を見てよいものと考えられている。ただSeolら[13]はもやもや病の頭痛は脳循環障害によるもの推察しており，頭痛は症候性と考えるべきとの意見もある。

まとめ

　もやもや病は発生頻度が高い病気ではないが，小児期から症状が見られ，診断や治療が遅れると取り返しのつかない状態になりかねない。疑わしい症状があればすぐに専門医に受診し，適切な治療を受ける必要がある。

参考文献

1) Suzuki J, Takaku A: Cerebrovascular "moyamoya" disease showing abnormal net-like vessels in base of brain. Arch Neurol (Chicago) 20: 288-299, 1969
2) Kuroda S, Ishikawa T, Houkin K, et al: Incidence and clinical features of disease progression in adult moyamoya disease. Stroke 36: 2148-53, 2005
3) Uchino K, Johnston SC, Becker KJ, et al: Moyamoya disease in Washington State and California.Neurology. 65: 956-8, 2005
4) Wakai K, Tamakoshi A, Ikezaki K et al: Epidemiological features of moyamoya disease in Japan: findings from a nationwide survey. Clin Neurol Neurosurg. 99: S1-5, 1997
5) 辻一郎，栗山進一，日下康子，他：全国疫学調査によるもやもや病の患者推計と臨床疫学像．厚生労働省難治性疾患もやもや病（ウィリス動脈輪閉塞症）に関する調査研究班平成16年度研究報告書．2005, pp 13-17
6) 福内靖男，野川茂，高尾昌樹，他：もやもや病（ウィリス動脈輪閉塞症）に関する調査研究班新データベース：症状としての頭痛の重要性．厚生労働省難治性疾患もやもや病（ウィリス動脈輪閉塞症）に関する調査研究班平成14～16年度総合研究報告書．2005, pp 9-13
7) 山田勝，藤井清孝，福井仁士：無症候性もやもや病の臨床像と予後―全国アンケート調査の結果をもとに―No shinkei Geka 33: 337-342, 2005
8) Suzuki J Kodama N; Moyamoya disease—a review-Stroke 14: 104-109, 1983
9) 岩間亨：もやもや病に対する外科的治療の実際と要点．No Shinkei Geka 34: 557-564, 2006
10) Reis CV, Safavi-Abbasi S, Zabramski JM, et al: The history of neurosurgical procedures for moyamoya disease.Neurosurg Focus. 20: E7 2006
11) Ishikawa T, Houkin K, Kamiyama H et al.: Effects of surgical revascularization on outcome of patients with pediatric moyamoya disease. Stroke 28: 1170-3, 1997
12) Kim SK, Seol HJ, Cho BK, et al: Moyamoya disease among young patients: its aggressive clinical course and the role of active surgical treatment. Neurosurgery. 54: 840-4; 2004
13) Seol HJ, Wang KC, Kim SK, et al: Familial occurrence of moyamoya disease: a clinical study. Childs Nerv Syst. 22: 1143-8. 2006

21 後縦靱帯骨化症

星地 亜都司，中村耕三（東京大学医学部整形外科）

A. 後縦靱帯骨化症の疾患概念

　脊椎を構成する主な靱帯は，椎体前面の前縦靱帯，椎体後面すなわち脊柱管の前壁を縦走する後縦靱帯，脊柱管後壁の黄色靱帯，棘突起間の棘間靱帯，棘突起後方の棘上靱帯（頸椎では項靱帯）である（図1）。主に中年以降でこれらの靱帯の骨化がみられることがあり，それによって臨床症状をきたしたものを脊柱靱帯骨化症と総称している。脊柱靱帯骨化症のうち，脊髄を圧迫して麻痺をきたし治療上最も問題となる疾患が後縦靱帯骨化症（OPLL：ossification of the posterior longitudinal ligament）である（図2）。黄色靱帯骨化は胸椎に好発し，脊髄を圧迫して下肢麻痺の原因となる。OPLLと合併することが少なくないが単独発生では特定疾患の対象になっていない。頸椎では前縦靱帯骨化（図2a）により稀であるが嚥下困難をきたし手術適応となる場合があるが，これも特定疾患の対象にはなっていない。

B. 後縦靱帯骨化症の診断

　頸椎がOPLLの好発部位であり，手指の巧緻運動障害，歩行障害，膀胱直腸障害など

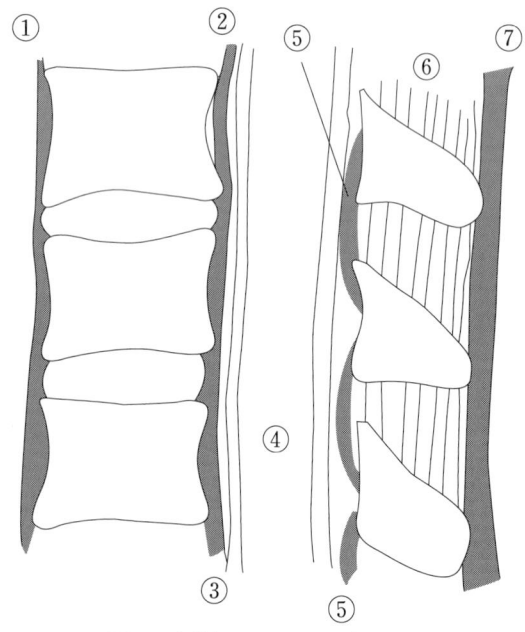

図1　脊椎側面からみた脊柱靱帯
①前縦靱帯，②後縦靱帯骨化，③硬膜，④脊髄，⑤黄色靱帯，⑥棘間靱帯，⑦棘上靱帯（頸椎では項靱帯）

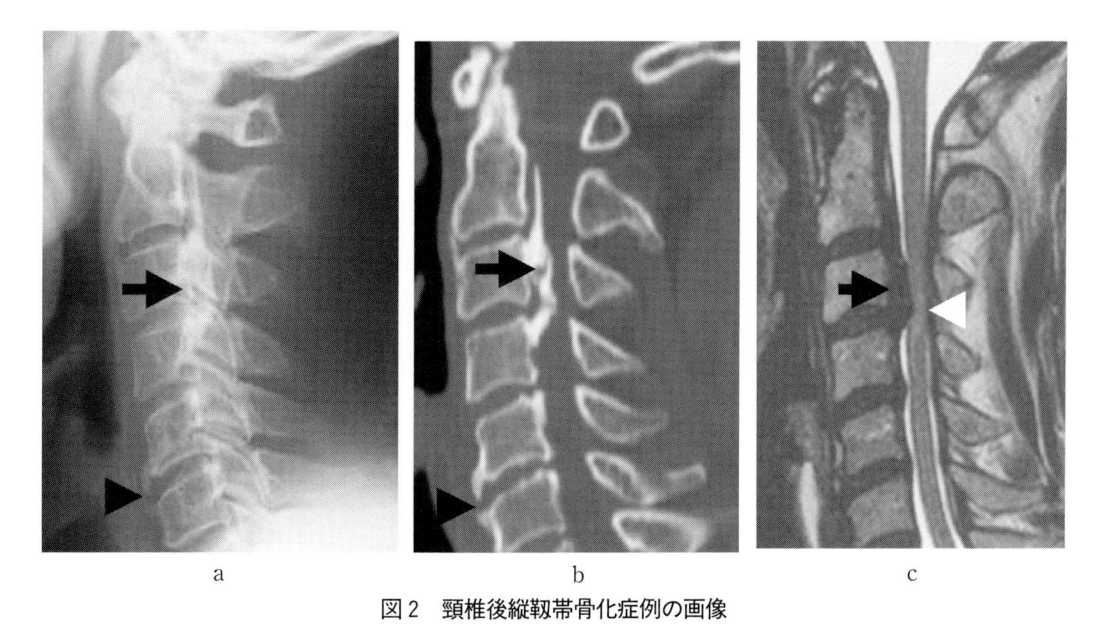

図2 頸椎後縦靱帯骨化症例の画像
a：頸椎単純X線写真側面像，b：頸椎CT多断層再構成画像．矢印は後縦靱帯骨化，矢頭は前縦靱帯骨化，c：頸椎MRI T2強調画像．後縦靱帯骨化（矢印）による脊髄圧迫により髄内に高輝度変化がある（矢頭）．

が進行例の主症状であり，四肢のしびれや知覚障害を伴う．典型例では頸椎側面単純X線（図2a）やCT（図2b）で後縦靱帯骨化が明白に観察でき，MRIで脊髄圧迫と付随する髄内病変を観察でき（図2c），かつ脊髄症状との因果関係を説明できるときに本症の診断を確定できる．脊髄の圧迫因子がOPLLかどうかを単純X線写真で判読し難い場合には，CT多断層再構成画像とMRIの組み合わせが最も診断上有用である．MRIで骨化巣による脊髄圧迫があってT2強調画像で脊髄内に輝度変化があり，神経学的高位診断と矛盾しないことが診断の根拠となる[1]．頸椎部OPLL患者では，胸椎部の脊柱靱帯骨化（黄色靱帯骨化症と後縦靱帯骨化）を合併することが少なくないため，同時に胸椎腰椎部の画像診断を行うことは必須である．胸椎部OPLLは下肢麻痺の原因となる．

一方，画像診断に惑わされないことも必要である．骨化巣自体は無症候性であり，実は運動ニューロン疾患，多発性硬化症，パーキンソン病などが麻痺の原因であることがあるので注意を要する．診断や治療に自信を持てない場合には，専門医（たとえば日本脊椎脊髄病学会指導医：学会ホームページ http://www.jsrs.jp に指導医リスト掲載）へのコンサルテーションが望ましい．

一旦有症状となったOPLL患者では慢性進行性の経過をとることが多いが，尻餅程度の軽微な外傷で初発あるいは悪化することが少なくない．床屋での髭剃り時のように頸部を過伸展されて悪化することもある．転落のような重度の外傷によって重症の四肢麻痺と

なって救急搬送されて初めて診断されることもある。無症候性であってたまたまX線検査で大型のOPLLが発見されることがあるが，その場合，脊髄症が発症しない率は約8割という報告がある[2]。

C. 後縦靱帯骨化症の治療

骨化巣を薬物治療で自在に縮小できることが究極の目標であるが，そのような方法はまだ存在しない。本疾患の発症のメカニズムが解明されていないため，有効な予防法がない。治療手段としては，保存的治療と外科的治療に大別できる。軽微な1本の指のしびれ程度では日常生活指導（階段の使用を控える，パソコン使用時や洗濯物をほす時に頸部過伸展を避ける，など。したがって水泳は中止させる）と消炎鎮痛剤（処方例：ハイペン®2錠・分2）による対症的薬物治療，軽度頸椎前屈位での頸椎装具使用などで経過を見ることが多い。OPLLに対する外来での牽引療法は悪化のリスクがあり推奨できない。若年者で大型の骨化があれば重症化する前に早めの手術を行うことがある[2]。ただし予防的手術を強く推奨するだけの根拠はまだない。

脊髄症が発生して歩行障害や手の巧緻性運動障害（箸が使いにくい，ボタンがかけにくい）が顕在化している場合には手術を推奨する。機能障害が軽くとも四肢のしびれが非常に強い場合にも手術を考慮する。

頸椎OPLLの手術法は前方法と後方法に大別できる（図3）。

前方法には，椎体を掘削してOPLLを摘出する方法と，あえて摘出せずに前方へ浮上させる方法とがある。椎体掘削部には骨移植（通常は骨盤から）を行う。内椎骨静脈叢からの出血コントロールが容易でないこと，OPLLはしばしば硬膜骨化を伴い，骨化巣を摘出しようとするとクモ膜を損傷し髄液の漏出をきたすことがあるため，大きな骨化巣に対する前方手術法としては浮上術を選択する。前方法の長期成績は良好であり前方からの圧迫因子を直接解除できる点で理論的にはより根治的であるが[3]，多椎間例では侵襲が大きく移植骨保持にハローベスト装着が必要となる。頸椎から胸椎まで長大なOPLLが存在していると技術的に前方法の適応外となる。

後方法は頸椎の後方部分を拡大形成し頸髄を後方にシフトさせることでOPLLによる前方からの圧迫を解除させることをねらった方法である。わが国で頸椎の後方要素を可及的に温存するさまざまな術式が開発されており，長期成績も安定している[4][5]。しかし後方法はOPLLには手をつけない術式であるため症状改善に限界がある可能性もある。近年，多くの脊椎外科医が後方法を選択する傾向にあるが前方法か後方法かの術式選択については学会でも論争がある。

頸椎OPLLの手術法は比較的安定してきているが，改善度は術前重症度，罹病期間などに左右され，術前に正確な予測をすることができていない。一部の症例で術後に上肢筋力低下が発生することがあり，課題のひとつである[6][7]。

胸椎部のOPLLの手術件数は頸椎に比して少ないがまだ難治性である。前方または後方からOPLLを摘出または浮上させる手術

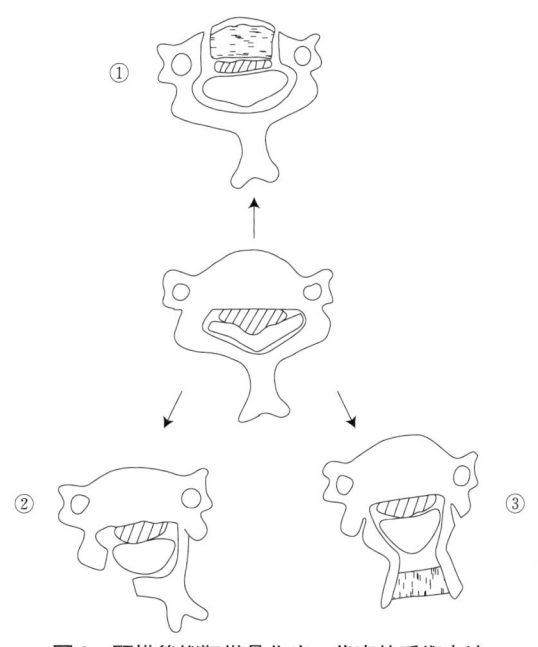

図3 頸椎後縦靱帯骨化症の代表的手術方法
①前方除圧固定術（骨化浮上術）
②椎弓形成術（片開き式）
③椎弓形成術（棘突起縦割式）

は高度の技術を要する。胸椎の後弯のため脊髄が後方に逃げにくいため，後方手術の効果が頸椎に比して明らかに劣る。術後下肢麻痺悪化のリスクが頸椎例に比して高く，さらなる改良の余地がある[8]。

1．最先端治療

手術技術進歩として手術中の顕微鏡使用のルーティーン化[9]，術中超音波診断による除圧確認を挙げることができる。さらにコンピュータナビゲーションシステムにより手術のシミュレーションと術中ナビゲーションが可能になっており手術精度向上につながっている[10][11]。胸椎部OPLLの手術では術中脊髄モニタリングにより危険な状況をある程度は察知できる。

2．福祉上の注意点

介護保険の対象疾患である。重症度により生活支援，福祉器具レンタルを受けることができる。日常生活にある程度の支障をきたす麻痺がある場合には，審査の上で医療費の支給認定がある。症状が改善し認定からはずれた場合には軽快者制度がある。肢体不自由による身体障害者手帳を取得すると，級により家の手直しなどの際に支援を受けることができる。

3．疾患遺伝子研究

OPLLは家系内発生が高いことから遺伝背景が強い疾患と言える。そのため疾患感受性遺伝子の研究が続けられている[12]。ゲノム全域の解析は現時点ではコストの点から困難であるため，罹患同胞対を多数収集しての解析が現在進行中である。

4．ガイドライン

疾患の詳細を知りたい場合には，医師向けのガイドラインが発刊されたので参考になる（頸椎後縦靱帯骨化症 診療ガイドライン 南江堂 2005）。患者向けのガイドラインは研究班のプロジェクトとして現在作成中である。

5．患者ネットワーク

全国脊柱靱帯骨化症患者家族連絡協議会が1997年に設立されている。ホームページがあり，情報提供を行っている。

参考文献

1) Seichi A, Takeshita K, Kawaguchi H, et al : Neurologic level diagnosis of cervical stenotic myelopathy. Spine 31 : 1338-1343, 2006
2) Matsunaga S, Kukita M, Hayashi K, et al. Pathogenesis of myelopathy in patients with ossification of the posterior longitudinal ligament. J Neurosurg 96 (2 suppl) : 168-172, 2002
3) Matsuoka T, Yamaura I, Kurosa Y, et al : Long-term results of the anterior floating method for cervical myelopathy caused by ossification of the posterior longitudinal ligament. Spine 26 : 241-248, 2001
4) Seichi A, Takeshita K, Ohnishi I, et al : Long-term results of double-door laminoplasty for cervical stenotic myelopathy. Spine 26 : 479-487, 2001
5) Iwasaki M, Kawaguchi Y, Kimura T, et al : Long-term results of expansive laminoplasty for ossification of the posterior longitudinal ligament of the cervical spine : more than 10 years follow-up. J Neurosurg 96 : 180-189, 2002
6) Seichi A, Takeshita K, Kawaguchi H, Nakajima S, Akune T, Nakamura K : Postoperative expansion of intramedullary high-intensity areas on T2-weighted magnetic resonance imaging after cervical laminoplasty. Spine 29 (13) : 1478-1482, 2004
7) Sakaura H, Hosono N, Mukai Y, et al : C5 palsy after decompression surgery for cervical myelopathy : review of the literature. Spine 28 : 2447-2451, 2003
8) 星地亜都司：脊柱靱帯骨化症：そのシステマティックレビュー．治療：胸椎後縦靱帯骨化症．脊椎脊髄 19 : 143-146, 2006
9) Tani T, Ushida T, Ishida K, et al : Relative safety of anterior microsurgical decompression versus laminoplasty for cervical myelopathy with a massive ossified posterior longitudinal ligament. Spine 27 : 2491-2498, 2002
10) Seichi A, Nakajima S, Takeshita K, et al : Image-guided resection for thoracic ossification of the ligamentum flavum. J Neurosurgery (Spine 1) 99 : 60-63, 2003
11) Seichi A, Takeshita K, Kawaguchi H, et al. Image-guided surgery for thoracic ossification of the posterior longitudinal ligament. Technical note. Journal of Neurosurgery : Spine 3 : 165-168, 2005
12) 井ノ上逸朗，塚原聡：脊柱靱帯骨化症：そのシステマティックレビュー．後縦靱帯骨化症と遺伝子．脊椎脊髄 19 : 117-124, 2006

第Ⅱ章
神経難病患者のネットワーク

1 都市部における神経難病医療ネットワーク：東京都の場合 ―― 151
2 都市部における神経難病医療ネットワーク：豊中市の場合 ―― 157
3 地方における神経難病医療ネットワーク：北海道難病医療ネットワーク ―― 162
4 宮城神経難病ネットワーク ―― 168
5 山陽地区神経難病ネットワーク ―― 172
6 多職種チームカンファレソスを軸にしたネットワーク作り
   キーワード ―― 179
7 神経難病当事者団体のネットワーキング ―― 187

1 都市部における神経難病医療ネットワーク：東京の場合

鏡原康裕，林　秀明（東京都立神経病院・地域医療連携）

　原因不明の神経難病はまだ根治的な治療法がない。しかし，症状の進行に伴うADLの低下に対しては治療，ケア技術および医療機器の進歩などにより，胃瘻・気管切開・人工呼吸器・膀胱留置カテーテルなどの医療的処置により機能低下に対処できるようになってきた。また，診療報酬の改正，訪問看護ステーションの増加，介護保険導入や地域医療連携の強化などにより，気管切開を施行し，人工呼吸器を装着した呼吸療養の神経難病患者も在宅療養に移行できるようになってきた。しかし，安全に在宅療養を継続するためには症状の進行に伴って，家族を含む介護者に加わる，「医療的看護負荷」，「福祉的介護負荷」および「ALSなどの神経難病への偏見（社会的脅威）」の解消が長期在宅療養の継続には必須であると報告されている[1]。特に，前2者の医療面と福祉面での負荷軽減のためには患者・家族の居住している地域医療スタッフが情報を共有化したネットワークを構築し，それぞれの役割を分担して対応に取組んでいく必要がある。

　ここでは都立神経病院が，長期の在宅療養継続のための「医療的看護負荷」と「福祉的介護負荷」の軽減化と東京都で行っている東京都神経難病医療ネットワーク事業での拠点病院としての取組みについて述べる。

A. 医療的看護負担の軽減化

　当院では1987年から，気管切開による人工呼吸器装着（TPPV: tracheostomy positive pressure ventilation）のALS（筋萎縮性側索硬化症）と筋ジストロフィー症の入院呼吸療養で安定している患者のQOL向上を目的に，神経病院の在宅訪問診療要項に在宅呼吸療養事業を追加し在宅呼吸療養を開始した（図1）。入院中に医師や看護師が患者に行ってきた栄養補給や吸引などの行為については，在宅では必須となる。しかし，これらは医療行為とされ，医師，看護師，保健師などの資格を持った者だけが行う行為とされてきた。そこで，医療資格はないが，退院後のケアに当たる"主たる介護者を含む家族"に入院中に指導し，当該患者に適確にできることを確かめて在宅に移行し，移行後に当院の在宅訪問チーム（医師，看護師・保健師，リハなど専門職で構成）が定期的に往診する体制で，その実践をフォローしてきた。その

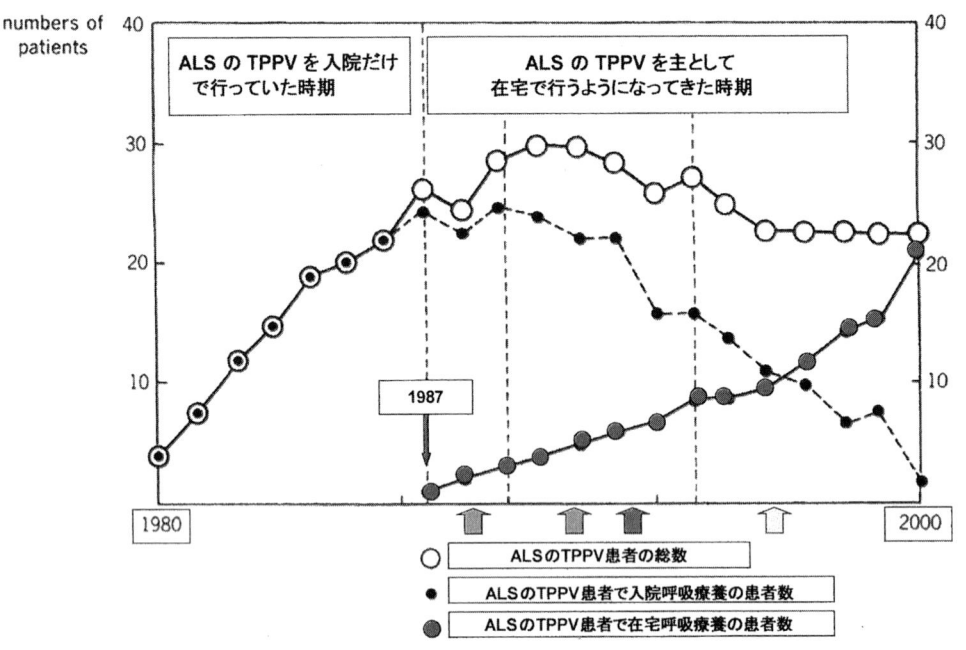

図1 都立神経病院の入院と在宅のTPPVのALS患者数の推移

表1 ヘルパーらへの吸引指導ための条件

1) 療養環境の管理
2) 在宅患者の適切な医学的管理
3) 家族以外のものに対する教育
4) 患者との関係（文書による同意）
5) 医師および看護職員との連携による適切な痰の吸引指導
6) 緊急時の連絡・支援体制の確保

後，当院の在宅呼吸療養患者数を多く経験する中で，長期的な在宅療養の継続を阻害する要因に"主たる介護者を含む家族"だけしかできないために加わる「医療的看護負荷」が大きな負担となって，その軽減化が要請されるようになってきた。

厚生労働省は，家族の介護負担の深刻化や患者会の要望を踏まえて，2003（平成15）年6月にALS患者に対して，2005（平成17）年3月にはALS以外の患者に対しても一定の基準を設けて家族以外の介護者（ヘルパーなど）に対しても痰の吸引を認めるようになった。表1に示したように医師，看護師などが地域療養の基盤が整った在宅患者を対象に患者と信頼関係ができているヘルパーなどに指導することになっている。今後は，吸引以外の経管栄養などの医療行為とされていることからについても吸引と同じ条件のもと

で実践して，介護者の医療的看護負担を軽減化していくことが必要と考えられる。

当院では2001（平成13）年3月から，独自の基準マニュアルを作成して，ALSなどの在宅呼吸療養患者を対象に資格のない家族以外の介護者（ヘルパーなど）に対して，吸引などの技術支援を行ってきた[2]。清潔操作指導のもとに(1)人工呼吸器の知識，(2)アンビューバックの使用法，(3)気管内吸引の方法，(4)口腔・鼻腔内吸引の方法，(5)経管栄養の手

入院回数／平均入院日数

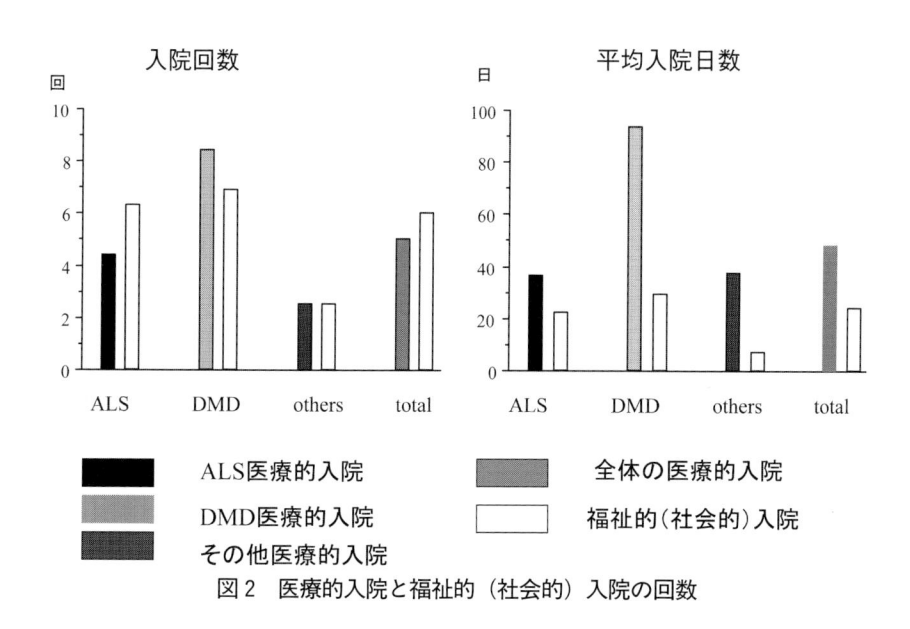

ALS医療的入院　　　全体の医療的入院
DMD医療的入院　　福祉的（社会的）入院
その他医療的入院

図2　医療的入院と福祉的（社会的）入院の回数

順を指導してきた。当初は入院指導を原則としたため人数が限られ，指導期間も長かったが，現在では吸引に関わるマニュアルを改訂し，吸引技術指導用ビデオを作成して，これらの吸引指導教材を訪問看護ステーションなどに提供し，在宅療養の現場で指導と適確に行われているかを適宜チェックする体制を整えつつある。

B. 福祉的介護負担の軽減化

福祉的介護負荷の軽減化には，訪問看護や介護ヘルパーの動員を増やすことによる介護者の在宅でのレスパイト時間の確保とともに，在宅療養期間が長くなるにつれて，家族の休養など，まとまった時間のレスパイトを目的とした入院の重要性を報告してきた[1]。

図2は最近の都立神経病院訪問診療事業対象者で24時間TPPV在宅呼吸療養患者34名の医療的入院と主に家族のレスパイトを目的とした福祉的入院のそれぞれの回数を示したものである[3]。筋萎縮性側索硬化症（ALS）23名（在宅呼吸療養期間は平均5.2年），進行性筋ジストロフィー症は7名（11.7年），その他の疾患は4名（6.8年）で，全員の在宅呼吸療養期間は平均6.7年であった。入院回数は筋ジストロフィー症で医療的入院回数が多く，それ以外では福祉的入院の方が多かったが，全体では福祉的入院回数がやや多かった。しかし，入院日数については医療的入院がすべておいて長かった。図3に典型的なALSの1例を示す。2001年3月（41歳）に歩行障害にて発病し，2002年5月から在宅療養を開始。2002年6月に気管切開，人工呼吸器導入し，その後に胃瘻造設も施行した。主たる介護者は妻で，養育が必要な子供も同居していた。当初は医療目的の入院が主体であったが，2003年以降，在宅呼吸療養が安定してからはレスパイトやヘル

2001.3頃に発病、在宅開始は2002.5
呼吸器は2002.6から使用

主たる介護者は妻

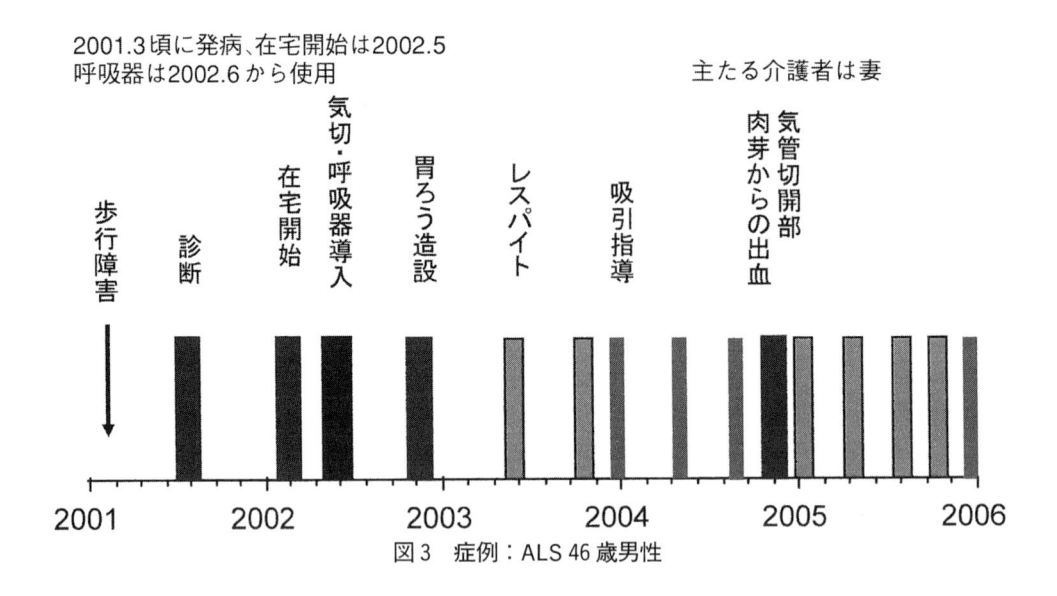

歩行障害
診断
在宅開始
気切・呼吸器導入
胃ろう造設
レスパイト
吸引指導
気管切開部肉芽からの出血

2001　2002　2003　2004　2005　2006

図3　症例：ALS 46歳男性

パーへの吸引指導目的のように福祉的介護負荷軽減のための入院が主体となっている。このように医療面では安定していても在宅呼吸療養を継続するためにはレスパイトを含む福祉的入院が必要不可欠であった。

　東京都では，在宅療養を支えている家族介護者に一時的に入院できるベッドを確保している。1982（昭和57）年の2床から始め，1998（平成10）年からは東京都の2次保健医療圏には少なくとも1床の予定で，14病院にて15床（神経病院では2床）が確保されている。しかし，東京都全体の在宅療養介護者のためには入院病床数15床は十分とはいえない。特に，長期の在宅呼吸療養を維持していくためには介護者のために定期的なレスパイト入院やショートステイがないと難しく，実際に在宅呼吸療養が破綻した例もでてきている。この問題を解決するための一つの方策として東京都での神経難病医療ネットワーク事業がはじめられた。

C. 東京都の神経難病医療ネットワーク事業

　国が1998（平成10）年に始めた「重症難病患者入院確保事業」は，東京都には13大学付属病院と多くの総合病院があるために，重症難病患者の医療的な緊急時には，診断した病院での入院が確保できるために，そのままでは施行されなかった。東京都では，神経病院でも1987年から開始された神経難病を主とするTPPVによる在宅呼吸療養患者数が1994年以降に東京都全体で増加して，それぞれの地域での支援ネットワークを構築することが課題となっていた。そのために，2004（平成14）年3月になって，重症で医療依存度と介護度の高い神経難病患者，特にTPPV在宅呼吸療養患者を中心に「保健所や地域医療機関などによる患者の居住地域で

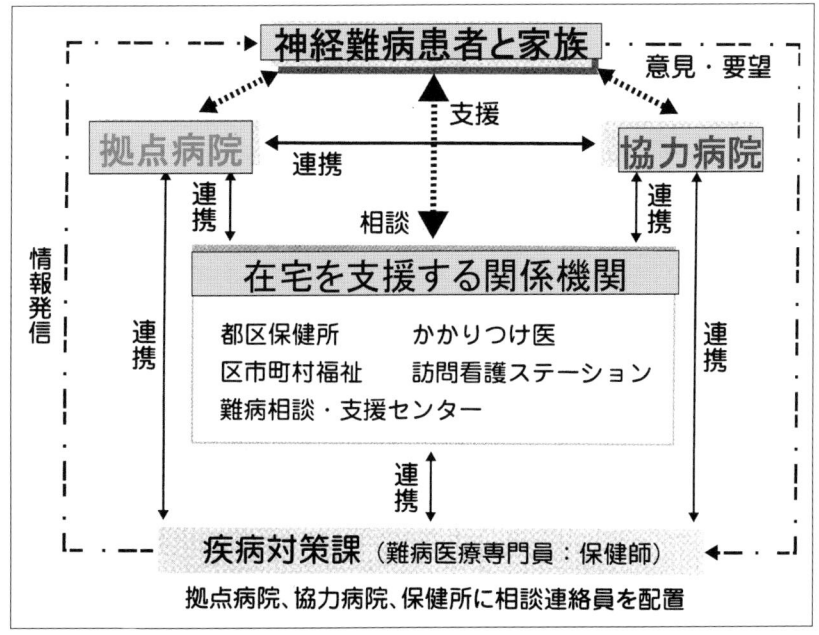

図4 東京都神経難病医療ネットワークの概念図

のネットワークを構築して，適時・適切な入院施設の確保と在宅療養支援が行えるような神経難病の療養体制の整備を図り，患者およびその家族が地域で安心して安定な生活ができる」ように東京都の神経難病ネットワーク事業が開始された（図4）。

東京都の12の2次保健医療圏を視野に，2006（平成18）年6月の時点で，16の大学病院と分院を含む28拠点病院と58協力病院が指定されている。そして，拠点病院には，神経難病の専門病院として，入院確保と継続的に在宅療養を維持していく体制を整え，協力病院などからの要請に応じて総合的な専門医学・医療の助言や指導を行っていく役割が要請されている。しかし，大学病院を含む拠点病院では，外来や入院した患者の緊急医療対応はできても，長期の呼吸療養を含む在宅療養の体制はできていない。東京都全体として神経難病医療ネットワーク事業を考えると，2次保健医療圏を視野にいれた拠点病院と協力病院との連携は，拠点病院が特別23区に集中していることからも，現状からは，具体的な在宅呼吸療養患者を中心にそれぞれの保健所や地域医療機関でできる地域支援ネットワークを構築していくという実践の積み重ねの時期にあるといえる。

ところで，神経病院は開設以来，神経難病の継続医療の考えから，神経病院独自の在宅診療事業を多摩地域（5つの2次保健医療圏）に限定して実施し，神経難病の専門病院として入院と在宅療養を医療的，福祉的の両面から対応してきた。

しかし，当院は，2000（平成12）年の時点で，多摩地域のTPPVのALS在宅呼吸療養患者は70％を越えて，一つの病院としては限界となってきた。そこで，2000（平成

12）年11月から，介護保険の導入に合わせ，在宅訪問診療事業に加えて，地域医師会，保健所，訪問看護ステーション，市町村などと地域支援ネットワークを構築して，その地域の医療圏へ当院の在宅訪問診療患者を移行していく「地域医療連携事業」の取組みの一環として開始した．さらに，2004（平成14）年3月からの東京都の神経難病医療ネットワーク事業の開始に，都立病院として今までの経緯から多摩地域（5つの2次保健医療圏）での拠点病院としてその実質化へ取組んでいくことにした．

神経難病医療ネットワーク事業で最も求められているのは，安定して地域での継続的な療養生活の維持である．その一つとして，「福祉的介護負荷」軽減を目的とした主たる介護者のためのレスパイト入院が要望されている．その入院として，神経難病医療ネットワーク事業では，その地域の2次保健医療圏の「安定期における神経難病患者の受け入れ」の役割を担う協力病院の協力が必須となる．しかし，現状では気管切開や人工呼吸器装着医療処置のある患者の受け入れが可能な協力病院は少ない．協力病院の多くは一般病院であり，これまでに神経難病を受け入れた経験のない病院もある．ここには，前述の，一般に流布している「ALSなどの神経難病への偏見」が"社会的な脅威"として働き，協力病院も含めて，地域支援ネットワークスタッフを連携していく阻害要因となっていることが少なくない．したがって，拠点病院は，協力病院が入院を受け入れた神経難病患者に助言や技術指導を行うだけではなく，これらの「ALSなどの神経難病への偏見」を解消して，現在の神経難病に対する正しい理解を深めていく啓発も依然として重要となっている．

協力病院について拠点病院としての当院は，2005（平成17）年から東京都福祉保健局疾病対策課と協同で，多摩地域の協力病院看護師の「神経難病ネットワーク事業協力病院看護師研修」を試行し，協力病院看護師との情報の交換と共有し，相互の現状を理解するとともに，協力病院の神経難病患者の受け入れ環境の向上と連携の強化を図ることを始めている．

このように，東京都全体における神経難病ネットワーク事業はまだ始まったばかりであるが，神経難病患者の在宅療養の継続に大きく関与するこの事業の成否は，各地域での支援ネットワークの構築にあると考えている．そのため，神経病院では，専門医，地域医師会，保健所，訪問看護センター，市町村のスタッフが協同して在宅難病患者宅へ訪問して情報の共有と交換を図る「在宅難病訪問診療事業」や「緊急一時入院制度」などの東京都の既存の事業も組み合わせて，この事業の発展に努力している．

参考文献

1) 林　秀明，須田南美：在宅ケアシステム―筋萎縮性側索硬化症を中心に―総合リハビリテーション　29：985-992, 2001
2) 林　秀明，川崎芳子，鏡原康裕，他：都立神経病院での吸引指導の取組みと課題　平成17年度　厚生労働省　特定疾患患者の自立支援体制の確立に関する研究班
3) 鏡原康裕，川田明広，林　秀明，他：TPPV在宅呼吸療養の継続維持に伴う問題―拠点病院としての役割―平成17年度厚生労働省重症難病患者の地域医療体制の構築に関する研究班

2 都市部における神経難病医療ネットワーク：豊中市の場合

神野　進（国立病院機構　刀根山病院）

　昭和47年10月，国は難病対策要綱を策定し，調査研究の推進，医療施設の整備，医療費の自己負担解消を三本柱として難病対策を推進することになった。

　平成元年度には在宅医療推進を背景に地域における保健医療福祉の充実・連携が，さらに平成8年にはQOL向上をめざした福祉施策の推進が対策の柱に加えられ，市町村による「難病患者等居宅生活支援事業」が開始された。

　平成10年4月，国は重症難病患者対策を充実するために難病特別対策推進事業（重症難病患者入院施設確保事業を含む）を創設した。また同年，「特定疾患対策の地域支援ネットワークの構築に関する研究班（木村格班長）が組織されたことを契機にして，神経難病医療ネットワーク構築の機運は一段と高まった。

　本稿では，まずネットワーク構築をめぐる大阪府内の活動状況を，次に豊中市内における地域ネットワーク構築に関する現状と課題を紹介し，さらに今後の展望についても触れる。

A. 大阪府内の活動状況

　大阪府は昭和47年に難病対策懇談会を設置し，昭和48年から特定疾患医療費援助事業を開始した。同年に大阪神経筋難病研究会が，昭和49年に大阪難病医療問題研究会が発足し，神経内科医や公衆衛生関係者による神経筋難病研究，医療福祉相談のあり方や地域ケア支援体制に関する研究が始まった。

　昭和54年に大阪難病医療問題研究会保健所部会が，昭和57年に大阪府保健婦難病研究会が立ち上がり，難病に対する保健師の取り組みが活発になった。昭和59年，4保健所が在宅難病患者訪問指導事業を開始し，平成2年に全保健所が同事業を実施するに至った。また同年，豊中保健所を含む10保健所は在宅難病医療推進モデル事業を，さらに平成5年に地域在宅難病療養システム化事業を開始し，保健師は難病患者の医療環境を充実させる最適コーディネーターであることが認識されるようになった。

　平成5年6月，大阪府は吹田市（府北部）と羽曳野市（府南部）に設置されていた難病

相談室を廃止統合し，難病医療情報センターを大阪府立病院（現大阪府立急性期・総合医療センター）内に設置した。

平成8年，「在宅難病患者指導援助マニュアル」が作成され，在宅難病医療推進モデル事業も全保健所に拡大された。平成12年に在宅難病ケアシステム策定会議が設立され，平成14年に難病患者ケアガイドライン，筋萎縮性側索硬化症（以下ALS）患者ケアガイドラインが策定された。ガイドラインにより難病患者援助が効果的に行われるようになった。

平成10年6月，大阪難病医療情報センターは府内33専門病院に長期入院の受け入れ可否や地域ケアへの協力などを調査し，過半数の施設が他施設との連携を望んでいると報告した。

平成12年4月，同センターは神経難病の診療実績を有する29病院の責任者，行政機関（大阪府，大阪市，堺市，東大阪市）の難病担当者にネットワークの対象疾患，自施設の機能，ネットワーク参加の可否などに関する訪問調査を行い，大半の機関はネットワークに参加する意思があること，ALSを当面の対象疾患とすること，ネットワーク構成員は専門病院，地域医療機関，行政機関，保健所とすること，などを骨子とする調査結果を報告した。同年8月に開催されたネットワーク設立準備会議を経て，平成13年3月に大阪神経難病医療推進協議会（現会長：佐古田三郎阪大教授，事務局：難病医療情報センター内）が設立され，大阪府全域の神経難病医療ネットワークの構築が決定された。

大阪神経難病医療推進協議会の目的は，施設医療と在宅医療の連携を図り，ALSなど

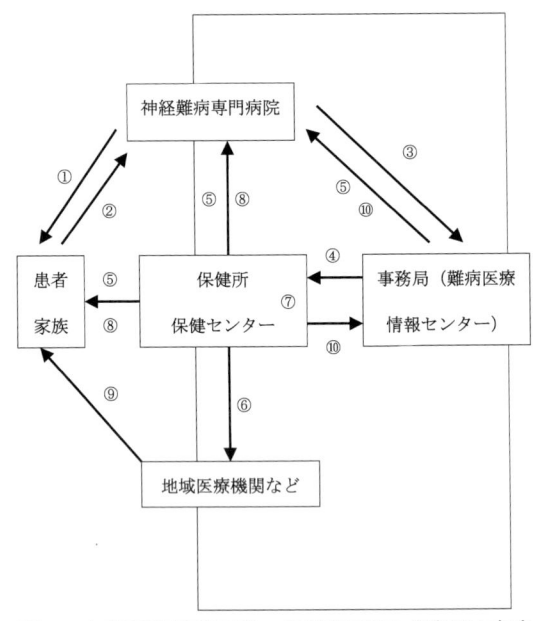

図1 在宅医療推進事業の実施関係図（説明は本文に記載）

神経難病患者の療養環境の向上に寄与することであり，その目的を達成するために在宅医療推進事業，調査・研究事業，医療・療養相談事業，医療従事者など研修事業を実施している。

在宅医療推進事業では難病患者（ALSに限定されていたが，平成15年3月にハンチントン病，シャイ・ドレーガー症候群，プリオン病，亜急性硬化性全脳炎，副腎白質ジストロフィーが追加された）の円滑な在宅療養を支援するために実施される。その実施手順を図1に示し概説する。神経難病専門病院主治医（以下，主治医）は患者・家族に登録に関する説明を行い（①），患者から同意を得たのち（②），ネットワーク事業への患者登録を所定様式で事務局に依頼する（③）。事務局は患者居住地の保健所・保健センターに患者情報を提供し（④），保健所・保健セン

ターは主治医や患者・家族に訪問面談し，在宅療養に関する相談を受け（⑤），患者・家族が望む医療・福祉サービスを地域医療機関と調整する（⑥）。保健所・保健センターは地域医療機関などと相談し，また患者ニーズに聞き取り在宅療養支援計画書（所定様式）を作成し（⑦），患者・家族や主治医に関係資料を提供する（⑧）。地域医療機関などは医療・福祉サービスを実施し（⑨），その結果は保健所・保健センターから事務局に，事務局から主治医に報告される（⑩）。

本事業には病状が安定していても家庭介護力の不足などで入院継続，あるいは入院せざるを得ない患者に長期療養できる病床を確保することも含まれるが，その作業は順調に稼動していない状況にある。その理由として，難病患者の長期療養のために用意される病床が府内に多く確保できていない上に，患者・家族が居住地近傍の医療機関を望むこと，神経難病患者支援基盤に地域格差が現存すること，などが挙げられる。現在，大阪府では患者が居住する地域単位のネットワーク構築をめざす活動が活発である。

B. 豊中市内の現状

大阪府全域の神経難病医療ネットワークは情報共有システムとしてきわめて有効であるが，患者・家族が望むサービスを迅速に提供することには非効率な側面がある。それを補完するのが地域医療ネットワークである。豊中市は大阪市の北部に位置する人口約40万の都市である。

大阪府豊中保健所は独立行政法人国立病院機構刀根山病院（以下，当院），地域中核病院の市立豊中病院などを管轄する保健所である（図2）。当院は大正9年9月に結核療養所として創立されたが，昭和25年から肺がんなど呼吸器系一般疾患，昭和39年から筋ジストロフィー，昭和58年からALSなど神経筋疾患の専門診療を，近年になり脊椎疾患・関節疾患の専門医療に特化した一般病院に変貌している。当院は現在，神経疾患90床，筋疾患80床を有しており，府内随一の神経筋難病専門病院である。

当院神経内科医師は長年，府全域の保健所から要請され保健師研修会・難病医療相談会の講師を務めてきた。平成10年10月から当院言語聴覚士は池田保健所（北ブロック難病保健行政担当保健所）箕面支所に依頼され，摂食嚥下障害をもつ神経難病患者の訪問指導を始めた。その後，言語聴覚士の訪問指導は豊中保健所を含む6保健所に拡大された。

平成13年4月時点の特定疾患申請ALS患者18名中10名（他院で診断され，当院転院の6名を含む）は当院で診療を受けていた。この状況は当院が豊中市内におけるALS診療拠点であることを示すとともに，当院と豊中保健所に緊密な連携をさらに促進させることになった。

平成13年8月から当院神経内科医師・病棟看護師と豊中保健所地域保健課長・難病グループ保健師による連絡会議が年3回開催されることになった。この連絡会議は当院の神経筋難病患者が後方連携施設や自宅における療養に円滑移行できるための情報交換の場として大いに機能している。さらに当院医師は平成16年7月から11月にかけて計5回，主治医が同意した他院患者13名を保健師とと

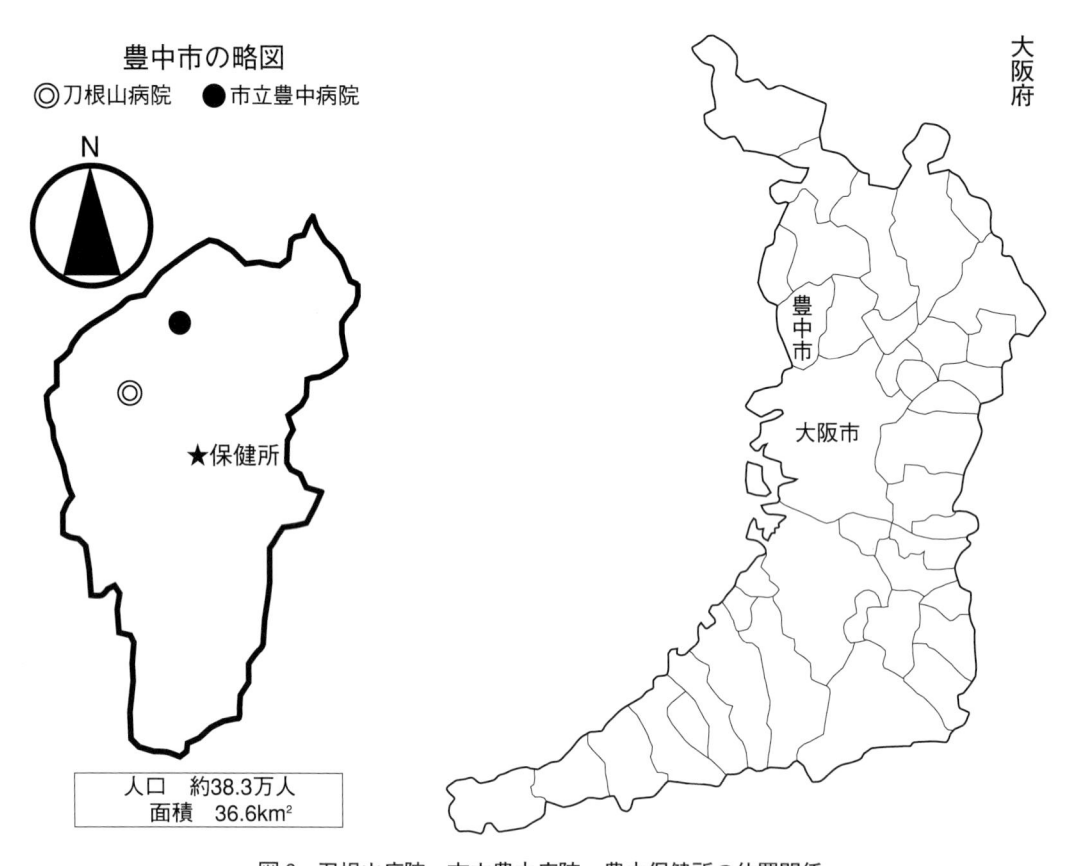

図2 刀根山病院，市立豊中病院，豊中保健所の位置関係

もに訪問し，医療相談を行った。医療相談の内容や件数は，告知・診断が5名9件（ALS2名，パーキンソン病PD1名，進行性核上性麻痺PSP2名），原疾患治療が5名（PD3名，PSP2名），合併症治療が3名（ALS2名，多系統萎縮症1名），療養体制・長期療養施設の相談が4名（ALS2名，クロイツフェルド・ヤコブ病1名，ウェルニッケ脳症1名）であった。医療相談の結果は主治医に報告されたが，3名（ALS1名，PSP2名）は当院で精査，加療を受けることになった。

このような保健所との協働作業を通して当院を受診する難病患者，特にALS患者は着実に増加した。平成9年1月から平成18年10月までの約10年間における当院神経内科病棟のALS入院件数は432件（実患者136名）であった（図3）。平成12年の入院件数は前年の倍となり，平成14年には62件を数えた。平成18年は80件に迫る勢いで増加している。

連絡会議の定期開催，保健所主催の講演会・交流会・医療相談会への当院職員の参加，当院職員による訪問指導・訪問相談，当院と地域主治医の患者情報の共有化などを通して，保健師をコーディネーターとする豊中

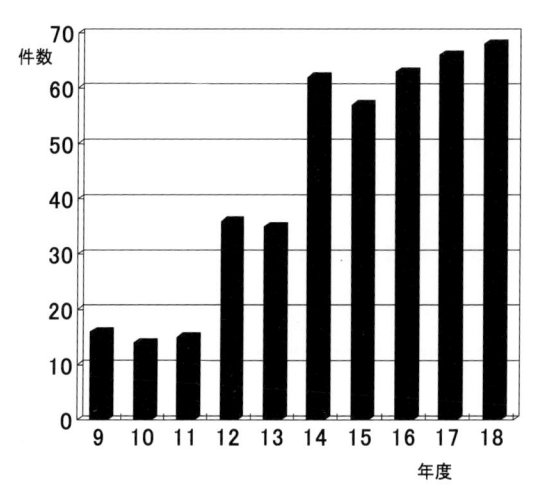

図3 ALS患者の入院件数（432件，実患者36名）

市内地域ネットワークは確実に機能し始めた。今後，本ネットワークがさらに成熟するよう尽力したい。

C. 今後の課題

図2が示すように当院は豊中市北部に，かつ高速道路に囲まれた場所に立地しているので，大阪府隣接都市や豊能郡，茨木市，大阪市，兵庫県の川西市，宝塚市，尼崎市，西宮市などから多くの神経難病患者が受診する。当院は豊中市より広域の支援ネットワーク，たとえば二次医療圏内の支援ネットワークを構築して，医療活動を展開するべきであると思いを募らせてきた。神経難病医療を少なくとも二次医療圏内で完結するために医療，保健，福祉の各施設が機能連携することがきわめて重要であり，患者支援ネットワークの成否は地域における機能連携，すなわち地域連携の成否そのものと言える。

平成17年5月31日，北ブロック4保健所（池田，豊中，吹田，茨木）は合同難病会議を開き，当院が提案する二次医療圏内支援システム構築に関する検討を行った。同年7月1日，当院と4保健所は難病連絡会を開き，広域支援システムに関する意見交換を行った結果，同年10月18日に高槻市保健所を交えて開催された北ブロック保健所難病会議で，

1) 当院を核とした医療機関中心の大阪北部地域神経筋難病ネットワーク会議を立ち上げること（事務局は当院・池田保健所），

2) ネットワーク会議は地域全体のレベルアップを目的とすること，

3) 現在稼動中の当院と豊中保健所の連絡会議はネットワーク会議の部会として位置づけ，共通課題を検討する場として他の保健所も会議に参加できること，各保健所が実施している管内医療機関との退院カンファレンスなどは継続すること，などが決定された。

平成18年3月30日，大阪北部地域神経筋難病ネットワーク会議設立総会が当院で開催された。当院，市立病院（豊中，池田，箕面），済生会吹田病院の神経内科専門医，各市医師会に所属する医師（4名），北ブロック4保健所保健師など二十数名が出席した。患者支援のために機能するネットワーク会議に育成したい。

附記：本稿の要旨は厚生労働科学研究費補助金難治性疾患克服研究事業「特定疾患の地域支援体制の構築に関する研究」平成14年度～平成16年度，「重症難病患者の地域医療体制の構築に関する研究」平成17年，平成18年度の班会議において報告した。

3 地方における難病医療ネットワーク：北海道難病医療ネットワーク

島 功二, 林 久（独立行政法人国立病院機構 札幌南病院）

本書「神経難病のすべて」の企画で，神経難病患者のネットワークのうち北海道難病医療ネットワークについて原稿を依頼されたので，北海道地域の特異性，歴史的経緯，現状について，その問題点，そして今後の解決すべき課題の順に稿を進めたい。

A. 北海道地域の特異性

北海道の面積は，日本総面積の約22％を占める広大な地域である。人口約563万人で日本の総人口の約4.4％，その三分の一強が札幌圏に集中している。したがって札幌圏以外では，人口密度の低い過疎地域が多い。冬に深い積雪で覆われる寒冷地帯では，道路状況も悪く，地域に散在する神経難病患者にとって通院は困難となり厳しい寒さのため家に閉じこもりがちとなる。また歴史的にも日本の中で未開発な部分が多く希望の新天地と言われてきたが，地域格差が他府県と比べより大きいのも事実である。

B. 北海道における神経難病支援体制

1. その歴史的経緯

北海道在住の重症筋無力症の患者会が核となり，昭和42年2月に北海道難病連絡協議会（難病連）が発足した。その努力が報いられ昭和57年，北海道と札幌市の協力を得て北海道難病センターが設立され，難病患者とその家族のために幅広い活動を続けてきた。北海道における神経難病の支援体制はこの患者会主導ではじまり行政，医療従事者が，それを支援するかたちではじまったと言っても過言ではない。

昭和43年より北海道大学医学部（北大）脳神経外科内に開設された神経難病を専門とする診療班が北海道の神経内科の端緒となった。昭和55年よりその神経内科診療班が，難病連の検診に協力を開始し，昭和62年からは，神経内科診療班を母体として開設された北大神経内科とその関連病院がそれを引き継ぎ今日まで協力を続けている。

一方，昭和59年に北海道スモン基金が設立された。この基金は患者がスモン訴訟の和解金の一部を拠出することでスタートし，北海道におけるスモン患者および神経難病患者に関する恒久対策の確立と社会福祉の向上を目的に各地で検診，療養相談会や神経難病研究報告と在宅医療・ケアを考える会を開催してきた。スモン基金設立当初より現在まで北大神経内科および関連病院が，その検診や講演などにも協力を行っている。

平成11年に難病医療の向上をめざす有志の働きかけで全道の三医育機関（北海道大学，札幌医科大学，旭川医科大学）の関連神経内科専門医集団が組織され北海道神経難病ネットワーク会議が発足，73名の医師がメーリングリストでつながり現在まで19回の会議が持たれている。平成14年には北海道神経難病看護研究会がそれに続き，間接的支援の輪も広がってきた。

平成15年には全国難病センター研究会が発足し，北海道難病連は今までの活動が評価され，その事務局となった。その第1回研究大会が札幌にて開催されている。

また平成11年より全国で開始された重症難病患者入院施設確保事業の北海道への導入を北海道神経難病ネットワーク会議の場で検討してきた。この間，道の行政官も出席し話し合いの場ができ，北海道特定疾患対策協議会の作業部会をとおして平成15年道議会に意見書が提出され補正予算として承認された。平成16年5月難病医療ネットワーク推進事業として北海道難病医療ネットワーク連絡協議会の発会式に結実した。

2．北海道難病医療ネットワーク連絡協議会の現況

平成16年5月，道の委託により国立病院機構札幌南病院を拠点病院として連絡協議会事務局が設置され難病医療相談室の開設と難病医療専門員が配置となった。目的は，地域の医療機関による難病医療の確保に関する連携体制（以下難病医療ネットワーク）を整備し，重症難病患者のうち，特に医療依存度や介護度が高い神経難病患者に十分な療養支援サービスが提供されるよう，医療機関相互の受け入れ体制の確保，専門医療機関などによる助言指導，情報交換，研修などを行い，施設医療から在宅療養にいたる療養環境の整備を図るというものである。難病医療専門員には，国立病院機構札幌南病院神経内科病棟看護師長の勤務経歴をもつ，林 久 が就任した。

業務内容は，難病医療の確保に関する関係機関との連絡，調整，協力体制の確保や協力医療機関，その他の医療機関からの専門的な相談に応ずるとともに，必要に応じて保健所への紹介，支援要請を行うこと，拠点病院または協力医療機関などへ入院患者の紹介，医療従事者を対象とした研修会の開催，神経難病に関する情報提供などを行っている。

対象患者は，難病のうち当面は筋萎縮性側索硬化症（以下ALS）に重点を置き，その調整にあたっている。理由として6圏の3次保健医療圏をかかえる広域の北海道では，難病医療専門員の数が不足でありその他の特定疾患の相談には，難病センターの相談員に依頼し棲み分けをしている。現時点で，15の基幹協力医療機関のネットワークを稼動し患

者の登録（現在21名）・入院調整などを行っている（図1, 2, 3, 4）。

現在の北海道難病医療ネットワークの問題点として以下のことが挙げられる。

登録された基幹協力医療機関に協力体制の差がある，入院可能病床確保は努力目標で義務ではないこと，基盤となる協力病院，施設などの増加のための協力要請は進んでおらず，北海道の3次保健医療圏（6圏域）ごとの地域ネットワークの現状に格差が大きい。また北海道全域をカバーするには難病医療専門員数が少ないなど解決しなければならない問題が多い。

これらの問題点をふまえて難病医療ネットワーク推進事業については，前述したごとく神経難病の中でも特に社会的問題の大きいALSに焦点をあて広域と医療過疎のハンデを減らし実効あるものとし今後の事業拡大に繋げることとしている。

地域での難病医療とケアの展開を前進させるためには，基幹協力医療機関に加えて神経難病問題を理解しうる協力病院を如何に着実に増やしていくかが重要である。行政官ともこの点で意見の一致をみており連絡協議会の場で話し合いを進めていく。

拠点病院と基幹協力医療機関との連携の強化のためには，北海道各地域に居住する患者を，患者および家族の同意のもとに主治医より連絡協議会事務局に登録を行い各地域での療養状況を分析しその改善の一助とする。また連絡協議会事務局が各地域で開催している神経難病研修会を地道に進めネットワークの強化と連動することで神経内科医が不在の地域でも医療とケアが確保できるようにする。加えて難病医療専門員の資格の保証とその増員を行政に訴えていくなどが話し合われている。

3．北海道の神経難病医療の問題点

遠隔地域の医師および医療関係者の不足，社会福祉資源密度の著しい地域較差，各種資源に対する情報不足と不十分な利用，広域のため居住地と病院が遠く離れ，積雪寒冷地の不利な交通状況による受診困難，核家族と高齢化に伴う介護者不足と近隣者との関係の希薄さからくる地域連携の困難性，不十分な地域支援ネットワークなど問題は山積している。

4．今後の解決すべき課題

今まで，主として主治医や医療チームの人脈等を介し患者入院施設確保，在宅支援の依頼などが行われていた。これに公的な広域支援ネットワーク（北海道難病医療ネットワーク）が加わり，さらに地域の医療従事者による草の根ネットワークとともに神経難病患者の療養状況の改善やQOLの向上をめざして如何に連携していくかが大きな課題である。

このような医療従事者のネットワーク強化への努力に加えて，医療，福祉の行政からの積極的，効率的施策が重要なのは論を待たない。特に最近の医師研修制度の変革，それに伴う大学医局制度の崩壊，診療報酬改定にともなう療養病床の削減などは，地域の医師不足に加えて難病患者の受け皿の不足とあいまって地域医療，福祉の崩壊にもつながりかねない状況であり早急な行政施策が待たれている。これらの課題には，医療関係者のみでは解決出来ないことが多く行政の適切な指導を引き出す努力が寛容と思われる。

図1　北海道難病医療ネットワークの体系

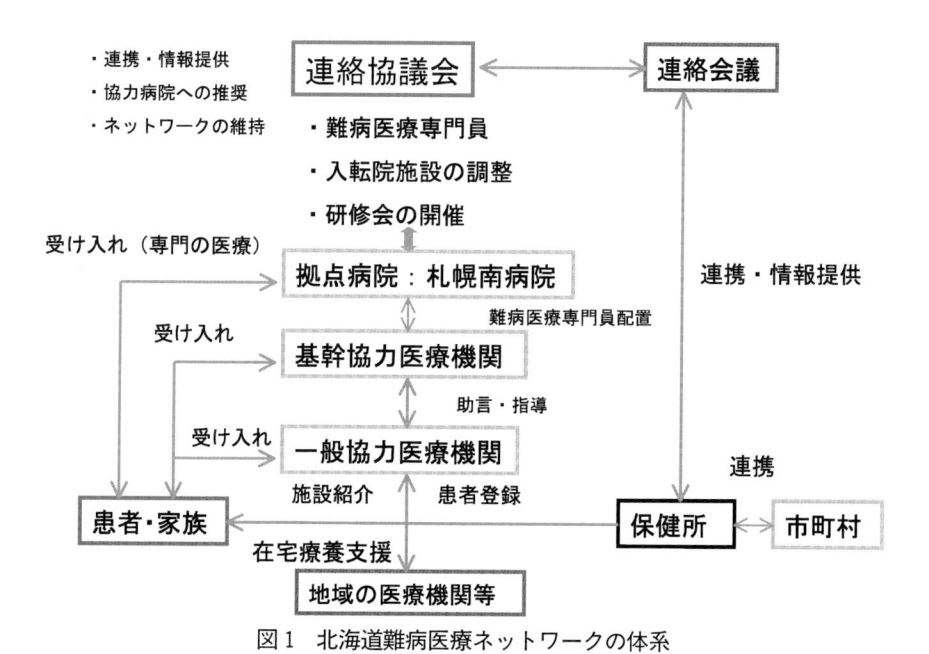

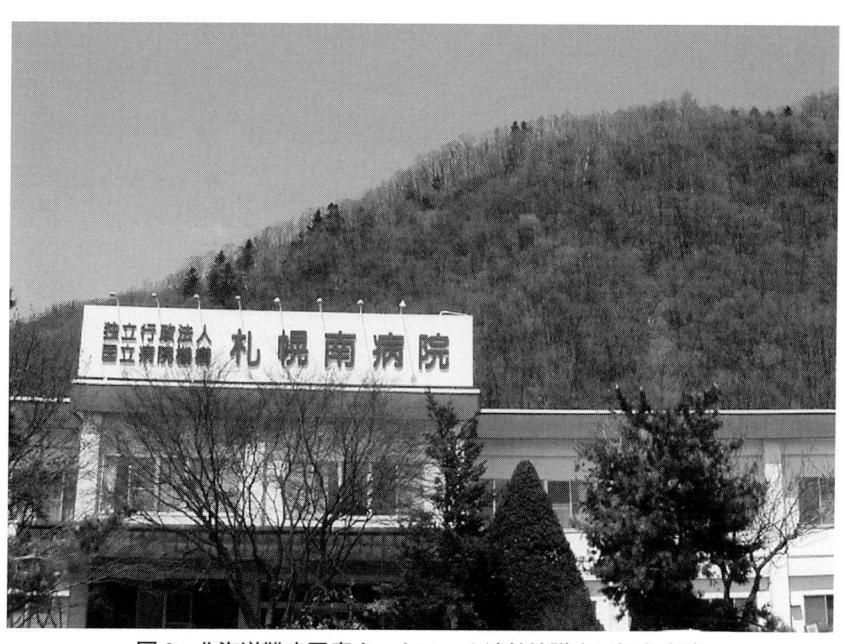

図2　北海道難病医療ネットワーク連絡協議会の拠点病院

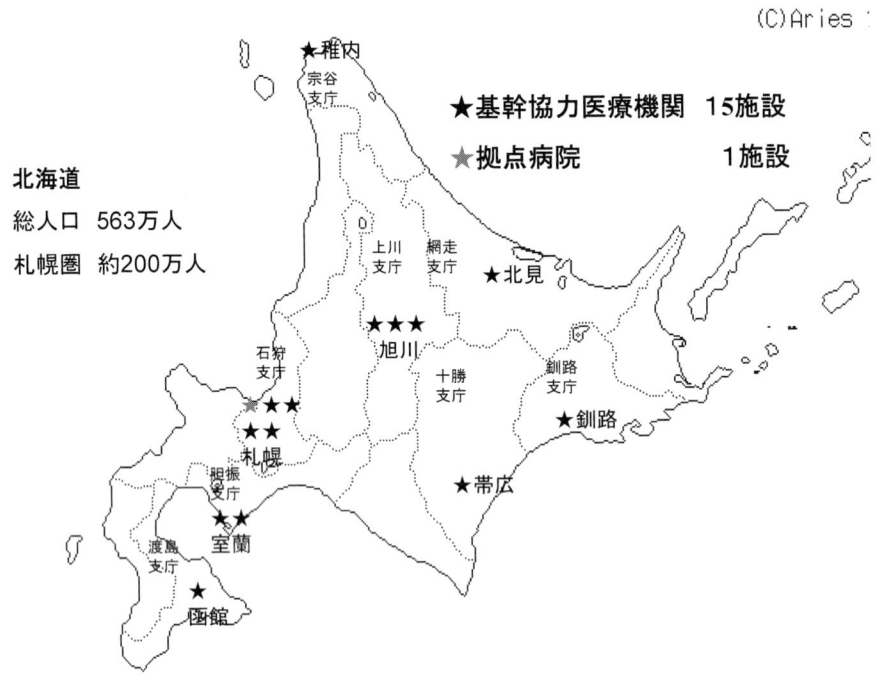

図3 北海道難病医療ネットワーク登録の医療機関分布

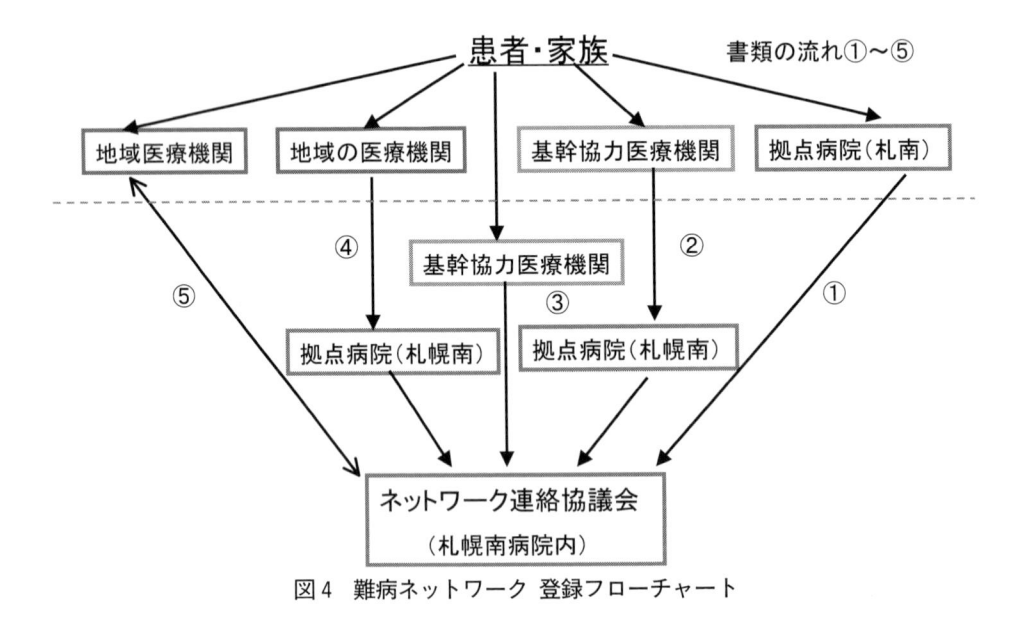

図4 難病ネットワーク 登録フローチャート

参考文献

1) 島 功二, 南 尚哉, 土井静樹, 他：北海道内の身体障害者療護施設の実態調査. 厚生労働科学研究費補助金難治性疾患克服研究事業「特定疾患患者自立支援体制の確立に関する研究班」平成17年度総括研究・分担研究報告書 p 52-55, 2006

2) 土井静樹, 南 尚哉, 藤木直人, 他：筋萎縮性側索硬化症の緩和医療. IRYO 60 (10): 644-647, 2006

3) 田代邦雄, 佐々木秀直, 島 功二：北海道神経難病支援ネットワーク構築と今後の課題 厚生労働科学研究費補助金難治性疾患克服研究事業「特定疾患の地域支援体制の構築に関する研究班」 2002-2004年度総合研究報告書：p 31-37, 2005

4) 森若文雄, 土井静樹, 島 功二, 他：運動ニューロン疾患の現状と展望. 日内会誌 92 (7): 166-174, 2003

5) 田代邦雄, 島 功二：北海道神経難病支援ネットワーク構築へ向けて. 厚生労働科学研究費補助金難治性疾患克服研究事業「特定疾患対策の地域支援体制の構築に関する研究班」2002年度研究報告書：p 49-50, 2003

6) 島 功二, 有馬祐子, 藤木直人：社会資源の充分な活用が困難な地域における人工呼吸器装着ALS患者の在宅療養（事例検討）. 厚生労働科学研究費補助金特定疾患対策研究事業「特定疾患対策の地域支援体制の構築に関する研究班」2002年度研究報告書：p 51-52, 2003

7) 佐藤次子, 他（協力者 島 功二）：「神経・筋難病患者の在宅療養のQOLの向上をめざして」平成12・13年度国立病院・療養所共同臨床研究, 共同基盤研究（政策医療に関する〔臨床看護〕研究）報告書, 2002

8) 島 功二：北海道における筋萎縮性側索硬化症の療養状況について. 厚生省特定疾患調査研究事業横断的基盤研究政策的研究部門, 神経難病医療情報整備研究班1998年度研究報告書：43-45, 1999

4 宮城県神経難病ネットワーク

関本聖子[1]・栗原久美子[1]・糸山泰人[2]（[1]宮城県神経難病医療連絡協議会　神経難病医療専門員，[2]宮城県神経難病医療連絡協議会会長　東北大学医学部神経内科）

宮城県神経難病医療連絡協議会（以下，連絡協議会と略す）では，神経難病患者が住み慣れた地域で安心して療養できるように，在宅医療と入院医療を確保するための神経難病医療ネットワーク事業を遂行している。

A. 宮城県における神経難病支援

東北大学神経内科の医師を中心として始まり，平成6年神経難病ネットワーク協議会を立ち上げた。年に一度，患者や行政との検討会を重ね平成9年に宮城県は「ALS等神経難病総合対策検討委員会」を設置し翌年「入院医療の確保」「在宅医療支援」「家庭内介助の支援」を実施することを答申した。同時期，厚生省より重症神経難病患者入院施設確保事業が示され連絡協議会を設置し併せて事業展開することを決定した。平成11年2月宮城県より財団法人広南会広南病院（藤原悟院長）に事業が委託された。

B. 連絡協議会の事業内容

1) 医療相談事業

電話などにより相談に応じ，神経難病の療養上・医療上の問題の解決を図る。

2) ネットワーク調整（入院調整）事業

短期・中期・長期入院に分けられる。短期入院調整では，在宅療養中の神経難病患者のショートステイに代わる短期間の入院をあらかじめ各医療機関から登録された利用可能な病床を仲介する。中期入院の調整では，中期入院（数カ月程度）を確保し，同時に，在宅療養支援の評価と見直しにより在宅療養への復帰をはかることを目的とする。

長期入院の調整では，患者家族の希望する地域で長期療養の場を確保することを目的とする。

3) 在宅難病患者支援事業

保健・医療・福祉関係機関と連携し，個々の在宅支援体制の実態を把握すると共に，在宅支援ネットワーク形成の支援を行うことを

目的とする。患者の個人ネットワークを構築するために，神経難病患者のデータベースの集積と神経難病患者療養手帳を作成している。また，保健所が実施する「難病患者地域支援対策推進事業」の展開により地域支援ネットワークを構築している。

4) 医療従事者等実地研修事業

神経難病患者の療養環境の質的向上を目的とし年3〜4回程度医療従事者らを対象に開催している。

5) コミュニケーション機器導入支援事業

難病により失われたコミュニケーション手段をコミュニケーション機器を導入することで補完し，患者・家族のQOLの維持・向上を図る目的でコミュニケーション機器導入，使用方法，トラブルの処理などに関する相談窓口を設置している。

C. 神経難病医療ネットワーク

4つの拠点病院と18の協力病院，さらに14のネットワーク協力参加施設と隣県等の公立病院の協力により展開され，入院調整等神経難病医療の支援を行っている。

D. 地域支援ネットワーク

県が実施する「難病患者地域支援推進事業」では，在宅難病患者の抱える生活上の問題点を保健所ごとにまとめ検討している。その結果，地域の中での難病に対する啓蒙と医療ネットワークも広がってきている。また，検討会のメンバーに患者，家族が参加された

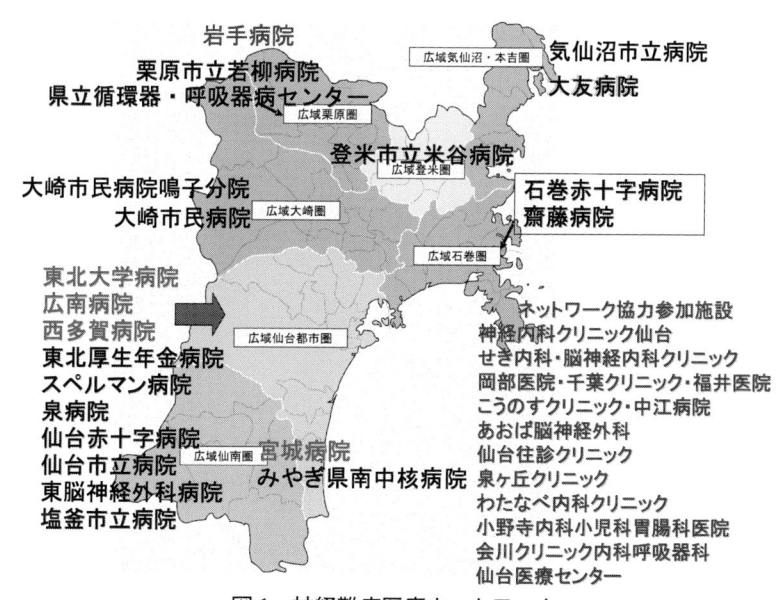

図1　神経難病医療ネットワーク

図2 各保健所を核とした地域支援ネットワーク

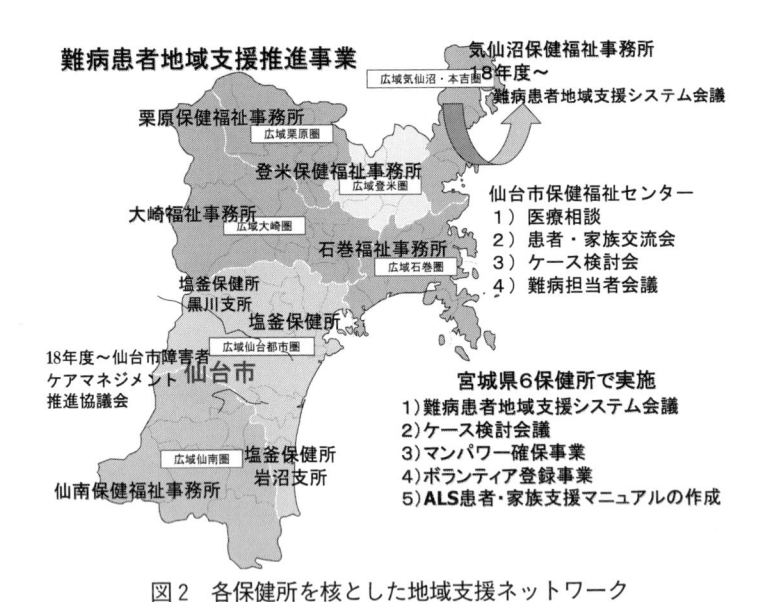

ことでニーズに基づいた支援体制が構築されつつある。

E. 個人支援ネットワークの構築

1) 神経難病患者療養手帳

患者の周りに個人ネットワークを構築するために，神経難病患者のデータベースの集積と神経難病患者療養手帳（緊急連絡網登録）の作成を行う。この手帳の目的は，療養上のトラブルを防ぎ，緊急時の適切な対応，さらには保健・医療・福祉の各種制度など社会資源の有効な活用が出来ることである。療養介護に必要な情報をまとめ神経難病手帳として患者に交付し，その情報をデーターベース化することにより保健・医療・介護関係者が情報を共有し，緊急時の対応に活用する。

神経難病患者療養手帳の項目は①個人情報，②医療情報，③社会制度の活用状況，④看護・介護情報，⑤医療機器情報，⑥日常生活動作，⑦使用中の薬剤，⑧情報のページ，⑨療養の記録，⑩私の意思表示。発行対象者はALS患者，人工呼吸器装着神経難病患者である。個人情報の提供方法は，患者・家族の承諾を得て①患者と家族，②主治医，③保健所保健師の三者から基礎データ収集用紙の形で介護に必要な情報を収集する。

各地域消防局と電力会社の緊急連絡網への登録は患者・家族の承諾を得て連絡協議会が一括して行う。各消防本部へ個人情報把握の依頼としてコンピュータへの登録を依頼している。電力会社には停電時通知の連絡対象者の緊急連絡網に登録を依頼している。

2) 支援チームの形成構築

個人支援ネットワークの構築は診断，告知

図3 個人支援ネットワークの構築

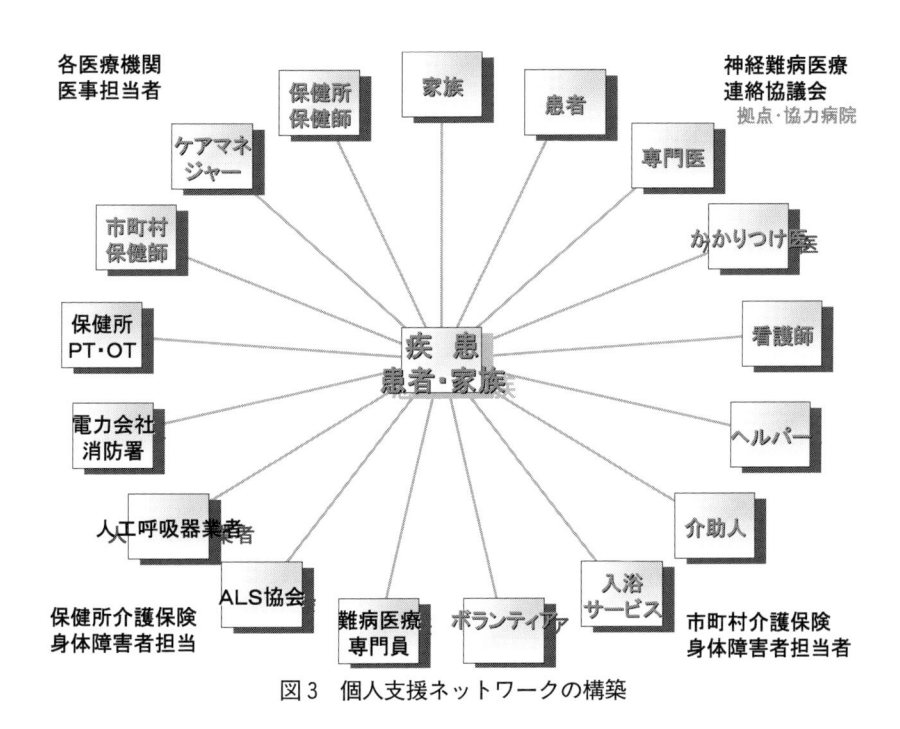

と同時に進行状況に応じてタイムリーに構築される必要がある。告知と告知後の支援体制については，患者の意思決定への支援とメンタルケア，緩和ケア，療養支援についてかかわるスタッフを患者・家族も含めてチーム形成し役割分担を決めてかかわれるよう支援している。

F. 難病患者地域支援システム

地域で難病患者を支えていくために必要なネットワークは①神経難病医療ネットワークの構築，②地域支援ネットワークの構築，③個人支援ネットワークの構築である。県保健所が実施する難病患者地域支援推進事業の中で地域支援システムとして構築されつつある。

まとめ

在宅人工呼吸器装着ALS患者の支援体制は行政，医療機関，当事者との連携によりネットワークが構築されている。

参考文献

1) 難病対策提要：健医疾発第28号　各都道府県，政令市，特別区，衛生主管部（局）長宛エイズ疾病対策課長通知 1-(2) 1998, 4, pp 171
2) 糸山泰人：―重症難病患者の地域医療体制の構築に関する研究―平成17年度総括・分担研究報告書 2006, 3, pp 1-6

5 山陽地区神経難病ネットワーク

阿部康二，神谷達司，武久　康（岡山大学大学院医歯薬学総合研究科
神経病態内科学（神経内科））

A. 山陽地区神経難病ネットワークの経緯

　岡山大学神経内科では，平成10年に岡山県内1,223医療機関に神経難病患者，特に筋萎縮性側索硬化症（ALS）と脊髄小脳変性症（SCD）患者の療養状況と，療養環境についてのアンケートを行った。その結果，外来患者の25％はかかりつけ医（非専門医）が診ている，長期入院可能な非専門病院と連携をとっている，専門医へ直接アクセスできる体制はない，地域での専門医が不足している，保健所や行政からの情報への関心は低い，という実状が明らかとなった。また，期待している点は，医療と福祉の連携，長期入院体制の整備，療養患者や家族の経済負担の軽減などであった。また当時，岡山県内だけではなく広く山陽地域全般での神経内科専門医の絶対数が少ないことが明らかとなった。これらを踏まえて，神経内科を専門としない一般かかりつけ医や病院と神経内科専門医・病院の連携を簡便かつ緊密にできる体制を確立し，神経難病に対する医療・介護・福祉レベルの質を向上させる神経難病ネットワークの設立が求められた。

B. 山陽地区神経難病ネットワークの設立

　そこで患者の実際の歴史的行動文化圏に鑑み，岡山県境を越えて兵庫県西部（＝西播地区）と広島県東部（＝備後地区）を包括したほうがネットワークとしてより意義深いものと考えられたため，同地域を一括して山陽地区と定義し，同地域での基幹病院の神経内科医を世話人とし，平成11年8月山陽地区神経難病ネットワークを設立した。参加施設は現在26の神経内科診療科があり，岡山大学神経内科，国立病院岡山医療センター，岡山赤十字病院，岡山市民病院，岡山旭東病院，かとう並木通り病院，川崎医科大学，倉敷平成病院，倉敷中央病院，倉敷紀念病院，国立病院南岡山病院，児島市民病院，津山中央病院，奥津町国保診療所，井原市民病院，岡山東部脳外科病院，市立備前病院，姫路中央病院，姫路聖マリア病院，井野病院（姫路市），赤穂中央病院，魚橋病院（相生市），大田記

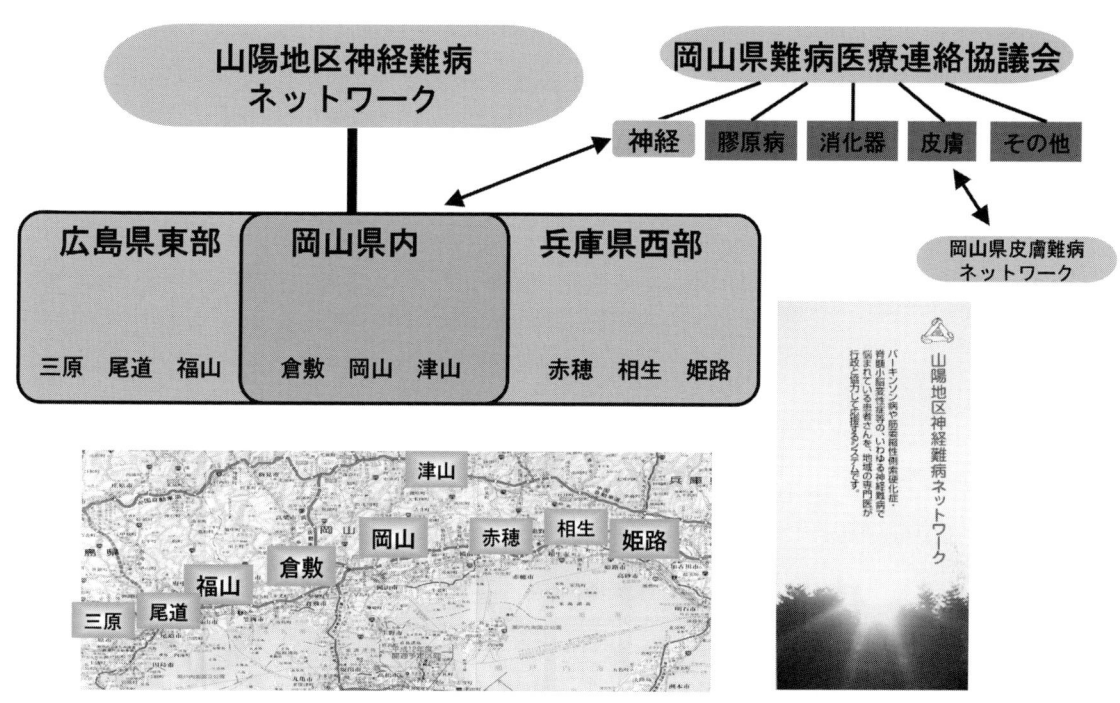

図1 山陽地区神経難病ネットワークの概念図。兵庫県西部から岡山県全県，広島県東部にまたがる県境を越えた広域のネットワークが特徴。右下のパンフレットを配布している。

念病院（福山市），福山市民病院，総合病院三愛（福山市），興生総合病院（三原市）である。

たまたま同年に岡山県の難病医療連絡協議会が発足したが，山陽ネットワーク協議会は行政主導の県単位ネットワークではなく患者の実際の行動範囲に基づいた県境を越えた広域をカバーするユニークな神経難病ネットワークとして活動を始めたのである。図1に示すように，岡山県事業としての難病医療連絡協議会との関係は，岡山県内の神経難病については全面的に協力しながら8年が経過している。この間のおもな活動経過を表1に掲載しており，また日常的な活動内容について表2に掲載している。

C. 山陽地区神経難病ネットワークのこれまでの活動

表2に掲載した日常的活動を通じて，神経難病であるALSやSCD，ポストポリオ，MSなどの患者会に医療顧問として設立に参加したり，岡山大学病院内での専門外来開設，単行本「脊髄小脳変性症の臨床」出版，雑誌特集「神経難病：診断から福祉の実際まで」を編集，ALSへの神経栄養因子髄腔内持続注入療法を世界で初めて開発実施，公開難病セミナーをほぼ2年に1回ずつ4回開催，福祉の実際をわかりやすく解説した「福祉の手引き」を第2版まで印刷配布してい

表1　山陽地区神経難病ネットワークの活動内容

1998年5月	「日本ALS協会岡山県支部」へ応援開始（医療顧問）
9月	岡山県内1,223医療機関へ神経難病アンケート調査実施
1998年～1999年	岡山大学病院内で専門外来開設（PD，ALS，SCD，免疫疾患，脳卒中）
1999年5月	「脊髄小脳変性症友の会/岡山県支部」設立支援（医療顧問）
7月	「山陽地区神経難病ネットワーク」設立
8月	単行本「脊髄小脳変性症の臨床」出版
2000年7月	「ALSへの神経栄養因子髄腔内持続注入療法」開始
11月	「岡山ポリオ友の会」設立支援（医療顧問）
2001年9月	「岡山MS友の会」設立支援（医療顧問）
9月	第一回　難病セミナー開催 公開市民シンポジウム「老年認知症医療の現状と介護の問題点」
10月	「山陽脳卒中協議会」設立
12月	「福祉の手引き」第1版配布開始
2002年5月	雑誌特集「神経難病：診断から福祉の実際まで」を編集
2003年3月	「ALSへの神経栄養因子髄腔内持続注入療法」終了
2004年10月	第二回　難病セミナー開催 「公開市民講座：神経難病患者と高齢患者への地域支援を目指して」
12月	第一回　岡山県内難病ネットワーク連絡会議開催
2005年1月	「福祉の手引き」第2版出版配布開始
7月	第三回　難病セミナー開催「過疎地域の神経難病ネットワーク作り」
12月	第二回　岡山県内難病ネットワーク連絡会議開催
2006年5月	中国四国難病相談・支援センター会議開催
11月	第四回　難病セミナー開催「過疎地域神経難病患者への地域支援を目指して」
12月	第三回　岡山県内難病ネットワーク連絡会議開催

表2　山陽地区神経難病ネットワークの活動内容

医療・療養相談：電話やメールでの相談に対応。
緊急入院先確保：緊急時の入院先について，参加病院間ネットワークを活用して確保。
患者支援：生活支援，就労支援
診　　断：神経難病検診への協力，遺伝子診断と遺伝相談の推進など。
啓発活動：保健所，医療従事者等に対して，神経難病についての啓発活動。福祉の手引き作成配布。
患　者　会：患者や患者家族同士，および医療従事者との交流会の開催など。
事　務　局：事務局設置，ネットワーク協議会の開催，会報発行，広報活動など。
そ　の　他：患者実態調査，講演活動など。

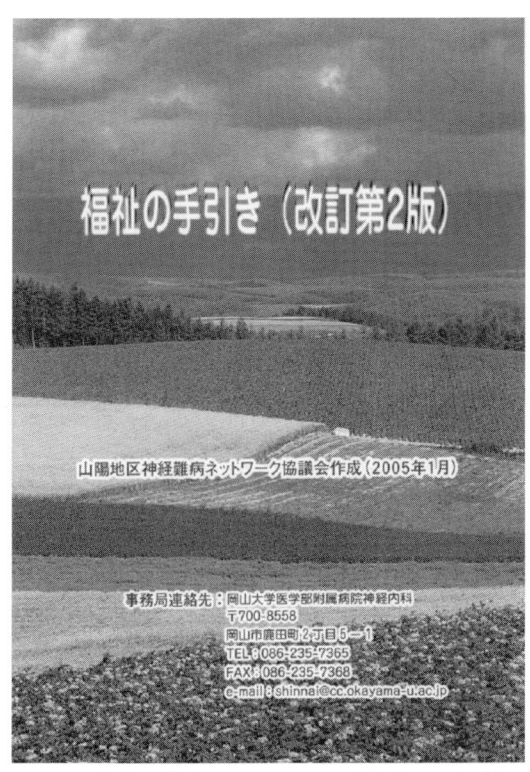

図2 山陽神経難病ネットワークが作成した福祉の手引き（第2版）。

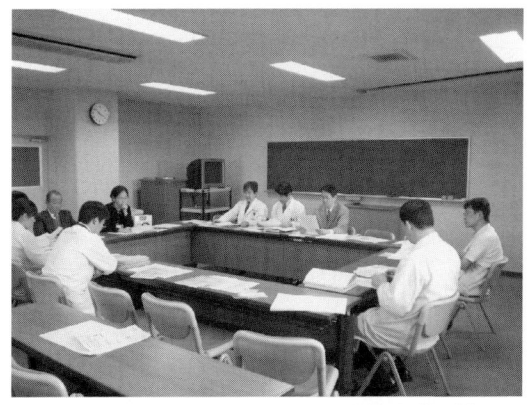

図3 岡山県内難病ネットワーク連絡会議の様子。行政・ネットワークなどの難病担当者が一堂に会して活動報告・討議している。

る。

図2に示してある「福祉の手引き（第2版）」では，第1項補装具として日常生活用具の給付や補装具の交付と修理，日常生活用具の給付と貸与について解説してあり，第2項保健医療としてリハビリテーションや更生医療，重度心身障害者医療費助成，リハビリテーション事業紹介，特別障害者手当，障害基礎年金，障害厚生年金，障害手当金，その他の年金などについて解説し，第3項公共料金の割引として鉄道やバス，航空，高速道路，タクシー，NHK受信料，携帯電話，身障ジパングクラブなどの割引制度について解説し，第4項各種申請として介護保険や特定疾患，身障者手帳の申請方法について解説してある。

また2004年からは毎年12月に岡山県内難病ネットワーク連絡会議として行政・ネットワークなどの難病担当者（岡山県難病医療連絡協議会，山陽地区神経難病ネットワーク協議会，岡山皮膚難病支援ネットワーク，岡山県難病相談・支援センター，岡山県保健福祉部）を集めて開催し（図3），1年間の活動状況の情報交換を行って次年度以降の活動方針を考える機会としている。また全国各地での難病相談・支援センターの開設に合わせて，2006年5月には中国四国地域の難病相談・支援センター担当員を集めて第1回担当者会議を山陽神経難病ネットワーク主催で開催し，難病相談・支援センター事業にとって今後の大きな指針を得ることができた（表1）。

D. 山陽地区神経難病ネットワークの今後の活動課題

この8年間の活動により，姫路から三原ま

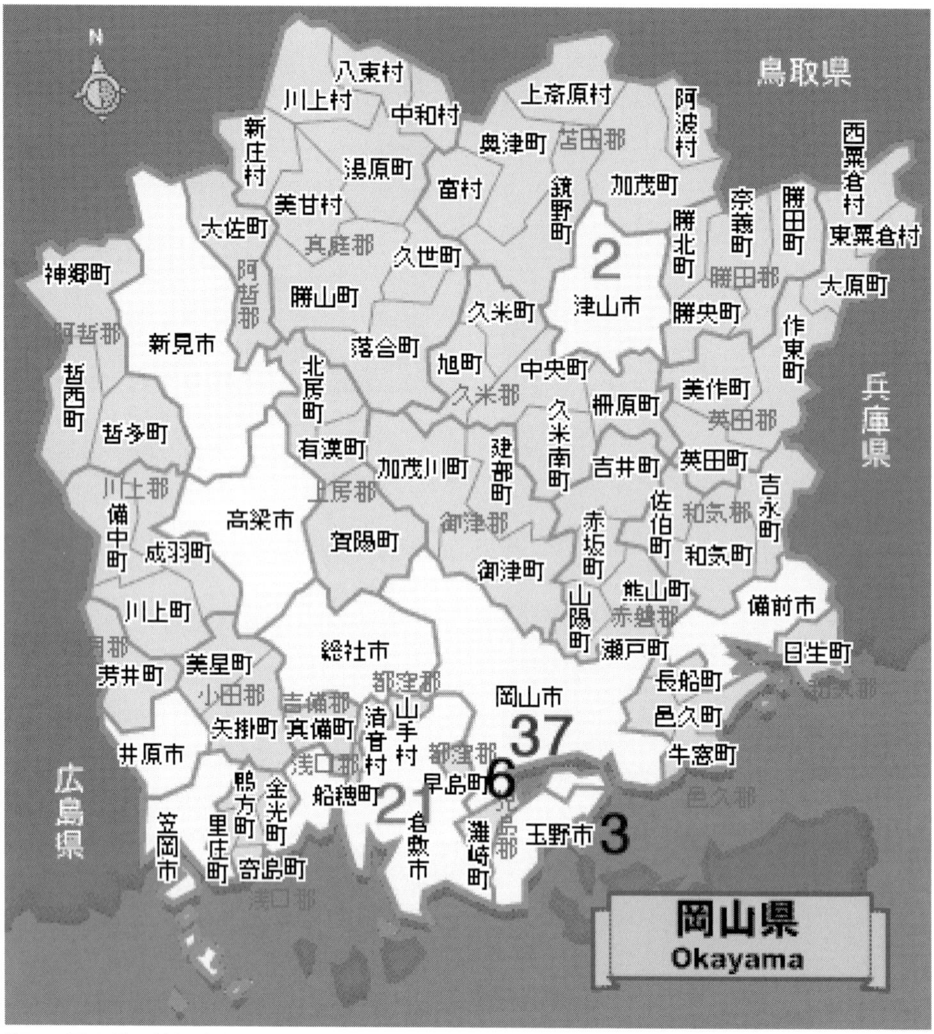

図4 岡山県の神経内科専門医の分布図。南部沿岸部に集中し，北部高原地域で少ないという偏在が特徴。

で広域のいわゆる山陽地区での神経難病ネットワークの構築と患者の疾病・療養・福祉相談などについては定着してきた観がある。一方，岡山県を例にとると図4に示すように，県北部は面積で59％を占めるが人口は18％であり神経内科専門医は6％しかいないが，県南部は面積で41％であるにも関わらず人口は82％，パーキンソン病患者は96％，脊髄小脳変性症患者は97％，ALS患者は98％が県南部に集中している。また神経内科専門医自体も94％が県南部に集中していることが以前の調査でわかっている。すなわち山陽地区では地理的特徴から瀬戸内海沿岸の南部地域に患者・医師・医療機関が偏在しており，広大な高原の北部地域では患者も医師も医療機関も散在している実態が明らか

となった。

　このような山陽地区北部高原地域の山村部では人口高齢化と過疎化が進行しており，同地域における神経難病患者への地域支援は同地域南部のような都市部における地域支援とは異なった対応が求められると考えられ，今後の重要な活動課題となる（南北問題）。そこで2005年に山陽地区北部高原地域と類似の高齢化と過疎化が進行している北海道東において，同じ状況の愛媛県南部も含めた神経難病ネットワーク活動を紹介比較・討議し，高齢化と過疎地域における神経難病ネットワークの確立の困難と重要性が改めて認識された。次いで2006年は山陽地区高原山村地域における神経難病患者への地域支援向上を目指すことを目的として，地域支援先進地域である宮城県の取り組みや，大分県における神経難病患者に対する世界的にも先進的な吸痰機器開発の状況，過疎地域における小児難病への地域支援状況なども参考にしつつ，北部高原山村地域での神経難病ネットワーク活動のあり方（医療相談，医療支援，生活・就労支援など）について検討した。

　図5に示すように過去5年間における特定疾患治療研究対象患者数は全体的に増加しているが，45疾患のうち1万人以上の患者数の疾患では特に老化や高齢化と関連した疾患であり患者数第2位のパーキンソン病（PD）の増加が著しく，第1位の潰瘍性大腸炎を追い抜きそうな勢いにあることがわかる。岡山県では既にパーキンソン病が潰瘍性大腸炎を抜いて特定疾患の第1位となっており，今後進行する日本社会全体の高齢化を先取りしていると考えられる。このある意味での「先進地域」での神経難病ネットワー

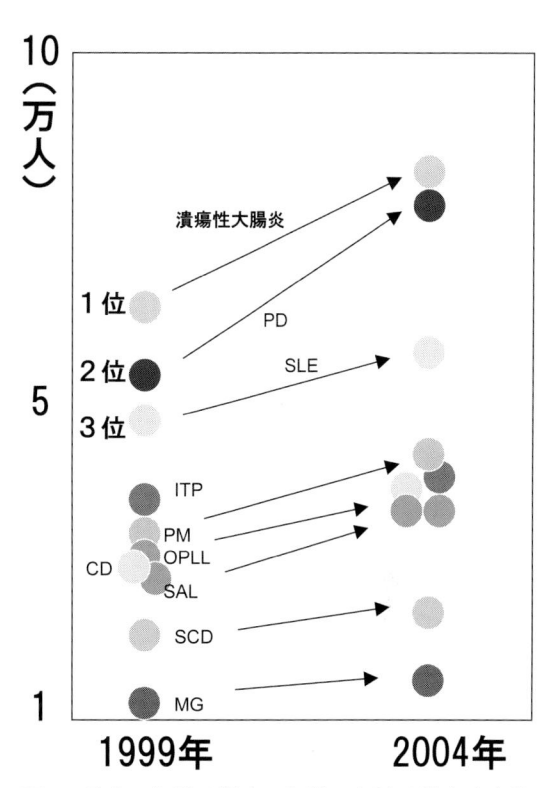

図5　日本における過去5年間における特定疾患治療研究対象患者数変化（1万人以上の疾患）。患者数第2位のパーキンソン病（PD）の増加が著しく，第1位の潰瘍性大腸炎を追い抜きそうな勢いにあることに注目。

クの取り組みが，今後の日本社会での神経難病ネットワークや難病支援センター活動のモデルになるものと期待されている。

参考文献

1) 阿部康二，城洋志彦，割田　仁：岡山県における神経難病の実態把握に関する研究，平成10年度厚生省「特定疾患調査研究事業　神経難病医療情報整備研究班」報告書，pp. 111-119, 1999
2) 阿部康二，城洋志彦，真邊泰宏，他：山陽地区神経難病ネットワークの設立の試み，平成11年度厚生科学研究費補助金特定疾患対策研究事業「特定疾患対策の地域支援ネットワークの構

築に関する研究班（木村挌班長）」報告書，pp. 185-188, 2000
3) 阿部康二，真邊泰宏，割田仁，他：山陽地区神経難病ネットワーク拡充，平成12年度厚生科学研究費補助金　特定疾患対策研究事業「特定疾患対策の地域支援ネットワークの構築に関する研究班（木村挌班長）」報告書，pp. 111-114, 2001
4) 阿部康二，真邊泰宏，永野功，他：山陽神経難病ネットワーク協議会について，厚生労働科学研究費補助金　難治性疾患克服研究事業「特定疾患の地域支援体制の構築に関する研究班（木村挌班長）」平成14-16年度総合研究報告書，pp. 135-136, 2005
5) 阿部康二，永井真貴子，東海林幹夫：山陽神経難病ネットワークの地域医療体制構築における活動，厚生労働科学研究費補助金　難治性疾患克服研究事業「重症難病患者の地域医療体制の構築に関する研究班（糸山泰人班長）」平成17年度総括・分担研究報告書，pp. 55-56, 2006
6) 阿部康二，永井真貴子：難病患者の自立支援体制確立における山陽神経難病ネットワークの役割，厚生労働科学研究費補助金　難治性疾患克服研究事業「特定疾患患者の自立支援体制の確立に関する研究班(今井尚志班長)」平成17年度総括・分担研究報告書，pp. 55-56, 2006

6 多職種チームカンファレンスを軸にしたネットワーク作りキーワード

橋本（生駒）真有美（北海道大学病院地域医療連携福祉センター 医療ソーシャルワーカー，保健師）

愛媛県は，広島県の対岸にある，四国の北西に位置する人口150万弱の県である。県内は香川県に近い工業の町。東予地方。県庁所在地の中予地方。高知県四万十に近い南予地方。特色のある3地域に分かれている。

A. 難病医療連絡協議会について

1．発足

難病医療連絡協議会は，厚生労働省の施策として難病医療専門員（同：難病医療コーディネーター）が各県に設置され，現在では全国都道府県に設置されている。（各県により設置先は異なり，愛媛県の場合は県庁内で平成13年2月に四国で初めて設置された。）（図1参照）

2．主な事業

愛媛県の特徴は，各保健所を基点に地域医療機関・関係者で多職種チームつくり，行政とも連携し活動を行っている。

1) 各地方ごとの難病研修会の開催

各保健所とタイアップし，各地方ごとの特色を生かし研修形式を合わせている。参加者は関係者や患者家族。医療，福祉等多職種の参加が多いのも特徴である

2) 各種情報提供

病院情報登録，ニューズレター発行，市・県保健師と連携し各種手続き，県内外医療関係者と協力し情報提供を実施

3) 患者・家族相談

インフォームドコンセントから地域に帰ってからの在宅・病院での定期的なカンファレンス，県・市町村保健師との同行訪問。遺族・スタッフへのフォローを行っている

4) 多職種・関係機関間のネットワークづくり

県庁特定疾患係内の風景

県庁内の協議会事務所の風景

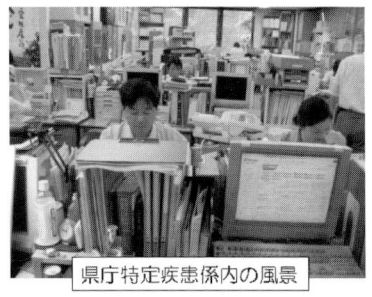

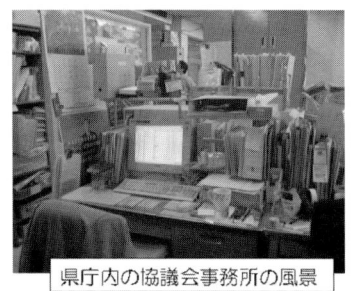

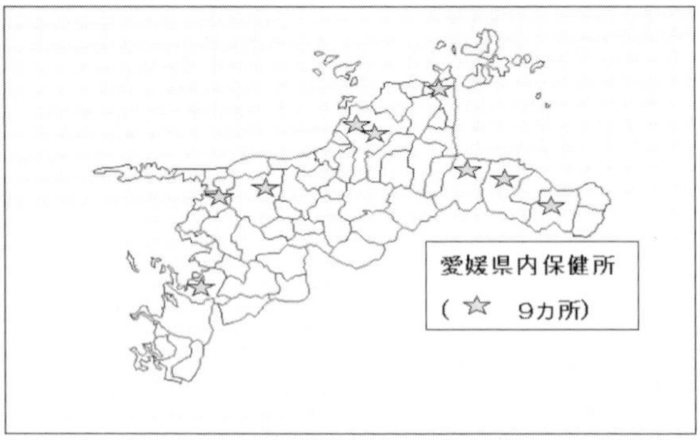

図1 愛媛県内保健所分布図

B. 事業開始から現状・そして

1. 愛媛県の現状

神経難病についてはご本人の苦痛はもとより，介護者の負担も大きく，家庭・地域の環境によって療養生活に大きく左右される。

事業開始時，診断される神経内科専門医の医師は県内で数人。特殊疾患管理病床で難病を受け入れる病院は民間の30床のみ。拠点病院・実際にレスパイト入院の可能な病院は当時ほとんどなく，取り急ぎレスパイト入院先の早急な開拓が必要という状況であった。

2. 各地域の現状に応じた方法で

そんな中，出た答えは，ご本人・介護者であるご家族，日々関わっていく多くのスタッフを一同に会し，カンファレンスという形をとり，一緒に話し合うということで情報を共有し，お互いの信頼関係を築きながら調整の場に持っていきたい。疾病の特性から療養・が長期化し，在宅生活も長くなる状況，受け入れ病院も限られた中で，「病院はレスパイト先とし，療養の中心はご本人ご家族が生活をしている地域。その地域で支え合う絆を大事にしながら療養のお手伝い」ができたら……というものだった。

	H13	H14	H15
継続ケース	26	64	118
相談総数	655	1,104	2,225
相談（内容別総数）	—	1,522	3,418
カンファレンス開催	81	161	307
告知立会い		48	136
自宅・病院訪問	56	56	135
グリーフケア	0	9	9
レスパイト病院紹介（％）	—	94.8%	95.8%

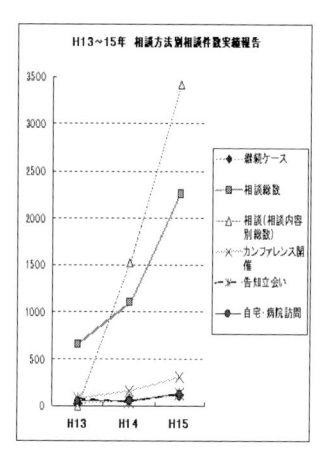

図2　H13～15年：相談方法別相談件数実績報告

3. まずは顔を合わせて耳を傾ける ～基本は，face to face

まず，始めた事は，県内の神経内科に関わっておられる先生方，県内保健所・地域の事業所を回って現状を伺い，実際に困っていること・今後の治療の方向性など，その地域の持つ特性・現状を生の声として聞くことで，携帯を片手に県内各地を保健師と共に日々走り回った。

そうしているうちに出た方向性は①カンファレンス時に難病コーディネーターや保健師が，第3者的な立場で，カンファレンスの前後をコーディネート。②カンファレンス自体は基本的には担当ケアマネージャーさんを主体という形に。③チーム構成は，患者・家族・医師も含めた多職種チームで。④各々のニーズを微調整するところであり，皆が同じ人間として話し合える場というスタンスで行っていくこととした。

1年もしない間に医師から「患者さんに了解取ったから今度インフォームドコンセントに一緒に立ち会ってほしい」「地域に帰られてからの事を調整してほしい」と依頼がかかるようになった。また，患者家族・地域の関係者・スタッフからも「（地域で）カンファレンスをして皆で話し合いたいので来てほしい」と依頼を頂くようになった。（図2参照）

C. 事業所・所属の異なる多職種チームによる地域ネットワークの確立方法
（図3参照）

1. 告知～地域療養体制調整まで

Step 1：診断医からのインフォームドコンセント立会い依頼（複数回）

主に在宅生活・精神面等への援助を行う。現状・進行の具合に応じて査定。保健師，ケアマネージャーなどの導入，レスパイト病院の決定・調整などを行い，在宅療養を整える

Step 2：現状に合わせ，リアルタイムにチ

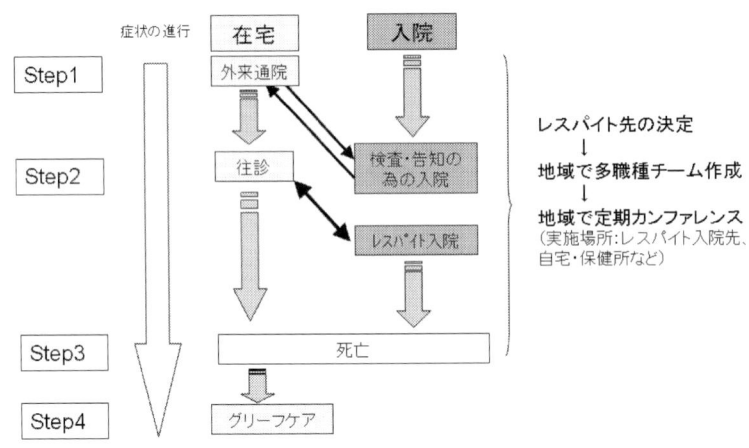

図3 事業所・所属の異なる多職種チームによる地域ネットワークの確立方法

ームカンファレンスの開催

　在宅に帰った時点で，その時の状況に合わせ本人・家族・地域の医療機関・看護・医療・福祉・行政・救急・メーカー（呼吸器・福祉用具等）・その他関係機関等を交えたスタッフカンファレンス，本人・家族も交えた合同カンファレンスの開催。ケースに応じて回数・定期不定期にカンファレンス開催。この場をケア・介護の方向の決定の場としている。本人を始め，どの職種も意見を言いやすいような環境つくりに心がけている。

1）役割分担

　カンファレンスの司会は，基本的には入院中は病院ソーシャルワーカー，退院後は担当ケアマネージャー，その後方支援に保健師・専門員がまわるという体制をとっている。退院後のカンファレンスは基本的にレスパイト病院で行われる。

2）連絡体制

　主に地域の医療機関・スタッフへは各地域保健所保健師。診断した医療機関の医師・外来・病棟 Ns などにはコーディネーター。全体調整は両者。ということで役割分担している。

3）カンファレンス前後のフォロー

　カンファレンスの前後に患者宅を保健師と同行訪問・面接。電話相談等を行い，病気の進行状態・家族の状況・希望などを確認，また，本人-家族間，家族-スタッフ間，スタッフ間の人間関係や問題点の調整を行い，カンファレンス当日，または次回カンファレンスの対応に生かした。

2．地域療養～遺族へのフォローまで

　Step 3：自宅療養→レスパイト入院→自宅療養の繰り返し

　ケースによってはレスパイトをきっかけに

カンファレンス。カンファレンス後在宅スタッフと共に自宅に搬送，ケア。

Step 4：グリーフケア

保健師，担当ケアマネージャーやスタッフ，主治医・往診医と共に患者宅訪問・その後の遺族フォロー。

D. カンファレンスの実例
  －愛媛大学病院老年科・神経内科の例－

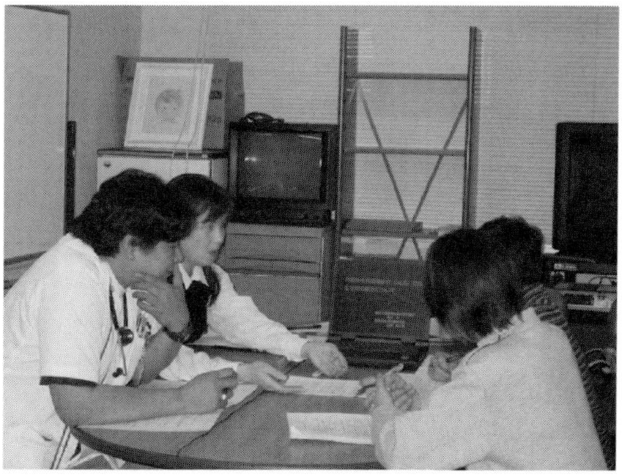

図4 愛媛大学病院老年医学講座（神経内科）：橋本医師におけるインフォームド・コンセント

1. 外来→入院
カンファレンスを通し，在宅に向けたチーム作り

大学の場合は，神経難病ネットワーク愛媛のホームページを管理している医師（＊3）を中心にフォローを行っていた。

（上記基本内容に補足分）

step 1：（外来）ケース（主にALSなど重症神経難病）によって状況により外来時より告知立会い関わりをもつ。検査・告知のための入院説明。

step 2：（入院）診断がついた後，保健師も入り制度など説明しながらケアマネージャーなど決定。

* 検査結果・告知，告知時を含め在宅療養に向けて必要な環境（レスパイト入院先の決定など）を整えるためのカンファレンス開催。（1ケース平均5.5回。1回あたり約2時間。医師より，本人の症状に合った個別資料や実際の物品・スライドを用いて，病気について・対処療法の説明などを説明）（図4参照）

入院し環境を変え，ゆっくりじっくり時間をかけ説明や現地スタッフも参加し話し合いカンファレンスを複数回行うということは，

① ご本人・ご家族だけでなく現場のスタッフも神経難病という病を「理解」「受容」していく過程を持つ，

② 在宅療養に向けての心身の準備（地域の受け皿の調整スタッフの調整レスパイト先の決定）を行い，本当の意味のニーズに則した在宅生活を整える。

③ ゆっくりした時間の中でじっくりご本人ご家族で更に話し合いの場を持ち，今後の療養について自己決定された後，要望を聞き在宅スタッフの出席の了解を得ながら徐々に在宅生活でのイメージを退院までに作っていただいている。

それと併行してスタッフサイドは，地域の保健師・ケアマネージャーが中心となり，入院時のスタッフとも打ち合わせを行い，退院前までに在宅サービスの調整はもちろん，急変時の病院の確保・連絡先の徹底，往診医・

レスパイト入院体制の確保（大学病院がレスパイトするケースもあり）などを行い，スムーズに在宅生活に向かえるよう詳細打ち合わせを繰り返し体制を整える。また重症の場合は状況により，大学担当医・コーディネーターなどが退院時自宅まで同行搬送する場合もある。

2．地域に出向きリアルタイムで問題解決

Step 3：（外来・レスパイト先病院）ケースによっては退院後も大学に通いたい場合もあり，大学の担当医に，地域医療機関・保健所での本人家族を含めた多職種カンファレンスに参加，担当保健師の自宅訪問にあわせて同行したりしている。

Step 4：グリーフケア必要時，担当医や地域のスタッフが集まり，本人・遺族への弔問と地域の医療機関への訪問を行っている。また場合により，医療や介護のフォローが必要な遺族の方々へ市町村保健師を中心にした地域援助が続けて行われる場合もある。

E．さまざまな視点からつくられた連携とその意義

1．カンファレンスを行う意義 —ケースを通して—

日々刻々と変わる病状・心の動きや人間関係。その時々に顔や思いをあわせ，しっかり話し合ってお互いの理解・信頼関係を深めあうことが大事だと痛感している。お互いの貴重な時間を使ってもこうした場を持つことは

① 本人家族の自己決定・選択の場。精神面のフォロー（地域のスタッフが足を運んできてくれている安心感）になっている。
② その場でリアルタイムに情報共有を行うことにより，心のバリアフリー化を行い円滑で確実な人間関係を持つ，確実な情報交換を行い一同が今後の方向性などの確認する場となっている。後々意見の食い違いが少ない。
③ 各種人間関係調整の場。家族間－多職種間，多職種間（病院－在宅間の連携）など
④ 本人はもとより介護者・スタッフへの心のケア（心身面の疲労度チェックの場）

といったことを実現する場所になると考えている。

必ず次回カンファレンスまでに本人家族はもとよりスタッフも次回までの達成目標を決めて解散することは，話し合いに参加する意義・意欲付けへとなっているように思う。

2．事例

46歳，ALS，男，独身Wさん

高齢の親と児童を抱える兄弟の妻が主介護者となったケース。初めは上の兄嫁が介護していたが介護疲れで入院となり，その上の兄嫁が介護者となった（そのため隣の市に引っ越し）

このチームの場合，母体の違う7事業所がサービスを提供．（図5参照），カンファレンスを行っていくことにより，本人・家族へは① 家族間人間関係の再調整，② カウンセリング，③ 新たな介護者（2人目の兄嫁）への動機付け・励ましの場（毎回介護者よりカ

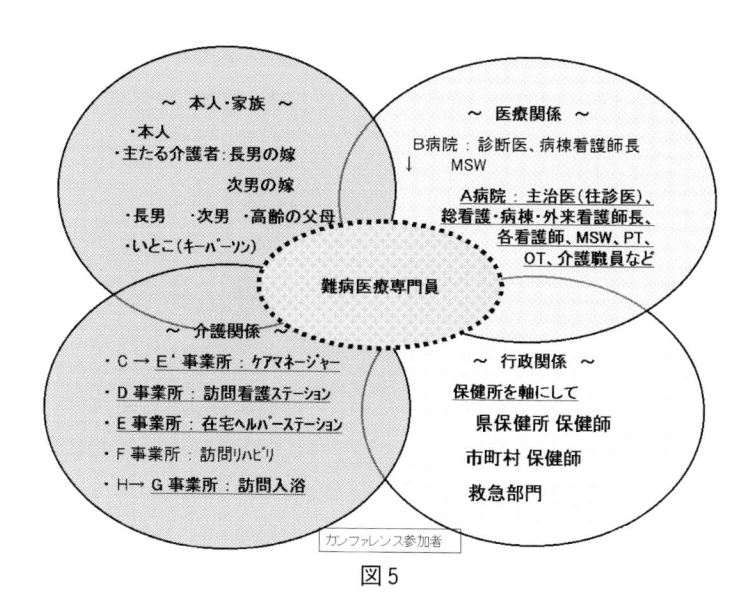

```
～ 本人・家族 ～
・本人
・主たる介護者:長男の嫁
         次男の嫁
・長男  ・次男  ・高齢の父母
・いとこ(キーパーソン)

～ 医療関係 ～
B病院：診断医、病棟看護師長
↓     MSW
A病院：主治医(往診医)、
総看護・病棟・外来看護師長、
各看護師、MSW、PT、
OT、介護職員など

難病医療専門員

～ 介護関係 ～
・C→E'事業所：ケアマネージャー
・D事業所：訪問看護ステーション
・E事業所：在宅ヘルパーステーション
・F事業所：訪問リハビリ
・H→G事業所：訪問入浴

～ 行政関係 ～
保健所を軸にして
県保健所 保健師
市町村 保健師
救急部門

カンファレンス参加者
```

図5

ンファレンス開催依頼あり），④ 介護されることが必要になった家族（高齢の両親）へのサービス導入などチームアプローチ

多職種・多事業所スタッフへは① 本人家族と医療・看護・介護・行政・福祉の開かれた人間・信頼関係・強い絆作り，② スーパーバイザー機能：次々と変わる新規事業所に対する既存の事業所（訪問看護）の指導・援助，③ チーム関係者間のピアカウンセリングの場（主に在宅スタッフと病院スタッフの協同）となった。

何度も問題の壁にあたったが，各々がひとりで問題を抱え込まないことにより，本人・家族に不利益を招かない体制作りとなり，さまざまな問題を解決，円滑なケアへと結びついたと思われる。

F. そこで暮らしていく人一人一人を地域で支え合うには

1. 人として，生きていくこと・死んでいくことの意味を共に考える場作り

はじめた頃，よく「こんな田舎だからできない。○○がないからできない」という話がでた。

だが，「ものや人がないならないないで，小回りの効いたここでしかできないことって，あるかも？まずは今できることからやってみよう。」という声をかけあい，行動を始めた。

（地域で暮らしていくため，支えていくための皆の心がけ）

本人も家族もスタッフも

・まずは相手の話を心を開いて聞く。基本は，face to face
・自分の価値観を相手に押し付けない。（「絶対！」はありえない。お互いの価値観を尊重する事。100家族あったら100家族の人生がある）いろんな人の意見を効く。
・一人で考えこまない，抱え込まない協力体制つくり……各々のできることできないことを明確にし，役割分担していく。
・心身の健康管理として自分自身の癒しを見つける……患者・家族はもとより。医療者はケースを受け止める勇気・元気を保つために
・スタッフは本人・家族がどんな選択をしても，どんなことを言っても最期までチームで支えあっていく事を本人・家族に伝える

そうしてきた結果，本人・家族側から，カンファレンスを通して「いろんな人に関わってもらい安心して在宅に帰る心の準備ができるので，帰った後も心強い」という声を各地から聞いている。

2．今後の課題と未来への展望

ただ，チームができてきたとはいえ現在も重症難病の長期入院先の確保は困難。

今後の課題としては，多くの患者さんに行き渡るように新規難病病棟の設立，各地域でのレスパイト入院先のさらなる確保・レスパイト入院期間の延長，ボランティアの育成・援助，患者会への協力体制，ネットワークのさらなる拡大により在宅療養体制のパワー維持・アップなどが必要とされ，まだまだ課題は多く残っている。

そしてなにより今後は重点項目として，心の豊かなスタッフ育成・強化に努めたい。今までは一生懸命皆で走って来た感があったが，スタッフ教育，本人・家族・スタッフのへの心身的なフォロー体制の確立・のために新たなチャレンジを計画していきたい。

3．地域に息づき，根ざす草の根ネットへ

今回体験したことは，ケースの状況が厳しくなってきても，複雑になっても，ケースが変わってもお互いの人間・信頼関係の確立された関係があれば乗り越えていけること。最期まで患者家族と共に泣いたり笑ったりできる生きた看護や介護は，現場にあると実感した。

そして本人・介護者である家族・介護を支援する側も含め，「地域で共に生活する仲間」として，「人として…生きていくこと・死んでいくことについて共に考える・話し合える場」を広げ，また難病だけでなく他疾患も含め次のケースへと生きていけるネットワークを更に発展させていきたいと思った。

各々の地域自体のボトムアップする「草の根ネット」が次々と根を張り，絶えることなくつながっていく手伝いができ難病のみでなく他疾患も含めてフォローできる体制づくりを行っていきたいと考えている。

＊1：愛媛県難病医療連絡協議会：http://www9.ocn.ne.jp/~nanbyo-e/
＊2：神経難病ネットワーク愛媛：http://ha4.seikyou.ne.jp/home/tsukasa‐1/shinkeinanbyou/index.html

7 神経難病当事者団体のネットワーキング

武藤 香織（東京大学医科学研究所公共政策研究分野助教授）

近年，何らかの生きづらさを抱えた「当事者」による活動がさかんである。障害者の自立生活支援をはじめ，アルコール依存や引きこもりなど社会的な関係の途絶に関する回復支援，新しいところでは虐待や犯罪などの被害者支援・加害者更生支援などの領域で当事者の活躍の場が増えてきている。本稿では，日本の難病当事者団体が置かれてきた環境や特性について踏まえたうえで，難病当事者団体が主体となって地域で活躍する場のあり方や，特に神経難病の当事者団体と研究者との新しい関係性について述べることとする。

なお，難病の当事者団体には，患者本人の活動をもっとも尊重した団体もあれば，家族が中心になっているところもある。本来は役割や機能，理念の違いからそれらの団体を区別すべきところであるが，「神経難病」を契機として生きづらさや情報を求めたい気持ちが高まって，同じ立場の人たちがいそうな団体にアクセスをするという背景に鑑みて，立場を区別せず，患者も家族も「当事者」であると考え，「当事者団体」と表記することにしたい。

A. 難病情報センター ー難病当事者団体の情報源として

日本にどのような難病当事者団体があるかについては，平成8年度より財団法人難病医学研究財団によって実施されている「難病情報センター」という難病に関するポータルサイト（http://www.nanbyou.or.jp/）によって検索しやすくなった。このサイトでは，特定疾患を中心に疾患の解説や相談窓口の紹介，当事者団体の紹介，研究班の紹介などをおこなっている。開設当初は，ファックスによる質問なども受け付けていたが，その受付数が激減し，代わりに電子メールでの相談が増加してきたことから，媒体を一本化してポータルサイトとしての充実をはかってきた経緯があり，現在では特定疾患制度の解説，国の動向，診断・治療指針，相談窓口一覧，研究班の報告など多方面からの情報を掲載している。アクセス数は，平成13年度が374,192件であったのに対して，平成17年度は1,099,662件と3倍以上の伸びになって

いる。

「難病情報センター」では，当事者団体のリンクに関するページを，「難病に関する患者団体」と「疾患別の患者団体」に分けている。前者では，2005年に統一組織となった日本難病・疾病団体協議会[1]と地域難病連を紹介している。「疾患別の患者団体」は，「特定疾患を対象とした患者団体」，「特定疾患を対象に含む患者団体」，「その他の患者団体」にカテゴリー化されており，特定疾患として認定されることを希望しながらもそれが実現されていない疾患についても配慮する形式になっている。このサイトを通じて様々な当事者団体があることが明らかになり，それぞれのホームページで「相互リンク」させてもらう交流が始まるなど，横のつながりも少しずつ深まるようになった。

B. 難病相談・支援センター —難病当事者団体の果たす役割

また，国の難病対策推進事業の一環として，平成15年度に難病相談・支援センター事業が開始されて以降，現在までに42の都道府県でセンターが設置されている（平成18年10月現在）。難病患者・家族に対する各種相談支援事業等（電話や面談等による療養や日常生活における個別・具体的な相談への支援，各種公的手続き等に対する支援，生活情報の提携など），地域交流会などの推進（患者会会合やセミナー，ボランティア育成など），難病患者に対する就労支援，難病相談支援員の配置などが事業内容となっている。

運営主体は地域によってさまざまであるが，特に東日本では地域の難病連が運営委託を受けているところが目立っており，全体の三分の一程度を占める。もっとも，難病相談・支援センターの運営を委託された地域の難病連には，それまでにも主たる事業として都道府県から委託される難病医療相談に関する事業を安定的に運用してきた実績を持っているところが多い。社会福祉領域では，「ある生きづらさを抱えた本人だからこそできる支援がある」という観点が定着しており，当事者による相談窓口の開設などに行政や専門家が応援する事業は数多くある。難病の世界にもその波が届き，また相談業務での実力もあらためて見直され，試される価値があると見込まれた結果であろう。

一方で，当事者団体への委託はせずに，既存の神経難病医療ネットワーク事業との連携を深めるために，県が主体となって大学病院や中核病院の中に設置しているところもあり，保健所や地域の保健センターで分散して運営しているところもある。事業の理念に示されているように当事者相談員の育成や相談担当日を決めているところも多くあり，当事者や当事者団体は確実に難病行政の一翼を担う立場になってきていると言える。

C. 日本の難病当事者団体の特徴 —行政への関心が中心

当事者による活動やつながりについて研究している岡智史によれば，「当事者組織とセ

ルフヘルプグループは，いずれも，特定の共通した状況から生じた諸困難に向かうために，自発的かつ主体的に展開される一つの持続的な市民運動の形態」であるが，当事者組織は行政や専門家が支援していることが多く，セルフヘルプグループは行政地区にこだわらずに集い，「わかちあい」とよばれるメンバーどうしの交流を重視するという特徴があると整理する[2]。しかし，これらを兼ね備えた団体もあるだろうから，ひとつの連続した概念の両極として理解し，多くの団体の活動をその中間に位置づけることができるだろう。日本の難病当事者団体の歴史をみれば，都道府県ごとに存在する難病連や市町村に根ざした疾患団体の存在を無視することはできない[3]。これらの団体は，国や都道府県，市町村への陳情や交渉を継続し，行政からの信頼を得る過程で事業を請け負うなどの協力関係も結んできた。また，地域を越えて疾患ごとに集う団体の多くが，専門家の支援も受けながらサポートグループとして活動を展開し，「わかちあい」のためのグループワークを実践したり，特定疾患としての認定を求めるなどの運動を担ってきたといえる。

そして，地域の難病連に参画する人々が共通して持ちえる目標は，難病対策の拡充や生活への支援を求める活動になるだろう。たとえば，大きな関心としては，医療費の自己負担軽減制度の維持，難病患者を障害者と認定するための政策変更，介護保険の第2号被保険者としての利用などである。若年の患者も多いことから結婚，育児，就労などの支援も必要になる。こうした願いを実現するための運動が，当事者運動にかかわる患者の関心の中心になっていることは，難病対策が依拠する法を持たずに予算措置であり続けていることと無関係ではないだろう。身体障害者福祉法など，根拠法に基づく事業は毎年安定的に実施されるが，難病対策にはその根拠となる法が存在しない不安定さを抱えているからである。

また，これまで当事者団体がおこなってきた相談は，あくまでも患者（または家族）個人が医療者や行政とのやりとりについての不明点や不満，療養生活から生まれる不安などを個人的に問い合わせてくるものに対して応対するまでに留まっていた。しかしながら，難病相談・支援センターの活動が軌道に乗っていけば，当事者が直接患者の療養支援に携わる機会も増えてくると思われる（もちろん，患者本人の同意が前提の話である）。すでに近年，地域で専門家を招いた療養相談会を開催する際に，当事者との意見交換の場を持つ場面や，患者のフォローアップのためのケア検討会に当事者団体が参加する場面，患者や家族が当事者団体を主治医に面接させる場面なども少しずつ見られるようになった。特に神経難病は長期にわたって進行し，療養を要するものが多いことから，次に患者に起きうる症状や家族が備えるべきことについて，経験者である当事者が援助専門職に対して助言することが可能ではないだろうか。もちろん，当事者団体側は必要に応じて快く守秘義務を交わし，助言のために研鑽を積んでおく必要がある。

しかしながら，神経難病の場合には，患者本人の発話や体力の問題が大きく，積極的に参加しにくい側面もある。そのため，神経難病患者が相談員としてセンターに出勤し，相談者の支援に応じるためには，その外出に対

する応援策については特に手厚くしておかねばならないだろう。神経難病について相談しにきたのに、その相談に応じてくれる仲間が出てこられないという状況では、相談者に元気を分けられないからだ。

こうした症状の特性もあって、他の疾患患者と比べて、神経難病患者は気軽に外出して他の疾患団体のメンバーと交流するために気軽に外出することが困難であり、他の難病とのネットワーキングが希薄になりがちであることは否めない。また、同じ神経難病患者同士でも、インターネットに明るい患者は自宅のパソコンからつながるインターネット社会が重要な生活空間となっている。いわゆるデジタル・デバイド（パソコンやインターネットなどの情報技術（IT）を使いこなせる者と使いこなせない者の間に生じる、待遇や貧富、機会の格差）は、神経難病患者の間では顕著にあらわれやすいと考えられる。

D. 不足している研究者との連携

一方、難病対策の根幹は特定疾患治療研究事業や難治性疾患克服研究事業といった研究事業でありながら、これまで多くの団体は、研究者とのかかわりが希薄な傾向にあった。90年代後半から、研究班によっては、成果報告書を電子媒体で公表したり、成果発表会の際に当事者団体に案内を出したり、患者や家族との交流をはかるように努める研究班も増えてくるなど、四半世紀を超える難病対策の歴史の中で、当事者と研究者のネットワーキングについては、現在がまさに黎明期であると言えるだろう。

北米の疾患団体の多くが自分の疾患の予防法や治療法を確立するための資金集めに尽力し、研究者に寄贈することを主たる機能としている（これを仮に「未来志向・科学志向モデル」とする）が、日本の当事者団体はそのような資金調達よりも、相談を受け付けて不安や悩みの分かち合いをしたり、生活面の充実を求めて政府に陳情するなど業務を中心として活動してきた（これを仮に「現在志向・生活志向モデル」とする）。難病当事者団体のなかで、研究者との交流がさかんな団体、まして研究者に研究資金を提供できる団体は極めて少ない。

しかしながら、医師からは、よく米国と日本の当事者団体と比較して、「米国の団体は研究資金を調達するのがうまいが、日本の団体は傷のなめあいをしているだけか、政府に施策充実の要求ばかりしてくる」と批判する声が聞かれる。良くも悪くも、日本の難病当事者団体を医科学の研究現場から遠ざけてきた要因としては、これまで国民皆保険制度や特定疾患治療研究事業に守られてきた側面が貢献している。当事者が科学リテラシーを高め、研究の必要性を訴えなければ、研究者の確保も困難であり、医療費も払えないという北米の事情とは異なっている。つまり、日本の難病当事者団体の活動が「未来志向・科学志向モデル」である必然性はなく、「現在志向・生活志向モデル」の戦略が取られる環境にあったということである。とはいえ、患者の生活を支えるセーフティネットとしての難病対策が縮小傾向にあり、「難病情報センター」によって研究班の動向もつかめるようになった現在、研究者とのかかわりが深くなる

ことが予想される。

E. 当事者団体の学会参加

そのような折，2006年5月，第47回日本神経学会総会（大会長 岩田誠東京女子医大神経内科教授）において，研究者の集まる学会という場に初めて「患者会情報展示コーナー」を設置することができた。参加したのは，以下の神経難病の9団体（五十音順）である。事前に幹事団体から声をかけて，参加すると回答のあった団体がブースを共有することになった。参加した9団体は，「神経疾患」と括られて当事者団体の名簿では隣接する機会の多い団体だが，実は一同に会して交流したのもこれが初めてであった。ポスターセッションの会場横に設けられたブースに，当事者団体の資料と担当者が控えて3日間の学会期間を過ごした。筆者は学会と参加団体の調整役としての役割を果たすことになった。

1. SMA家族の会（ウェルドニッヒ・ホフマン病およびクーゲルベルグ・ヴェランダー病を含む）
2. NPO法人MSキャビン（多発性硬化症）
3. NPO法人ALS/MNDサポートセンター さくら会
4. 全国筋無力症友の会
5. 全国脊髄小脳変性症友の会
6. 社団法人東京進行性筋萎縮症協会
7. 日本ALS協会
8. 社団法人日本筋ジストロフィー協会
9. 日本ハンチントン病ネットワーク（当企画幹事団体）

これを企画した目的は二つあった。ひとつは当事者団体側からの視点で，自分の疾患を研究している研究者の生身の姿やその成果であるポスターや報告を体験することであった。つまり，患者側の願いである「予防法や治療法の確立」がいかに地道で困難なことであるのかを感じ取り，担う人々の営みを知るためである。ある団体のスタッフは，「ちゃんと研究してもらわないと治療法・予防法の開発には結びつかないという思いから，神経学会にやってくる研究者との距離を縮めることが大切な目的のひとつだった」と語っていた。そして，もうひとつは研究者側のための視点で，「患者を見たことはないがその疾患の研究はやっている」という研究者や，「患者はみているけど当事者団体の活動は知らない」という研究者に，生身の姿の患者や当事者団体を身近に感じてもらうことであった。必要があれば，この機会は主治医を媒介して患者と当事者団体がつながる契機にもなりえるだろう。

参加している団体のなかには，自分のかかわる疾患を研究している研究者の名前や顔をよくわかっている団体もあれば，学会という場所がどのようなところなのか，そこに来る人たちの前で，自分たちはどのように振舞えばよいのか戸惑っている団体もあった。分厚い学会抄録を初めて眺めて，自分の疾患を研究している人がこれほどいるのかと驚き，そのポスターを見に行ったスタッフもいた。また，「学会がどういうところなのかわかったので，来年度はもう少し工夫して臨みたい」

と決意を新たに帰ったスタッフもいた。しかし，研究者の集まる場に患者がいることの意義が最後までつかめなかったところもあるようだ。一方，研究者と交流機会が多い団体は，なじみの医師や研究者にばかり声をかけてしまうという難点もあった。かといって，他の疾患の研究者と深く交流できるほど，相互の疾患に対する知識もなかったのではないだろうか。疾患によっては，別々の疾患でありながら，基礎研究の観点からみれば意外と関連の深い疾患同士もあるが，当事者同士はそれを知らずにいる，という現実も明らかになったろう。

こうした戸惑いは医師・研究者も同様であったように思う。当事者団体のスタッフにどんな風に声をかけてよいかに戸惑ったり，小走りに立ち去っていく姿もみられた。ブースの中にいるスタッフには声をかけずに端からすべての冊子を全部取っていく人もいれば，「無料でいただくことはできないのでカンパさせてほしい」という人もいれば，「こういう紙はごみになるからいらない」と言い切る人もいたり，「ボールペンやぬいぐるみ，携帯ストラップはもう品切れになったのか」と催促する人もいた。他方，ひとつひとつの団体に声をかけ，「自分はこの病気の患者さんを診たことがないのだが，普段どんなことが辛いという声を聞かれますか」と尋ねていた医師や，「マウスしか知らないんだけど」と話しかけてくる研究者もおり，参加団体が感銘を受ける機会もあった。

当初は，学会員から無視されたり排除されたらどうしようという懸念もあったが，結果的にはブースを出展する意義もあったと思われる。立ち寄ってくれる研究者には好評で，9団体合同で作成した紹介用冊子を350部用意したが，ほとんど残部はなかった。参加団体以外の別の病気や障害の会の情報をほしいという声も聞かれ，来年度以降は参加団体を拡大していく必要も感じられた。また，「どうして今までこういうブースがなかったのか？」という声も多数聞かれた。これまで神経学会から声をかけてもらっていなかったこと，当事者団体側から依頼してみようと思いつかなかったことが理由のすべてである。

今後は，医科学の面白さや可能性を研究者とともに夢をみて，その恐ろしさや不確実性の深淵を研究者とともに共有できるような当事者団体のあり方も期待してよいのではないだろうか。つまり，予防法や治療法などの「有用性」以外への関心も拡大していけるような多様な視野が望まれる。なぜならば，先端的な研究政策，特に生命倫理とのかかわりにおいて，その影響を直接間接的に蒙る集団としての当事者団体に期待される役割も大きいからである。その意味でも，今後とも研究者との交流を促進していくべきであろう。

参考文献

1) 日本難病・疾病団体協議会（略称：JPA）とは，日本患者・家族団体協議会（略称：JPC），全国難病団体連絡協議会（略称：全難連）などの42団体（923組織）が参加し，日本の患者団体の多数が統一行動を目指して，2005年5月30日に結成された団体である。
2) 岡知史：セルフヘルプグループ：わかちあい・ひとりだち・ときはなち，星和書店，1999
3) 衛藤幹子：医療の政策過程と受益者―難病対策にみる患者組織の政策参加，信山社出版，1993

第Ⅲ章

神経難病患者の自立支援体制の現状と将来

1 全国的な自立支援体制作りの現状と将来 ──── 193
2 障害者自立支援法の考え方 ──── 198
3 在宅独居 ALS 患者の自立支援体制 ──── 202
4 相談・支援センターにおける神経難病支援 ──── 211
5 神経難病患者の知的生産活動支援 ──── 216
6 神経難病と災害対策 ──── 221
7 難病医療相談の現状と将来,入院確保 ──── 225
8 神経難病の医療相談マニュアル ──── 232
9 遺伝子診断の重要性と注意点 ──── 236

1 全国的な自立支援体制つくりの現状と将来

今井尚志，大隅悦子，木村 格（国立病院機構宮城病院 神経内科）

A. 難病を克服するための作業仮説

どんな重症の神経難病に罹患しても，「必要とするときにいつでも専門医療が円滑に受けられること」と，「障害や社会的不利益を凌駕する自律の心がもてること」の2つの条件が満たされれば，誰でも自分の思い描く生きがいと喜びに満ちた人生を送ることができるはずである[1]。この作業仮説に基づき，全国的な自立支援体制作りとして「難病相談支援センターの設置」と「難病者の雇用推進のための研究」が行われている。著者らが専門とするALS診療を通して，その現状と将来のあり方について概説する。

1. 2つの"じりつ"
―自立と自律―

今日，医療技術の進歩と訪問看護をはじめとする在宅医療サービスや介護保険の施行などの社会基盤整備により，従来は入院療養しか考えられなかった医療依存度の高い患者も，在宅療養を行う機会が増加してきた。特に，一部のALS患者は，人工呼吸器を装着しても，残存能力とIT技術などを駆使して，時には事業を展開し収入を得て，生きがいを持ちながら精神的に自立し，QOLの高い生活を送っている。

ここで言う"じりつ"とは，Independent Living（IL）とAutonomyの二つの意味を意識して使用している。Independent Living（自立生活）は1960年代にカリフォルニアの障害者運動として起こり，その後世界中に広まったもので，重度の障害者が，介助者や補装具などを用いながらも，心理的に開放された責任ある個人として主体的に生きることである。

Autonomyは，Joseph Razの定義によると，The ruling idea behind the ideal of personal autonomy is that people should make their own lives. The autonomous person is a (part) author of his own life. The ideal of personal autonomy is the vision of people controlling, to some degree, their own destiny, fashioning it through successive decisions throughout their lives.「自律した人は，自分自身の人生の著者である」，という記載がある。すなわち，困難な状況であっても，自らの人生を切

り開いていくパワーと自己管理能力を持っていることと思われる。

2. "じりつ"した難病患者は，障害を受容している

では，どのようにすれば「障害や社会的不利益を凌駕する自律の心を持つ」ことが可能になるのであろうか。以前筆者が診療したALS男性患者S氏（故人）の手記を紹介する。

「明るい闘病生活」のために
―私の所信表明―

私とALSとの「戦い」は，2年前，左手に違和感を覚えて始まりました。いままでの間に，発病，入院，検査，告知，気管切開，胃瘻造設など，実にさまざまな出来事があり，気持ちの面でも大きく揺れ動いた2年間でした。確かにALSは根本的治療法が確立していない難病ではありますが，私は諦めることなく何事も常に前向きに考えるようにしてきました。まず，気管切開，胃瘻造設という，一般的には対症療法とされることも間接的治療法であるととらえ，積極的に受け入れました。それは誤嚥性肺炎などの余病を予防するとともに，根本的治療法が確立した時，その治療に耐えうる体力を維持しておく必要があると考えたからです。また，近い将来，装着せざるを得ないであろう人工呼吸器も，体験的にではありますが装着してみました。それは「人工呼吸器を装着しないと生きられないから」という消極的なものではなく，「生き抜くために人工呼吸器を装着する」という私自身の考えに基づき，人工呼吸器装着の決意を改めて確認するためでもありました。私の闘病生活が目指すものは「延命」ではなく「懸命」です。そして「明るい闘病生活」を送るということです。私は命を懸けて「病気の克服」を目指してはいますが，自分らしさを忘れることなく，毎日明るく生活することを望んでいます。「明るい闘病生活」なくして「病気の克服」なし，とさえ考えています。

この手記から，この患者は病気を正しく認識し，受容していると感じる人も多いと思われる。このような境地に至るまでにさまざまな葛藤があったと思われるが，患者に自分自身の病気を客観的に捉え，障害を受容してもらうためには，予後も含めた正確な病気の告知を行うことが大切であると考えている。

3. 受容を促すための多専門職によるチーム医療

キューブラー・ロスは，不治の病であることを告知された患者が，「否認」「怒り」「取引」「抑うつ」を経て「受容」に至ることを述べているが，ALS患者も全く同様の心の軌跡をたどるようである。一般的に障害受容とは，障害を持ってしまった不運を嘆きあきらめるのではなく，その感情に打ち勝つこと，つまり価値構造を変えることである[2]。上記患者の手記は，それを裏付けていると言えよう。筆者らは，患者がALSの病初期から受容できるように，医療面だけでなく，心理面，生活面でのアドバイスも含め，早期からのチームアプローチが必要であると痛感していた。当院では，2006年（平成18年）6月から，「ALSケアセンター」を院内に開設した[3]。当センターは，①ALSの新しい治療薬の開発のための臨床治験，②患者・家族の

メンタルサポートと"自律"を目指した療養支援，③ALSデータベースの作成，を目的として活動している。スタッフは，神経難病（特にALS）専門医，リハビリテーション科専門医，終末期緩和医療担当医，治験看護師，MSW，治験コーディネーター，事務職である。週2日完全予約制で患者を診療し，初診時の医師の診察から看護師・MSWが同席し，医師が行った病状告知や治験についての説明をサポートしている。看護師MSWが外部機関と連携して，患者・家族の自律を目指した療養支援を行っている。

4．全国に難病相談支援センターを設置する

難病患者・家族の自立・自律生活支援を支えるためには，保健・福祉・医療の3つの柱が不可欠である。患者が重症化し，医療依存度が増してくるほど，しっかりとした医療体制が必要となってくる。難病患者・家族が今後の療養生活を考えるとき，一番はじめに訪れるべき，同じ目線に立って相談に応じてもらえる窓口が必要であるという提言から，2003年（平成15年）度から，全国に難病相談支援センターが設置され始めた。これは，1999年（平成11年）度から3年間「特定疾患対策の地域支援ネットワークの構築に関する研究班（主任研究者・木村　格），2002年（平成14年）度から3年間「特定疾患の地域支援体制の構築に関する研究班（主任研究者・木村　格）の研究成果が具体化したものである。国庫から50％と都道府県事業費から50％によって企画・運営され，2006年（平成18年）10月時点では全国44都道府県で開設されている。筆者らが各都道府県の難病担当者に難病相談支援センターとその職員（難病相談支援員）についてアンケート調査[4]を行ったところ，センターの運営主体は，難病連等患者団体に委託（50％），県（行政）が運営（20％），大学病院や社会福祉協議会等に委託（30％）であった。難病相談支援員の職種は保健師（42％），看護師（14％），MSW（8％），その他（17％）で，期待される役割には，生活上の相談（85％），患者会等自助グループへの支援（79％），患者・家族の自立生活支援（79％）等があった。

これに平行して難病相談支援センターの理想的な在り方，役割，運営形態について，これを利用する難病患者と家族の視点から十分検討し，実施母体の都道府県に提言すべきという目的で，「全国難病センター研究会」が創立された。難病患者と家族，支援団体を中心に，学識経験者，制度設計の立場にある超党派国会議員が参加して活動をしている。これまで札幌市，川崎市，神戸市，東京都，仙台市，静岡市と年2回の研究大会を開催し，報告書を刊行した。今後，研究大会は佐賀市・富山市で開催が予定されている。

5．経済的にも自立を目指して
　―就労も大きな生きがいになる―

難病をもっていると働ける能力があっても雇用の機会が少なく，安定した就労を継続することが難しい。現在，厚生労働省職業安定局障害者雇用対策課の主導で「難病者の雇用管理に関する調査研究」が組織され，新たなルールと解決策に挑戦している。現状把握のために全国9000人の難病者を対象に，就労に関するアンケート調査を実施し，解析が進

表1　F氏講演実績リスト

01.	2002/09.	愛媛。	愛媛県難病医療連絡協議会。	『告知を受けて』
02.	2002/09.	東京。	日本ALS協会。	『告知を受けて』
03.	2002/10.	群馬。	群馬県神経難病医療研修会。	『告知を受けて』
04.	2002/11.	メルボルン。	ALS/MND国際会議。	『自己紹介』
05.	2003/02.	千葉。	国立療養所千葉東病院。	『看護師に求める支援』
06.	2003/03.	千葉。	(財)ヘルス財団。	『告知を受けて』
07.	2003/04.	福岡。	福岡大学。	『告知を受けて』
08.	2003/07.	山梨。	日本ALS協会山梨県支部。	『生き甲斐としてのピアサポート』
09.	2003/08.	宮城。	日本ALS協会宮城県支部。	『生き甲斐としてのピアサポート』
10.	2003/11.	ミラノ。	ALS/MND国際会議。	『詩の紹介』
11.	2003/12.	東京。	死生学会。	『生き甲斐としてのピアサポート』
12.	2004/02.	兵庫。	製薬会社日本イーライリリー。	『生き甲斐としてのピアサポート』
13.	2004/02.	千葉。	市川市立鬼高小学校。	『自分らしく，今やれる事をやり抜く』
14.	2004/06.	千葉。	千葉県葛南教育事務所管内学校事務連絡協議会。	『生き甲斐としてのピアサポート』
15.	2004/07.	東京。	日本女子大学。	『生き甲斐としてのピアサポート』
16.	2004/08.	愛知。	ヘルパーステーション虹の橋。	『生き甲斐としてのピアサポート』
17.	2004/11.	千葉。	千葉市立山王中学校。	『自分らしく，今やれる事をやり抜く』
18.	2004/11.	千葉。	県・健康増進課難病ヘルパー3級講座。	『介護者に求める支援』
19.	2004/12.	千葉。	県・健康増進課難病ヘルパー2級講座。	『介護者に求める支援』
20.	2005/04.	愛知。	ヘルパーステーション虹の橋。	『介護者に求める支援』
21.	2005/04.	千葉。	千葉県立千葉南高等学校。	『「生きる」～限りない可能性を求めて～』
22.	2005/09.	千葉。	千葉市立高洲第2中学校。	『自分らしく，今やれる事をやり抜く』
23.	2005/11.	千葉→宮城。	宮城県神経難病医療連絡協議会。	『難病患者用テレビ電話の実験講演』
24.	2005/11.	千葉。	県・健康増進課難病ヘルパー3級講座。	『介護者に求める支援』
25.	2005/11.	千葉。	県・健康増進課難病ヘルパー2級講座。	『介護者に求める支援』
26.	2006/02.	千葉。	千葉市立千葉高等学校。	『介護者に求める支援』
27.	2006/04.	愛知。	ヘルパーステーション虹の橋。	『舩後流短歌』

んでいる。従来からの問題，企業と就労者との難病に対する配慮の不足，障害者認定のない難病者に対する企業側の優遇処置の必要性が明らかにされた。

さらに具体的に，通勤手段の確保や車椅子使用者のトイレ，休憩室など勤務環境の整備の必要性から，障害をもって就労できる必要な技術や知識の研修，パソコンなど多様な障害に対する補完対策，出勤や労働時間に対する柔軟な個別的調整，通院や休業に要する時間に対する配慮など，企業の上司や仲間などの病気に対する共通理解と相互支援の意識改革がこれからの課題である。これら諸条件が整備されれば，わが国が抱えている若年者の労働力の弱体化を補完できる新たな労働力を生み出せる可能性も期待できよう。

精神的な自立に加えて，多少なりとも自力で収入を得，経済的にも自立していくことは，患者に自信を持たせ，社会との接点を育てていく上でも重要な問題であろう。雇用する側の疾患に対する理解を深めるなど，就職のための橋渡しをすることは，難病相談支援

センターの役割の一つと考える．また，人工呼吸器を装着し全介助の状態であっても，障害者用パソコンを駆使して，年間何回も国内外で講演を行っているALS患者も存在する．表1は，われわれが医療援助を行った患者F氏の活動内容の記録である．F氏のような患者の存在をアピールし，講師として招聘することは，招かれた側のみならず，今後の生き方に不安を抱えている地域の難病患者にとっても大きな支えとなるであろう．

参考文献

1) 木村 格，今井尚志，他：神経難病の地域医療ネットワーク．神経内科 2006；65：549-555
2) 今井尚志，大隅悦子，他：ALS人工呼吸療法の告知．神経内科 2006；65：556-559
3) 今井尚志，大隅悦子：障害受容．総合リハビリテーション 2001；29：993-996
4) 木村 格，今井尚志，他：厚生労働科学研究費補助金難治性疾患克服研究事業「重症難病患者の地域医療体制の構築に関する研究班」平成17年度報告書 7-10

2 障害者自立支援法の考え方

樋口正昇（国立病院機構理事）

A. 障害者自立支援法による改革の必要性と改革の方向

1. なぜ改革が必要か

　平成15年4月からスタートした支援費制度の創設は，サービス利用者の大幅な増加をもたらしたが，その一方で，①利用者の急増に伴いサービス費用の増大が続き，現行制度のままでは制度の維持が困難となってきたこと，②全国共通の障害程度区分や給付水準などの利用ルールが確立されておらず，サービス量に大きな地域格差があったこと，③精神障害者が支援費制度の対象になっていないなど，身体障害，知的障害，精神障害の障害種別で給付水準や利用料などに大きな較差や不整合があったこと，④働く意欲のある障害者が必ずしも働けていなかったこと，など障害者が地域で普通に暮らせるための基盤が十分整備されていない現実が顕著となってきたため，早急な改革が必要であった。

2. どのような改革を目指すのか

　そこで，以上の課題を解決すべく障害者自立支援法が制定され，次の5つを柱とする改革が実行されることとなった。

　第一の柱は，障害者施策の3障害一元化である。精神障害者も制度給付の対象として3障害の制度格差を解消するとともに，市町村に実施主体を一元化して都道府県はこれをバックアップすることとした。

　第二の柱は，利用者本位のサービス体系への再編である。障害者種別ごとに複雑で，かつ入所期間の長期化などにより，本来の施設目的と利用者の実態とも乖離していた事業を再編し，あわせて，「地域生活支援」「就労支援」のための事業や重度の障害者を対象としたサービスが創設された。

　第三の柱は，就労支援の抜本的強化である。養護学校卒業者の55％が福祉施設に入所している一方で，就労を理由とする施設退所はわずか1％という実態の中で，新たな就労支援事業を創設するとともに，雇用施策との連携が強化されることとなった。

　第四の柱は，支給決定の透明化，明確化である。支援に必要性を図る客観的な基準とし

て障害程度区分が導入され，市町村の審査会の意見聴取など支給決定プロセスの透明化，明確化が図られることとなった。

第五の柱は，安定的な財源の確保である。在宅サービスなどの支援費に対する国の負担は従来法律上の義務的経費となっておらず，予算の範囲内での補助であったため，給付の急増に対応できず予算不足が発生した。その点，今回の改革では，国の法律上の義務的経費と明確に位置づけられた。筋ジス患者に対する従来の進行性筋萎縮症療養等給付事業も補助事業であったが，平成18年4月から法律補助事業となり，10月から法律補助の療養介護および療養介護医療へ移行した。また，今後拡大していくサービスのための費用を，障害のある人も含め，皆で支え合うとの考え方から，利用実態に応じた障害福祉サービスの利用者負担の見直しが行われた。

B. 改革の5つの方向

1. 障害福祉サービスの一元化

「障害者自立支援法」では，3障害に共通の自立支援のための各種福祉サービスを一元化するとともに，サービス提供主体は市町村に一元化される。ただし，18歳未満の障害児の入所施設（病院を含む。）のあり方（障害程度区分の設定を含む。）や事務の市町村移譲については，おおむね5年後の施行を念頭に3年以内に結論を得ることとなっている。

2. 障害程度区分の設定

障害者への支援の必要度に応じた給付を行うこととし，その必要度を計る客観的な尺度として，障害程度区分が導入された。具体的には，介護保険における要介護認定の認定調査項目（79項目）に，①他動やこだわりなど行動面に関する項目，②話がまとまらない，働きかけに応じず動かないでいるなど精神面に関する項目および③調理や買い物ができるかどうかなど日常生活面に関する項目（計27項目）を追加した106項目について検討の上，重症度の順に障害程度区分6から1までと非該当が判定される。

3. 支給決定のプロセス

まず，利用を希望する障害者は，受給の申請を入院前に有した居住地の市町村へ提出する。次に介護給付の申請を受理した市町村は，認定調査員（市町村職員または委託先職員）に概況調査票（氏名・住所や認定を受けている各種の障害等級など受けているサービスの状況等の調査）および障害程度に関する108項目の認定調査票を用いて調査対象者に関する認定調査を実施するとともに，当該申請者の主治医または市町村が指定する医師に対し，①傷病や治療内容，②特別な医療の処置内容，③心身の状態に関する意見，④サービス利用に関する意見などについて医師意見書の記載を求める。医師その他の保健福祉に委員で構成される市町村審査会は，(1)の認定調査の結果および(2)の医師意見書の内容に基づいて審査判定を行う。

4. 市町村による支給決定

市町村は，障害者の福祉サービスの必要性を総合的に判断するため，①障害者の心身の状況（障害程度区分），②介護者，居住など

の状況，③サービスの利用意向に関する評価を把握し，最終的に支給決定を行う。

5. 利用者本位のサービス体系へ再編

障害者の状態やニーズに応じた適切な支援が効率的に行われるよう，障害種別ごとに分立した33種類の既存施設・事業体系が6つの日中活動に再編された。そのうち，重症心身障害者が入所している現行の重症心身障害児施設（年齢超過児）と筋ジストロフィー患者に対する進行性筋萎縮症療養給付事業については，その障害程度区分に応じ重度者を対象とした医療型の療養介護と中重度者を対象とした福祉型の生活介護とに移行する。

6. 療養介護

(1) 利用者として：

従来からの筋ジストロフィー患者または重症心身障害者について障害程度区分5以上の重度の者とされるとともに，新たに追加された筋萎縮性側索硬化症（ALS）患者らについては，障害程度が固定されていると想定される気管切開を伴う人口呼吸による呼吸管理を行っている障害程度区分6の者に限定されている。

(2) 重度の障害者に対するサービス内容：

①移乗支援，摂食支援，排泄支援，声かけなどのコミュニケーション支援などの身体能力および日常生活能力の維持・向上，②二次障害の予防，③疾病の予防・治療，④快適な排泄の確保，入浴の安全性・快適性の確保，補装具・福祉用具などの利用者支援・管理，社会参加・学習・運動支援など生活の質（QOL）の維持・向上が掲げられている。

また，以上のサービスの質を確保するため，各事業者は一定の利用者数ごとに医師や療養介護室長などの実務経験などを有するサービス管理責任者を配置し，利用者ごとに個別支援計画を策定することが義務付けられる。個別支援計画の策定に当たっては，①標準化・共通化された共通的評価項目と事業者ごとに設定される個別的評価項目に基づいて初期状態を把握し，②利用者の状態像や基本的なニーズを踏まえた到達目標の設定がなされ，③目標を達成するための個別支援プログラムが策定されて，実施に移される。④最後に，サービス管理責任者は全体を管理し，少なくとも半年ごとに継続的な評価を行い，必要に応じて計画を見直すこととされている。

評価のプロセスとしては，①日常生活の中で「している」活動と「できる」活動（訓練や評価時に発揮される活動）を把握し，②両者を比較した上で，③その差を生じさせている個人因子や環境因子を特定し，④どのような支援を行えば「している」活動が増えるか，または「している」活動が維持されるか，という観点から「する」活動を設定する。

(3) 療養介護の人員配置基準：

療養介護を適切に実施するため，医師（医療法に定められている病院として必要な医師数標準の50％以上）および看護職員（看護師，準看護師および看護補助者の総数は診療報酬上の障害者施設等入院基本料または特殊疾患療養病棟入院料並びに療養病棟入院基本料を算定した上で，利用者数の2分の1以上）の他に，一定数の生活支援員（常勤換算方法で利用者の4分の1以上。経過措置として6分の1以上。特に資格要件はなく，非常

勤でも可。）の配置が義務付けられている。

(4)**報酬**：

療養介護の報酬は，生活支援員の配置（4：1，3：1および2：1の3段階）に応じて報酬が増加する仕組みとなっている。なお，障害程度4位以下の入所者（筋ジスおよび重症心身障害者）については経過的に療養介護の6：1の基準が適用される。

7．利用者負担の見直し

(1)低所得者に対する措置的サービスから，契約に基づき誰もが利用できるユニバーサルサービスへ転換するとともに，障害者も応分の利用者負担をする制度へと転換される。基本的には，福祉サービス，医療費両負担について原則1割負担とし，食費については，自宅との負担の公平の観点から，施設等での食費は自己負担となる。ただし，負担が増えすぎないよう，上限額を設定するとともに，所得の低い者については，より低い上限額が設定される。資産等が少ない人には，収入の額に応じて更に上限額が引き下げられる。食費についても，全額負担しなくてよいよう，負担額が軽減される。

(2)利用者の属する世帯の収入に応じて，次の4区分を設定

　㋐生活保護：生活保護世帯に属する者
　㋑低所得1：市町村民税非課税世帯に属する者であって，支給決定に係る障害者または障害児の保護者の収入が80万円（障害者起訴年金2級相当）以下の者
　㋒低所得2：市町村民税非課税世帯に属する者
　　→障害者を含む3人世帯で障害基礎年金1級を受給している場合，おおむね300万円以下の収入に相当。
　㋓一般：市町村民税課税世帯に属する者

(3)療養介護の費用負担額

① 18歳および19歳については，障害基礎年金が支給されないこともあり，食費については全所得類型については負担額0円，医療部分の負担額についても，所得割額が2万円未満の低所得者については，負担額1,000円と大幅に軽減されている。

② 20歳以上　　（福祉）平均事業費22.9万円，（医療）41.4万円

所得類型	合　計	福祉部分 利用者負担額	医療部分 利用者負担額	食費 （標準負担額）
一　般	87,200円	22,900円	40,200円	24,180円 （@780円）
低所得Ⅱ （年金1級）	55,000円 (62,380円)	22,900円 (22,900円)	22,900円 (24,600円)	14,880円 （@480円）
低所得Ⅰ （年金2級）	41,000円 (44,880円)	15,000円 (15,000円)	11,120円 (15,000円)	14,880円 （@480円）
生活保護	上記額について，生活保護に該当しなくなるまで負担額引下げ			

(注1) 障害基礎年金だけの収入がある者について，サービスの利用者負担と食費を負担しても手元に障害基礎年金1級受給者（年金月額約83,000円）で28,000円，障害基礎年金2級受給者で25,000円残るよう費用負担額が一般世帯に比べて軽減される。

(注2) （　）の額は，収入に応じて個別減免がない場合の額（資産が350万円以下）

3 在宅独居ALS患者の自立支援体制

湯浅龍彦[1]*, 廣島かおる[2] ([1]国立精神・神経センター国府台病院神経内科*, [2]船橋市保健所保健予防課)

　現在，我が国の医療は入院医療から在宅医療へと確実にその流れが加速しようとしている。そのような中にあって筋萎縮性側索硬化症（ALSと略す）の医療も決してその例外ではない。ALS患者が在宅療養を続けるには，その疾患の特質上，他の疾患にはないきわめて深刻な状況に曝される。それは一人患者だけでなく，その介護に携わる家族においても同様である。

　ALSという診断がつくと患者は，さまざまな選択を迫られることになる。その中で特に重大な選択は，人工呼吸器をつけるかつけないかということである。その決心次第によって患者の運命は大きく左右される。人工呼吸器を選択しないということは，いずれそう遠くない内に生命の終焉を迎えるということを意味する。そのような切迫した状況下にあるALS患者にとって必要な医療は緩和医療である。その終焉の場を如何に確保するのか，如何にして穏やかな別離ができるのかが大きな問題であり，現実にはそこに至る過程がきわめて厳しいのである。

　他方，気管切開，人工呼吸器装着を選択された患者にあっては，矢張りその後の療養の場をどう確保するかは同様に大きな問題である。その場合は，誰が面倒をみるのか，どこで療養を続けるのか，誰が療養を支えるのか，療養の場の整備が大きな課題となる。呼吸器を選択するにしろ，しないにしろ，どちらの場合であっても，療養の場の確保は容易ではない。特に都市部にあっては，長期入所できる病床の確保はきわめて困難であるといってよい。そのような現実と我が国の医療の流れの中で，一旦診断のついたALS患者は，勢い在宅療養に向かうことになる。平成17年3月末現在，特定疾患医療受給者証交付件数におけるALS患者数は7,007件となっている。しかし在宅療養患者数については，正確に把握されていない。

　ALS医療が直面する次に大きな問題は，介護者の確保の問題である。入院医療から在宅医療への流れの中，ではいったい誰がALS患者の在宅ケアーに関わるのかという問題である。これまでの多くの事例では，家族の中の誰かが，そこには多大な犠牲的精神も加味されて，看病とケアーに関わって来た。時にはそれまでの仕事を投げ打って介護に関わることになる。それも介護者が若くて体力のある内はそれでも何とか出来るであろう。しかし，現在は，我が国の社会全体が少

子高齢化に曝され，また，患者自身の年齢も高齢化している。従来と比べて患者と家族両者が抱え込む問題は深刻になっている。このような中で，さまざまな理由により完全独居で在宅療養を希望される ALS 患者が少数ではあるがいらっしゃる。そのような方が直面する医療の現実は，きわめて困難なものである。独居で在宅療養を行いたいと意思表示される患者さんに出会った場合，いったいどのような配慮が必要になるであろうか。本論では，そのような観点から完全独居 ALS 患者が在宅療養を続ける時に直面するかもしれないさまざまな問題点を整理し解決の方向を探りたい。

A. 完全独居療養ALSの定義

まず完全独居 ALS ということを定義しておかなければならない。ここでは，身寄りがまったくないか，身寄りはあっても何らかの理由（遠隔地，離別，その他）で患者の日常に家族からの実質的な支援がなく，したがって 24 時間を完全に他人介護で過ごさなければならない事例とする。この場合そこに至る経緯から，大きく 2 つに大別される。それは，自ら覚悟して独居療養に入られた場合（主体的）と，行きがかりから（たとえば急に相方を失うなどで）そうなった場合（受動的）である。このことはその後の療養における患者の QOL を考える時に大きな意味をもつものと考えられる。

B. ALS患者が在宅療養を開始する時に派生する問題点

ALS と診断されてから在宅療養が軌道にのるまでには，さまざまな問題が派生する。患者にとっては，病気そのもの（この病気が常に進行性であること，現在の医療では直接的に有効な治療手段のないこと，気管切開，人工呼吸器，栄養と栄養経路に関すること），人工呼吸器には気管切開を行って気管カニューレを気管に挿入して行う侵襲的人工呼吸器と気管切開をしない鼻マスクを用いる非侵襲的人工呼吸器があること，現在の我が国の法律では一旦着けた侵襲的人工呼吸器を外す手だてがないことなどを理解して頂く必要がある。患者を在宅でお世話する者（一般には家族）にとっても大きな試練が降り掛かる。すぐさま理解して頂かねばならないことは，人工呼吸器を選択しない場合は，長くは生きられないこと。そして，人工呼吸器を選択した場合には，世話をする家族には，その後ほぼ 24 時間，自らの時間を捧げることになる。もちろん，さまざまな社会的支援が入るので実際に 100 % ということにはならないにしてもそのような覚悟が必要になる。

ALS 患者を介護する家族として，当初行わなければならない手続きは（**表 1**）の通りである。

厚生労働省の定める特定疾患治療研究事業対象 45 疾患には ALS も該当となっており，この事業に基づく特定疾患医療受給申請を管轄の保健所で早めに行うことが必要である。

表1 ALS 患者を介護する家族として，当初行わなければならない手続き：
ALS という診断がついた時，どこへ行ってどんな手続きをすればよいのか

制度・事業	相談窓口	内容
特定疾患医療受給申請	管轄の保健所	国の定める特定疾患治療研究事業対象疾患 45 疾患に ALS も該当となっている。医療受給申請を行い，都道府県ごとに設置される医療審査会で認定基準に合致すると認定された場合は，医療費の公費負担制度（生計中心者の所得税額に応じ一部自己負担あり）を受給できる。特に重症と認定されれば，自己負担はない。
高額療養費の還付制度	保険者	1ヵ月当たりの入院・外来を含めた自己負担額（室料・文書料等は除く）のうち，一定金額を超えた分について，約3ヵ月後に還付される。
障害者医療費助成制度	市町村の担当課	身体障害者手帳を有する人の全科に係る医療費の自己負担額（室料・文書料等は除く）が助成される制度。自治体によっては，所得に応じた一部負担金が必要なところもある。
身体障害者手帳交付申請	市町村の担当課	身体の不自由を感じてきたら，早めに主治医と相談のうえ申請する。障害の状況により等級が区分され，受けられるサービスが異なる。杖・車椅子等の補装具の支給，介護用ベッドなどの日常生活用具の支給，住宅の改修費補助，入浴サービス，障害者支援費によるホームヘルパーの派遣などが受けられる。手帳が認定されるまで数ヵ月を要するため，早めに手続きをするとよい。
介護保険制度利用申請	市町村の担当課	ALS 患者の場合，40 歳以上から介護保険によるサービスを受けることが出来る。介護度は7段階に区分され，段階によって定められた利用限度額の範囲内で，サービスを受けることができる。要介護認定結果が出ると，介護支援専門員（ケアマネージャ）が介護プランの作成とサービスの調整をすることとなり，ケアマネジャとは常に情報交換を出来るように心がけることが大切。支援費制度より介護保険制度が優先されることとなっている。介護保険で不足されるサービスについて，支援費制度によるホームヘルパー派遣等の支給が上乗せされる。しかし，介護保険制度と支援費制度の複雑な調整条件があるため，市町村の担当課や，担当ケアマネージャへ相談すること。
医療保険による訪問看護	訪問看護ステーション	介護保険の対象となる ALS 患者は医療保険による訪問看護の適用となる。ALS の場合，訪問看護ステーションを2ヵ所利用することが可能であり，また一人当たり通常週3日のところ，週4日以上利用することができる。ただし，2ヵ所の訪問看護ステーションが入る場合，同一日には一ヵ所の訪問看護ステーションのみの利用となる。
難病施策による訪問看護	管轄の保健所 ケアマネージャ	在宅で人工呼吸器を装着している場合，「在宅人工呼吸器使用特定疾患患者等訪問看護治療研究事業」による訪問看護（年間 260 回分）を行なっている都道府県がある。医療保険での訪問看護の利用限度を超えた回数（一日の訪問の3回目以降）分を利用することが可能。
難病患者等居宅生活支援事業	市町村の担当課 *実施していない自治体もある	介護保険や障害者福祉制度を利用できない場合について，日常生活用具の給付やホームヘルパーを利用したいときに申請する。パルスオキシメータの給付は，他の制度にはないため，この制度を活用するとよい。
難病患者援助金支給制度	市町村の担当課 *実施していない自治体もある	特定疾患医療受給者票の交付を受けている場合，1か月間の入院・通院の日数に応じた援助金（見舞金）の支給制度を設けてる市町村がある。

併せて、身体障害者手帳交付申請、40歳以上のALS患者であれば介護保険制度の利用も可能であるため、介護保険利用のための申請手続きについても平行して行っておくことを勧める。

C. 最初どこに相談に行ったらよいのか (表1)

では、ALSと診断されたら、まず具体的にどこに相談に行けばよいのであろうか。

まず、患者が診断を受けた医療機関にケースワーカやメディカルソーシャルワーカが在籍する「医療相談室」があれば、その専門職への相談を勧めたい。これらの専門職は、ALSに係るさまざまな福祉制度、経済的保障などについて情報を有しているため、患者や家族の不安に対応できる機関を紹介するなどの対応が期待できる。

併せて、先に述べたとおり特定疾患医療受給申請について、あらかじめ主治医へ相談の上、居住地を管轄する保健所へ相談する。この制度は申請に必要な各種書類を整えて保健所へ申請した日から、医療費の公費負担制度を受給できることとなるため、できるだけ早めに手続きをすることが望まれる。管轄の保健所や保健センターなどにはALSの在宅療養の相談に対応する保健師がいる場合が多く、気軽に問い合わせてみるとよい。

また、平行して介護保険制度や身体障害者手帳申請についての情報収集を行っておく。ALSは進行が早いため、あらかじめ関連情報を入手しさまざまな制度の利用について知っておくことは、在宅療養を継続する上で大変重要なことである。

D. 在宅を支援する体制造り

次に在宅を支援する体制造りを開始しなければならない。ホームドクター（往診医）の選任、居宅介護支援事業所、訪問看護ステーション、ホームヘルパー、保健所保健師らとのかかわりが始まる。

ALSという疾患は、一般的には進行の早い難病であるため、患者の病状の進行に合わせて全て早め早めの準備が必要となることを念頭においていただきたい。先延ばししているうちに対応が遅れ、処置が不可能になることがある。

ALSと診断されたら、家族は日常の患者の変化を見逃さないよう努め、主治医や訪問看護師、ケアマネージャへ伝えるよう心がけてほしい。特に、嚥下障害、構音障害、呼吸障害などについては、日常の食事場面、会話・コミュニケーション場面などを十分に観察することが重要である。

ALS患者にとってコミュニケーション手段は、ベッド上生活を余儀なくされる時期を迎える前に、十分に確保しておくことが必要であり、このことは患者のQOLの維持の上で特に強調しておきたい。

言語に頼るコミュニケーションができなくなる以前から、パソコンの操作に慣れておくことを勧めたい。パソコンを介して意思を伝達する装置は、ALS患者らの中で広く活用されているが、事前に操作に慣れておくことが自由なコミュニケーションを担保するものである。また、文字盤による意志伝達も重要

な手段として活用価値が高い。いずれの手段も一朝一夕で獲得できるものではなく，患者と家族，また看護・介護スタッフについても病状進行をある程度予測しながら，コミュニケーションの手段を探ってほしい。

食事場面や，唾液の嚥下などにおいてむせこむ場面が多くなれば，確実な栄養摂取方法の確保と誤嚥性肺炎の予防という観点などから，経口による食事のみでなく，経管栄養や胃瘻造設術を実施し，経鼻チューブまたは胃瘻部からの栄養注入の手段をとる場合がある。特に胃瘻造設術の場合は外科的処置を受けるために数週間の入院期間を設ける。退院前に家族に対する教育指導が行われ，在宅療養へ移行する際には家族自身が栄養注入などの技術を習得することとなる。在宅療養へ移行後は，往診医や訪問看護ステーションにより支援を受ける事となり，日ごろの変化を観察し，こまめに報告・相談することが必要である。

呼吸状態の悪化に伴い，いずれは気管切開，人工呼吸器装着の要否を判断する時期がくるが，この問題については，ALSと診断された時から患者と家族とで十分に話し合いを重ねておくことが重要であることはいうまでもない。気管切開，人工呼吸器装着となれば，家族による痰の気管内吸引，機器・機材の管理などが行われることとなり，これについても胃瘻と同様に患者の入院期間中に医療機関から教育指導が行われ，技術を習得したうえで在宅療養へと移行する。退院前には，往診医，ケアマネージャ，訪問看護ステーション，ホームヘルパー，保健所保健師らが在宅療養を支援するための役割分担を明確にするため，サービス調整会議などを実施することもある。家族は，身近な相談役であるケアマネージャに調整を依頼するとスムーズかと思われる。

その他，病状の進行により，排泄の介助方法，入浴方法の工夫，住宅改修工事の発生などが起こりうるが，全て早いうちに情報収集しておくこと，適切な時期に適切なサービスを導入するために，ケアマネージャらへの連絡は緊密に行うようにしたい。

以上は，独居であるなしにかかわらずALSと診断された患者が直面する状況である。

E. 独居在宅ALS患者事例

以下に独居ALS例を示す[5]。

症例-1（船橋市在住の独居ALS患者）：NA 40歳代女性。

既往歴：特記すべきことなし。

家族歴：ALS発症を機に離婚し，独居生活となった。

経過：平成12年より右手の指に力が入らないということで発症。平成13年ALSと診断された。H15年喋りにくさと飲み込みにくさとむせを自覚。同じ頃から下肢のつっぱりが強まり，杖歩行となった。6月に転倒，8月から車椅子を使用。平成16年6月より国府台病院のALS相談室を訪問し，以後数カ月に1回の頻度で定期的に相談を受けている。ALS医療相談室には，神経内科医師，2名の相談員（ALS協会所属，ボランティア），心理専攻生，それに介護側からケアマネージャ，ヘルパー，そして船橋市保健所からも担当保健師が時に参加している。相

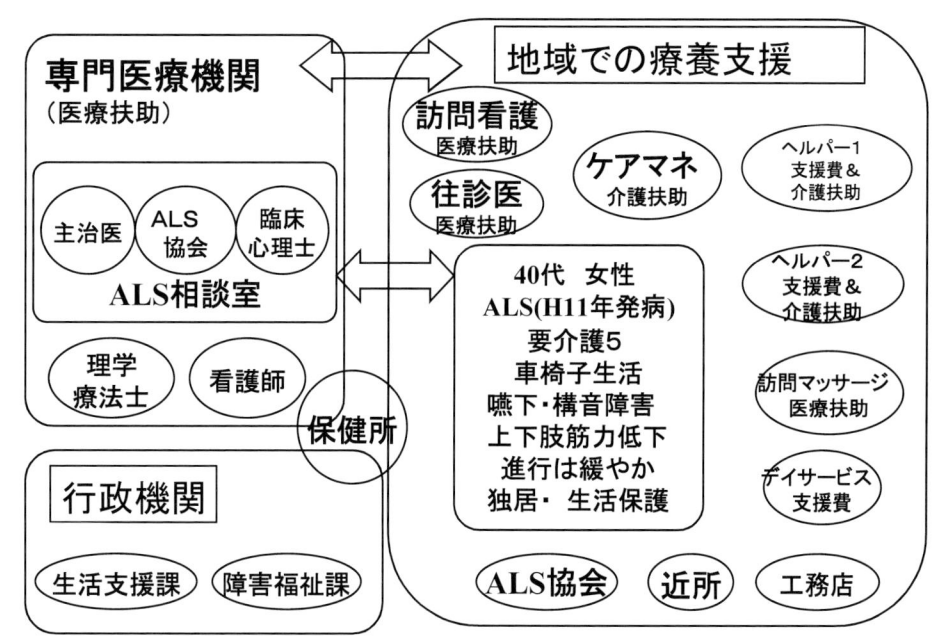

図1 在宅療養ネットワークの構築状況

談の問題点は，本患者が在宅独居を望まれるということから，話し合いの焦点はそのような点に集約されている。

(a) 本例での在宅療養ネットワークの構築状況（図1）

独居で在宅療養生活を送る上では，専門医療機関，ホームドクター，保健所，ケアマネージャ，介護ヘルパー事業所など，患者支援に関する関係者間の綿密な連絡・連携体制を確立しておくことが重要な要素である。患者を取り巻くさまざまな情報の共有を図り，患者とともに治療・療養の方針を統一しておく作業を効果的効率的に行うため，在宅療養ネットワークを構築していった。専門医療機関のALS医療相談室と，定例化した支援関係者連携会議にネットワーク機能の中心を置いた現在も，患者は地域での療養支援を受けながら独居生活を送っている。

(b) 社会的支援の現状

身体障害者手帳の等級は肢体不自由1種1級，介護度は要介護5。生活保護受給者のため特定疾患受給からは除外され，医療面は医療扶助となっている。介護は支援費制度が優先され不足分を介護扶助で補填，さらなる超過費用は，患者負担である。

(c) 病状進行に伴う対応

平成18年3月胃瘻を造設した。気管切開，人工呼吸器装着は未だ実施されていないが，訪問看護ステーションにより，1ヘルパー事業所への吸引研修を1クール終了している。しかし，もう1箇所の事業所は，ヘルパーによる吸引を実施しない方針のため，こののち新規に相当数のヘルパーを投入できる事業所への変更を余儀なくされる。今後，どこまで支援費等の公的サービスで賄う事が可能なのか，また医行為の担い手をいかに確保する

か，この2点が，在宅独居療養の大きな壁となっている。

症例-2（I市在住完全独居ALS患者）：S氏，51歳，女性。
家族歴：息子，実母はいるが遠隔地に居住。
社会的背景：身体障害者手帳1級・要介護5。
経過：41歳で発症し，現在までに10年が経過している。

平成15年3月，自らの希望で人工呼吸器装着し，7月在宅療養へ移行。このタイミングは，家族以外の者によるたん吸引が一定環境下において認められる通知が，厚生労働省から出されるのを待ったためとのことであった。

また，平成12年からALS協会県支部の設立に関与し，現在も役員を勤めている。経済面は，月間の固定的な収入は傷害年金などで，介護保険の減免を受けている。

(a) **24時間の介護体制状況**

1日のケアは，自己作成したケアプランのもと，NPO法人代表者の支援を受けながら，視察事例の主導により，日々の支援が組み立てられている。介護保険，支援費などの公的サービスでは，吸引を行う介護の手が不足のため，有料介護を個人契約し1日4交代24時間の介護体制を実現している。介護保険の減免を受けるなど，経済的な問題も抱えており，決して多大な料金を支払える状況には無く，NPO法人の理解により支払能力に合わせて，料金契約をしている。居住する自治体に対しては，支援費など公的サービスとして保障を要望しているが，現状としては困難な状況であった。

症例-3（独居で終末を迎えた患者）：ある50代のALS患者（女性）は，診断を受けた後に自宅に帰り在宅独居を始めた。すでに夫をなくし，甥と姪が近県に住んでいて同居を進めたがそれを断っての在宅療養であった。最後は自宅で往診医の往診を受けながら逝去された。どこか施設に入所したいとの意思も表明されず覚悟の最後であった。

症例-4（ナーシングホームに入所して生き抜く気持ちに変った例）：別の60代の男性，独身で，近県に兄弟がいるものの当市市営住宅にて独居されていた。徐々に病状が進行する中，人工呼吸器を着けない覚悟で，あるナーシングホームに入所された。そこで，看護師さんから暖かい励ましとお世話を受けている内に，この場所でなら一人であっても生き抜けると覚悟されて気管切開を施行，現在はそのナーシングホームにて人工呼吸器を着けて生活されている。

症例-5（緩和医療を望む例）：ある60代のALS患者は診断のために当院に入院されている間に，夫が急逝され，大変なご心労の中，人工呼吸器は着けないとの決心で，他に身寄りもなく，在宅独居療養に立ち向かう気力もないまま，あるナーシングホームに入所されて，現在は人生最後の時間をスタッフと人間的なふれ合いの中で，緩和的に静かに過ごしておいでである。

表2　在宅独居ALS患者を支えるための諸要件

(1) 自らの強い意思があること
(2) 地域でのサポート体制が確立すること
(3) 迅速に対応できる訓練ができていること
(4) 支援費制度の拡充が得られること
(5) 他人介護を実施するスタッフの医療行為に関わる法的整備がなされること

F. 在宅独居ALS患者を支えるための要件（表2）

ALS患者が自らの難病を抱えながら、完全に他人介護で在宅療養を続けるためには、多くの要件が揃わなければならない。(a)自らの強い意思があること、(b)地域でのサポート体制が確立すること、(c)サポートチームに変化するALS患者の身体状況に迅速に対応できる訓練ができていること、(d)支援費制度の拡充が必要であること、そして、(e)スタッフの医療行為に関わる法的整備であるが、以下に解説する。

(a)完全独居在宅療養を貫徹するのに最も重要な要件は自らの意思があること、それも確固たる強い意思が存在しなければならない。患者の自立支援体制を構築する根拠はここにある。

(b)完全独居ALS患者においては、家族からの支援が期待できないのであるから、患者本人の希望に添って、24時間他人介護の出来るシステムを構築しなければならない。それは、間に家族が存在せず直接患者とのぶつかり合いになるので、時には、お世話する介護者に心理的負担となる。人間的な共感が必要になり、看る側と、看られる側の人間的な絆が重要である。

(c)ALSという疾患においては、病状が進行するので、あらゆることが流動的であって、たとえ一旦構築でき上がった介護システムであっても定常状態に留まることはなく。変化に対応して手直しをしていかねばならない。そのような場面で、完全他人介護であるということは、しばしば自他の境界を犯す問題も発生すると予測されるが、患者の尊厳を如何に守るかということを含めて、難しい配慮も必要になる。介護する側にもストレスの生じる所以であるが、反りの合わない場合は、割り切って思い切って介護人を変えてみる勇気も必要になる。

(d)障害者自立支援法の施行により、平成18年10月から補装具や日常生活用具の対象の見直しがされる。身体障害者居宅介護支援費制度は、将来的には介護保険制度との統合の動きもある。支援費制度の問題は、介護保険制度との調整の複雑化である。40歳以上で介護保険に該当する患者の場合は介護保険制度の利用が優先され、介護保険で不足するサービスについて支援費制度によるヘルパー派遣事業や補装具・日常生活用具の支給などが上乗せされることとなっている。このような複雑なサービスをマネジメントするのは誰の役割となるのだろうか。介護保険においてはケアマネージャが調整するにしても、支援費制度においては現在のところ明確な調整役がいない。ことに完全独居ALS患者の場合には意向を伝える家族は存在せず、さまざまな制度の狭間に陥り、調整困難とならないような仕組みが必要である。

また、完全独居ALS患者の場合、経済的困窮者であることも想定され、生活保護法に

基づく生活扶助等の支給との関係も発生し，職種間，組織間連携が特に求められる。

(e)独居在宅ALS患者において一段と厳しく現れる問題点は，スタッフの医療行為に関わる法的整備である。この中で，人工呼吸器を選択されかつ在宅独居という状況では，現在の法律で家族にのみ許容されている気管内吸引の問題が重くのしかかってくる。看護資格を持った訪問看護師さんが，24時間常駐してくれるかといえばそれはとても無理な状況であり，ヘルパーやその他の理解を得て，24時間在宅他人介護を続けている人工呼吸器装着ALS患者の事例は，大きな問題意識を投げかけるものである。同様に，完全独居ALS患者の胃瘻栄養管の接続に関しても，資格を持たない第3者による接続（経管栄養の管から栄養を繋ぐ行為）は厳しく制限されていて，完全独居ALS患者が療養を続けるに当たっては，大きな障壁になっている。かといってその度に訪問看護師さんの訪問を望むのは人的な資源調達の困難性に鑑みてまことに悲観的な状況である。それでも何とかやり繰りしているのが現状である。このような状況を法的にも整備して，独居ALS患者が安心して在宅療養出来る措置を講ずべき時と考える。

まとめ

ここに示した最初の2例は，自ら強い意思を貫いて完全独居在宅医療を望まれている。他方，事例-3は，多くを望まれず自宅で最後の時を過ごされて誰にも頼ろうとする姿勢もなく，ほとんどお一人で覚悟の死を遂げられた。事例-5は，ナーシングホームに入所して，自らの運命を受け入れて緩和的な時間の流れの中で，病気と共に生きぬこうとされている。事例-4は，ナーシングホームでの処遇に感動して，人工呼吸器，胃瘻などの処置も受容されて，お一人ではあるが，ホームで生き抜こうとされている。完全独居という分けではないが，完全他人介護で，自分の借り上げた部屋で（つまり自室で）過ごしておられる。ナーシングホームでの独居療養とみなせるある意味では新たな療養形態であり，この形態は，病院や介護施設というものよりも自宅のイメージに近く，今後注目される難病の療養形態と考える。

（謝辞：本論文の作成に当たっては，一部厚生労働省科学研究費補助金難治性疾患克服研究事業「特定疾患の自立支援体制の確立に関する研究」（主任研究者今井尚志）の援助を受けた。）

参考文献

1) 在宅ケアーネットワーク．新ALSケアブック―筋萎縮性側索硬化症療養の手引き．（日本ALS協会編）川島書店（東京）p 225-226, 2005
2) 医療関係者のための神経難病患者在宅療養支援マニュアル．改訂第4版（東京都健康局医療サービス部疾病対策課編）東京都生活文化局広報広聴部広聴管理課（東京）p 12-23, 2004
3) 難波玲子：ALS患者終末期医療の現状と問題点．国立医療学会誌．医療　第59巻第7号．P 383-388, 2005
4) 難病患者等ホームヘルパー養成研修テキスト．改訂第6版．総監修　中島孝．厚生労働省特定疾患の生活の質（QOL）の向上に資するケアの在り方に関する研究班．P 60-114, 2004
5) 廣島かおる，神林綾子，川上純子，他：在宅独居筋萎縮性側索硬化症患者の療養支援の問題点：2症例の報告．医療：in press
6) 国民衛生の動向・厚生の指標　臨時増刊・第53巻第9号　通巻第832号
（編集・発行　財団法人厚生統計協会）p 145-150, 2006

4 相談・支援センターにおける神経難病支援

川尻洋美[1]，金古さつき[1]，齋藤由美子[1]，依田裕子[2]，岡本幸市[3]　([1]群馬県難病相談支援センター，[2]群馬県健康福祉局保健予防課，[3]群馬大学大学院医学系研究科脳神経内科学)

　難病はその稀少性や療養者（患者）のかかえる問題の複雑さなどから，療養者や周囲の人々が情報をどこから得たらよいのか，どこに相談したらよいのかがわかりにくいため，専門的・広域的な支援機関の整備が求められている。平成15年度から，国は難病対策の一環として，難病療養者や家族らの療養上の悩みや不安などの解消を図るとともに，難病療養者のもつさまざまなニーズに対応したきめ細かな相談支援が行えるように，都道府県ごとに難病相談支援センターを設置することとした[1]。

　本稿では，群馬県での難病相談支援センターでの活動を紹介しながら，神経難病支援について考えてみたい。

A. 群馬県難病相談支援センターの実施体制

　群馬県では，平成16年4月に，「群馬県神経難病医療ネットワーク推進事業（以下ネットワークという）」の拠点病院内に，「群馬県難病相談支援センター（以下センターという）」を開設し，ネットワークのコーディネーターである神経難病医療専門員1名とセンターの難病相談支援員2名が共同で活動している。図1に実施体制を模式的に示すが，医療機関，保健所，行政機関，患者会などと連携しながら運営している。とくに，地域の難病支援の核となる保健所の保健師と協力しながら療養者の相談支援を行っている。

B. 群馬県難病相談センターにおける試み

　群馬県では，群馬大学医学部附属病院内にセンターを設置した。大学の医学，看護学等の各分野の先生方の協力を得てセンターの事業を行っている[2)3)]。センターには，附属病院内の神経内科外来の近くに設置した面接室と，これとは別に共用プロジェクト棟内に専用の事務室があり，難病相談支援員と神経難病医療専門員が電話・メール相談を平日の9時から16時まで受けている。

　また，療養者，家族の相談を受けるだけでなく，表1に掲げるような事業を行っている。以下に，項目ごとに簡単に紹介する。

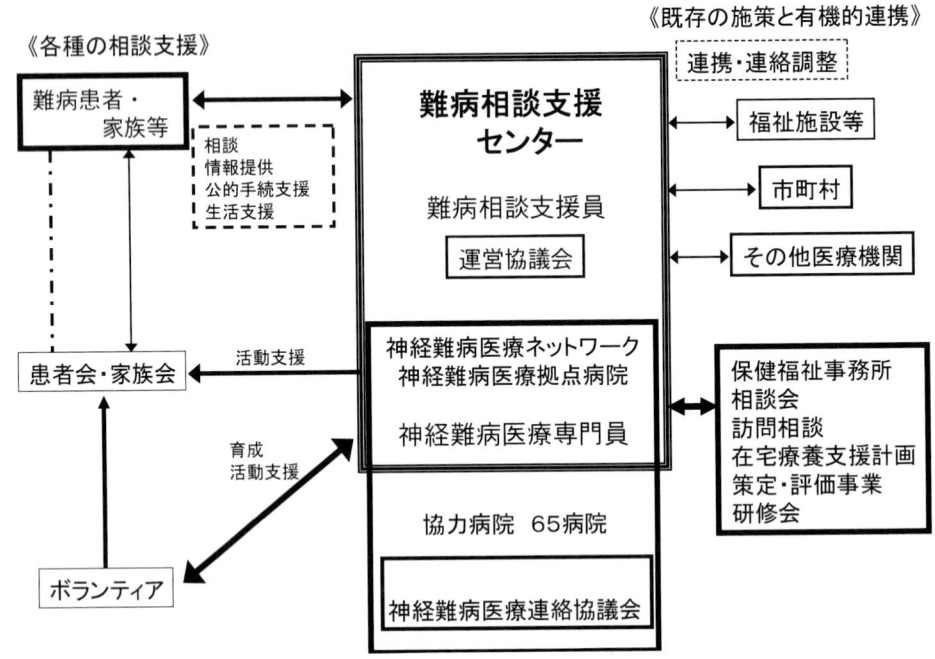

図1 群馬県難病相談支援センター実施体制

1）難病療養者および家族らの療養相談

平成17年度に難病相談支援員と神経難病医療専門員が受けた相談は合わせて1,085件で，相談者は，本人470件，家族ら211件，その他支援者404件であった。疾患別では，神経筋疾患が649件（61％）で半数以上であった[2]。

センターが受けた相談内容は，療養に関することが61％で，その内訳は，医療に関することが52％，病気に関することが22％，疾患の自己管理に関することが26％であった。なかでも，病気や治療内容についてもっと詳しく知りたいという相談が多かったので，開設3年目の平成18年度には，群馬大学医学部の専門医による医療相談会を毎月開催している。具体的な疾患は，多発性硬化症，膠原病，サルコイドーシス，血液疾患，筋萎縮性側索硬化症，脊髄小脳変性症，小児難病，もやもや病，潰瘍性大腸炎，心筋症，網膜色素変性症である。

2）難病療養者の交流支援

医療相談会では，専門医の講義の後に質疑応答や交流の時間を持つなど，同病者の交流を支援する。また，違う病気の療養者間でも，お互いの病気を理解し支えあうことの大切さを再認識することを目的に，難病に関する体験談などを募集し，「難病療養者の作品集」を作成した。さらに，作品の応募者の中から選考し，その体験談を発表する場として，「難病療養者のつどい」を開催した。

表1 群馬県難病相談支援センターの活動内容

	事 業 内 容	実 施 状 況
(1)難病療養者および家族らの療養相談	①面接，電話，FAX，メールによる相談 ②専門医による医療相談会の開催	・平日の9時から16時 ・11回/年，11疾患をテーマに開催。拠点病院専門医師が講師
(2)療養者交流支援	①療養者交流会開催 ②難病療養者のつどいの開催 ③難病療養者作品集の作成	・複数疾患の療養者のつどい。 ・闘病体験談，詩などの作品の小本作成
(3)療養者自主活動支援	①患者会設立支援 ②患者会活動支援	・ホームページ開設の協力 ・患者会主催の医療相談会へ協力 ・会設立に向けて助言協力 ・会の活動への助言協力 ・筋萎縮性側索硬化症患者会ホームページ開設
(4)支援者らの支援技術向上への協力	①難病相談技術研修の開催 ②事例検討会の開催 ③患者会相談員との合同事例検討の開催 ④患者会相談員との合同研修会の開催	・支援者の技術研修会，保健所保健師事例検討会，支援者会議の開催 ・患者会相談員との合同研修
(5)保健所の難病事業への協力	①同行訪問 ②療養相談会への協力 ③従事者研修会への協力 ④支援者会議への協力	・保健所保健師の訪問に同行 ・療養相談会，従事者研修会の講師，支援者会議への参加
(6)意思伝達手段獲得のための支援	①適切な意思伝達手段の選択 ②意思伝達装置などの操作方法など技術的支援	・保健所保健師から依頼を受け，病院，施設または家庭へ訪問指導
(7)難病に関する情報収集と提供	①ホームページ開設 ②ニューズレター発行 ③難病に関する資料収集 ④ビデオの貸し出し	・難病に関する情報の収集，蓄積，提供
(8)コミュニケーション支援	①意思伝達装置貸し出し ②パソコン操作支援	・筋萎縮性側索硬化症の患者会所有の意思伝達装置の貸し出し ・(6)と同様
(9)難病療養者と県民との交流促進	①難病療養者のつどいの開催	・複数の難病療養者のつどいに県民の参加を呼びかけ，難病への理解を深めてもらう場とする
(10)調査・研究結果から難病対策への提言		研究成果 ・「難病相談支援センターに寄せられる相談の特性と支援課題」 ・「群馬県難病相談支援センターにおける特定疾患療養者の自立支援活動」

3) 療養者自主活動支援

患者会設立の準備に関して助言および協力した。また，筋萎縮性側索硬化症の患者会のホームページ開設時の助言や，患者会主催の医療相談会への協力などを行っている。

4) 支援者らへの支援技術向上に関する協力

支援者からの電話やメールの相談に応じ，情報提供や助言を行う他，技術研修を開催している。また，難病団体連絡協議会が独自に実施している電話相談の相談員（患者または家族）と合同事例検討会を定期的に開催して，その中から相談員が，相談を受ける上で苦慮していることに関して合同相談技術研修会を企画開催している。

5) 保健所の難病事業への協力

地域の難病療養者支援の核となる保健所の難病事業への協力を行っている。

6) 意思伝達手段獲得のための支援

療養者の病気の進行状況に応じて，適切な意思伝達手段を選択するための助言や技術指導を行うために，専門職員をパートで1名配置している。保健所らからの依頼により病院や施設，家庭などへ訪問し具体的な指導を行っている。

7) 難病に関する情報収集と提供

療養者および支援者からの相談に応じるため，難病に関する情報を収集し，蓄積している。蓄積した情報は，相談，センターのホームページ，ニューズレター，ビデオ貸し出しなどによって，情報提供している。

8) コミュニケーション支援

筋萎縮性側索硬化症の患者会が所有する意思伝達装置の貸し出し事務をセンターで行っている。同時にパソコンの操作方法を習得してもらう目的で，上記の専門のセンター職員を療養者宅に派遣している。

9) 難病療養者と県民との交流促進

難病療養者のつどいでは，広く県民への参加を呼びかけ，交流の場として開催している。

10) 調査・研究結果から難病対策への提言

難病相談支援センターの活動から得られた課題について調査・研究を行い難病事業への提言を行う。

C. 今後の課題

難病相談支援センターは，神経難病療養者と家族からの相談を直接受けること，相談や療養生活を支援する人達の技術の向上を図ることを通して，神経難病療養者の自立を支援している。しかし，難病相談支援員らの人員が少なく，多数の難病患者や家族の要望に応じきれていないのが現状である。

今後さらに，難病療養者が暮らしやすい地域社会を構築していくために，難病に関する普及啓発事業を推進していくこと，および大学の機能を活用した難病の療養支援に関する研究をすすめ，県や国の難病事業への提言を行っていくことができるように，難病相談支援センターの一層の充実を図っていくことが課題である。

参考文献

1) 難病対策提要，難病対策研究会監修，太陽美術発行，平成17年度版，pp 37-39
2) 群馬県難病相談支援センター事業・群馬県神経難病医療ネットワーク推進事業活動報告書，群馬県保健・福祉・食品局保健予防課，平成17年度版，pp 4-14, pp 64-70
3) 岡本幸市，川尻洋美，金古さつき，他：群馬県難病相談支援センターにおける特定疾患療養者の自立支援活動。厚生労働科学研究補助金難治性疾患克服事業「特定疾患患者の自立支援体制の確立に関する研究」主任研究者　今井尚志，平成17年度研究報告書，2006, pp 28-31

5 神経難病患者の知的生産活動支援

松尾秀徳，植田友貴，澁谷統壽（国立病院機構 長崎神経医療センター）

　神経難病患者の自立やQOLの向上を目指すときに，具体的にはどういう支援を行っていくかを考える必要がある。神経難病では疾患の進行とともに徐々に身体能力・機能が低下していくが，脳の高次機能や精神機能は比較的良く保たれていることが少なくない。しかし，字が書けなかったり，声が出なかったりするために自己からの発信ができず，二次的に抑うつ状態になったり，QOLが低下してしまうことが多い。人が人らしく生活するためには，言語を使ったコミュニケーションは必要不可欠のものである。したがって，コミュニケーションの支援を行っていくことは，神経難病の患者のQOL向上や自立に欠かせない。

　近年，IT機器の発達により，スイッチ入力さえできれば，言語や音声に変換して自己発信できる時代となった。インターネットにより情報の入手も容易となり，メールなどによりコミュニケーションも可能である。Web上やメールのやり取りの中では，健常者と障害者を区別するものは何もない。このようにIT機器は神経難病患者や障害を持つ人々に多大な福音をもたらしている。

A. 神経難病の知的生産活動支援の意義

　神経難病の多くは，筋力の低下や失調などの症状により運動機能の低下が起こる。しかも進行性の経過で徐々にADLが低下していく。また，重い障害を背負うことになる変性疾患の多くは，中年以降に発症することが多い。このため，その人がそれまでに歩んできた人生や自己の中に描いてきた人生が中断されてしまうことにより，現実との乖離が大きくなり新しい人生を創造していくことがしばしば困難となる。疾患や障害を受容し，新しい物語（人生）を展開できれば，障害があってもQOLの向上に繋がると推測される。しかし，徐々に進行していく病状の中で新しい人生を創造していくことは容易なことではない。「これもできなくなった，昨日までできたのに……」という思いが繰り返される中，「今，できること」を見つけてやっていくことが唯一の光明になるのかもしれない。そのような疾患であるからこそ，自己の思いを発信できる手段を確立することはきわめて重要

であり，QOLの維持にはコミュニケーション手段の確保は欠かせない。しかも，神経難病の中には，筋萎縮性側索硬化症（ALS）などのように脳の高次機能はほとんど障害されない疾患も少なくない。疾病により次々に自己の機能が失われていく中で，残された機能を活用していくことで何らかの達成感が得られることがQOLの維持や自立した生活に向けて重要だと思われる。

B. 人工呼吸器を装着しているALS患者の社会参加支援

人工呼吸器を装着した外出困難なALS患者に，TV電話機能付き携帯電話システムを利用して講演会への参加や家族との面会を支援した。この方法は病室にいながら外部とコミュニケーションができるので，患者の知的生産活動に役立つと考えた。

当院に長期入院中のALS患者に，看護研修会での「難病患者のコミュニケーション」についての講演を依頼し，病室でTV電話機能付き携帯電話システムと携帯用会話補助装置を用いての講演を行った。会場ではプロジェクター2台を使用し，1台にTV電話に表示される患者の映像を，もう1台には発表スライドを映写した。病室では会場の参加者の映像をベッドサイドのテレビに映した。このようにしてALS患者本人と講演会参加者が対面する形式で講演を実施することができた（図1）。

患者は元教員であり，「社会参加のみならず教育者としての復帰ができた」，「今後は有意義で刺激のある生活をおくることができる」と非常に喜ばれた。また，研修会の参加者からはALS患者の生の意見を直接聞くことができことで，生活支援のあり方について参考になったとの感想を得た。

さらに，TV電話機能付き携帯電話システムを用いて，別の病院に入院している伴侶との面会を行なった。

数年ぶりの夫婦の面会で，本人や家族が感極まり涙する場面もあった。患者は「家族との面会を果たしたことは，私の心の栄養になりました。」と非常に喜んでいた。

ALS患者は，高次機能の障害はないが病状の進行とともにコミュニケーションが制限されてくる。特に，人工呼吸器を使用する状況では自分の考えを十分に伝えることができないために，知的生産活動が制限されてしまう。また，人工呼吸器を装着すると外出も制限される。携帯用会話補助装置とTV電話機能付の携帯電話の利用により，患者は病室にいながら簡便かつリアルタイムに多くの人

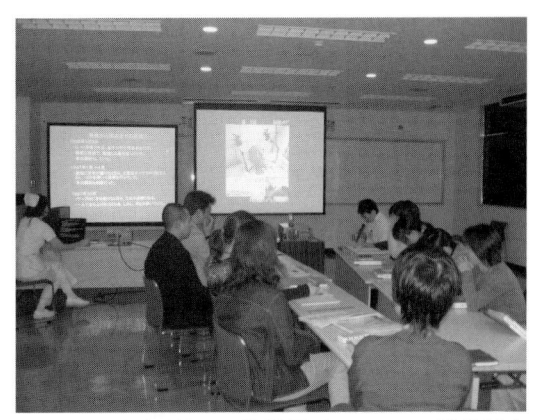

図1 TV電話機能付き携帯電話システムと携帯用会話補助装置を用いての講演風景

とコミュニケーションする事が可能となった。

C. 在宅ALS患者のコミュニケーション支援

　進行とともに顔面の筋肉だけしか動かなくなった在宅療養中のALS患者のコミュニケーションを支援するために，佐世保高等専門学校の教員および学生と連携を取り，家庭を訪問し，入力スイッチの改良を行った。患者は，夫と2人暮らしでレッツチャットというコミュニケーション機器を使用していた。病初期には手や足を使って夫を呼ぶようスイッチを工夫していたが，疾患の進行とともに入力が困難となり，夫を呼ぶことも困難になっていた。そこで，眉を挙げる動作を利用した入力スイッチを取り付け，夫を呼ぶことからはじめ，レッツチャットの入力は夫に眼で合図を送り共同作業でコミュニケーションが取れるようにした（図2）。このように必要なときに介護者を呼ぶための機器の工夫は，在宅療養をする上で不可欠の要素である。

D. コミュニケーションの支援ネットワークの構築

　神経難病のコミュニケーション支援には経過に即した意思伝達装置，入力スイッチのような物的資源と，個別の機能を評価できる人材，装着に関する電気機器の専門家，個人が操作できるまでのサポートなど人的資源が必要である。長崎県では，上記のような趣旨

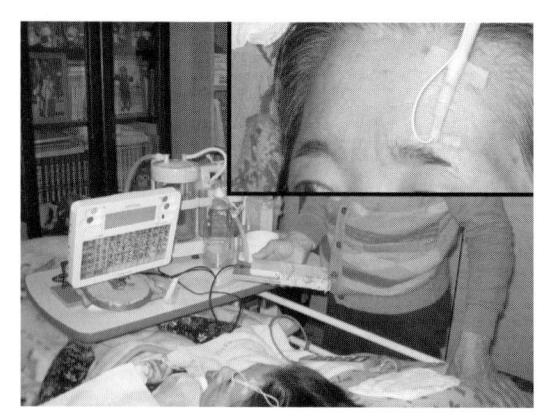

図2　在宅療養でのコミュニケーション機器の使用と額に取り付けた入力スイッチ

で平成15年12月から長崎コミュニケーションエイド研究会が発足し，神経難病患者や障害者の意思伝達を支援する取り組みを行ってきた。

1）意思伝達装置の利用の現状

　コミュニケーションエイド研究会のメンバーの一人である石松隆和（長崎大学　工学部機械制御学科）らは，これまで意思伝達に困難を有する神経難病患者を訪問して，意思伝達装置の利用状況を聞き取り，意思伝達装置の利用の現状を分析した。彼らの分析によると，患者の周辺の医療介護関係者のほとんどは意思伝達装置の存在は知っているが，その利用効果さらに操作法などについての理解がなく，導入に当たって躊躇があることが明らかとなった。また，コンピューターやセンサーに関する豊富な知識を有する工学技術者と，意思伝達装置を利用しようとする患者の関係者との連携が皆無で，意思伝達装置を導入したとしても，装置の故障や機能調整などへの対応が十分になされていないケースがほ

とんどであった．特に，症状の進行に伴って，初期の装置が使えなくなったことに対する対応がなされていないのが現状である．

2）連携支援の実施

長崎県内では，以前から，長崎県北部では「パソボラ心のかけ橋」という個人の事業所，県南部では長崎大学工学部が中心となり地域の障害者の意思伝達の支援を行っていた．しかし，長崎県の地理的条件を考えると2カ所での対応は難しく，上記の2者が中心となり県全体へ呼びかけて一同に会した情報交換，人材の把握等が行える場を作ることを計画し，作業療法士，理学療法士，保健所，養護学校などへ呼びかけ，長崎コミュニケーションエイド研究会が発足し，以後毎月1回の定例会を開催している．また，年に1回コミュニケーションエイド研修会を企画し，コミュニケーション支援の必要性やそのための組織作りの重要性の啓蒙活動や各関係機関の相互理解を深めるために，各関係機関の事業説明，事例発表，コミュニケーションエイド体験コーナーの設置による実技指導，懇親会などを行っている．これらの活動により意思伝達技術を有する大学・企業などの技術者と難病患者の意思伝達で困っている保健師・介護・医療スタッフとの情報を双方に提供し，関係者の連携を深めている．

意思伝達装置で困っていた患者，家族，介護関係者と工学的知識を有する技術者が直接に会って連携を構築することで，安心できる療養環境を提供することが可能となると期待される．特に，これまで症状の進行に伴い利用が困難となっていたケースに対しても，柔軟に対応できる体制を作ることができたことは関係者から喜ばれている．これまで難病の在宅介護従事者は，意思伝達手段に関して無力感を感じていたが，コミュニケーション支援体制の構築は，そのような負の意欲を取り除き，意識向上に繋がると期待できる．長崎コミュニケーションエイド研究会の定例会では，回を重ねるごとに県内の人的資源の発掘がなされつつある．このような支援ネットワークの構築をより広い範囲の取り組みに広げ，もっと多くの技術者の参加を求めると同時に，支援体制の存在を関係者に広めることが必要である．

3）コミュニケーション支援の問題点

これまでに，長崎コミュニケーションエイド研究会を中心にネットワークを構築し神経難病患者のコミュニケーションを支援してきたが，この研究会はボランティアで構成されているため，種々の問題がある．まず，構成メンバーはそれぞれ仕事を持っているため相談窓口や相談対応の進め方について検討が必要と考えられる．また，支援が必要な患者数に対して支援を行う人材の数が不足し，実際の支援が滞っている．とくに，遠隔地や離島に住む患者への支援が問題である．また，スイッチや機器の調整は実費のみを利用者から徴収しているため，研究会を運営していく経済的基盤は弱い．また，故障や不具合が生じた場合の責任の所在は不明確であり，迅速な対応は困難なことが多い．このことは利用者にとっては深刻な問題であり，支援体制の運営上の大きな課題である．一方で，ボランティア組織であるが故に，柔軟で細やかな対応が可能であるなどのメリットも少なくない．今後，コミュニケーション支援のネットワー

クを公的な支援ネットワークとうまく結合し，より確実でしかも柔軟な対応の取れる体制となるように検討することが重要である。

まとめ

人は自己から発信して外界へ働きかける出力系と，外界からの種々の情報を受け取る入力系を持っている。神経難病患者では入力系は比較的温存されるが，種々の障害により出力系が障害されることが多い。IT機器は，音声や書字の代行が可能で，スイッチ入力の方法を工夫することで出力系を維持することができる。徐々に身体機能が失われていく中で，コミュニケーションに欠かせない機能を獲得していくこと，それにより自己発信が可能になることは，神経難病患者にとって一筋の光明であるに違いない。それを支援していくことで知的生産活動への意欲がわき，QOLの向上に繋がると思われる。

参考文献

1) 渋谷統寿，植田友貴，後藤公文，他：ALS患者の知的生産活動支援．厚生労働科学研究費補助金難治性疾患克服研究事業「特定疾患患者の自立支援体制の確立に関する研究（主任研究者 今井尚志）」平成17年度報告書．p 49-51, 2006
2) 渋谷統寿，松尾秀徳，福留隆泰，他：西九州地区における神経難病に対する地域支援ネットワークの構築―長崎県におけるコミュニケーション支援の構築―厚生労働科学研究費補助金難治性疾患克服研究事業「特定疾患の地域支援体制の構築に関する研究（主任研究者 木村 格）」平成16年度報告書．p 168-169, 2005
3) 今井尚志，栗原久美子，関本聖子，他：TV映像付携帯電話システムを利用した難病患者による療養支援の試み．厚生労働科学研究費補助金難治性疾患克服研究事業「特定疾患患者の自立支援体制の確立に関する研究（主任研究者 今井尚志）」平成17年度報告書．p 13-14, 2006

（図1.2の写真の掲載についてはご本人またはご家族より了解を得ています。）

6 神経難病と災害対策

西澤　正豊（新潟大学脳研究所神経内科）

　神経難病で在宅療養中の患者さんが来るべき災害に備えるとすれば，想定される災害規模に応じた，また医療・介護への依存度に応じた対策を用意しなければならない。大規模地震や巨大台風などによる大災害では，道路は寸断され，電気，水道，ガスなどのライフラインも供給されなくなる。このような状況では周囲の人たちも皆被災者となり，自らも避難しなければならない。大規模災害時でも，独力で避難できる難病患者さんには，医療を継続して受けられるように代替医療機関を数日以内に確保する必要はあるが，当座は一般の被災者と同様の対策で十分であろう。

　一方，自力での移動が困難であり，人工呼吸器を装着している神経難病患者さんが避難する場合を想定すると，アンビューバッグの操作に常に1人，移動するためにさらに2人，最低でも3人が介助しなければ，避難はできまい。また仮に負傷しても，トリアージの現場では災害弱者であっても優先順位が低いと判断される可能性が高いことは，大震災を経験した医療従事者が証言している通りである。阪神大震災の時にも救急隊は難病患者さんの避難要請を受けたが，他に優先すべき被災者が多数ある状況では対応出来なかったという。難病患者さんがこのような大災害を生き抜くためには，現状では周囲の人たちによる善意の支援に頼る他はない。このためには，患者さんや家族が平時から地域社会とどのように関わっているかが，災害の時に決定的な役割を果たすことになる。

　大規模災害よりも身近に起こる可能性が高いのは，長時間にわたる広域の停電である。特に人工呼吸器などの医療機器を常時使用しており，定期的な吸引も必要な神経難病患者さんは予め十分な対策を用意しておく必要がある。

A. 大震災の教訓

　新潟県は2004年10月に中越地震，さらに2005年12月には新潟市で半日に及ぶ大規模停電を経験した。1995年の阪神大震災以後，来るべき大地震に備えて神経難病を対象として支援マニュアルを準備した自治体もあるが[1,2]，新潟県では他の多くの自治体と同様，具体的な支援マニュアルに基づいた組織的なシミュレーションは行われてこなかった。マニュアルは作成されただけでは絵に描いた餅

に等しく，万一の事態に備えて定期的なリハーサルを繰り返し，即時に実効的な対応ができるようになっていなければ意味はない。

中越地震では人工透析中の患者さんには，緊急連絡網を通じて次回の透析に備えて迅速な対応が図られていた。しかし，神経難病で療養中の患者さんには，その14カ月後に発生した大停電の時でも，たとえば在宅で人工呼吸器を使用している患者さんについての情報は組織的に共有されておらず，長期の停電を予測した電力会社からの直接の通報によって，患者さんは自家発電装置が稼働している病院に避難することになった。訪問看護ステーションや保健所の難病担当者が安否確認や避難の情報を伝えるために連絡を取ろうとしても，通常電話も携帯電話もほとんど繋がらない状態であった。

災害時に医療依存度，介護依存度がいずれも高い患者さんが安全に避難するためには，まず緊急事態を伝える通信手段が必要であり，そのためには地域にどのような患者さんが在宅生活しているかを一元的に把握しておく必要がある。こうした対応が可能なのは，地域保健法に基づいて難病対策事業を実施している保健所か，全県レベルで組織された重症神経難病医療ネットワークであろう。しかし，保健所の難病対策業務については，自治体によって取り組みに温度差がある。その理由の一つは，難病対策がそもそも厚生労働省の要綱による事業であって，法律によって義務付けられたものではないためであるという。また政令指定都市や中核市は自治体とは別に独自の保健所組織を用意している。重症難病患者さんの緊急時の入院確保を主な目的として各自治体に設置を求められている神経難病医療ネットワークも，その設置は努力目標であるために，まだどの地域でも有効に機能しているという状況にはない。

個人情報保護法が誤解され，個人情報を一括管理することに対する反対論も根強い。在宅療養に移行する時に，地域を管轄する保健所，消防署，電力会社などに緊急事態に備えて予め状況を伝えておくことは，安全な療養生活には欠かせない手続きの一つであるが，当事者がこのような情報提供を拒むこともある。実際，静岡県中部健康福祉センターの調査では，情報提供に同意した当事者は約6割であったと報告されている。しかし，当事者のこのような対応は，自己責任が強調される今の社会風潮をさらに助長させることに繋がる。個人情報は厳重な管理が必要であることに異論はないが，緊急事態において在宅患者さんの安全を確保するためには，在宅人工呼吸器療法・酸素療法・維持透析療法などを受けている患者さんのリストが関係する諸機関の間で共有されていなければ，組織的な対応は困難である。

さらに，このようなリストに基づいて緊急連絡を行うためには，通常の電話回線や携帯電話はほとんど用をなさなくなることから，これら以外の通信手段を平時から確保しておく必要がある。

B. 災害支援マニュアル

災害対策のためのマニュアルとしては，患者さんが平時から緊急事態に備える上で役立つ具体的な指針と，関係者が有機的な連携を図るために指揮系統と各部門の役割を明確に

した指針とを準備しておく必要がある．マニュアルはできる限り具体的に書かれていることが大切であり，さらにこれに基づいてリハーサルを繰り返し，平時から備えを怠らないことが肝要である．

　在宅神経難病患者さんにとって最も重要なのは，現状ではやはり自ら備えることである．室内の耐震対策は可能な限り実行する．停電に備えて電気製品の代替手段を用意する．停電のために人工呼吸器が停止しても，アンビューバッグが使用できればよいので，アンビューを操作できる介助者を平時から複数確保する．ポータブルタイプの呼吸器は直流12Vでも作動するので，自動車バッテリーからも電源を取れるようにケーブルを用意しておけば，車のエンジンがかかっている限り呼吸器も稼働できる．しかし，大震災ではガソリンの給油ができず，給油所まで移動することもできなってしまうので，やはり外部バッテリーと発電機が必要になる．発電機の電圧は不安定であり，これで直接呼吸器を稼働させることは推奨されない．発電機は主に外部バッテリーの充電に使用することになるが，6ヶ月に1度は定期的に稼働させて点検しておく．吸引器も直流電源でも使えるものが望ましいが，足踏み式のものなど電源を必要としない代替品も確保する．電気毛布や石油ファンヒーターなどの暖房用具も使えなくなるので，防寒対策も用意する．このような平時からの備えを一つ一つ点検できる具体的なマニュアルが既に用意されているので，これから準備する場合には参考になる[3,4]．

　治療中の患者さんは病院に受診できなくなることを想定して，数週間分の治療薬を常備しておく．特にパーキンソン病治療薬の急な中断は，悪性症候群を引き起こすことがあり得る．経管栄養を施行中であれば，予備の缶入り流動食を常備する．別の医療機関を受診しなければならなくなる可能性も高いので，どの病院でも現在の治療内容を正確に把握して診療を継続できるように，服用している治療薬を明記した連絡ノート（緊急医療手帳）を準備する．

　一方，関係者には災害直後から時系列に沿った組織的な対応が必要になる．大災害の発生直後の24時間は，生命の維持が最優先の課題であり，情報収集と安否確認，安全な避難経路の指示などを行える体制を整備する．24時間後から72時間後にかけては，被災による生活様式の急激な変化や病状悪化への不安などから当事者のストレスが激増する時期であり，病床や医薬品の確保など，医療を継続できる体制を整備する．難病にも対応可能な支援チームを編成する必要もある．72時間以降は，避難先での共同生活が長期化することなど，生活環境の悪化への対策を用意する．復旧・復興対策が本格化する時期には，当事者の生活を再構築するための対策を用意する．さまざまなレベルの災害を想定して，患者・家族，近隣住民，行政機関，保健所，医療関係者などが時系列に沿って組織的な対応ができるように，それぞれの役割を明確にした上で，リハーサルを繰り返しておくことが最も大切である．

まとめ

　災害は予期せぬ時に，忘れた頃にやってくる．今後の社会状況によっては，災害弱者に対して十分な支援を担保することが難しくな

るかもしれない。それでも皆，地域社会において互いに助け合い，支え合って生きていく他はない。災害の時に地域社会としてどう対処するのかを具体的にイメージしながら，各自が「自分の身は自分で守る」ために実行可能な対策から一つ一つ準備していく他はないのである。

参考文献

1) 静岡県中部健康福祉センター：災害時における難病患者支援マニュアル．平成15年1月．
2) 静岡県健康福祉部疾病対策室：難病患者支援ガイドライン．平成18年4月．
3) 相模原市保健所保健予防課：難病患者のための災害時心得～主に重症認定されている本人と家族用～．平成17年3月．
4) 厚生労働科学研究補助金難治性疾患克服研究事業「重症難病患者の地域医療体制の構築に関する研究」班：平成17年度研究報告書，平成18年3月．

7 難病医療相談の現状と将来，入院確保

古和久典[1]，北山通朗[1]，松谷千里[2]，篠田沙希[3]，楠見公義[1]，諸遊祐介[4]，長井 大[4]，中島健二[1]（鳥取大学医学部脳幹性疾患研究施設脳神経内科[1]，鳥取県難病医療連絡協議会[2]，鳥取県難病相談・支援センター[3]，元鳥取県福祉保健部健康対策課[4]）

　重症難病対策のさらなる充実の観点から，平成10（1998）年度より難病特別対策推進事業が創設され，地域における保健医療福祉の充実や連携が都道府県・保健所・政令市・特別区を主体にすすめられるようになった。本稿では，その事業の一部として挙げられている「医療相談事業」，「訪問相談事業」，「重症難病患者入院施設確保事業」に関して，鳥取県の現状と取り組み状況を中心に概説する。

A. 鳥取県難病医療連絡協議会の概要

　鳥取県では，平成15年6月に協議会が設立された。組織は，関係病院，鳥取県医師会，市町村，保健所の関係者で構成され，鳥取大学医学部附属病院が拠点病院となり，県東部・中部・西部の基幹病院や難病医療に携わる病院が協力病院となっている（図1）。
　事業内容としては，1）入院・転院施設の確保と紹介の推進をする；2）難病医療相談員を拠点病院に配置し，神経難病相談室を整備する；3）難病患者およびその家族の調査を行い，療養上の問題点を明らかにし，必要に応じて，その改善策を支援する；4）難病に関する研修会を開催する；5）難病や研修会などに関する最新の情報提供を行う，の5点が掲げられている[1,2]。協議会の難病医療相談員として看護師が1名配属され，活動を開始した。
　さらに，平成17年4月より鳥取県難病相談・支援センターが協議会拠点病院である鳥取大学医学部附属病院に設置され，専従の社会福祉士が1名配属され，2名が連携しながら県内の難病患者に対応している。鳥取県難病医療連絡協議会と鳥取県難病相談・支援センター事業のイメージ図を図2に示す。

B. 鳥取県の神経難病医療の特徴

　鳥取大学では，全国に先駆けて1962年に神経内科教室が創設されたこともあり，鳥取県には神経内科専門医が51名（平成17年10月現在）おり，頻度は人口10万人当たり8.4人で，これは全国一である。したがって，以前より県内の基幹病院や関連病院の神

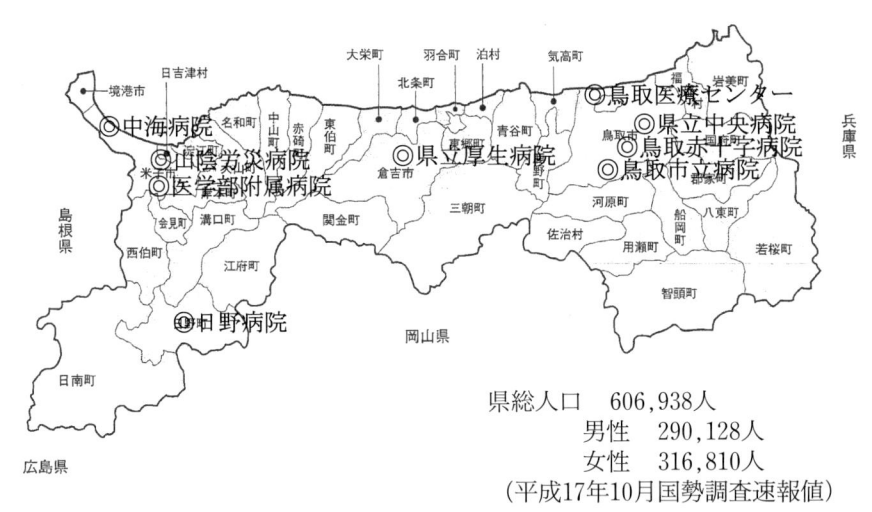

県総人口　606,938人
男性　　290,128人
女性　　316,810人
(平成17年10月国勢調査速報値)

図1　鳥取県難病医療連絡協議会の関連病院
◎：拠点病院　●：協力病院を示す

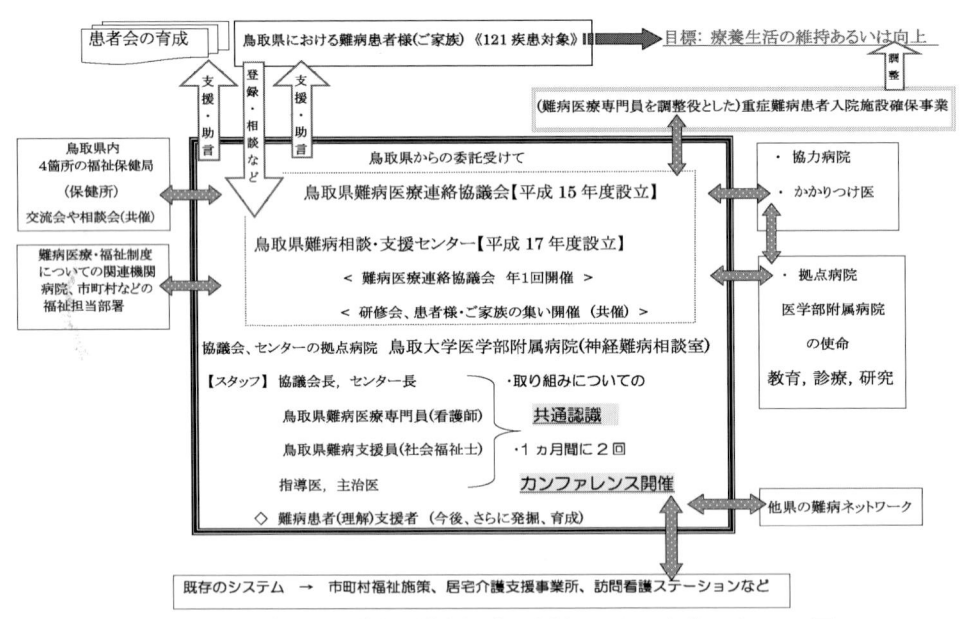

図2　難病医療連絡協議会と難病相談・支援センター事業のイメージ図
双方向矢印は，連携，連絡調整を意味する．

図3 延べ対応回数

図4 相談者の内訳

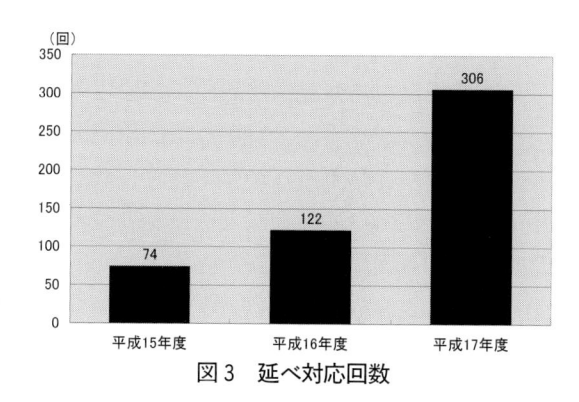

経内科医による，紹介や転院等を通じて比較的密度の濃い無形のネットワークが存在していた．神経難病患者に関してもこのネットワークを通じた病床確保がなされていたが，近年の医療制度改革による病院の機能分化や在院日数短縮を求める診療体系，医療保険と介護保険の役割分担によって，無形のネットワークのみでは十分な対応が困難な状況が増えてきていた．したがって，難病医療連絡協議会の活動も，とりわけ神経難病に関しては従来からのネットワークも利用しながら，県や保健所，医療機関や介護保険施設，在宅支援サービスなどの関係者とともに進められている．

1．難病医療相談の現状

平成15年の難病医療連絡協議会設立以降の相談状況と推移について概説する．

1）延べ対応回数（図3）

相談の延べ対応回数は，年を追うごとに増え，平成17年度には300件を超えるにいたった．

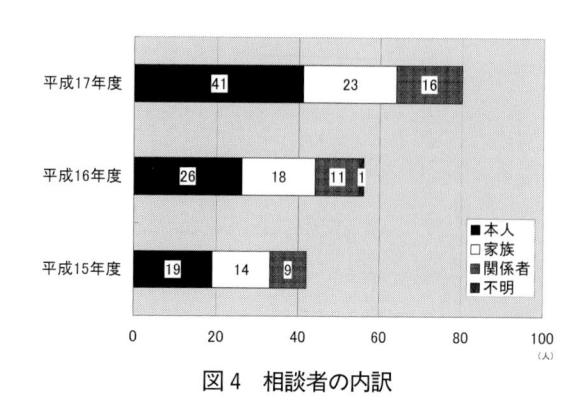

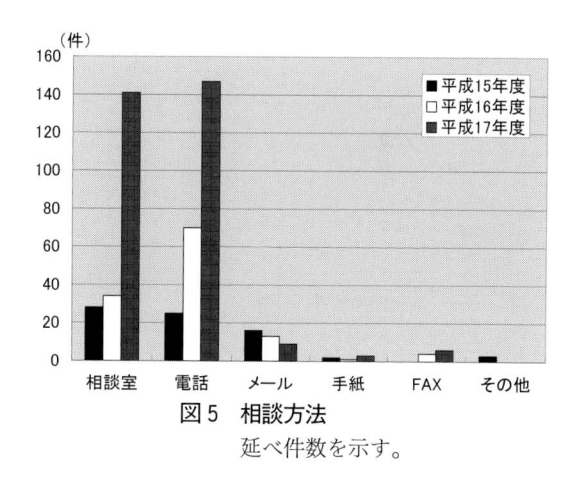

図5 相談方法
延べ件数を示す．

2）相談者の内訳（図4）

相談者は本人が最も多く，次に家族，関係者であった．平成17年度では，平成15年度に比して，本人が直接相談される事例が2倍になった．

3）相談方法（図5）

相談方法として，相談室への直接来訪，電話，ファックス，メール，手紙など全てに対応している．平成17年度では，相談室来訪と電話での相談の述べ件数がそれぞれ140件を超え，急増している．

表1 主たる相談内容

	15年度	16年度	17年度
インフォームド・コンセント	17	15	36*
病院情報	8	6	
疾患情報	2	6	
協議会活動	8	8	8
在宅医療	6	2	0
福祉・介護	1	8	11
社会・心理	0	11	24
患者会	0	0	1
計	42	56	80

*；平成17年度は，インフォームド・コンセント，病院情報，疾患情報をまとめた件数を示す。

4）主たる相談内容（表1）

相談内容としては，インフォームド・コンセントの説明内容や説明直後の対応に関する件，病院などの医療機関や疾患に関することが多く，他には療養上の不安や家族に関することなど社会・心理面に関すること，障害年金や補助具，福祉サービスに関することなど医療・福祉に関すること，協議会自体への要望や意見なども多く寄せられている。

C. 入院確保事業

難病医療連絡協議会の事業内容の最初に挙げられた「入院・転院施設の確保と紹介の推進」に関して，設立時には空床状況の把握や確保，紹介などが検討されていた。入院に関しては，短期間の場合や長期療養となる場合が含まれる。重症難病患者は，呼吸・栄養を含めた全身管理や専門的知識を有するスタッフを要するため，介護保険施設では受け入れが困難な場合が多く，したがって医療機関での対応が求められる。しかし，病院の機能分化や在院日数の短縮促進など医療制度改革が進む中で，難病患者の療養を目的とした入院受け入れはきわめて難しい状況となりつつあり，難病医療連絡協議会のみの対応は不可能であるといえる。この点は福岡県からの報告でも同様の指摘がなされている[3]。鳥取県では現在，患者の急変時や短期入院が必要な際には，主治医である神経内科医やかかりつけ医が前述のネットワークの中で，急性期病院などで対応していることが多いように思われる。しかし，人工呼吸器装着患者の長期入院受け入れの問題などは，未解決のまま残っている。

重症難病患者の入院受け入れの難しい状況がすぐに改善されるとは考えられず，抜本的な対応策や安心して在宅療養が可能な仕組みを検討していく必要があると考える。

D. 筋萎縮性側索硬化症に対する取組み

鳥取県では，難病医療連絡協議会の設立当初より筋萎縮性側索硬化症をはじめとした重症難病の療養改善を重点課題として取り組んできている。同意を得た患者登録システムを構築し，さらに患者会の開催や参加，個別相談を随時行い，県内で療養中の患者の療養状態調査と改善に向けた体制づくりを進め，実施している。ここでは，平成17年度に筋萎縮性側索硬化症38例に対して施行した療養

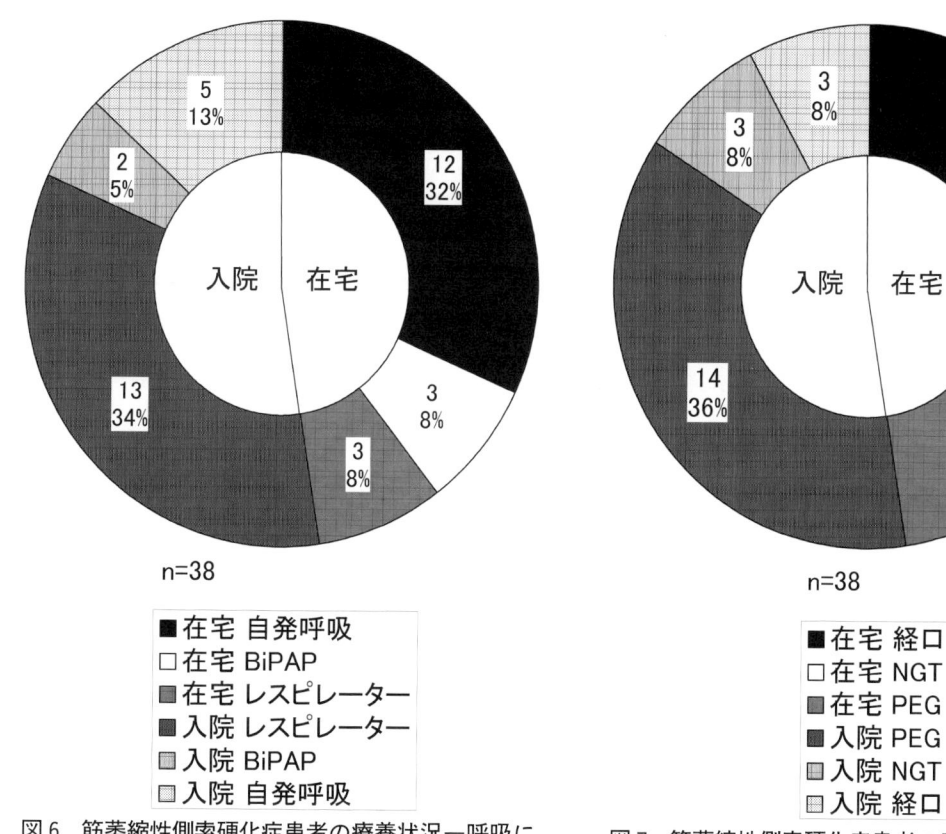

図6 筋萎縮性側索硬化症患者の療養状況—呼吸について

図7 筋萎縮性側索硬化症患者の療養状況—栄養について

状態調査とアンケート結果，および平成18年度に実施している訪問相談の一部を紹介する。

1）療養状況

療養場所は，在宅が18例，入院が20例であった。人工呼吸器療法者は在宅3例，入院13例の計16例，BiPAP使用患者は在宅3例，入院2例の計5例であった（図6）。胃瘻栄養患者は，在宅5例，入院14例の計19例，経鼻経管栄養患者は在宅1例，入院3例の計4例であった（図7）。

2）アンケート結果

19例（在宅6例，入院13例）より回答を得たアンケート調査結果によると，主介護者は，妻9例，娘4例，夫3例，息子，嫁が1例ずつであった（図8）。身体障害者手帳（図9）では1級が，介護保険（図10）では介護度5が最も多かったが，申請されていない例もみられた。障害年金受給者が6例と最も多かったが，公的経済援助なしとの回答も7例あった（図11）。病態や将来に対する不安，医療に対する不満，経済的支援などの意見が寄せられた。

図8 筋萎縮性側索硬化症患者の主介護者

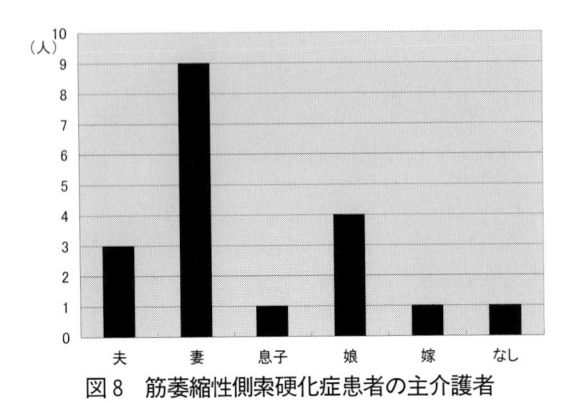

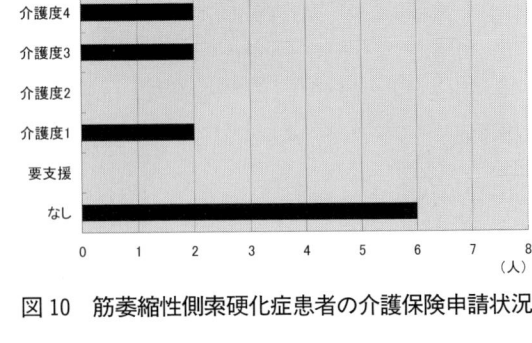

図10 筋萎縮性側索硬化症患者の介護保険申請状況

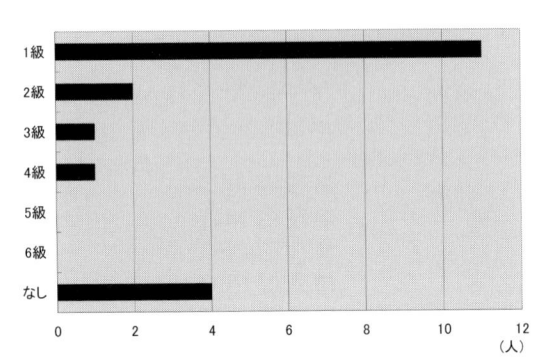

図9 筋萎縮性側索硬化症患者の身体障害者手帳取得状況

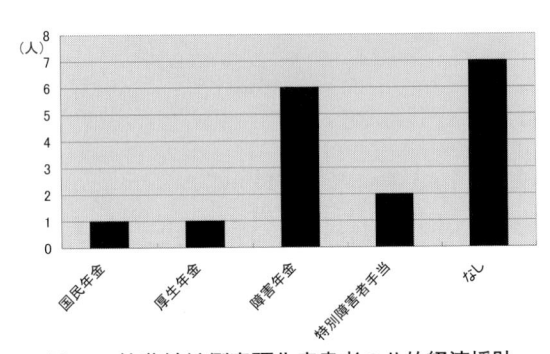

図11 筋萎縮性側索硬化症患者の公的経済援助

3) 訪問相談

平成17年度に実施した筋萎縮性側索硬化症患者を対象にし，了解が得られた後に訪問相談を実施した。病床あるいは家庭訪問時に，鳥取県福祉保健部が作成した「難病対策の手引き（暫定版）」に基づいて案内や説明をし，患者や家族より療養に対する意見・質問・不安や確認事項などを傾聴した。

多く寄せられた意見としては，病気の受容に関すること，治療法の有無について確認，県内の患者数，将来も含めた医師からの病状の説明不足，入院可能な医療機関情報，絶えず不安を感じているといった心理的なこと，

などが聞かれた。

E. 難病医療相談の将来

神経難病，特に重症となりうる筋萎縮性側索硬化症患者やその家族から頂く生の声からは，確定診断以降の病名告知やインフォームド・コンセント，その後療養を続けていく中のさまざまな場面で，医療従事者や行政関係者，周囲の人々からの理解不足や不親切，不謹慎な言葉や対応による不安や疲労，困惑を感じている様子が伺える。

いまだに治療法のない筋萎縮性側索硬化症

において，安心できる療養状況の構築を形成・維持していく上で，多くの職種が共通の理解のもとで取り組む必要があることは自明であるが，現時点で十分とはいえない。難病医療連絡協議会の相談員が，インフォームド・コンセントの段階から立会い，家族の不安や要望を主治医とは別の観点から吸収するとともに，その後の療養の中で関連する医療従事者や関係者との調整役を勤めることや，より住居に密接した地域の担当者と調整する橋渡しをするなどの連携が求められていることが示唆された。

ただし，少人数の体制では難病医療相談員自身のストレスも大きく[3]，ストレス・マネージメントに配慮するだけでなく，事例を通して経験を積んだ地域の担当者を少しでも多く育成していくことも急務であると考える。

謝辞

鳥取県難病医療連絡協議会の活動にご協力いただきました患者および家族，関係者の皆様，協議会の委員および関連病院，鳥取県医師会の先生方，鳥取県，県内の市町村および保健所の関係者の方々に深謝いたします。原稿をまとめるにあたりご尽力いただきました独立行政法人国立病院機構鳥取医療センター神経内科　岡田浩子先生，井上一彦先生，下田光太郎先生に厚く御礼申し上げます。

参考文献

1) 鳥取県難病医療連絡協議会．平成15年度活動報告書．2004
2) 鳥取県難病医療連絡協議会．平成16年度活動報告書．2005
3) 武藤香織，岩木三保，吉良潤一：難病患者に対する入院施設確保事業の現状と問題点　福岡県重症神経難病ネットワークの取り組みより．医療と社会．2000；10：145-57

8 神経難病の医療相談マニュアル
～難病医療専門員の医療相談マニュアルの作成に向けて～

岩木三保[1]，立石貴久[2]，成田有吾[3]，菊池仁志[4]，吉良潤一[2]　([1]福岡県難病医療連絡協議会，[2]九州大学大学院医学研究院神経内科学，[3]三重大学医学部附属病院医療福祉支援センター，[4]村上華林堂病院)

A. 背景とマニュアルの必要性

　厚生労働省の難病特別対策事業の一翼を担う重症難病患者入院施設確保等事業において各地方自治体の難病医療専門員が果たす役割はきわめて大きい。平成18年10月現在，難病医療専門員は，29県に36名配置されており，年々その数も増えてきている。それにもかかわらず，そのあり方についてはガイドラインがなく，難病医療専門員の資格，勤務体制，配置場所，業務内容などは自治体ごとに大きく異なっている。その業務にあっては，患者・家族への相談業務は重要な部分を占めると思われるが，相談業務の実態についての全国的な調査はなされておらず，マニュアルも存在しない。

　このような中，厚生労働科学研究費補助金難治性疾患克服研究事業『重症難病患者の地域医療体制の構築に関する研究班』において，平成17年度から"難病医療専門員の医療相談マニュアル作成プロジェクト"が編成された。

　本稿では，マニュアル作成のこれまでの経過を報告する。

B. マニュアルの方向性

　各自治体の難病医療専門員の業務，特に相談業務に焦点をあてて実態調査を行うとともに，望ましい相談業務のあり方をガイドラインとして呈示することを目指す。あわせて，これまでに各難病医療専門員が経験した困難事例を収集し，その対応を参考にして，個別的な対応事例としてまとめる。以上により難病医療専門員にとり実用的な「難病患者の医療相談に関するマニュアル」を作成する。

C. マニュアル作成のための調査

1) 報告書調査（平成17年度）

　各地方自治体の重症難病患者入院施設確保等事業の年次報告書を調査し，各地の難病医療専門員の業務内容，業務の中における医療相談の位置付けと比重，実際の医療相談の件

数と内容，対応等を明らかにすることとした。

平成17年度は予備的な報告書調査（7自治体）を行った。100％の自治体において，医療相談は難病医療専門員の主要な業務と位置付けられていた。年間計122～4,253件（平均1,309件）の医療相談業務が実施されていた。難病医療専門員1名あたり平均1,108件であった。主な相談者は本人，家族，保健師などであった。相談内容は，在宅療養に関すること，関係者間調整，告知やインフォームドコンセントに関することが多かった。

2）難病医療専門員実態調査
（平成18年度実施）

全国の難病医療専門員の業務や雇用状況の調査を行い，地域格差の実態把握と問題点を調べ，難病医療専門員の医療相談マニュアルにどのような内容を盛り込むか検討を行った。

看護職の国家資格を持っているものが91％を占め，64％の難病医療専門員は単独配置であった。'力を入れたいと思っている業務'と'実際に時間を費やしている業務'の差が大きかった項目は，『協力病院等の医療施設拡大』，『レスパイト入院先の紹介』，『医療相談』，『在宅療養患者に関する連絡や情報交換』の順であった。自由記載では，現行の雇用待遇に満足できていない，業務量が多く勤務時間が足りないので常勤を望む，相談相手がいない，自己の業務をどう評価したらよいのか分からないなどの声が聞かれた。

難病医療専門員の持つ資格・勤務体制・配置場所は，各県の実情に合わせ，異なっている。単独で配置されている者も多く，複数人数でも数が少ないため，休み等も取りにくく過酷な雇用条件で勤務をしている者も多い。また身近な相談相手がおらず，単独で事業を進めざるを得ない者も多いことが明らかになった。

3）難病相談・支援センター調査
（平成18年度実施）

他機関との連携のあり方を模索するため，難病相談・支援センターとの連携の実際や，期待される役割を調査した。約半数の難病相談・支援センターが難病医療専門員という職名を知っていた。難病医療専門員にして欲しい活動，強化して欲しいことについては，難病等に関する医療・福祉・社会資源などの最新情報の提供29件，レスパイト入院先の確保28件，長期入院先の確保26件，困難事例に対する調整や助言24件，在宅療養の調整21件の順に要望が多かった。

難病相談・支援センターの難病相談支援員とは，何らかの連携がとれていることが多いが，今後役割分担の明確化が望まれる。また難病相談・支援センター側からは，医療や社会資源の情報提供や，病床確保が望まれていることが明らかになった。

4）メーリングリストによる困難事例の収集（平成17年度実施）

本プロジェクト事務局の九州大学神経内科を中心に本プロジェクト班員，協力者，難病医療専門員が参加するメーリングリストを立ち上げた。平成18年10月時点の参加メンバーは48名である。これまでに難病医療専門員が関わった困難事例を13県より23件収集

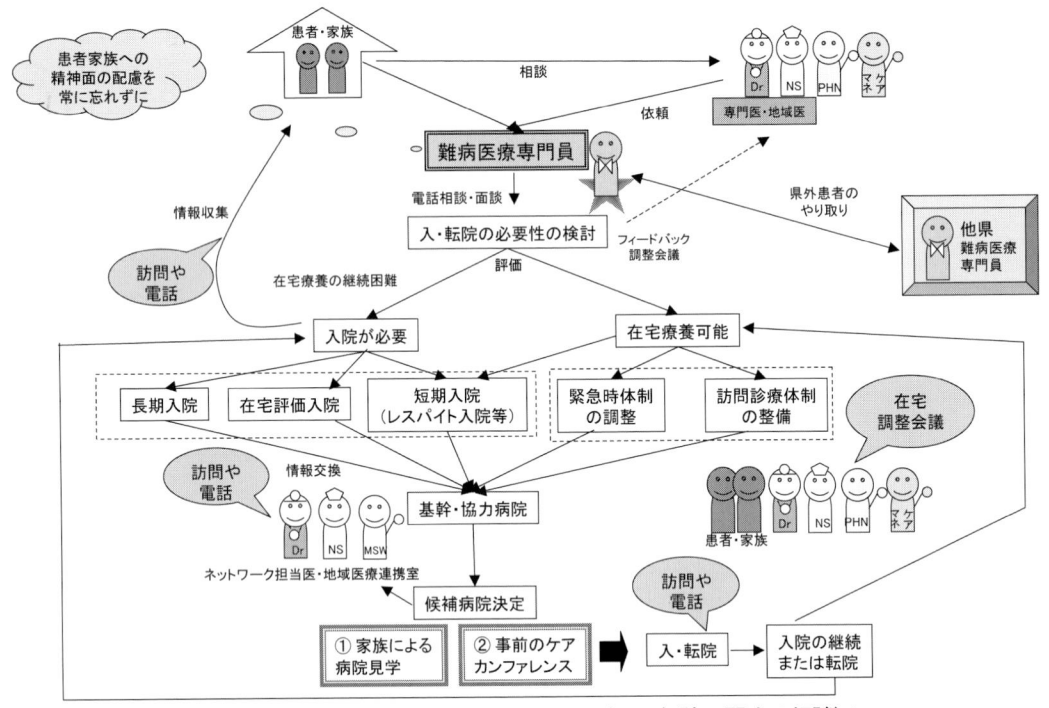

図1 難病患者医療相談フローチャート（入・転院に関する相談）[1]

した。収集した事例は，疾患別ではALSが69％と最も多く，気管切開，人工呼吸器装着例が突出して多かった。また内容から，介護負担，長期療養病院の確保，家族間内の諸問題，自己決定，認知・コミュニケーション能力などの問題解決の困難さが目立つように思われた。しかし事例の選択が各専門員の主観に委ねられていること，集計数が少ないことが問題点として挙げられる。今後さらに事例の集積を継続するとともに，個々の事例についての検討や選択基準についての議論が行われねばならない。

D. 医療相談のフローチャート（平成17年度実施）

メーリングリストを通じた意見交換，困難事例の収集を経て，相談者別（患者，家族，医療職，介護・福祉職），相談内容別に，難病医療専門員の対応の流れをわかりやすくフローチャートに示した（図1, 2)[1]。難病医療専門員が医療相談に対応していく過程では，他機関，他職種との連携が非常に重要である。今後はこのフローチャートを元に，関連職種との連携，関連職種の医療相談への関わりについても具体的な提言をまとめる予定である。

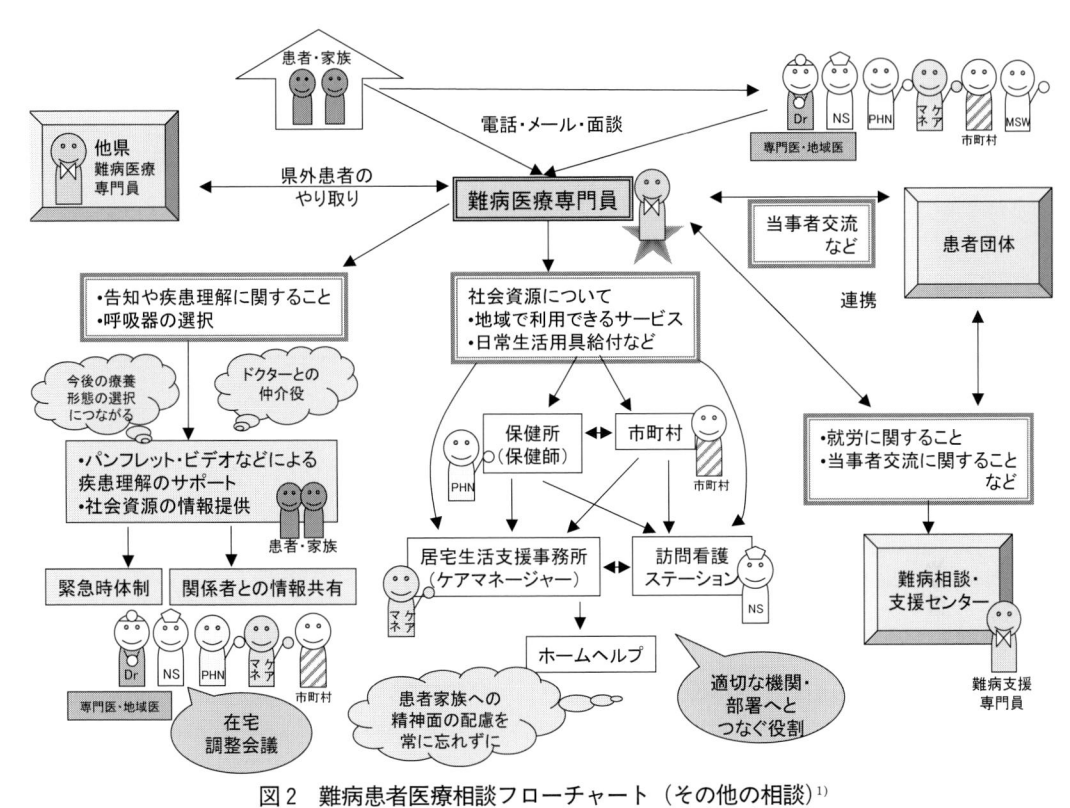

図2 難病患者医療相談フローチャート（その他の相談）[1]

E. 課題と展望

平成18年12月に，ワーキンググループによる検討会を開催予定である。今後具体的な内容検討に入り，平成19年度にかけて完成させる予定である。マニュアルには，単に医療相談への対応を述べるだけでなく，地域の病床確保，医療ネットワーク形成の指針を盛り込みたい。

またマニュアル作成に関連した課題として，難病医療専門員の業務環境や雇用待遇の違いから，モチベーションの差が出ることがないような体制作りがあげられよう。さらに難病医療専門員の評価や雇用の指針を併せて検討することが，コーディネーター職全般が抱える専門性という問題を解決する一助となることを期待する。

引用文献

1) 吉良潤一，岩木三保，菊池仁志：難病医療専門員の医療相談マニュアルの作成に向けて，厚生労働科学研究費補助金 難治性疾患克服研究事業 重症難病患者の地域医療体制の構築に関する研究班 平成17年度総括分担研究報告書より引用一部改変，93-97, 2006

9 遺伝子診断の重要性と注意点

阿部　康二（岡山大学大学院医歯薬学総合研究科 神経病態内科学（神経内科））

A. 神経難病と遺伝性

表1に神経難病の遺伝性についてまとめてあるが、遺伝性が稀か、あるいは遺伝性がないものを除いて考えると、常染色体優性遺伝性の疾患が多い。中でもハンチントン病や神経線維腫症は患者数自体は少ないが遺伝率が高く浸透率も高いので患者・家族の精神的負担は大きい。副腎白質ジストロフィー（ALD）やFabry病は遺伝率は100％であるが、伴性劣性遺伝性なので保因者である母親から50％の確率で男児に遺伝する。脊髄小脳変性症と筋ジストロフィー症は神経筋難病としては患者数が多い方であり、遺伝率も約30～35％と高いので日常診療上遭遇する機会が多い。遺伝性脊髄小脳変性症は2007年

表1　神経系難病の遺伝性と遺伝子診断

遺伝性のあるもの 疾患名	患者数(約人)	遺伝率(約%)	遺伝形式	遺伝子診断
ハンチントン病	700	100	常染色体優性	可能
神経線維腫症	2,000	100	常染色体優性	ほぼ可能
ALD, Fabry病	2,000	100	伴性劣性	ほぼ可能
脊髄小脳変性症	18,000	35	常染色体優性が多い	ほぼ可能
筋ジストロフィー症	20,000	30	伴性劣性，常染色体優・劣性など	ほぼ可能
パーキンソン病	150,000	5	常染色体劣性・優性	ほぼ可能
筋萎縮性側索硬化症	7,000	5	常染色体優性が多い	20％で可能
アルツハイマー病	150万	5	常染色体優性	ほぼ可能
アミロイドーシス	1,000	（一部家系）	常染色体優性	ほぼ可能

遺伝性が稀なもの
　　パーキンソン病類縁疾患（PSP, CBD, SDS），多系統萎縮症，ベーチェット病，SLE，PN，プリオン病，SSPE，てんかん，West症候群，モヤモヤ病，水頭症，後縦靭帯骨化症
遺伝性がないもの
　　重症筋無力症，多発性硬化症，多発筋炎，皮膚筋炎，HAM，スモン，水俣病

表2 神経難病のDNA診断

1) triplet repeat expansion
    PCR＋agarose gel（異常の検出）
    PCR＋DNA sequence（リピート数の決定）
    Southern blot analysis（巨大リピートの場合）
2) point mutation
    PCR-RFLP（既知異常の確認診断）
    ASO（既知異常の確認診断）
3) deletion or duplication
    PCR
    Southern blot analysis

表3 遺伝子診断の実際

1) 家族歴の聴取
2) informed consent の取得
3) 検査検体の採取（末梢血，絨毛細胞，臍帯血，羊水細胞など）
4) 遺伝子DNAによる診断
5) 診断告知の問題
6) 発症前診断の問題

2月現在でSCA 1-29型まで知られているが，日本ではSCA 3, 6, 1型，DRPLAなどが良く見られる。筋ジストロフィー症の約70％を占めるDuchenne型は遺伝子が巨大であるため，その1/3が突然変異による遺伝子欠失であり注意を要する。

B. 神経難病の遺伝子診断とその実際

神経難病の遺伝子診断に当たっては，その遺伝子変異によって検出方法が異なる。表2に示すように脊髄小脳変性症のようにいわゆるtriplet repeat expansionが原因の場合は，遺伝子DNAをPCR（polymerase chain reaction）法にて増幅した後，agarose gel電気泳動により異常の有無を検出することができる。リピート数の決定には続いてDNA sequenceを行うが，もし筋強直性ジストロフィーのような巨大リピートの場合にはSouthern blot解析を行うこともある。遺伝子変異が点突然変異（point mutation）の場合にはPCR-RFLPやASO（allele specific oligonucleotide hybridization）などにより既知異常の確認診断をすることが可能である。また遺伝子変異が欠失あるいは重複（deletion or duplication）の場合は，PCRあるいはSouthern blot解析が有用である。

遺伝子診断の実際は表3に示すような手順で，まず患者あるいは検査希望の未発症者から家族歴を聴取した後にその検査の目的や意義，方法，結果の告知希望の確認，遺伝相談の存在とその意義などについて十分な説明を行い理解を得た上で，通常末梢血を採取する。発症前診断についてのインフォームドコンセントの取得に当たっては，今日では特に文書での同意が重要とされつつある。血液成分としては白血球のみが核DNAを持っているので，通常まず採血された血液から白血球を分離し，得られた白血球よりDNAを抽出する（全血液から直接DNAを抽出する場合もある）。MELASやMERRFのようなミトコンドリア脳筋症の場合も，同様の方法でミトコンドリアDNAを抽出できる。

図1にtriplet repeat伸張による神経難病の例として，球脊髄性筋萎縮症（SBMA），ハンチントン病（HD），脊髄小脳変性症（SCA，DRPLA）についての正常repeat数と病的伸張repeat数について分かりやすく

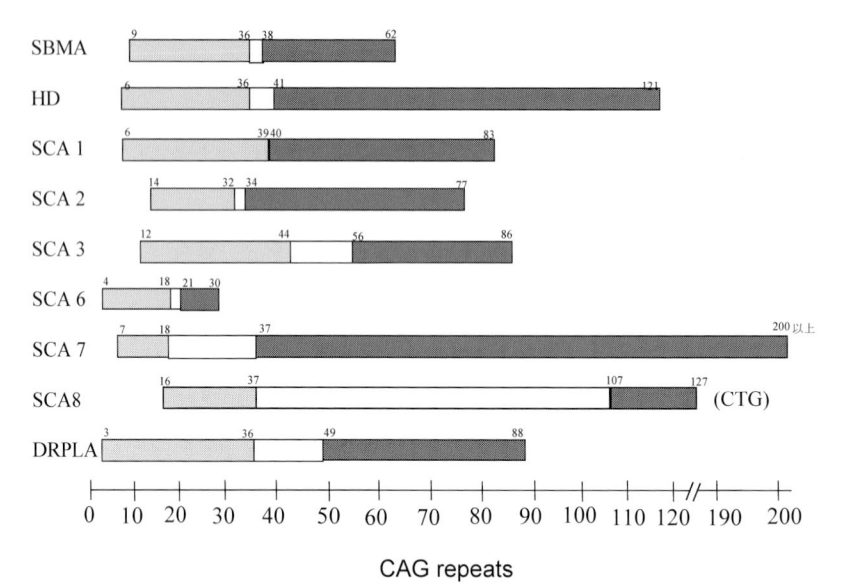

図1 神経難病における triplet repeat 数

並べてある。興味深いことにどの疾患であっても通常 CAG あるいは CTG repeat が30超までは正常であるが，40ぐらいから病的伸張となっていることが分かる。唯一の例外として SCA 6 については，膜蛋白のチャンネル蛋白なので，少数の伸張によっても病的となるものと考えられる。

いずれにしろこのようにして得られた遺伝子診断の結果は，告知希望者に告げられる。診断されても告知を希望せず保留する人の場合は，結果は本人が希望するまで告げられない。筆者のこれまでの経験では，ほとんどの患者は診断の結果の告知を希望し，また実際に告げられ，発症前診断の場合もほとんどの場合は告知を希望した。しかしながら常染色体優性遺伝で浸透率がほぼ100％の疾患では，遺伝子診断での陽性結果が直ちに将来の発症の可能性の指摘につながるため，特に発症前の遺伝子診断には慎重さが望まれる。

C. 遺伝子診断の倫理的側面

SCA の遺伝子解明により原因が明らかとなり，遺伝子レベルで診断が可能となってきてはいるが，その反面今のところまだ効果的な治療法は確立していないのが現状で，今後数年以上（？）はこういう状態が続くものと考えられる。既に発症している患者に対する遺伝子診断においても通常の臨床検査の場合と異なり慎重さが要求されるが，このような場合は患者本人の正確な臨床診断や病態のより正確な把握が治療のために必要となるのであるから，倫理的にもあまり問題とはならないであろう。しかしながら遺伝子診断を希望する未発症者に対する発症前診断や胎児診断については幾つかの重要な倫理的問題を含んでいる。遺伝性疾患を親に持つ場合，子の心情は複雑であり，不安や恐怖，緊張，憂鬱，

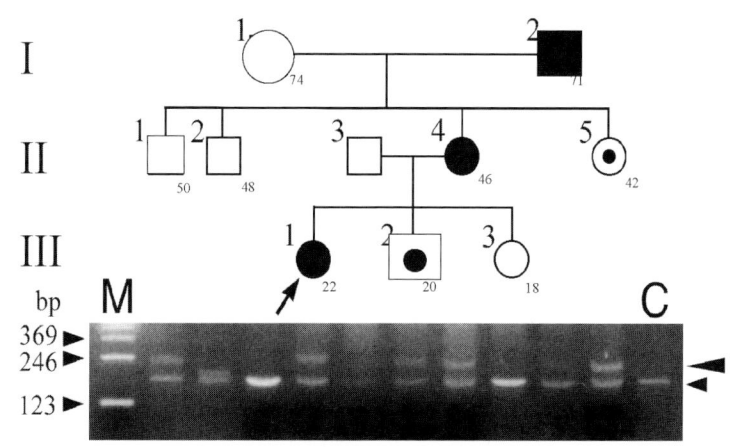

図2　遺伝性神経難病の遺伝子診断例

精神的動揺，不眠，不確実性への苛立ち，場合によっては他人への羨望や自己否定に至るまで種々の精神的苦痛が存在するものと推定される。このような場合に，もし結果が陰性であれば本人自身はこの疾患による懊悩からは解放されるであろう (escapee)。

しかし仮にこのような場合でも，もし一緒に検査を受けた自分の家族が陽性の結果であった場合などは複雑で，事態は自分自身の陰性結果というだけの単純なものではない。図2にその実例を示す（プライバシー保護上，家系図を一部改変している）。この家系では3世代で3人の患者（祖父，母，本人＝矢印）が発症しているが，本人の叔母と弟が未発症キャリアーと考えられ，将来発症する可能性が高いと考えられる。図2下のゲル電気泳動を見ると，近接した正常バンドが2本あるいは1本に重なってみえる（小矢印）の祖母や父に対して，患者である祖父と母，本人（矢印）およびキャリアーである叔母と弟においてはCAGリピートの増大によるバンド（大矢印）が見える。レーンMはDNAサイズマーカーを示し，レーンCは正常対照者を示す。

D. 遺伝相談の重要性

神経難病を臨床遺伝学的立場から考えると，常染色体優性遺伝や劣性遺伝をする疾患も多いため，日常臨床の場でも遺伝に関する問題への対応は重要である。しかし全国的に見ても，このような神経難病に対する本格的な遺伝相談 (genetic counseling) の体制は不十分で遺伝相談カウンセラーの育成と普及など今後の整備が求められている。遺伝相談に際しては，正確な診断のもとにその疾患の遺伝的情報や疾患に関する遺伝的分析を提供し，当事者の社会的条件や環境を考慮しながら当事者との対話過程によって理解を深めていくことが重要で，実際の遺伝相談内容としては表4に示すような項目が挙げられる。すなわち正しい遺伝学的知識に基づく情報の提供に始まり，クライアントの自由意志を尊重しつつ遺伝相談外来への訪問や結婚・妊娠・出産の決断，遺伝子診断を受けるかどうかの

判断，遺伝子診断結果の評価の過程で，カウンセラーによる心理的支援が大切であり，クライアントのプライバシー保護に配慮しつつおこなう[1~3]。

筆者らは1992年から全国的にもユニークな「神経疾患の遺伝相談外来」を開設しこのような問題に対処してきている[4]。また1994年からは医学部倫理委員会から許可を得て発症前診断を行っているが，この場合はあくまでも本人の自発的な意志に基づく場合に限り20歳以上を対象としている。これまで種々の神経疾患における遺伝相談が行われたが，近年は直接遺伝子診断に関連した相談も増加している。これらの相談の中で，脊髄小脳変性症の遺伝子診断前後における不安と抑うつのスコア調査と遺伝子診断そのものに関するアンケート調査を行ったところ，遺伝子診断を受けた総数94名のうち62名（66％）からアンケートの協力を得ることができ，このうち患者は37名であり，発症前診断は25名であった[4]。

この調査では脊髄小脳変性症患者は未発症者より不安・抑うつの基礎スコアとも有意に高かった。一方，未発症者の発症前診断のうち陰性結果であった場合に不安スコアが改善したことは予想された通りであったが，意外なことに発症前診断が陽性結果であった場合でも不安スコアも抑うつスコアも有意の変動を示さなかったのである。このような驚くべき事実は，同時に行われた遺伝子診断に関するアンケート調査でも裏付けられた。すなわち患者は遺伝子診断の受診と結果の告知に満足しており後悔はしていない。また発症前診断で陰性であった人は，予想通り診断に好意的に満足していたのに対して，発症前診断で陽性（発病遺伝子を保持）との結果であった受診者もやはり診断して良かったと答えていたのである。このような結果から，遺伝子診断そのものが心理的悪影響を及ぼしていないこと，また仮に発症前診断の結果が陽性であった場合でも必ずしも後悔せず，診断結果を受容していることが窺われた。

これまで確率による危険率の推定が主な内容であった遺伝相談は，遺伝子の解明によって新しい対応が求められている。発症前診断で陰性であった人は通常もう二度と自分自身の問題として遺伝相談にくることはないが，陽性であった人のその後の注意深い心理的また臨床的ケアや経過観察の必要からますます遺伝相談の重要性が増してくるものと考えられる。

表4　遺伝相談の重要項目

1) 正しい遺伝学的知識に基づく情報の提供
2) クライアントの自由意志を尊重する
　　遺伝相談外来への訪問
　　結婚・妊娠・出産の決断
　　遺伝子診断を受けるかどうか
　　遺伝子診断の結果をどう評価するか
3) カウンセラーによる心理的支援が大切
4) クライアントのプライバシー保護（秘密厳守）
5) 遺伝相談カウンセラーの育成と普及

参考文献

1) 大倉興司：類遺伝学入門（医学書院）第3版，1987
2) 大倉興司：遺伝性疾患への対応（講談社）第2版，1991
3) Reed SC. A history of genetic counseling. Soc. Biol. 21 332-339. 1974
4) K. Abe and Y. Itoyama : Psychological consequences of genetic testing for spinocerebellar ataxia in the Japanese. Eur. J. Neurol. 4 593-600. 1997

第Ⅳ章

神経難病在宅療養現場の現状と解決課題

1 神経難病患者に対する在宅医療福祉体制の現状と課題 ―― 241
2 神経難病患者の現状と地域・在宅支援 ―― 247
3 神経難病在宅療養現場と解決課題：勤務医の立場から ―― 253
4 開業医／在宅療養支援診療所の立場から ―― 260
5 神経難病患者のQOLの特徴と課題 ―― 269
6 神経難病のQOL評価から緩和ケアについて ―― 276
7 パーキンソン患者家族の立場から ―― 284
8 ALS患者家族の立場から ―― 290
9 認知症家族介護の現状と解決策 ―― 293
10 レスパイト入院の現状と課題 ―― 297
11 脳卒中後遺症による寝たきり介護の問題点と解決課題 ―― 303

1 神経難病患者に対する在宅医療福祉体制の現状と課題

紀平為子（公立大学法人　和歌山県立医科大学神経内科）

神経難病は医療依存度が高い疾患であるが，長期入院可能な病院が少ないこと，あるいはQOL向上のためなど種々の理由で在宅療養を選択する事例が多くなっている。それに伴い，さまざまな問題が生じている。本稿では，このような神経難病患者を取り巻く社会的状況の中で在宅療養支援体制の現状と課題について考察する。

A. 神経難病患者の在宅医療福祉体制の現状

難病患者への支援システムとして，**表1**に示すような公的支援に加え，各都道府県に地域医療体制が構築されつつある。難病患者が安定した療養生活をおくるために必要な事柄として，1：住み慣れた土地で最適な専門医療が受けられる，2：緊急や必要時には入院体制が準備されている，3：患者・家族・介護者・医療・福祉担当者がいつでも正確な情報を共有でき，介護技術の研修を受けられる，4：療養生活にQOLを保つ工夫がなされているなどが挙げられる。このような支援を目標に厚生労働省による施策が実施されてきた[1]。

平成11年には厚生労働科学研究費特定疾患対策研究事業で「重症難病患者入院施設確保事業」および「地域支援ネットワークの構築に関する研究班」研究が発足した。平成13年には全国都道府県に「地域支援ネットワーク」が構築あるいは準備され，平成17年度までにほぼ全国都道府県に設立されてきた。拠点病院，専門病院，地域の最前線の医療施設，行政，保健所など関係機関の連携を密に行う医療ネットワークが稼働を始めている。難病支援のキーパーソンである難病専門員も約50％に配置され，県や保健所・市町村の参加による支援体制構築はほぼ70％の達成をみたと報告されている[1,2]。さらに「難病相談・支援センター」設立事業が平成17年度までに開始された。このように神経難病の在宅療養に関する社会資源や医療環境の整備は整いつつあり，内容の充実が次の課題と考えられる。

和歌山県では，全国都道府県での支援ネットワーク設立とほぼ同時期，平成13年度から神経難病支援ネットワーク設立準備会が開催され，平成14年7月7日「和歌山神経難病医療ネットワーク（和歌山医療ネット）」

神経難病に対する社会的資源

	申請窓口	
特定疾患治療研究事業	所轄保健所	
介護保険制度	住居地の市町村役場	
身体障害者手帳	住居地の福祉事務所	
支援費制度	住居地の市町村役場	

	実施主体	事業の名前
難病特別対策推進事業	地方自治体	重症難病患者入院施設確保事業
		在宅療養支援計画策定・評価事業
		訪問相談事業
		医療相談事業
		訪問指導事業（訪問診療）

	実施主体	事業の内容
難病患者等居宅生活支援事業*	地方自治体	ホームヘルプ
		短期入所
		日常生活用具給付
		ホームヘルパー養成研修

*介護保険法，老人福祉法，身体障害者福祉法による施策としても同様の事業が行われている。これらの事業に該当する場合は対象から外される。

が発足した。和歌山神経難病医療ネットワーク連絡協議会では保健所保健師や市町村保健師，協力医療機関，福祉関係者などと療養困難例のケアカンファレンスを実施してきた。そのなかで，在宅医療におけるいくつかの問題点と課題が浮かび上がってきた。和歌山での神経難病医療ネットワーク活動上で明らかになった課題を次に考察したい。

B. 在宅療養困難であった筋萎縮性側索硬化症（ALS）事例の検討

1. 和歌山県の地域的特性

和歌山県は従来からALSの多発が知られ，特に県南部では高い発症率と有病率が認められている。これまで和歌山県立医科大学神経内科では，県内の医療機関および県内訪問看護ステーションを対象にALSのアンケート調査と療養調査を実施してきた。

和歌山県内のALS症例数は，郵送法によ

るアンケート調査と主治医への聴き取り調査によると111例（男性66例，女性45例，平成16年10月1日現在），有病率は10.4/人口10万人当たり（男性13.0，女性8.0）であった。一方新宮保健所古座支所管轄地域での粗有病率男性42.2/人口10万人当，女性14.5と高値を認めた[3]。

和歌山神経難病医療ネットワークで実施した県内医療機関における神経難病の医療調査では，協力病院は県北部と中部に多く分布し，南部にはきわめて少ない状況であった。本県では患者数に比し入院可能施設やショートステイ可能施設がいまだ少ない状況である[4]。県内の訪問看護ステーションもまた県北部と中部に集中し，県南部地域では新宮市を含めて2施設のみと著しく不足していた。平成15年に行った県内訪問看護ステーション89施設を対象としたALSの訪問看護に関するアンケート調査（52施設から回答，回収率58％）では，ALSの訪問看護を実施している施設は36施設，ALS患者数43名であった。これは県内全ALS患者の38.1％にあたる。在宅で気管切開人工呼吸器装着例の訪問看護を実施している事例は16例で気管切開施行後入院療養に移行した例が3例認められた。県南部では，ALSの在宅看護経験があると回答したステーションはなく，気管切開実施患者の在宅療養は皆無であった。

2．事例紹介

登録ALS患者の入転院調整が本ネットワークの重要な業務であるが，調整困難な事例にしばしば遭遇した。在宅療養への移行や転院調整が困難であった例と転居後在宅療養可能となった1例につき以下に経過と問題点を検討した。なお個人情報保護のため一部内容を変更している。

症例1：66歳，男性：1990年下肢脱力が出現，1995年胃瘻造設され，1996年呼吸困難のため気管切開人工呼吸器が装着された。その後一旦は在宅療養を開始した。介護者である妻66歳は慢性疾患で通院中のためレスパイト入院を利用することがあった。レスパイト時には使用機器の変更や看護方法，意志疎通の方法などが微妙に異なったことから患者への身体的精神的負担が増えたという。1999年12月夫のレスパイト入院中に機器変更に伴うトラブルが発生したことをきっかけに，妻に在宅療養に対する強い恐怖感が残った。以来妻が付き添って入院治療を継続することとなった。本例では介護者が慢性疾患を持っていること，またレスパイト時の病態把握や看護の連続性が問題となった。

症例2：76歳，女性：73歳時に上肢の脱力が出現し，75歳頃から息苦しさが出現した。80歳の夫と二人暮らしで在宅療養中であった。2名の子どもたちはそれぞれ他府県に居住している。76歳になって喀痰が多くなり，呼吸困難が急速に増悪した。疾患の説明は本人と夫になされていたが通院中には呼吸器装着について本人の意思は明確には表明されなかった。76歳時，呼吸が苦しいと夫に連れられ救急受診，家族の強い希望により挿管された。その後気管切開人工呼吸器装着，胃瘻造設後入院治療となった。本患者は呼吸器を装着されたことに納得していない様子が窺われ，療養意欲が低く文字盤での意志疎通にも消極的な態度が続いた。夫は高齢のため夜間の呼吸器の管理や吸引，体位変換の

介助ができなかった。この地域には消防署がない上に，居宅への道路が狭く救急車両が入らないなどもあり，夫は在宅療養には強い不安感を示した。子供らも母を引き取っての在宅療養は生活上困難として近隣の病院に転院を希望したが，見つからないまま遠方の病院での闘病を続けている。

症例3：60歳，男性：59歳の冬に下肢脱力が出現し，同年4月に右上肢脱力，9月に呼吸困難が進行し某病院でALSの診断を受けた。主治医は本人と家族に告知し希望により気管切開，人工呼吸器装着を実施した。その後地域の病院へ在宅療養を前提として転院した。家族は妻54歳と長男，次男の3名で，妻は通院中で，長男は会社員，次男は学生であった。長男は父親のQOLのために在宅療養を強く希望し，療養環境の整備に積極的に行政に働きかけた。しかし医療スタッフとのケアカンファレンスで提示された在宅介護プランは家族の思いとは大きくかけ離れていた。家族は，必要な介護は全て公的に確保でき，自分たちの生活もこれまで通り続けられると考えていた。想像していたより大きい家族の負担に「こんなに大変ならとても家につれて帰れない」と落胆し，本人も投げやりな態度を示すことが多くなっていった。一方医療者側も患者や家族の希望を知り実現するための努力をしたが功を奏しなかったことに無力感や挫折感が残った。本事例の問題点として，在宅療養での家人の負担が予想以上に多いこと，「家に連れて帰りたいができない」という罪責感を家人が強く感じたことなどが挙げられる。

症例4：次に在宅移行が可能であった症例（48歳の男性）を提示する。本例は，45歳時の春に右手の脱力に気づき，同年10月に構音障害が出現した。翌年6月に診断確定され，本人と妻に病状説明がなされた。出身地での療養を希望し一旦故郷である本県南部地域に転居したが，在宅療養困難となり再度S市に転居した。この時本人は抑鬱的で療養意欲が低く人工呼吸器装着には拒否的であった。妻も介護の自信が持てず心配が先に立っていた。S市でチーム医療体制の理解が進むにつれ，子供の成長をみたいと療養意欲が高まった。人工呼吸器と胃瘻を造設し現在S市で在宅療養中である。妻は41歳，小学生の子供と3人暮らし。拠点病院，在宅主治医，訪問看護ステーションの連携で2005年8月から在宅療養となった。在宅主治医や訪問看護師らの熱意により最近は故郷への一泊旅行や難病相談会への出席など外出の機会も増えている。

3. 療養上の問題点と今後の課題

上記の事例において在宅療養が困難であった理由として以下のことが考えられた。まず生活環境として，道路事情や住宅の立地状況による住居へのアクセス困難，通院時の送迎や搬送手段が得られない，また緊急時や災害時に救急対応ができないことが大きな問題点である。次に医療資源面で訪問看護ステーションが少ない，ALSの在宅支援の経験がない，専門医がいないことが理由であった。介護者側の問題点として，1：介護者が高齢あるいは疾患を持っていること，2：過疎化によるマンパワー不足，3：介護手技や医療機器の技術習得の問題，4：仕事や育児と介護の両立が困難，5：経済的理由，6：在宅介護にかかる家人の負担が大きすぎること，7：

介護者のQOLの低下などが挙げられた。入院療養についても，意志疎通の困難さや疾患受容の困難に由来すると考えられる医療不信，看護負担の増大，および介護者の付き添いを入院の条件とした長期療養などの問題点が認められた。一方，在宅移行可能であった事例では，1：介護者の年齢が若く，複数の介護担当者を確保できたこと，2：ALSについて看護経験のあるケアチームを組織可能であったこと，3：高い療養意欲が持続できたこと，4：交通事情など住宅環境が適していたことが挙げられた。

療養生活でのQOLの保持が次に重要な課題である。上記の療養困難例では患者との意志疎通手段としてコンピュータや簡易会話補助装置の使用例が少なく，唇の動きを読むことや文字盤の使用によることが多かった。看護上の問題点を検討するため，本医療ネットワークでは看護師，保健師，ケアマネージャーを対象にアンケート調査を行ってきた。その中で看護上困難を感じる点は体位変換や吸引，排泄介助の頻度が多いこと，および看護者の腰痛など身体的苦痛が多く挙げられた。また患者と介護者（家族）への精神的サポートに困難を感じる，緊急時の対応に困ったなどの回答が得られた。看護・介護上必要な備品の整備状況については，電動ベッド，自動寝返りベッド，意思伝達装置，多機能車椅子，搬送用車，ウォータマット，体位変換・移動用リフト，自動ページめくり書見台などの希望が多かった。これらのうちすでに利用されているのは，電動ベッド（約90％），意思伝達装置（約半数）のみでその以外はほとんど設置されていなかった。意志疎通の手段としては，文字盤33％，唇の動きを読む33％，瞬き31％，コンピュータ17％，筆談11％が挙げられ，高齢の患者では文字盤，唇の動きを読むことがほとんどであった。意志疎通のための機器は補助により購入しやすくなったとはいえ使用訓練が進まず実用に耐えないとの訴えがあった。患者や家族をはじめ医療スタッフの研修や技術的な支援がいまだ十分とはいえない。

在宅療養困難事例の検討から今後の課題として，まず診断確定早期から病状説明を十分に行い，患者と家族の意志決定をサポートするとともに，家族の介護力や地域の医療チーム体制など在宅療養が可能かどうかについて事前の評価が十分なされる必要があると考えられる[2]。次に後方ベッドやレスパイト入院，ショートステイ先の充実，緊急時の24時間往診体制や搬送手段の確保，マンパワーを増やすためのボランティアの活用，家人とともに入所できる施設やグループホームなどのケア施設の充実など今後の課題と考えられた。

今後さらに地方では過疎化と高齢化がすすみ，長期入院先の確保はますます困難な状況と推測され，介護依存度の高いALSなど神経難病患者の在宅療養はますます深刻化すると考えられる。一方，都会でも医療・社会資源の供給不足が危惧されている[5]。在宅人工呼吸器装着ALS患者の外出時インシデントの検討では，呼吸器システムによる問題が最も多く，次に人的な問題，なかでも居住空間の狭さや介護者の介護技術に関連した問題，療養者と支援者の疲労や注意力の低下に対する支援，特に不測の事態発生時の対応能力が重要とされた[6]。介護・看護スタッフの育成と緊急時をふくめた能力向上が特に重要であ

ることから，研修受け入れなど専門病院と地域病院との連携を深め，難病医療スタッフの育成に力を入れる施設が増えつつある。熱意のあるスタッフの連携で定期的なレスパイト入院を繰り返して在宅療養がスムーズに継続している例が報告されている[7]。海外でもALS患者の療養について1988年と2002年の比較で，入院療養は減少傾向を示し，自宅でのhealth/hospice care（14.0％から18.2％へ）特に長期療養施設への移行（13.2％から27.9％へ）の比率が増加する傾向が示された[8]。

まとめ

神経難病患者の在宅療養における現状と課題を考える中で，患者と家族の支援のため地域におけるネットワークシステム構築と専門医療情報提供の包括的システムの重要性，さらに短期・中期レスパイト対応の地域協力病院を含めた施設ケアと長期療養病院・施設の拡充が必要と強調されている[1,5]。長期にわたる安定した療養のため，個々の患者・家族に適した療養形態を選択できることが重要と考えられる。今後，多方面の施設拡充やスタッフ育成を含めた地域の医療・社会資源のさらなる整備が課題と考えられた。

参考文献

1) 木村格：特定疾患の地域支援体制の構築に関する研究．厚生労働科学研究費補助金難治性疾患克服研究事業「特定疾患の地域支援態勢の構築に関する研究（主任研究者　木村格）平成16年度研究報告書, pp 17-23
2) 伊藤道哉：神経難病領域における事前指示～調査結果を中心に～」第2回日本難病医療ネットワーク研究会機関誌, 2, 2005
3) T Kihira, S Yoshida, M Hironishi, K et al.: Changes in the incidence of amyotrophic lateral sclerosis in Wakayama prefecture, Japan. ALS and Other motor neuron disorders. 2005 ; 6 : 155-13
4) 紀平為子, 西嶋和代, 近藤智善：平成16年度和歌山神経難病医療ネットワークの活動と療養困難なALS例について．厚生労働科学研究費補助金難治性疾患克服研究事業「特定疾患の地域支援体制の構築に関する研究（主任研究者　木村格）」平成16年度研究報告書, pp. 143-148
5) 林　秀明：TPPV在宅呼吸療養ALS患者の療養継続に伴う問題．厚生労働科学研究費補助金難治性疾患克服研究事業「特定疾患の地域支援体制の構築に関する研究（主任研究者　木村格）」2002-2004年度総合研究報告書, pp. 75-76
6) 水野優季, 小倉朗子, 川村佐和子：Risk management of ALS patients who depend on home mechanical ventilation (HMV) while away from home. Gan To Kagaku Ryoho. 2004 ; 31 : 214-216
7) 近藤清彦：神経難病のケアと問題点—ネットワークを利用して．臨床神経 2005 ; 45 : 991-993
8) Dubinsky R, Chen J, Lai SM.: Trends in hospital utilization and outcome for patients with ALS : analysis of a large U.S. cohort. Neurology 2006 ; 67 : 777-780

2 神経難病患者の現状と地域・在宅支援

森　貴美（岡山県保健福祉部医薬安全課）

A. 岡山県の概要

　岡山県の面積は約7,112平方km，市町村合併も進み，平成18年3月末現在29市町村（15市12町2村）となり，人口は195万4919人，世帯数は75万127世帯である。

　また，岡山県は山陽道の中央に位置し，東は兵庫県，西は広島県に隣接している。南は昔より水運に恵まれた瀬戸内海に臨んで四国に，北は山陰地方と接し，中四国地方の交通の要衝として古くから重要な位置にある。これらのことは，古代から，大和地方と並んで古代吉備の文化発祥の地として栄え，現在に至るまで多様な産業，経済，文化の振興に大きく寄与してきた。

　指標からみた岡山県の状況を表1に示す。

B. 岡山県の特定疾患患者の状況

　岡山県における平成18年3月末現在の特定疾患治療研究事業医療受給者証交付者数は11,001人である。年々増加の一途をたどり約10年間で倍増している。それに伴い医療費の公費負担額も増加している。受給者証交付者数と公費負担額の推移を図1に示す。

　また，難病情報センター[1]によると特定疾患医療受給者証交付状況は，平成14年度末対人口10万人比全国平均414.35，岡山県522.73（全国第3位）となっており全国的にみても交付者数の多い地域と言える。

　特定疾患医療受給者証交付者数の多い順に上位5疾患と神経難病の数および平成17年

表1　指標からみた岡山県の状況　　　　（平成16年10月1日現在）

	病院一般診療所数	国民医療費（億円）	医師数（人口10万人比）	小児科医数（年少人口10万人比）	看護職員数	高齢化率	合計特殊出生率
岡山県	1,809	5,453	246.3	92.1	23,409	22.0	1.38
全国順位	15	29	8	13	16	23	17
全国平均			201.0	82.8		19.5	1.29

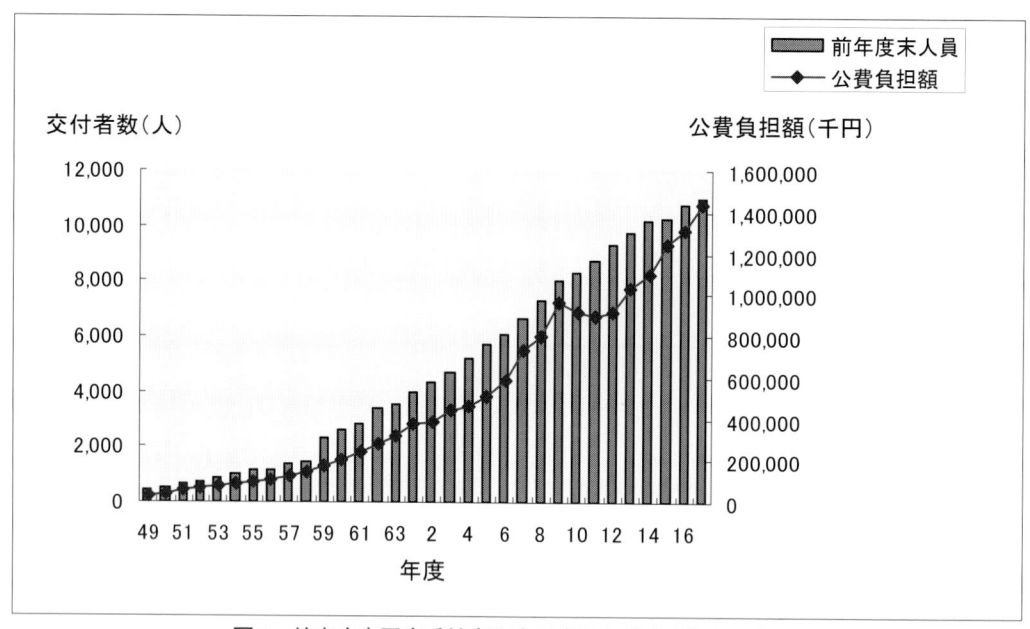

図1 特定疾患医療受給者証交付者数と公費負担額の推移

度中の新規交付者数を表2に示す．岡山県は，全国の上位2疾患群の順位が逆転しており，神経難病のパーキンソン病関連疾患が第1位，潰瘍性大腸炎が第2位となっている．上位3疾患群について性・年齢階級構成図を図2〜4に示す．各疾患における交付者構成の特徴がうかがえる．

また，小児難病と言われる小児慢性特定疾患治療研究事業の医療券交付者数は，平成18年3月末現在で1,791人である．そのうち，神経・筋疾患は42人（2.35％）でWest症候群がその多くを占めている．

C. 岡山県の難病対策の概要

岡山県の難病対策については，国の考えを基本とし，都道府県が担うべき対策である①医療費の自己負担の軽減，②地域保健医療の充実・連携，③QOLの向上を目指した福祉施策の推進を3本柱として推進している．

難病対策については，患者・家族のQOLの向上を目的として，患者ニーズも踏まえた保健・医療・福祉の連携のとれた総合的な施策を地域保健サービスの提供機関である保健所を中心に推進を図っている（図5）．

D. 岡山県の在宅療養支援の現状と課題

岡山県には，中核市である岡山市と倉敷市には市保健所，その他の地域には県管轄の9保健所がある．県内11保健所における筋萎縮性側索硬化症患者の医療サービス状況の調査を平成17年12月1日現在で実施した．そ

表2 医療受給者証交付者数　（平成18年3月末現在）

順位	疾患群名	交付者数	（％）	平成17年度中新規交付者数
1	パーキンソン病関連疾患	1,619	14.72	288
2	潰瘍性大腸炎	1,474	13.40	173
3	全身性エリテマトーデス	781	7.10	40
4	後縦靱帯骨化症	780	7.09	111
5	強皮症・皮膚筋炎および多発性筋炎	742	6.74	72
10	ベーチェット病	321	2.92	19
12	脊髄小脳変性症	307	2.79	42
15	重症筋無力症	264	2.40	25
17	スモン	205	1.86	1
21	多系統萎縮症	161	1.46	28
22	多発性硬化症	159	1.45	13
23	筋萎縮性側索硬化症	130	1.18	30
30	神経線維腫症	42	0.38	6
34	ハンチントン病	19	0.17	2
36	アミロイドーシス	18	0.16	7
39	副腎白質ジストロフィー	6	0.05	0
41	ライソゾーム病	5	0.05	0
44	プリオン病	3	0.03	2
45	亜急性硬化性全脳炎	3	0.03	1

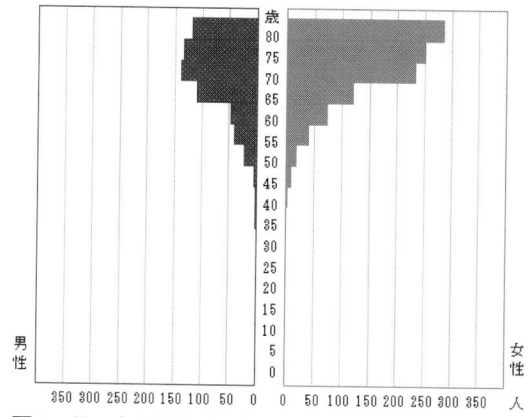

図2　性・年齢階級構成図：パーキンソン病関連疾患（平成18年3月31日現在）

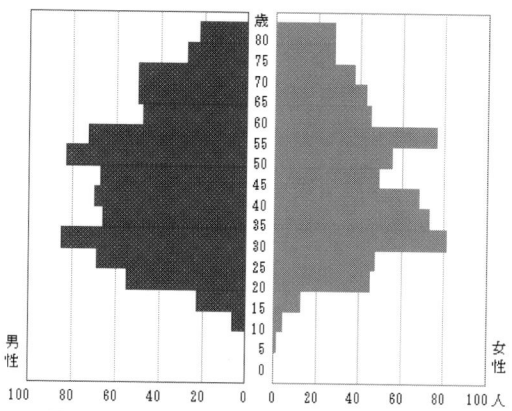

図3　性・年齢階級構成図：潰瘍性大腸炎（平成18年3月31日現在）

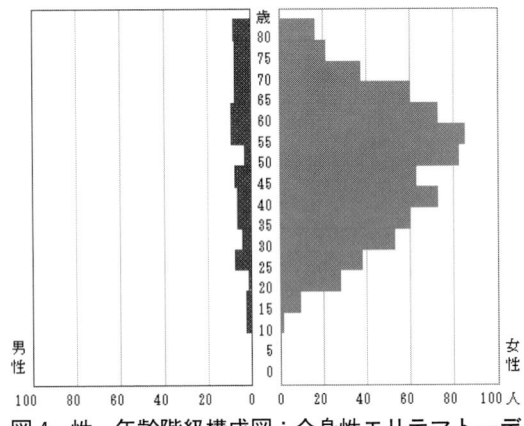

図4 性・年齢階級構成図：全身性エリテマトーデス（平成18年3月31日現在）

の結果，受給者証交付者数の72.8％である99人について状況把握ができた。その中で，人口増加が見られる県南の保健所管轄地域と人口減少，高齢過疎化が進む県北保健所管轄地域で違いが見られた。県南地域では，拠点病院，協力病院，山陽地区神経難病ネットワーク病院にも恵まれ，患者のほとんどが専門医とかかりつけ医の確保が出来ていた。反面，県北地域では，医療機関にも恵まれず，専門医の確保が出来ていない患者がいた。また，訪問看護ステーションについても県南地域では施設数にも恵まれ，24時間体制で対応が可能な地域がある反面，県北地域には施設数も少ない現状が見られた。県北の1保健所管轄地域では，患者全てが入院を余儀なくされている現状も見られた。これは，少なからず，地域の医療情勢，介護サービスの不足などとの関係が考えられると思われる。

加えて，全県的な状況として，緊急時の入院先の確保が出来ている患者は53.5％，レスパイト入院先の確保が出来ている患者は33.3％，各種在宅サービス導入により二次的な家族の在宅におけるレスパイトが確保出来ている患者は38.4％であった。これは，患者の身体状況にも関係してくると思われるが，病状の進行や患者本人，家族の意見を尊重しながら検討調整していかなければならない課題と考える。

また，平成16年度岡山市の調査[2]によると，「自分の病気の診断や治療について複数の医師の意見を求めたい」と思っている患者は60％となっている。しかし，要望の高い人でも実際にセカンドオピニオンを求めたことがある人は30％程度にとどまっている。理由としては，「主治医に切り出しにくい」「どの医師に意見を求めれば良いかわからない」と言った意見が半数以上であった。そのような状況の中で，保健所で開催の医療福祉相談会（各疾患群ごとの専門医と福祉関係者，保健関係者，患者団体代表らで構成）には，セカンドオピニオンを求めての参加者が増加傾向にある。

いわゆる不治の病といわれる難病に罹患した患者や家族は，同病者との交流の場を強く求められる事が多く，保健所ごとの患者・家族の交流会への要望も高い。しかし，参加者の固定化と保健所管内には同病者が居ない場合もあり，課題である。参加者の固定化については，特定疾患申請時面接でのニーズの把握とその後の支援から必要な患者への声かけなどの働きかけが必要であると考える。また，進行していく神経難病については，会場を設定しての集団活動には困難を伴うことが多く，実際の参加も病状の進行とともに減少している。しかし，川南ら[3]によると，筋萎縮性側索硬化症，脊髄小脳変性症，パーキンソン病では，ADLの低下をきたし病気の受

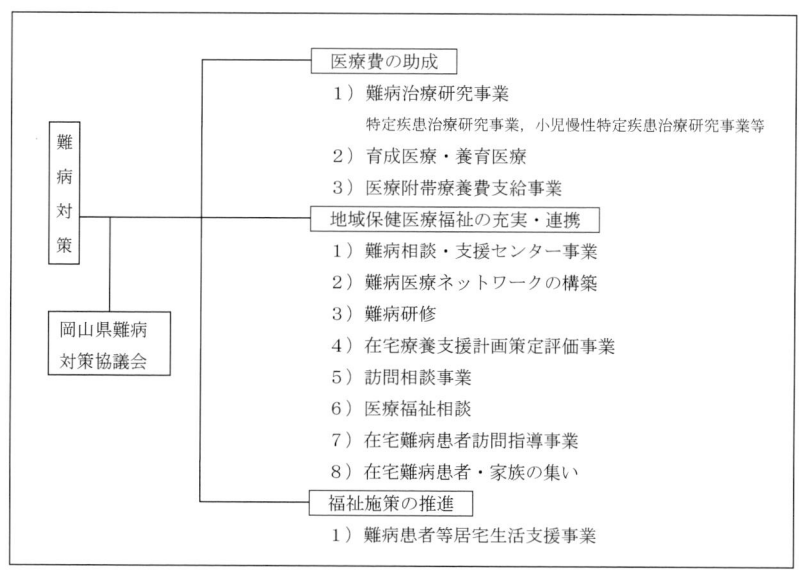

```
難病対策 ─┬─ 医療費の助成
         │    1）難病治療研究事業
         │        特定疾患治療研究事業，小児慢性特定疾患治療研究事業等
         │    2）育成医療・養育医療
         │    3）医療附帯療養費支給事業
         ├─ 地域保健医療福祉の充実・連携
         │    1）難病相談・支援センター事業
         │    2）難病医療ネットワークの構築
         │    3）難病研修
         │    4）在宅療養支援計画策定評価事業
         │    5）訪問相談事業
         │    6）医療福祉相談
         │    7）在宅難病患者訪問指導事業
         │    8）在宅難病患者・家族の集い
         └─ 福祉施策の推進
              1）難病患者等居宅生活支援事業

岡山県難病対策協議会
```

図5　岡山県の難病対策体系図

容および志気の低下が他の疾患より著しいことから，専門医を始め地域の支援スタッフで構成する訪問指導事業や保健師，看護師らによる訪問相談事業などを活用しながら個別支援によるQOLの向上を目標とした支援がより必要であると考える。また，保健所管内に同病者が居ないケースについては，全県を対象とした患者・家族の集いを岡山県難病相談・支援センターが，近県の患者会などとも協力しながら開催したところ，県下数名の稀少疾患の患者や家族からは好評であった。

難病患者，特に病状が進行していく神経難病患者の多くは，介護保険法，自立支援法，身体障害者福祉法等多くの法令による制度を利用しながら在宅療養生活を送っている。福祉制度利用を含め福祉関係職種との連携が欠かせない課題であり今後ますます重要なものとなってくると思われる。

岡山県内における，筋萎縮性側索硬化症患者（平成元年度から平成17年度の期間で新規申請と死亡届があった173名）について，申請日から死亡日までの期間を調べ図6に示す。

一番早い方で1カ月，そして半数の87名が，申請日から18カ月の間に死亡されている。また，約90％の方が5年以内で死亡されている。申請時の重症度にもよると思われるが，進行が早く予後不良な病気であることが示されている。確定診断，告知を受け，新規申請をされる経緯を考えると，病気の告知から死亡までの期間は短い。保健所での新規申請時面接での的確なニーズの把握と病気の進行に応じた心身面での支援体制を早急に考えていく必要性がある。

地域保健法第6条では，難病患者の地域支援を保健所業務と位置付けている。しかし，難病患者の支援は①疾患が多岐にわたること，②各疾患がそれぞれ異なる分野の専門医と地域でのかかりつけ医を必要とすること，③長期に渡る闘病生活には多くの専門職と専

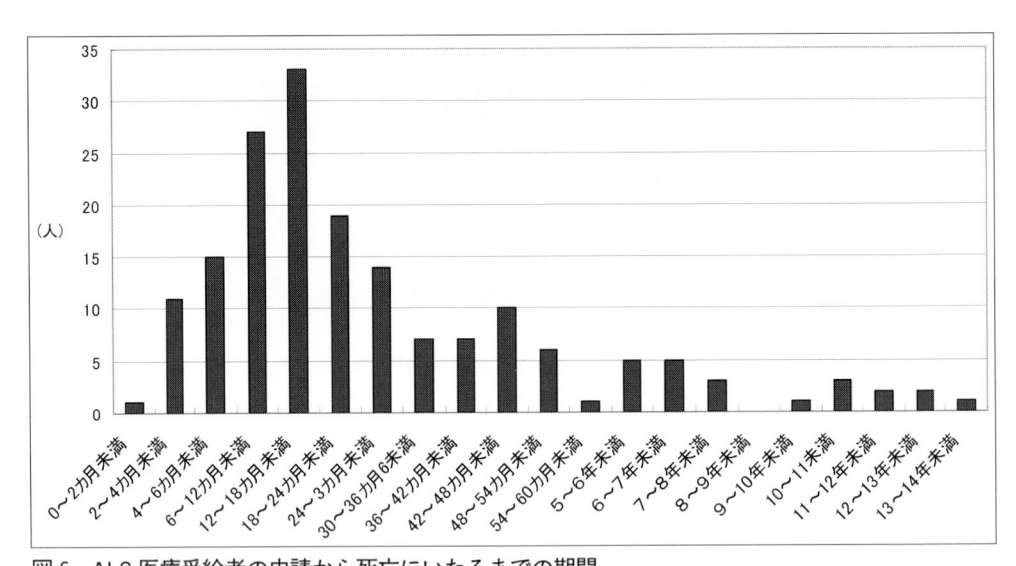

図6 ALS医療受給者の申請から死亡にいたるまでの期間
平成元年度から平成17年度までの期間で新規申請,死亡届けがあった173名について,申請日から死亡日までの期間を調査した。

門的サービスを必要とすることなどにより,専門性の高い知識とサービス技術を必要とする。

そのため,保健所のみでの在宅療養支援には限界があり,他機関多職種との連携の充実とネットワークの構築が必要不可欠である。難病患者・家族が,病気を抱えながらでもその人らしい生活が送ることができる地域,QOLの向上を目的とした地域支援体制の整備を図ることが大きな課題であり,今後の目標とするところである。

参考文献

1) 難病情報センター:ホームページ http://www.nanbyou.or.jp/
2) 岡山市保健所:平成16年度難病患者家族ニーズ調査報告書,2005
3) 川南勝彦,箕輪眞澄,他:難病患者に共通の主観的QOL尺度とShort Form 36 Health Survey を用いた,QOL得点の難病疾患別比較および国民標準偏差との比―難病患者の地域ベース・追跡(コーホート)研究―,厚生科学研究特定疾患対策研究事業特定疾患の疫学に関する研究班,2001
4) 小倉朗子,小西かおる,他:人工呼吸器を装着しているALS患者の在宅療養環境の整備に関する研究,平成16年度特定疾病(難病)に関する研究報告書,東京都福祉保健局,63-67,2006
5) 小倉朗子,小西かおる,他:神経難病における,地域ケアシステムおよび療養環境の評価方法の構築に関する研究―地域ケアアセスメントの指標に関する検討―,厚生労働省難治性疾患克服研究事業特定疾患患者の生活の質(Quality of life, QOL)の向上に関する研究,平成17年度研究報告会プログラム・抄録集,41,2006
6) 岡山県保健福祉部医薬安全課:難病患者等在宅療養支援マニュアル,2006
7) 岡山県ホームページ http://www.pref.okayama.jp/

3 神経難病在宅療養現場の現状と解決課題：勤務医の立場から

荻野美恵子（北里大学医学部神経内科）

　勤務医は通院が主になる時期から往診が主になる時期まで，さまざまなステージで在宅神経難病と関わるため，本稿では，おもに病期にあわせて現状をふまえ問題点を意識し，提言を試みる．すなわち　1．診断時から病初期，2．進行早期の外来通院できるとき，3．進行中期の外来通院できるとき，4．進行末期の外来通院できなくなったとき，5．病状悪化や合併症の入院時およびレスパイトステイ，6．終末期のみとりに大別し，検討する．

A. 診断時から病初期

1．診断までの段階

　一般に神経難病は頻度が少ない病気であり，一般医が診たこともない病気も多い．パーキンソン病やアルツハイマー病のようにある程度頻度の多い病気もあるが，病初期の診断は専門的な知識や診察技術，諸検査を要することが多い．早期診断は早期の医療・福祉介入を促し，結果的に患者さんによりよいQOLを提供できる．神経内科医は日頃から開業医の先生方と交流をもち，病診連携のとりやすい体制，相談しやすい環境をつくることと，どのような状態であれば神経内科に紹介して欲しいというメッセージや，疾患のエッセンスを地域の勉強会などで知らせることも大切な役割である．

　一方，神経内科を専門にして開業なさっている先生方も増えてきており，確定診断のための検査等を依頼されることも多い．このような先生方は逆紹介や在宅移行のときの大きな力となっていただいているはずであり，日頃から関係を密にして，速やかに対応できる体制を整えておきたい．

2．診断から告知

　神経難病の告知は一般に難しいが，特に致命的疾患の場合や遺伝性疾患の場合はさらにデリケートな問題を含み，最初の告知のされかた如何で患者のその後のQOLが大きく左右される．疾患に対する深い理解と経験をもち，患者によりそう告知・インフォームドコンセントができる施設で行うべきである．

　診断後，さまざまな理由で，他の医療機関に引き継がなければならないときは，どこまで，誰がどのように告知を行い，その後の経

過をどのように見るかを次の医療機関と打ち合わせておく。できれば完全に引き継ぐのは十分に受容できてからの方が望ましい。特に，引き継ぐ先の医療機関が神経難病になれていない場合はそうすべきである。

3．セカンドオピニオン

最近では一般的になってきたといっても，患者にしてみれば医師に対してセカンドオピニオンを求めるのは勇気のいることである。担当の医師を信用していないわけではないが，進行性の難病と診断されたら，誰でも本当にそうなのか確認したくなるのは当然である。医師と患者では圧倒的な医学的知識の差があり，いくら詳細に説明したとしても，同じにはなりえない。患者もその点を知っているからこそ，本当に他に治療法がないのかなど他の専門家の意見を聞くことにより，受けた説明が正しいのかを判断する。しかし，担当医師に言い出せないがために，紹介状も持たずにセカンドオピニオンを目的に受診する症例は多く，受けた医療機関も十分な情報なしに患者の求めるレベルの医療判断を提供するのは困難であり，結果的にお互いの時間と労力，医療費の無駄になる。診断および告知をする医師はこのような患者心理を理解して，医師の方からセカンドオピニオンを受けることを勧めるぐらいで丁度よいのではないかと考えている。

4．社会福祉的介入

神経難病は他の疾患とは異なる社会福祉体制がある。特定疾患など専門でないとなかなかわからないこともあり，治療薬も高額なことが多いため，早期にできるだけの制度の導入が望まれる。介護保険や身体障害者手帳など，在宅に移行する場合にも諸手続きが済んでいると導入が容易である。特に，特定疾患や介護保険の対象外の難病の場合は身体障害者手帳の取得が重要となる。

また，診断されると将来にわたっての経済的不安なども大きく，傷病手当金や障害年金などのオリエンテーションも状況に応じて行った方がよい。

ただし，これらのことはある程度患者が疾患を受容していないと，いたずらに傷つける結果となることがある。あくまで，安心材料として提示すべきで，精神状況を判断しながら紹介していくほうがよい。

5．他の医療機関に引き継ぐ場合

前述のように通常の医療機関では神経難病について十分な知識をもっていることは少ない。神経難病は診断した後も進行するため，そのステージにあった対応が必要となるが，進行になれていないと，予測ができず，治療介入の時期を逸することになる。神経難病になれていない医療機関に引き継ぐ場合，普段の健康管理はお願いするとしても，専門的な知識が必要な部分についてはコンサルトを受ける，もしくは頻度は少なくとも時々外来通院していただくなどの配慮が必要であろう。特に神経難病の中でも筋萎縮性側索硬化症（ALS）のような進行の早い疾患や進行期パーキンソン病のように治療薬の調整が頻回に必要な症例はできるだけ専門知識のある医療機関に引き継ぐことが望ましい。

B. 進行初期

1. 将来への不安に対する援助

　この時期は一応難病としての受容と理解はしたものの，まだ病気に対する不安も強く，徐々に変化する症状に直面し，当初はショックが大きくて考える余裕のなかった，将来に対する不安，生活に関する不安などが沸いてくる時期でもある。

　この段階でも社会的援助の導入や説明，患者会の紹介などが必要である。ある程度自由が利く時期でもあるはずなので，いろいろな面で活動的に生活できるようにサポートすべきである。専門医療機関としてはソーシャルワーカーやリハビリスタッフらと協力し，少しの不自由があっても活動できるノウハウを伝えることも大切である。

2. 情報の整理

　疾患の告知が行われると，患者によっては自らさまざまな情報を収集するようになる。また，特定疾患の申請をした場合など保健所の難病担当保健婦の訪問などのかかわりもでてくる。さらにはケアマネージャーや難病ネットワーク事業や難病相談支援事業など難病に関わるさまざまな組織が関わりをもつようになる。このときに気をつけるべきことは，それぞれがどのような役割分担をするのかを明確にしておくことであり，患者や患者家族にもそのようにインフォームしておくことである。情報量が多いことは悪いことではないが，告知内容にばらつきがでたり，場合によっては非常に混乱した状態に陥ることがある。また，担当者が変わるとかかわる方針が大きく異なることもあり，定期的に方針を確認しあったほうがトラブルが少ない。

3. コミュニケーション機器の紹介

　ALSなど将来，進行によりコミュニケーション手段が制限されることが予想される場合，早期にコンピューターなどのコミュニケーション電子機器になれておくと，実際に必要になったときに有用である。最近のコミュニケーション機器は操作性が優れているので，すでにコンピューターを使いこなしている方は紹介のみにとどめ，必要になってからのオリエンテーションで十分なことが多い。しかし，なれていない方の場合は，導入に抵抗があったり，時間がかかったりで，実用に供さないことがある。そのような事態をさけるためには少し前からの紹介や導入が有効だが，いずれは進行してしまうことを突きつけることにもなるので，告知の受容の様子などをよく確かめながら，いたずらに傷つけないような配慮が必要である。

C. 進行中期

1. 在宅医療導入の意義と時期

　ある程度進行したが，車椅子などでなんとか外来通院できるような状態を進行中期として想定する。いろいろな場面で不自由を感じ，援助がなければ生活ができない。この段階では介護者を孤立させないためにも，訪問看護婦や場合によっては往診医など在宅医療

を導入すべきである．具体的にしてもらうことがないとしても早くから在宅医療関係者が患者や家族とコミュニケーションを取れるようにしておくことも重要である．家族だけで十分に介護できている場合など，単純には早期の在宅医療導入は医療・介護費の無駄使いのようにも受け取れるが，早期の介入が介護を容易にし，相談にのることによって，精神的に安定することも多い．結果的に長期の在宅生活を実現できることに寄与するのであれば，決して無駄使いではないと考える．

特に進行の早いALSやコミュニケーション機能が低下する疾患などでは，進行してからでは患者の人となりを伝えることが難しくなってしまう．医療者は患者の性格や人生観に共感しながら医療的なかかわりをもっていくと考えるが，患者本人を深く理解するチャンスを逸しないようにすべきと考える．実際，多くの訪問看護ステーションのスタッフは進行してからの紹介に戸惑いを感じると訴えることが多い．病院の医師はこのような点も配慮して，はやめに外来診療と平行した在宅医療の導入を検討してもよい．

2．在宅での病状の把握

さまざまな場面で不自由なことが増えてくるので，進行の様子が外来だけでは判断し難い．特にパーキンソン病など外来通院に合わせて，いい時間を調整してくるので，案外来院したときには一番いい状態しか診ていないこともある．また，病院というバリアフリーの場では上手にできても，家屋のなかではいろいろと不自由をしていることも多い．このような場合は実際に在宅の場に出向く医療従事者の役割は大きい．勤務医は自分自身が在宅の場に往診することは少ないので，なかなか実感がわかないかもしれないが，在宅医療を導入することで情報量は飛躍的に多くなり，より適切な介入ができるようになることが多いものである．

3．在宅医療との連携と情報の共有

せっかく在宅医療を導入したのであれば，情報のやり取りがスムーズにできる体制を作るべきである．一般には訪問看護指示書と報告書があるが，通常1月に1回程度であり，状態の変化の早い症例には古い情報となりがちである．一般に病院の医師は忙しいので連絡が取りづらく，在宅医療に関わるものにとってはタイムリーな情報を伝えにくい状況にある．このような状況を理解して，在宅医療スタッフが連絡しやすい窓口をつくるなど，工夫が必要である．また，在宅医との連絡も互いに多忙を理由に省略しがちであるが，少なくとも紹介時には必要時にはどのように連絡をとるかを申し合わせ，できれば定期的に情報交換するとよい．

また，入院から在宅に移行するときに，入院では当然できることが在宅では困難なこともあり，逆に在宅特有の工夫や医療・看護・介護がある．これらある意味で，病院医療よりも進んだ在宅医療の現状について勤務医や病院看護婦は知らないことが多い．退院時は，できれば退院調整カンファレンスを行い，謙虚に在宅スタッフの助言もうけ，入院時より在宅での生活を見越した対応を取り入れて退院指導を行うことによりスムーズな在宅移行ができる．

D. 進行末期

1. 病院通院を継続する場合

　神経難病の場合，進行末期になると寝たきりに近くなり，外来通院困難になることが多い。最近では寝たきりの状態になっても，ストレッチャー対応の福祉タクシーや社会福祉協議会の医療用送迎制度などを利用して通院を継続する方もおられる。身体障害者等級によりタクシー券を用意している自治体も多い。たとえ通院に費用や手間がかかろうとも，通院を継続する主な理由は，慣れ親しんだ医師に継続して診療を希望するという気持ちや，入院が必要となったときにも外来主治医やなれた病棟に診療をお願いできるということであろう。

　そうはいっても，頻回の受診は難しいため，どうしても数カ月に一度のような受診になりがちであるので，日常の全身健康管理は在宅往診医にお願いし，主に難病についての専門知識が必要な部分を病院の神経内科医師が診療するという連携が理想的と思われる。

　専門医療知識がそれほど重要ではない場合には全面的に往診医にお任せして，入院診療が必要となった場合には関わるという方法もあると思われる。その場合でも，患者や家族が不安なく移行できるように，一定期間両者に通院する期間をつくってもよい。

2. 病院通院を断念する場合

　交通手段や人手の問題で通院が困難であったり，末期になり必ずしも専門医療が必要でなくなったりすると，全面的に在宅医療に移行するか，長期の入院施設を捜すことになる。このような場合も，状態悪化時には再入院をうけるのか，最終末期をどのようにするかまで十分に話した上で，紹介していく必要があるであろう。転院先の短い付き合いでは，人生の終末をどのように迎えるかという希望を十分に聞きだすことは難しく，これまでの経過をよくわかっていて，本人や家族の人となり，考えかたがわかっている医療従事者が話した方が，より理解できるからである。

E. 病状悪化や合併症の入院時とレスパイトステイ

　急性期病院で難病を見ていく場合，長期化しやすい神経難病の入院に対して十分なベッドを確保することが困難な場合がある。そのような場合に神経難病の患者さんでもみていただける連携病院を普段から確保していることが望ましい。特に肺炎などの合併症入院のときには一般内科での治療をお願いすることもありうる。ALSの感染症などによる急性増悪は人工呼吸器装着などの問題が生じる可能性があり，それまでの患者の考え方が十分にわかっている医療機関での対応が必要である。

　逆に普段は在宅で往診医がみており，病状悪化時に入院を頼まれるということもある。このような場合，それまでの経過がよくつかめずに，急性期治療を行っていかなければならず，状態が悪いときは意思確認も取りづらくなり混乱することもある。かかりつけ医と

の緊密な情報交換が必要である。

　在宅難病の患者さんを長期に介護していくことはかなり負担もあることなので，定期的にレスパイトステイが必要なことが多い。このレスパイトステイを救急搬送する可能性のあるいくつかの病院で受けていただき，患者および家族と受け入れ病院双方が慣れていただいておくと病状悪化時にも混乱が少なくて理想的である。

　しかし，今日の急性期病院ではレスパイトステイを受けるほどベッドまたは人的あるいは精神的に余裕のある病院はみつからないのが一般的である。医療処置が少ない状態であれば急性期病院でなくともショートステイが可能であるが，人工呼吸管理などの高度の医療処置が必要な場合は通常の療養病床などでは対応が困難と断わられることが多い。

　通常在宅介護がうまくいっている患者の場合，専門医療機関に入院したとしても，入院におけるQOLはかなり低下してしまう。ましてや神経難病になれていない病院がレスパイトをうける場合，提供される看護介護の質が在宅よりもはるかに低下することも多く，せっかくレスパイト先をみつけても患者および家族が満足せず，再び利用することをためらうことがある。

　平成18年10月から本稼動となった自立支援法では，このような状態の患者に対しては，国立療養所のような施設にてレスパイトステイを受けるような構想になっている。今後は，地域で適切な神経難病のレスパイト入院の役割をはたす病院を育て，連携し，対応することが必要となるであろう。

F. 終末期のみとり

　最終末期のみとりについては，家族によって考え方はさまざまである。現在は80％強が病院で亡くなってはいるが，みとるときの医療資源などの条件が整いさえすれば自宅で見取りたいという家族もいれば，最後は病院でお願いしたいという家族もおられる。

　核家族化が進み，死の瞬間を直接みる機会が少なくなった今日，在宅で最後をみとるということは，相応の準備が必要である。在宅医は比較的そのような場面になれている医師が多いが，勤務医はどのようにするか的確に指導できる医師は限られるのではないだろうか。そのような場合は訪問看護ステーションや在宅医にも協力をお願いし，救急車を呼ぶかどうかなど，想定される場面ごとの対応を家族によく説明することが必要である。また，救急対応する可能性のある救急隊にも，前もって方針を連絡しておくとよい。これらの対応も在宅医療スタッフと患者家族の信頼関係が必須であり，そのような信頼関係を築くためにはある程度の時間が必要である。末期まで在宅で過ごす希望がある患者については，最終末期になって初めて紹介するのではなく，もう少し早い時期から在宅医療スタッフと関係を持てるように配慮することが必要である。

　また，普段は往診でみてもらっているが，死ぬときは病院でお願いしたいという場合，最終末期のみの入院を受ける場合もある。その場合も医療処置をどこまで望むのか，死に目に立ち会いたいのか，DNRについて，な

どよく入院の目的および対処方法の希望を確認する必要がある。

　以上病期にわけて記載したが，いずれの場合も病院のスタッフと在宅医療スタッフが緊密に連絡を取り合い，それぞれの専門知識を尊重しあうことにより，的確に役割分担し，協力して患者のQOL向上を目指すことが肝要である。

4 開業医/在宅療養支援診療所の立場から

川島孝一郎（仙台往診クリニック）

2006年4月から在宅療養支援診療所の登録が開始された[1]。在宅療養支援診療所は**表1**に示すように，24時間の医師の往診体制・訪問看護ステーションや地域医療機関等との連携体制・居宅における生活の中での終焉を支える目的を持っている。

全国10,000ヵ所を超える在宅療養支援診療所に，神経難病在宅療養における医療が託される比重は大きい。特に，24時間の往診体制・居宅における看取りの二項目は，重症度の高い神経難病療養者にとって，精神的安定・生活維持・生活を継続した結果としての自然な終焉が保障されることになる。

A. 在宅療養支援診療所に対する神経難病医学教育

従来，医師に対して行われる神経難病に関する教育は，医学部の教育が主であり，初期研修の内科部門と，後期研修においては所属が神経内科・脳神経外科・小児神経などわずかな分野に限定されていた。開業した後には，医師会などにおける生涯教育の一環として，たまに講座が開かれるだけである。

在宅療養支援診療所が，神経難病の在宅療養に欠かせない部門となる以上は，各都道府県における定期的な，神経難病に関する医学的知識と技術の研修会が，当該在宅療養支援診療所に対して数多く開催されるシステムの構築が必要となる。2006年9月時点の，宮城県における在宅療養支援診療所の分布図を示す。（図1）

B. 病院への在宅療養支援診療所の周知

在宅療養支援診療所は登録制であり，各都道府県の社会保険事務局にデータとして診療所名・医師名・住所などが蓄積されており，日々更新されている。

病院が神経難病患者を在宅療養させる場合のかかりつけ医を見つけるには，このデータを取得しておくことが必要である。方法は，病院事務・地域医療連携室・看護部などにおいて，①直接社会保険事務局で情報閲覧とコピーを行う，②情報開示請求を社会保険事務局に対して行う，のいずれかにより取得することができる。

表1 在宅医療

「在宅療養支援診療所」の創設（2006年）
　診療報酬上の制度として，新たに「在宅療養支援診療所」を設け，これを患家に対する24時間の窓口として，必要に応じて他の病院，診療所などとの連携を図りつつ，24時間往診，訪問看護などを提供できる体制を構築

⇩

在宅医療に係る評価の充実
　「在宅療養支援診療所」であることを要件として，在宅医療に係る以下のような評価を充実
○入院から在宅療養への円滑な移行に係る評価
○在宅療養における24時間対応体制に係る評価
○在宅におけるターミナルケアに係る評価
○特別養護老人ホームなどにおけるターミナルケアに係る評価

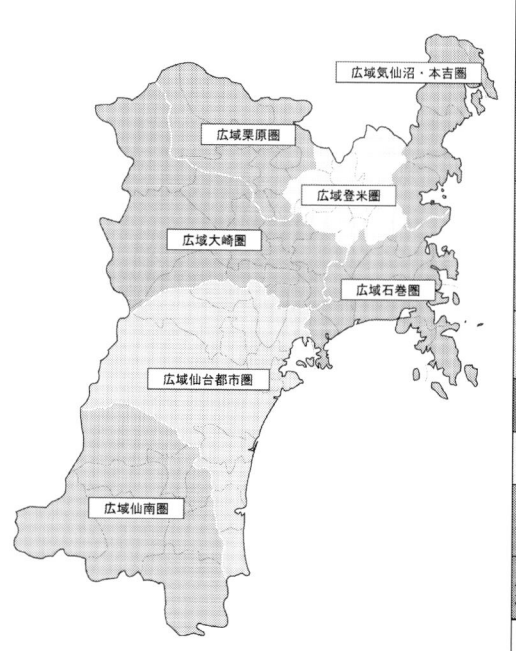

広域圏名	市町村名	人口（単位：人）	在宅療養支援診療所実数	支援診総数に対する割合
広域仙南圏	白石市／角田市／蔵王町／七ヶ宿町／大河原町／村田町／柴田町／川崎町／丸森町	190,004	4	5.2%
広域仙台都市圏	仙台市／塩竈市／名取市／多賀城市／岩沼市／亘理町／山元町／松島町／七ヶ浜町／利府町／大和町／大郷町／富谷町／大衡村	1,466,461	54	70.1%
広域大崎圏	大崎市／色麻町／加美町／涌谷町／美里町	216,756	3	3.9%
広域栗原圏	栗原市	79,195	8	10.4%
広域登米圏	登米市	88,299	1	1.3%
広域石巻圏	石巻市／東松島市／女川町	219,692	4	5.2%
広域気仙沼・本吉圏	気仙沼市／本吉町／南三陸町	95,394	3	3.9%
全県		2,355,801	77	100.0%

図1　宮城県における在宅療養支援診療所の分布図

図2

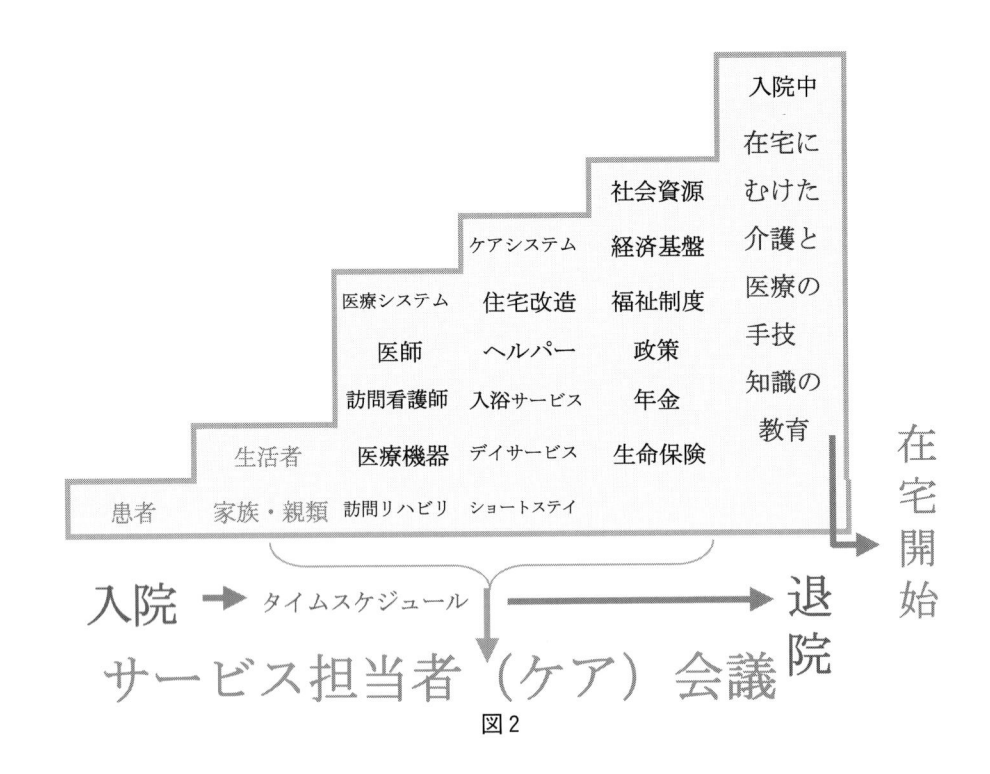

平成20年以降には，各在宅療養支援診療所で行っている，在宅酸素・人工呼吸療法・中心静脈栄養管理・在宅看取りなどの多くの項目が，各都道府県のホームページで開示される予定[2]となっている。

C. 在宅移行期：サービス担当者会議と退院時共同指導

神経難病の在宅療養に向けて，①病院における医療・看護情報を，②療養を支える在宅医療・在宅看護・在宅介護・福祉制度の各部門に引き継がなければならない。そこには，必ず③当事者である生活者（患者と家族の全体）が列席する「場」の設定が求められる。①＋②＋③の合同会議の場をサービス担当者会議（ケア会議・ケアカンファレンス）と称する。サービス担当者会議では，第一に③の生活維持を基本として，①の状況に基づき，②の提供体制が論議される[3]。（図2）

入院中の神経難病患者に対しては，当然この会議が開催されるのであり，ここで在宅療養のすべてが決定される。この会議の中で必然的に退院日程が決定されるのであって，病院の主治医が勝手に退院日を決定することは許されない。この時期を移行期と称する。退院して安定期を経て終末期となる。（図3）

サービス担当者会議が開催されることによって，①病院側には500点，②在宅療養支援診療所側には1000点の地域連携退院時共同指導料が算定される。

図3

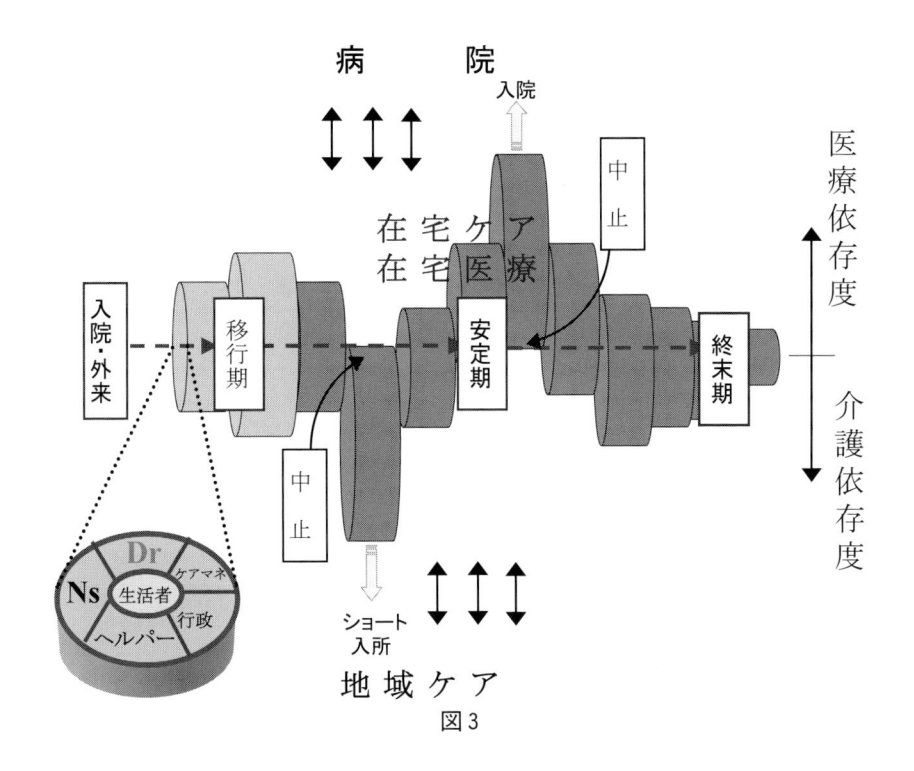

D. 在宅移行期：説明責任

　居宅に帰る神経難病療養者は，病気による変化の上に，今病院の中で行われている医療が，さらに自分の身体にどのような変化をもたらすか，という身体情報はもとより，それ以上に，身体変化がもたらす生活の変化・生き方の変容，すなわち生活情報を知りたいのである。

　医師は，疾病論・症候論による病状の説明をしただけでは，正しい説明を行ったことにはならない。説明責任を果たすためには，①人はどのように生きてその結果としての死を迎えるのかという「生き方のプロセス」の提示，②その生き方に対して医療は何を提供するのかを提示，③その医療によって生活者の生き方や生活の質・量がどのように変容するのかを提示することが必要であり，生活の具体的な変化とその継続について踏み込んだ説明が要求される。

　疾病論・症候論に偏った，生活情報を含まない疎かな説明によって作られる事前指示書・リビングウィルなどは，しばしば人工呼吸器を付けない選択など，生活者を追い込むことになり，きわめて不十分かつ危険な文書となってしまうので，医師だけの説明に任せてはならない。

　地域医療連携室・医療ソーシャルワーカー・在宅療養支援診療所医師・訪問看護師・ケアマネージャー・行政などの，他職種[4]による生活情報の十分な開示と説明によって，初めて「自分も生きることができる」と考え

表2 ヘルパー活動記録（T・O様）

時刻	内容	時刻	内容	時刻	内容
8:20	訪問・挨拶・引継ぎ・記録確認，代読	9:25	吸引	11:23	尿器セット
8:30	モニタリング	9:26	吸引ビン洗浄	11:27	後片付け
8:33	点眼・目やに取り	9:30	水分補給終了・片付け	11:28	洗濯する
8:34	文字盤	9:34	ギャッチダウン	11:30	昼食準備
8:39	洗面準備 ※奥様仕事へ	9:35	吸引	11:36	点眼
8:43	髭剃り	9:36	点眼	11:37	メガネかける
8:47	顔拭き	9:37	洗髪・清拭・着替え準備	11:42	吸引
8:50	吸引	9:49	回路水切り	11:43	パルスオキシメーター測定（昼食時20分おき）
8:52	化粧水塗布	9:50	眼鏡はずす ※ヘルパー訪問	11:44	散歩準備
8:53	頭皮確認	9:52	吸引	11:49	手足マッサージ
8:54	頭拭く	10:02	洗髪開始	11:52	文字盤
8:55	ベビーオイル塗布	10:20	洗髪終了	12:02	パルスオキシメーター測定
8:56	吸引	10:21	吸引	12:03	洗濯干し
8:57	リップクリーム塗布	10:22	ドライヤーをかける	12:12	回路水切り
8:58	眼鏡掛ける	10:28	頭皮に化粧水つける	12:13	吸引
8:59	回路水切り	10:29	尿測・尿処理	12:22	パルスオキシメーター測定
9:00	ギャッチアップ	10:36	吸引	12:35	点眼
9:01	洗面片付け	10:37	点眼	12:44	パルスオキシメーター測定
9:02	お茶準備	10:38	全身清拭・Yガーゼ交換・クリーム塗布・体位交換・タッピング・衣類交換・吸引3回	12:45	吸引
9:07	胃ろうより水分補給				
9:08	文字盤				
9:10	掃除機がけ	11:20	吸引		

るようになるのである。

病院内部には在宅移行期に合わせた，説明責任を十分に果たせる「在宅導入チーム」が組織されなければならない。そこには，病院内部＋在宅医療・介護・行政などの外部を含めた他職種がそのつど組織されて，初めて機能するのである。

E. 在宅安定期：居宅介護と医療

在宅安定期における療養の中心は家族＋ホームヘルパーらの介護である。医療は，医師・看護師がせいぜい1時間前後の介入を行う程度の，言わば点の関与である。しかし，生活は24時間連続であり，切れ目のない質の高い介護の提供がなされなければならない。

表2は，人工呼吸器を装着した筋萎縮性側索硬化症の在宅療養者に対するホームヘルパーの介護状況の記録である。朝から夕まで分単位の連続的介護が提供されている。病院で同等の介護がなされるためには，三交代の看護師を常時付き添わせる必要があり，現状の病院看護体制では行い難い。このような療養者に対しては，入院ではなく居宅介護体制を充実させることのほうが現実的である。現在，全国で十数名の「独居の人工呼吸器ALS療養者」が存在する。人工呼吸器を付

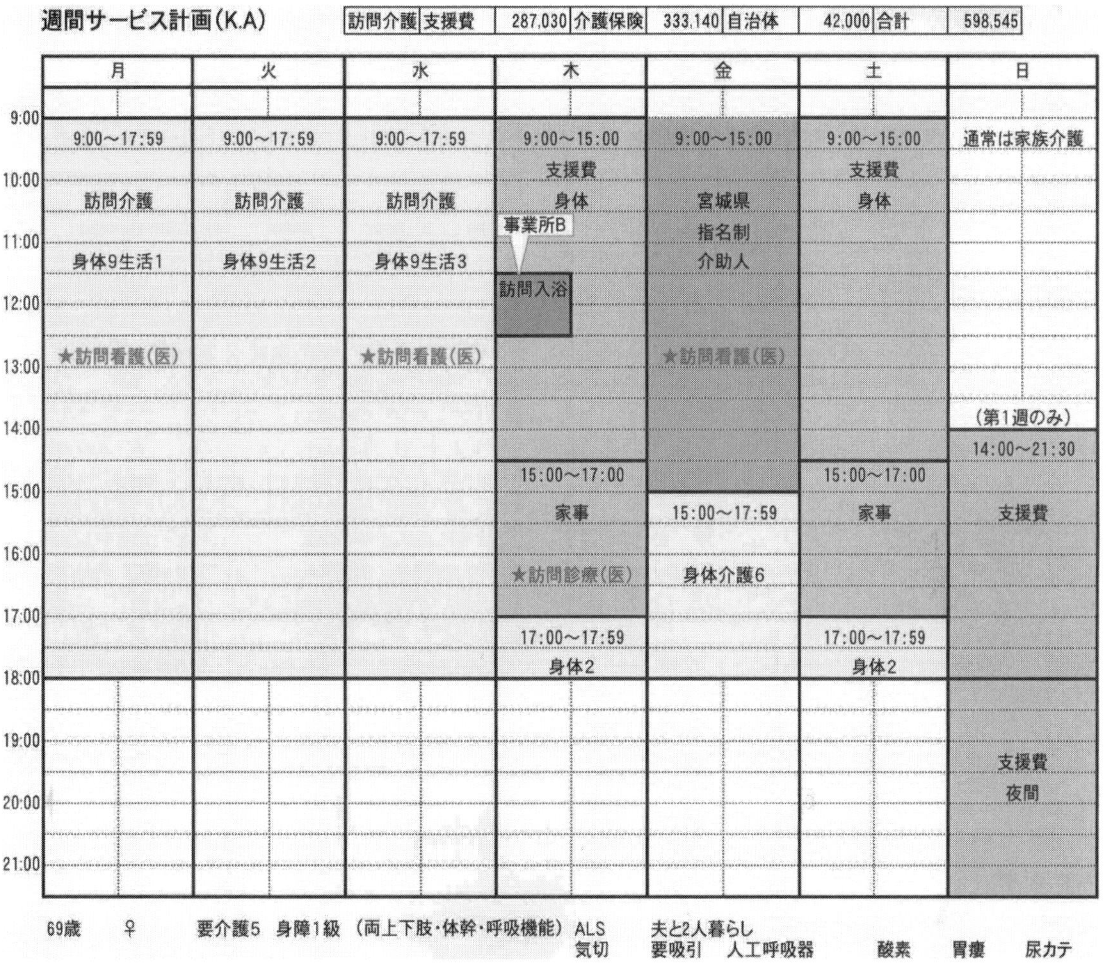

図4

けても，独居でも生きてゆける環境を作り出せるので，行政とともに生きる方策を考えることが重要である。

神経難病療養者の多くは，特定疾患に該当するとともに，身体障害者の認定を受けることが可能である．40歳以上の該当者は2号被保険者として介護保険を利用できる．生活保護世帯では，さらに追加でホームヘルパーの利用が可能である．県単独の助成事業がある場合はさらに使用が可能となる．これらの制度を駆使して居宅支援を行い，家族の職業安定・収入安定などに寄与することができる．図4は人工呼吸器を装着したALSの居宅介護支援である．朝9時から午後6時までの9時間を連日ホームヘルパーが介護している．これにより家族が就労できている．

今日の在宅医療においては，単純X線撮影・血液ガス測定・超音波検査・内視鏡・気管支鏡などの諸検査に属するもの，酸素吸入・胃瘻栄養・点滴・中心静脈栄養・輸血・

がん疼痛管理・人工呼吸器・人工透析などの治療に属するものなど幅広い提供がなされる。手術・CT/MRI検査・放射線療法などのいくつかの手技を除いては，中規模病院における一般的な検査と治療が在宅でも行えると考えてよい。

しかし，医学知識・医療技術を駆使する以前に，在宅医療の本質は，生活者の生活世界の内部で行われる医療にある[5]。医師の言動や行動が生活者を不快にさせ，24時間の生活全体を内部から揺り動かしてしまう危険性があることに気付かなければならない。標準化された医療技術・エビデンスを根拠とした知識の羅列が，目の前の生活には似つかわしくないことが多いことを知っておくべきである。

F. 在宅安定期：病・診連携

仙台往診クリニックでは仙台市内のほとんどの病院・各診療所からの紹介がある。したがって，治癒目的の再入院の場合には，紹介元の病院に入院を打診することが容易である。在宅療養支援診療所は，後方支援病院を持っていることが前提となるので，各病院は在宅療養支援診療所との連携を日頃から構築し，積極的に後方支援病院として機能することが望ましい。特に重症神経難病療養者の居宅復帰には欠かせない。

G. 在宅終末期

在宅医療が療養者の生活に係る以上，継続的な生活の結果としての看取りにまで及ぶのは自然なことである。

病院は入院日数削減・DPCの導入などにより，本来の目的である「治療」に専念することになった。したがって，病院医の目指す医療はとことん治すことではなく，生活に帰ることができるような医療を行うこととなる。

① 回復可能　→　治癒して帰す
② 現状維持　→　病状の平衡状態を見極めて帰す
③ 回復不能　→　生活の中で看取ることを視野に入れて帰す

この3点の収束するところが病院医に課せられた使命となる。それは「病院死を極力回避すること」であり，従来の濃厚な医療とは異なり，生活の質を変えずに帰ることが可能な医療の選択がより多くなされるようになる。その反面「説明責任が増す」こととなる。

人は生活の中で生きて，いつか，生活の中でその結果としての終焉を迎えるのである。したがって，在宅療養支援診療所の要件の中に重要項目として，在宅看取り数の報告義務がある。在宅医療を行う以上，生活の中での終焉に集うのは当たり前でなければならない。

しかしまた，看取ることが可能であるためには，24時間対応体制がなされるという物理的な側面とともに，看取りに関する十分な説明責任が果たされなければならない。

図5は人間の種々の機能が衰える過程の中で，元に戻れないポイント（point of no return）にたどり着く前に，可能な医療とそれによる生活の変容について協議をしておかな

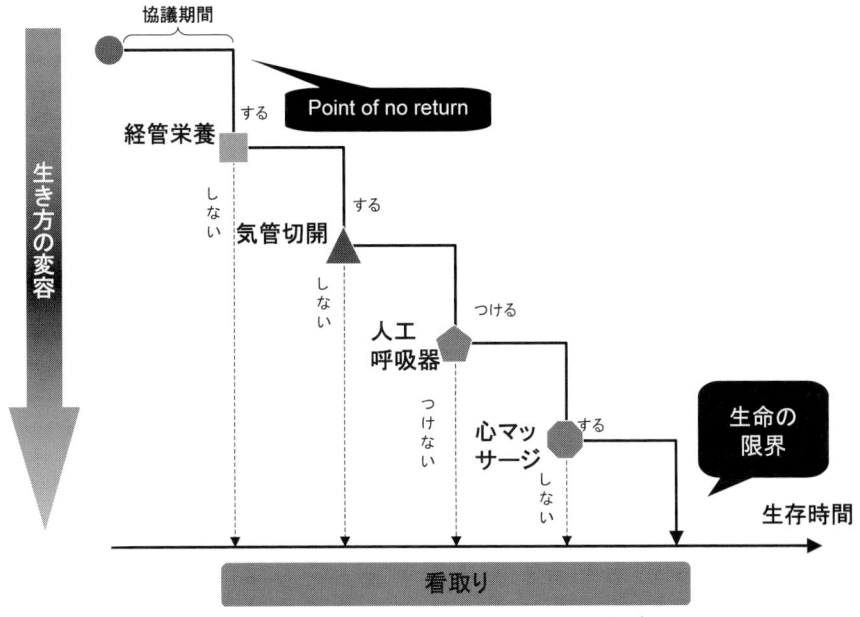

図5 Nonreversible process cascade の概念

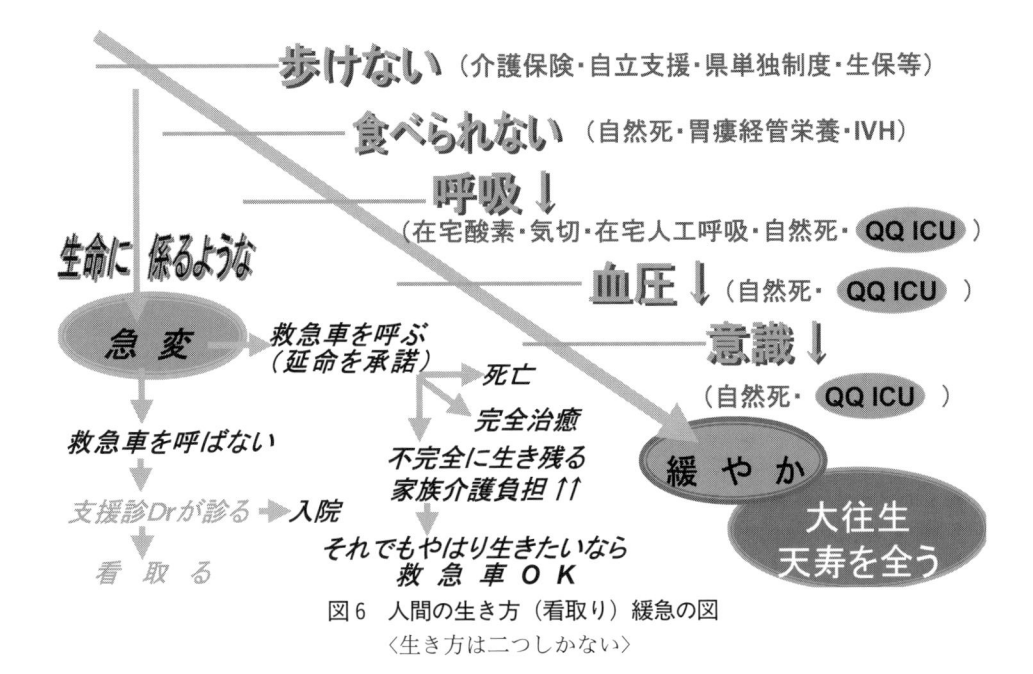

図6 人間の生き方（看取り）緩急の図
〈生き方は二つしかない〉

ければならないことを示している．個々のポイントを通過するたびに，生活は変容するのでその形も色も変わってゆく．図6は人間の生き方の変遷とその終焉が，大きくは二つの結果（緩やかな看取り・急変のいずれか）になることを示している．この二つのそれぞれの事象についての対応と生活の変容の説明，療養者・家族の意思を十分に確認しておくことが求められる．看取りについては筆者の総説[6]を参照のこと．

まとめ

これから30年後の2038年には，日本の年間死亡者数は170万人に達する．高齢者の多く・在宅重症療養者の多くは，最後まで居宅での生活を望んでいる[7]．この国民のニーズに医療は応えなければならない．生活の視点が欠如した医療は生き残れない時代に，神経難病療養者が安心できる場をサプライするのは医師として当然のことである．ニーズとサプライのミスマッチに気づかない鈍感な医師であってはならない．

文献と注釈

1) 2006年4月から在宅療養支援診療所が診療報酬点数上に明記された．医療保険上，診療所が一定の要件を満たした場合に保険点数が算定できることとなっている
2) 平成18年10月31日「医療情報の提供のあり方等に関する検討会」において方針が示されている
3) 川島孝一郎：退院計画：在宅導入のコツ．治療（増刊号），87(3)：pp 929-938, 2005
4) 厚生労働省医政局総務課「終末期医療に関するガイドライン（たたき台）」平成18年9月
5) 川島孝一郎：在宅医療の基本概念と近未来．癌と化学療法，30(suppl I)：pp 10-13, 2003
6) 川島孝一郎：臨終時の心構えと対応．(in) 黒川清（監修）：在宅医療・介護基本手技マニュアル．永井書店，東京，pp 624-645, 2005
7) 平成17年度老人保健事業推進費等補助金研究「24時間365日在宅ハイケア提供システムの構築と人材養成戦略に関する研究事業」老第0124001号　主任研究者：川島孝一郎．p 43, 2006

5 神経難病患者のQOLの特徴と課題

三徳和子[1], 松田智大[2]（[1]川崎医療福祉大学医療福祉学部保健看護学科, [2]国立がんセンターがん対策情報センターがん情報・統計部地域がん登録室）

A. 難病患者のQOL評価の必要性

近年，難病は治療法が進み，致命的な疾病ではなくなりつつあるとはいえ，長期間の日常生活機能や社会生活機能の制限を余儀なくされる病気である。このため難病への対応は治療や支援の目標を患者の日常機能や満足感または健康感の向上，すなわちQOLの改善において，治療をはじめとする多くの保健福祉サービスの提供を行うようになってきた。これらの対策は症状やADLの改善だけではなく，QOLの向上も期待している。

QOLの水準はサービス提供者の個人的な判断で評価するのではなく，サービスの受け手である患者本人の判断を尊重して測定することがQOLの向上を目指した治療，看護，福祉サービス，環境改善などのあり方を考える上で大切となる。

著者らは，神経難病患者は他の難病患者と比較したとき，どのようなQOL上の特性を持つのかを知るための調査研究を行ってきた。その結果，神経難病患者には共通したQOL上の特性があることを見出した。この特性は神経難病患者に対する保健医療福祉分野の政策の策定やサービスのあり方を考える上で有用な情報を提供することが示唆された。本稿では，この調査研究の概要を紹介し，神経難病患者に見られたQOL上の特徴について述べることにする。

B. 難病患者のQOLの評価

保健医療分野でのQuality of Life（QOL）の測定は，当初は，記述的な方法で行われていた。その後QOLの概念ついて最低限のコンセンサスが形成され[1]，本人の自己評価を基本とした定量的評価法が開発されて，臨床や保健医療福祉行政の場面で広く利用されることとなった。

著者らは，前述の調査研究において神経難病患者のQOLを評価するために健康関連QOLを測定するための包括的な尺度としてSF-36（MOS Short-Form 36-Item Health Survey）[2]と疾患特異的尺度として川南らが開発した難病患者に共通の主観的QOL尺度[3]の2つの測定方法を用いた。これらの測

定方法の概略を説明する。

1) SF-36の特徴[2]

SF-36はある疾患に限定した内容ではなく、健康関連QOLという万人に共通した健康概念を身体的健康4尺度と精神的健康4尺度の8つの概念から構成している。測定は表1の質問から成り、回答は3または5つの選択肢から選ぶ。評価は8つの概念を個々に評価する。また、国民標準値（国民の性、年齢、地域、都市規模などの分布と同じくなるようにサンプリングした全国調査から得られた、SF-36の平均値）を基準にして、それよりどの程度高いか低いかを比較して健康状態を評価することができる。

2) 難病患者に共通の主観的QOL尺度[3]

このQOL尺度は、「難病を持ちながらの生活をどの程度、受容しているのか、高い志気をもって生活しているのか」の受容と志気の2つの構成概念からなる、難病に特有のQOL尺度である。QOL尺度の質問は次の9項目からなり、回答は「はい」、「いいえ」、「どちらでもない」の3択肢である。得点は18点を最高得点とし、高得点ほどQOLは良好で、「疾患を持ちながら生活している現状を不安なく受容し、高い志気をもっている状態」を意味している。

C. 神経難病患者のQOLの特徴

1) QOL調査の概要

神経難病以外の難病疾患のQOLとの対比から、神経難病患者のQOLの特徴を把握するために、厚生労働科学費補助金難治性疾患克服事業 特定疾患の疫学に関する研究班（主任研究者 稲葉 裕）[4]が行った研究の結果からみることとする。

2) 方法

1999～2001年に全国37箇所の保健所で、難病患者に共通のQOL尺度およびSF-36の2つのQOL測定法を用いて難病患者のQOLを調査した。分析対象は2つのQOL測定法の質問紙に回答のあった2,321人である。疾患系統別では血液系疾患53人、免疫系疾患155人、神経・筋疾患1,749人、消化器系疾患127人、皮膚・結合組織疾患73人、その他（不明含む）164人であった。神経・筋疾患の内訳は多発性硬化症86人、重症筋無力症118人、筋萎縮性側索硬化症98人、脊髄小脳変性症431人、パーキンソン病960人、ハッチントン舞踏病6人、もやもや病（ウイリス動脈輪閉塞症）45人、シャイ・ドレーガー症候群5人である。SF-36は国民標準値を基に、年齢と性別に調整して平均値（標準偏差）を求めた。

3) QOLの結果

(1) 疾患系統別にSF-36の各尺度の得点を比較すると（表1）、神経・筋疾患では8項目の尺度のうち6つの尺度が最低得点であった。SF-36得点で大きな差があった尺度は身体機能で、神経・筋疾患では24.8で、消化器系疾患の48.7に対して差が一番大きかった。反対に得点の差が小さかったのは精神的健康の活力33.8であり、他の難病疾患群とほぼ同様の値であった。

表1 SF-36サブスケールのスコアの解釈

サブスケール	スコアの解釈 低いスコア	スコアの解釈 高いスコア
身体機能 Physical functioning (PF)	健康上の理由で，入浴または着替えなどの活動を自力で行うことが，とても難しい	激しい活動を含むあらゆるタイプの活動を行うことが可能である
日常役割機能（身体） Role physical (RP)	過去1ヶ月間に仕事や普段の活動をしたときに身体的な理由で問題があった	過去1ヶ月間に仕事やふだんの活動をした時に，身体的な理由で問題がなかった
身体の痛み Bodily pain (BP)	過去1ヶ月間に非常に激しいからだの痛みのためにいつも仕事が非常に妨げられた	過去1ヶ月間に体の痛みはぜんぜんなく，体の痛みのためにいつもの仕事がさまたげられることはぜんぜんなかった
社会生活機能 Social functioning (SF)	過去1ヶ月間に家族，友人，近所の人，その他の仲間との普段の付き合いが，身体的あるいは心理的な理由で非常にさまたげられた	過去1ヶ月間に家族，友人，近所の人，その他の仲間とのふだんのつきあいが，身体的あるいは心理的な理由でさまたげられることはぜんぜんなかった
全体的健康感 General health perceptions (GH)	健康状態が良くなく，除々に悪くなっていく	健康状態は非常に良い
活力 Vitality (VT)	過去1ヶ月間，いつでも疲れた感じ，疲れはてていた	過去1ヶ月間，いつでも活力にあふれていた
日常役割機能（精神） Role emotionnal (RE)	過去1ヶ月間，仕事や普段の活動をした時に心理的な理由で問題があった	過去1ヶ月間，仕事やふだんの活動をした時に心理的な理由で問題がなかった
心の健康 Mental health (MH)	過去1ヶ月間，いつも神経質でゆううつな気分であった	過去1ヶ月間，おちついていて，楽しく，おだやかな気分であった

出典：福原俊一，鈴鴨よしみ：「SF-36v2日本語版マニュアル」，NPO健康医療評価研究機構，京都，2004
(www.i-hope.jp)

難病に共通のQOL尺度の得点は，疾患群別に差があるが，神経・筋疾患が最も低く7.4であった。

(2) クラスター分析

複数の疾患について相互関連の強いグループにまとめるため，各尺度の値からクラスター分析（ウォード法）を行ったところ，4つのクラスターに分類することができた（表4）。神経・筋疾患は7疾患のうち5疾患がクラスター4に入っていた。このクラスターのSF-36得点は身体機能が著しく低く，他の尺度も他のクラスターに比べ大きく落ち込んでいた。また難病に共通のQOL尺度は7.1と最も低かった。各クラスターの特徴を表5に示す。

D. 結論と今後の課題

今回の調査結果はパーキンソン病と脊髄小脳変性症の割合が多く，無作為に抽出すれば本来は多いはずの潰瘍性大腸炎や，全身性エ

表2 難病患者に共通の主観的QOL尺度

当てはまる番号に○印を付けてください。自身の思ったままを率直にお答え下さい。
(1) 毎日の生活が楽しいですか
1. はい　　2. いいえ　　3. どちらでもない
(2) まわりの人があなたの病気をどのように思っているか気になりますか
1. はい　　2. いいえ　　3. どちらでもない
(3) あなたは今の自分が好きですか
1. はい　　2. いいえ　　3. どちらでもない
(4) 将来に希望がありますか
1. はい　　2. いいえ　　3. どちらでもない
(5) 病気に対するまわりの人の偏見を感じますか
1. はい　　2. いいえ　　3. どちらでもない
(6) 毎日の生活に張り合いを感じていますか
1. はい　　2. いいえ　　3. どちらでもない
(7) あなたはいきる目標を持っていますか
1. はい　　2. いいえ　　3. どちらでもない
(8) 急に悪くならないかと，いつも心配していますか
1. はい　　2. いいえ　　3. どちらでもない
(9) あなたは今いきいきしていると感じますか
1. はい　　2. いいえ　　3. どちらでもない

注) 1.「志気」「受容」の2つの概念よりなる9項目の質問。
2. 得点については，質問 (2), (5), (8) は (1, 2, 3) を (0, 1, 2)，それ以外の質問は (1, 2, 3) を ((2, 0, 1) と変換を行い，質問 (1)〜(9) までを合計する。高得点は「疾患を持ちながら生活している現状を不安なく受容し，高い志気をもっている状態」を意味する。

[3] 川南勝彦，藤田利治，簑輪眞澄ほか：難病患者に共通の主観的QOL尺度の開発．日本公衆衛生雑誌．47 (12) 990-1002. 2000

表3 疾患系統別 SF36・難病に共通の QOL 尺度得点

疾患系統	患者総数	SF-36 身体機能平均得点(下段標準偏差)	日常役割機能(身体)平均得点(下段標準偏差)	身体の痛み平均得点(下段標準偏差)	全体的健康感平均得点(下段標準偏差)	社会生活機能平均得点(下段標準偏差)	活力平均得点(下段標準偏差)	日常役割機能(精神)平均得点(下段標準偏差)	心の健康平均得点(下段標準偏差)	特定疾患に共通のQOL尺度 患者総数	平均得点(標準偏差)
血液系疾患	53	40.4	41.1	42.2	40.8	44.2	32.3	42.1	45.0	53	11.4
		20.1	13.8	10.3	11.3	13.1	8.3	13.9	13.1		5.2
免疫系疾患	155	37.5	40.2	40.3	37.7	41.5	31.7	42.3	42.4	155	10.1
		19.6	14.7	10	9.3	11.2	7.9	14.4	12.5		4.6
神経・筋疾患	1749	24.8	36.9	41.6	37.4	38.9	33.8	38.9	38.8	1729	7.4
		20.4	13.4	10.6	9.2	10.6	9.4	13.0	11.5		4.4
消化器系疾患	127	48.7	44.7	47.1	42.1	47.9	31.3	46.4	48.3	123	12.4
		14.1	14.0	12.5	9.9	12.7	6.9	12.8	11.5		4.4
皮膚・結合組織疾患	73	35.6	40.0	43.7	38.1	41.8	33.0	43.7	44.4	70	10.1
		19.5	14.6	11.8	8.8	11.1	7.6	14.0	9.6		4.5
その他	164	32.1	39.9	40.9	40.9	44.1	32.2	42.3	43.6	159	9.9
		20.8	14.3	10.4	9.8	11.3	7.8	13.9	11.4		4.6

	疾患系統	総数	男女比	平均年齢 (標準偏差)	特定疾患に共通のQOL尺度平均得点 (標準偏差)
クラスター1		459	29:71	51.3 (16.9)	10.4 (4.7)
1 ベーチェット病	免疫系疾患				
3 重症筋無力症	神経・筋疾患				
4 全身性エリテマトーデス	免疫系疾患				
6 再生不良性貧血	血液系疾患				
9-1 強皮症	皮膚・結合組織疾患				
9-2 皮膚(多発性)筋炎	免疫系疾患				
10 特発性血小板減少性紫斑病	血液系疾患				
11 結節性動脈周囲炎	免疫系疾患				
13 大動脈炎症候群（高安動脈炎）	免疫系疾患				
14 閉鎖性血栓血管炎[ビュルガー〈バージャー〉病]	免疫系疾患				
26 特発性拡張型心筋症	その他				
37 網膜色素変性症	その他				
クラスター2		970	42:58	68.1 (12.2)	7.3 (4.2)
20 パーキンソン病	神経・筋疾患				
22 後縦靱帯骨化症/前縦靱帯・黄色靱帯骨化症	その他				
24 もやもや病〈ウイリス動脈輪閉塞症〉	神経・筋疾患				
30 広範脊柱管狭窄症	その他				
36 特発性間質性肺炎	その他				
クラスター3		125	41:59	47.1 (17.5)	12.4 (4.3)
7 サルコイドーシス	その他				
12 潰瘍性大腸炎	消化器系疾患				
15 天疱瘡	皮膚・結合組織疾患				
17 クローン病	消化器系疾患				
28 表皮水疱症	皮膚・結合組織疾患				
29 全身性膿疱性乾せん〈癬〉	皮膚・結合組織疾患				
31 原発性胆汁性肝硬変	消化器系疾患				
34 混合性結合組織病	皮膚・結合組織疾患				
クラスター4		587	51:49	58.4 (14.1)	7.1 (4.6)
2 多発性硬化症	神経・筋疾患				
8 筋萎縮性側索硬化症/脊髄性進行性筋萎縮症	神経・筋疾患				
16 脊髄小脳変性症	神経・筋疾患				
19 悪性関節リウマチ	免疫系疾患				
23 ハンチントン舞踏病	神経・筋疾患				
27 シャイ・ドレーガー症候群/線条体黒質変性症	神経・筋疾患				
33 特発性大腿骨頭壊死症	その他				

表5 クラスター分析の特徴

区分	特徴
クラスター1	全ての尺度の得点が一様に国民標準値と近い値を示す。志気は保たれている。
クラスター2	身体機能が低い。他の尺度もグループ1に比較して全体的にやや得点が低い。
クラスター3	社会生活機能の値が少し低いが、その他の尺度は　国民標準値と同等の値を示すものも多く、多群と比較して良好である。
クラスター4	全ての尺度においてQOL得点が非常に低い。特に身体機能は著しく低い。

リテマトーデスは少なかったことから、全体の代表性という点では偏っているという限界はある。このことを考慮しつつ、明らかにされた結果から、今後の課題を述べる。

1) 難病患者のQOLを疾患系統別に難病に共通のQOL尺度得点で比較したところ、神経難病患者のQOLが最も低かった。またSF-36の各尺度では①ほとんどの尺度が最低の得点であったこと、②中でも身体機能が顕著に落ち込んでいたこと、③身体機能とは逆に、活力は他の難病と差がなかったことが明らかとなった。

2) 1)で述べたQOLの特徴は、神経難病が運動に関わる脳や神経の神経細胞が変性・消失して起こる疾病であり、脳幹・中脳から小脳、脊髄、筋肉につながる末梢運動神経など、さまざまな部位の神経が破壊され、運動機能が徐々に失われることが、QOL尺度の身体機能を低くしており今後身体機能について、他の難病よりも質的にも、量的にも多くの支援が必要なことが示唆された。

3) 神経難病では精神・知的機能については基本的に正常であり、このことが活力を他の難病疾患とほぼ同様の値にしていると考えられる。よって、本人に対してのインフォームド・コンセントを十分に行い、病気の受容を支援していくこと、本人の意思を十分に尊重しながら、本人の望むサービスの提供をすることが、残された機能を最大限に発揮でき、志気を高めることにつながり、ひいてはQOLの向上につながると考えられる。

4) 今回の調査では神経難病に特有のQOLを把握するために、神経難病以外の難病患者のQOLを同じ尺度で評価した。神経難病患者特有のQOLの特徴を理解することが、難病相談や患者会などの活動を質の高いものにつながっていくと考えられる。

5) 今後、調査対象者が少なかった疾患について対象者を増やすとともに、疾患ごとのQOLの特徴、各疾患のステージや障害（運動障害、呼吸障害、嚥下障害、排泄障害、言語障害）とQOLの関係を明らかにすること、療養生活に密接なかかわりのある家族のQOLに目を向けるなどの研究が求められる。

参考文献

1) 松田智大：QOL測定の方法論と尺度の開発. J. Natl. Inst. Public Health, 53 (3), 181-185, 2004
2) 福原俊一、鈴鴨よしみ、尾藤誠司、他：SF-36日本語版マニュアル（ver. 1.2), 東京：(財) パブリックヘルスリサーチセンター. 2001
3) 川南勝彦、藤田利治、簑輪眞澄、他：難病患者に共通の主観的QOL尺度の開発. 日本公衆衛

生雑誌, 47 (12) 990-1002. 2000
4) 三徳和子, 永井正規, 新城正規, 他：厚生労働科学費補助金難治性疾患克服事業 特定疾患の疫学に関する研究（主任研究者 稲葉 裕）筋萎縮性側索硬化症患者の疫学調査―臨床調査個人票を利用した研究―. 平成15年度総括. 分担研究報告書, 89-91. 2004
5) 福原俊一, 鈴鴨よしみ：『SF-36v2™ 日本語版マニュアル』健康医療評価研究機構, 2004

6 神経難病のQOL評価から緩和ケアについて

中島 孝（独立行政法人 国立病院機構新潟病院）

　現代医療によって治癒できないにしても，QOL（Quality of life，生活の質）の向上をめざしたケアは可能であると考えられる。しかし，根治療法のない分野ではQOL評価法を確立しアウトカムにすることは容易ではない。複数のQOL概念が歴史的に全く異なる文脈で使われ科学的な定義は曖昧にされてきた。根治療法の無い難病患者のQOLは共感によって容易にわかるように思わる一方で，QOLを評価する際に，またQOLの向上から医療を評価する際にQOL概念を明確にする必要性がある。

　エビデンスに基づく医療（EBM）は医療の効率性を高め，医療サービス消費者としての患者の権利を保護することはできるが，「医療消費者」すなわち患者が病気とともに生きていく自分を受け入れられず，人生を諦めた時にはまったく無力である。根治できない病気に対して，患者が満足し，幸せを感じる適切な医療はどのようにおこなえばよいのかが難病のQOL研究の基本的な出発点である。

A. 根治できない疾患をもつ患者のQOL評価の問題点

1. 科学概念としてのQOL ―「尊厳」概念との混乱

　日常的な会話の中では，life（生活，生命，いのち）の意味のとらえ方により，QOLの意味は大きく異なる。「生命，いのち」は医学・生物学的定義を超えて，「霊魂」や信仰に基づく救済によって得られるスピリチュアル（霊的）な意味まで含まれることがある。QOLはこのような象徴的で神聖な意味での「『いのち』の質」ではない。もし，この意味での「いのち」の質が低いとすると，その患者の生きる意味は低く，ケアする意味もないという考え方に至りうる。科学的なQOLは操作主義的定義（operational definition）によって評価する科学概念であり，このような宗教的，象徴的な意味での「いのち」の質は評価不可能と考える[1,2]。科学的なQOLではどんな重篤な難病患者も何

らかの工夫をしてケア介入すれば，QOLは高くなるし，工夫しなければQOLは低くなると考える。

同様の混乱は人の「尊厳, Würde, dignity, sanctity」についての議論においてもみられる。人の「尊厳」は本来，象徴的または宗教的に語られてきた概念であり，科学的な測定可能な概念ではないはずだが，「いたずらな延命治療をうけ人の『尊厳』が失われている」という文章のように，人の尊厳は評価測定可能な操作主義概念であると混同されることがある。カントは科学的認識との橋渡しをするために「尊厳」を以下のように定義し，「(前略)すべてのものは価格をもつか，あるいは尊厳をもつかである。価格をもつものは他の或るものの等価物として置き換えることができる。これに反して，あらゆる価格を超えて等価物を許さぬものは尊厳をもつ[3]」とした。「尊厳」は「置き換えられない(irreplaceable)もの」と定義された。すなわち，象徴的な意味の「いのち」は尊厳そのものであり，「目的それ自体（end in itself）」と考えられた。測定できるものとしては社会的名声，所得，QOL，自尊感情などがあるが，測定できないものが尊厳といえる。前述の文章は，「いたずらな延命治療をうけ，QOLが低い状態で生きるのは，自尊心が許さない」という意味であり，尊厳とQOLの混乱を整理すべきである。

2．QOL研究における「生きるに値しない生命理論」の現在―「パーソン理論」

「いたずらな延命治療をうけ，QOLが極端に低下したら，もはや人の『尊厳』が失われてしまっている」ので，生きる意味がないので死を決定することは倫理的に間違ってはいないという論理も同じ混同だが，現実には人類の歴史上悲惨な事例として，戦前ドイツのQOL研究に典型を見いだすことができる。第二次世界大戦前のドイツは国家社会主義のもとで，合理的で機能的な福祉国家を目指した。ドイツは出生数が死亡数を下回る人口減少・少子社会に突入しており，出生率の上昇を図ると同時に，医療・福祉により支えられる人口を減らすことが保健医療政策上の緊急の課題となり，安楽死（Euthanasia）と優生学（Eugenics）が生みだされた。前者は，治療不能だが延命処置され，QOLが低く「生きるに値しない生命(Lebensunwerten Leben)」は社会の中で生きる価値がない上，無理に生きるのは本人にとって苦痛が多いので痛みなく慈悲殺（安楽死）するのがよいとされた。人類遺伝学をもとに，合理的な社会改革運動と連動し人間自体を良くしようとする目的で研究されたものが優生学で，優生学は遺伝的障害者を殺さず，生まれてこないようにするために，安楽死・慈悲殺よりも人道的で科学的な医学と考えられ賞賛され，全世界をとりこにした。これらの考え方は，エスカレートし，法により「生きるに値しない生命」を定めて，体系的に殺すホロコースト（大量殺人）が行われた[4]。

米国においては合法的で倫理的な人工妊娠中絶とは何なのかの議論が延々と続きフェミニズムと反パターナリズム運動の中でQOL研究と生命医学倫理の議論が行われ，1968年以降，パーソン理論（Person theory）が体系化された[5]。人の「尊厳」を評価するのがQOLと考え，ある一定のQOLを満たさ

なければ，人ではないため，死は許容できると考えた．パーソン理論は終末期医療や人工妊娠中絶などの現実に対処するための合理的な理論と見られたが，状況次第で基準を任意にかえることができるため，「滑り坂論（Slippery slope argument）」により脆弱な理論とされ，倫理委員会の必要性が説かれた．

恣意性を回避しようとして，研究された健康関連QOL評価尺度がEuroQoL（EQ-5D）で，効用主義（Utilitarianism，功利主義）に基づいてQOLは効用（utility）に還元されている．効用値と生存年をかけあわせることで，QOLで調節した生存年（quality-adjusted life year, QALY）が算出される．EuroQoLでは死亡の効用値が0になる前提で量的変換が行われたが，重篤な患者を想定すると効用値はマイナスになる．マイナスの効用値とは「死の状態より悪いQOL」であり，「生きるに値しない生命」を選別することができると考えた．重篤な状態で現実に生きている患者自身は「死んだほうがましなQOL」とは実際には感じていないことがこの尺度の根本的な問題点で[1,2]ある．

現代においても医療が「人間の尊厳」を奪っているという文脈の下で，非効率的で非人間的な医療から，人を守るためには「QOL」を尊重する医療が行われるべきで，「生きるに値しない生命」に対して行われる治療は無益な「延命処置」とされる．この「延命処置」は中止すべきであり，「QOL」が低く，「尊厳」が維持できないなら「生命の尊厳原理（Sanctity of life, SOL）」を第一にして延命すべきでなく，死を早めることも倫理的に間違いとはいえないというのが現代のパーソン理論である．

B. 構成概念としての難病のQOL評価 ―SEIQoLとは何か？

世界保健機関（WHO）は上記の問題を乗り越えるために，現代の科学的なQOLを以下のように定義した．「QOLとは文化や価値観により規定され，その個人の目標，期待，基準および心配事に関連づけられた，生活状況に関する個人個人の知覚である．QOLはその人の身体的健康，心理状態，依存性レベル，社会関係，個人的信条およびその人の周りの環境の特徴とそれらとの関係性を複雑に含んだ広い範囲の概念である[6]」．このQOL概念ではQOLを人間の属性としては考えず，心の中に構成（construct）される概念として考える．人は通常QOLを意識して生きている訳ではなく，家族やケアスタッフとの関係性の中で，患者の心の中に満足感や生きがいが構成（construct）され，それがQOLといえる．この基礎となる理論は，構成主義（Constructivism）と構成心理学（Construct psychology）である．構成主義的な社会学では「社会的な問題は問題そのものが存在しているのではなく，関係性や文脈のもとでのみ存在している」と考える．伝統的な「生，老，病，死」という問題は人間にとり普遍的な"苦"には違いないが思惟し認識しなおすことにより，人は新たな道をえて涅槃にいたりうる」というのも同様の考え方で，このためゴータマ・シッダールタは構成主義の祖ともいわれる．

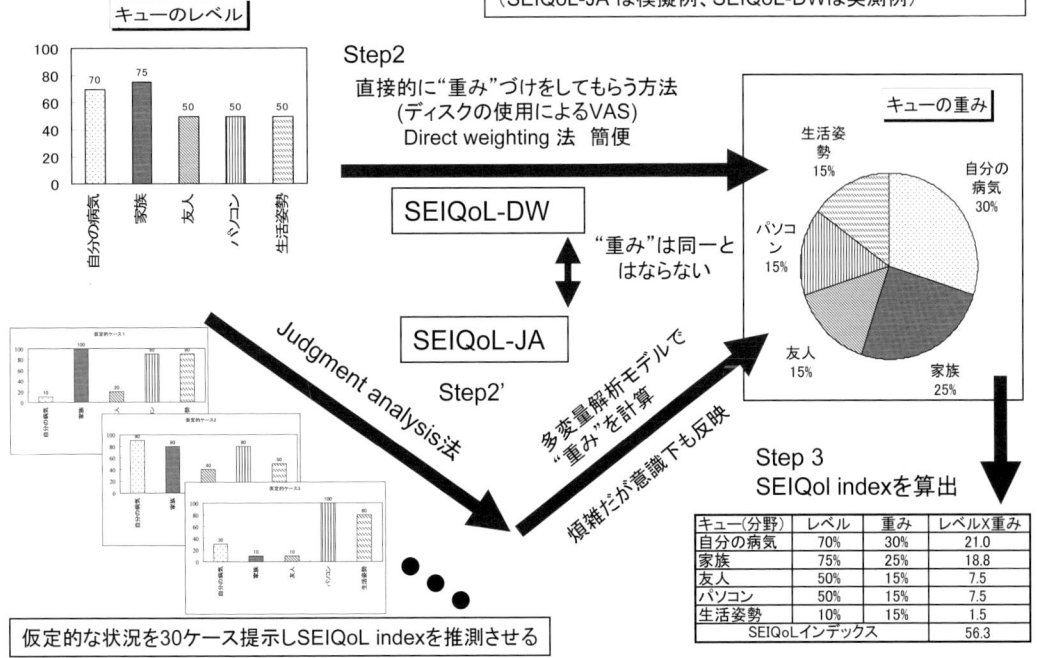

図1 The Schedule for the Evaluation of Individual Quality of Life（個人の生活の質評価法，SEIQoL）法[2]。SEIQoL-JA と SEIQoL-DW の説明。

　面接者の援助で，自らの QOL が意識化され，構成（construct）されるという考え方による QOL 評価尺度が The Schedule for the Evaluation of Individual Quality of Life（個人の生活の質評価法，SEIQoL）である[7]（図1）。SEIQoL では自分の QOL を決定付けている生活領域を外部の基準から与えるのではなく，半構造化面接法を使い，面接者の援助により患者自身がカテゴリー化し 5 つの Cue（キュー）として名前をつけ構成（construct）することが特徴である。次に，5 つのキューそれぞれについての満足度を VAS（Visual analog scale）を使い患者自身が測定する。SEIQoL のもとの方法では意思決定理論に使われる Judgment analysis（JA）が使われ（SEIQoL-JA）ている。面接者は5個のキューの患者の重み付けを探るために，30組の仮説的な事例を提示し，患者はそれぞれの場合のトータルな満足度を想像し VAS で答えるようになっている。この値を多変量解析することにより，5つのキューの意識下にあるそれぞれの重みが測定される。この重みとそれぞれのキューの満足度をかけわせて，合計すると SEIQoL-index という数値計算可能な QOL 評価値が計算できる。原法の SEIQoL-JA では多変量解析による数値計算をそのつど行う煩雑さがあり，5つのキューに重み付けをする際にディスク

を用いてVASの要領で患者自身が生活の質ドメインを直接的に重み付けするDirect weighting（DW）法が開発され，SEIQoL-DWと命名された（日本語版，大生定義および中島孝監修）[1,2]。

QOL評価のドメインを外的に与えるSF-36やEuroQoLはまったく歩行できない患者に歩行の満足度を聞くというような問題がおきるが，SEIQoLでは患者自身が自分にとって大切な領域をキューとして構成するため，解決できない症状をもつ難病患者や緩和ケア領域で用いることができる。SEIQoLは病気の経過に伴い，患者自らがキューを変更できるし，ケア介入によりキューが変化しえる。しかし，面接援助方法が不適切であると正しいキューが構成されないという問題がおきるため，十分な教育研修プログラムが必要である。

C. ナラティブアプローチと難病ケア

EBMとは異なる臨床医学のもう一つの軸として，「ナラティブ（ヴ）アプローチ」や「ナラティブに基づく医療，Narrative based medicine」という構成主義的な方法が確立した。この考え方では，人は社会の中で生きる自分の人生を社会との関係の中で構成される，何らかのストーリー（物語）と考え，日々歩んでいると考える。医療では，患者とケアチームは共同で物語を構築し，実践し生きていると考える。QOLも一つの物語といえる。人間と社会，患者とケアチームは動的な関係性にあってお互いに影響を与えあっているととらえられる。患者は病気という現実と提供されるケアというもう一つの現実を「言葉」によって意識化し，認識しなおし，ストーリー（物語）を作り自己の人生を構築して行こうとしている。患者の絶望は，ストーリーを再構築できなくなる時におきると考える。患者の考えている物語を患者のナラティブ（語り）とも言う。

「自分は機械により人工的に生かされていて，尊厳は失われている。」と考え日々落ち込みがっかりして生きているのはALS患者の不安を表すドミナント・ストーリー（支配的物語）といえる。一方で，「自分は医療技術の発展で自然な空気を効率よく体に送り込む装置を利用できて本当によかった」というオールターナティブ・ストーリー（代替物語）を心の中に発見・構築すると，同じベンチレータの使用であっても，積極的で，充実した歩みを再びはじめられ，その結果，新たなチャンスに巡り会うこともできる。これを「ナラティブの書き換え」，「ナラティブの再構築」と言う。ナラティブアプローチは，治療によっては解決できない病態や疾患に対しておこなう，難病ケアや緩和ケアのなかでもっとも有用な方法であるといえる。「直らない病気とともに生きるのは無意味」というナラティブで絶望している患者が，適切なケアの中で，新たな代替物語を見つけていけることが難病ケアの本質である[1,2]。

D. 緩和ケアモデルと難病ケアモデル

1. ケア概念のリフレーム —緩和ケア

　緩和ケアは英国で 1967 年にセントクリストファーホスピスで確立したが[8]，今までのケア概念の枠を変えること（リフレーム）によって，患者のみならず，医療専門職自身の「ナラティブ」をも同時に書き換えた[2,9]。緩和ケア概念により，「生きるに値しない生命」という考えをやめることができ，患者は常に，適切なケアの中にあるため，みずからの内面的価値を再発見することができ，QOL 向上が可能となった。

　本来，緩和ケアは "がん" に限定したものでも，入院に限定したものでもないが，我が国では，緩和ケアが診療報酬体系に導入された際に，がんと AIDS の終末期におこなわれる入院の包括診療としてまとめられた。このため，理学療法士，作業療法士，言語療法士，栄養士，医療ソーシャルワーカーなどを含めた多専門職種ケア（multidisciplinary and interdisciplinary care）によるトータルペインコントロールという概念は希薄となり，生活の援助，自立や在宅生活という考えは乏しくなり，緩和ケアのゴールは癌性疼痛をコントロールし，死の準備教育により死を受容させ，痛みなく上手に死ぬことであるとの誤解がうまれた。本来，緩和ケアは，在宅であろうと入院であろうと，根治療法のない疾患に対して，診断したときから "死（別れ）" に至るまでに行う必要なケアのすべてを意味し，そこで行われる，症状の緩和のための個別の行為やケアはすべて palliation（緩和療法）と整理される。

　ケア概念のリフレームの過程を図示（図 2）した[9]。Cure（治療）のあきらめが「死」というモデル A で，悩む患者・家族をみてきた反省から，当初，無駄な延命治療を避けるための，ターミナルケア（終末期ケア）が考えられた（モデル B）。しかし，そこでは，恣意的な治療の打ち切りと，180 度異なるただ安楽な死を待つだけのケアという空回りの現実に直面した。この「むだな延命治療」vs.「尊厳ある死，安楽な死」という二元論的膠着状況を超え，患者のトータルペイン（身体的，心理的，社会的，スピリチュアルな苦痛）に対しておこなう適切な緩和（palliation）というケア概念に到達し，緩和ケアとしてまとめられた（モデル C）。緩和ケアとはターミナルケアではなく，症状の始まりまたは診断時点から必要とされるケア（モデル C）の事で，Cure をも否定しない。Palliation（緩和療法）の質を高めていくことによって，患者やケア担当者の「ナラティブの書き換え」が支えられる。最初から根治療法がない神経難病ケアなどでは，できることはただ，palliation であるが，そこには，適切な PEG などの栄養療法やベンチレータの使用などの呼吸ケアが含まれている（モデル D）。緩和ケアはモデル B ではなく，C, D を示すケア概念である。

まとめ—緩和ケアとリハビリテーション

　緩和ケア概念には，「人間として生きる権利の回復（復権）」というリハビリテーショ

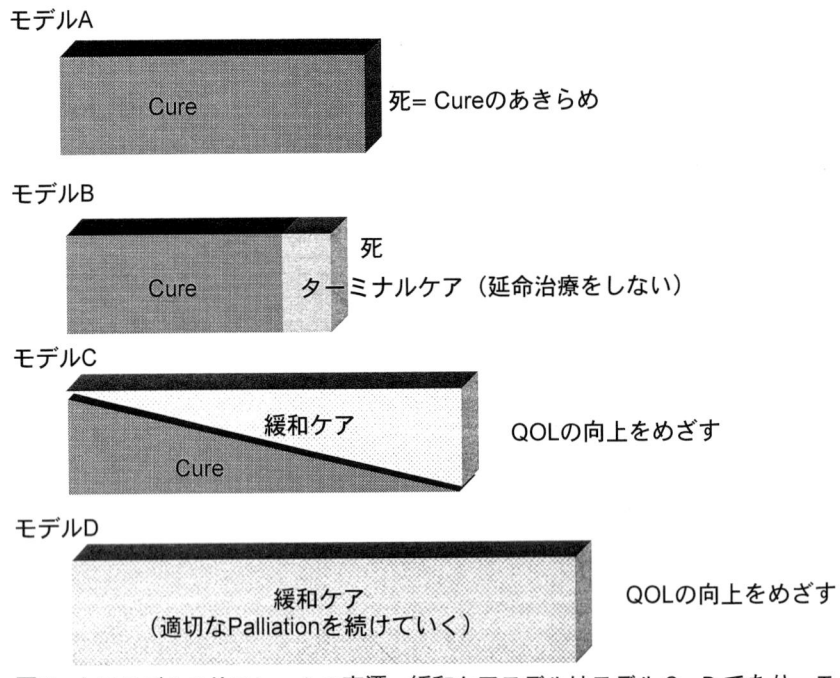

モデルA Cure 死＝Cureのあきらめ

モデルB Cure／死 ターミナルケア（延命治療をしない）

モデルC Cure／緩和ケア QOLの向上をめざす

モデルD 緩和ケア（適切なPalliationを続けていく） QOLの向上をめざす

図2 ケアモデルのリフレームの変遷．緩和ケアモデルはモデルC, Dであり，モデルBは緩和ケアではない[9]．（伊藤博明および中島孝，2006）

ン概念が含まれており，どのような病態や症状があっても人間として生きる権利を失っていないと考える．「自分の生」に自分自身が絶望しないこととは，家族やコミュニティーもその患者が生きることを受け入れることでもある．緩和ケアは，死に際してはじめておこなうケアではなく，患者が根治困難な疾患になり，機能が低下していく過程で必要な，診断時点からおこなうケアである．緩和ケアの目標は患者や家族が死の準備として「死の受容」をおこなうのではなく，「根治困難な疾患になり，機能が低下し，援助が必要になる自らの生を否定せず，受容し復権できるようにすること」である．結果として起きる「死の質」は緩和ケアのアウトカムではない．患者がもはや「生きるに値しない」と感じているスピリチュアルペインを軽減する援助が緩和ケアであり，そのような「生」をも自分自身が受け入れることができれば，不可避的に訪れる「死」をも同時に受け入れることになるといえる[9]．難病ケアにこの様な本来の緩和ケア概念が取り込まれることでさらに難病ケアの質の向上が期待されると思われる．

謝辞：この研究は厚生労働省難治性疾患克服研究事業「特定疾患の生活の質（QOL）の向上に資するケアのあり方に関する研究」（H14年度からH16年度）「特定疾患患者の生活の質（QOL）の向上に関する研究」（H17年度からH18年度）によって行われた．

参考文献

1) 中島 孝，難病ケアと問題点―QOLの向上と

は，臨床神経学 45：994-996, 2005
2) 中島　孝，QOL 向上とは，難病の QOL 評価と緩和ケア，脳と神経 58(8)：661-669, 2006
3) カント事典，p.313　弘文堂　東京 1997
4) Deadly medicine, creating the master race, United States Holocaust Memorial Museum, The University of North Carolina Press, 2004
5) 川村克敏，第 10 章，生命倫理をめぐるドイツの現状―シンガー事件とドイツの哲学会，カントと生命倫理，土山秀夫，井上義彦，平田俊博編著，晃洋書房　1996
6) WHOQOL Group: Development of WHO-QOL: Rational and Current Status, International Journal of Mental Health 23：24-56, 1994
7) Individual Quality of life Approaches to Conceptualization and Assessment Joyce CRB, O'Boyle CA, McGee H(Editors), 1999 OPA Amsterdam, Chapter 10, ,Hickey A, O'Boyle CA, McGee H, Joyce CRB The Schedule for the Evaluation of individual Quality of Life p119-133
8) Palliative care in amyotrophic lateral sclerosis, D Oliver, G.D.Borasio, D.Walsh editor, Oxford Univ. Press, 2000
9) 伊藤博明，中島　孝，神経内科の医療・介護―現状と課題，在宅神経難病患者の QOL，神経内科 65(6)：542-548, 2006

7 パーキンソン患者家族の立場から

西中　毅（岡山県パーキンソン病仲良し友の会事務局長）

　私は平成13年7月縁あってパーキンソン病患者の知り合いが当社の事務所に来られました。突然知人よりパーキンソン病を手伝って欲しいとの話があり，何も病気の内容は知らないが，お手伝いで良かったらお手伝いしますよと軽く返事を致しました。すると直ぐに当社の事務所も時々貸して欲しいとの話もあり私も気持ち良く皆さんが本当に助かるようであるのならお使い下さいと軽くまた返事を致しました。その反面パーキンソン病の事は何も知らない自分が手伝う事を約束したのだから，少しでも患者家族の皆様に役立つ事をしようと，自分の会社の事よりもパーキンソン病の事を良く勉強し役立つ人間として，約束を実行しようと思いスタート致しました。自分に何の病気の記録もなく，知識もない者がどのようにしたら本当に役立つのか？と毎日考えながら勉強を致しました。まずは患者家族の家に訪問し人間関係を強く作る事を考え少ない時間でもお互いに会話が出来るようにと各患者の家へ訪ねて行き次第に人間として交流を始め，友人の如く仲良しになり相手の病気の状態も覚えていく事からスタートを始めました。しかしながらお互いに信頼

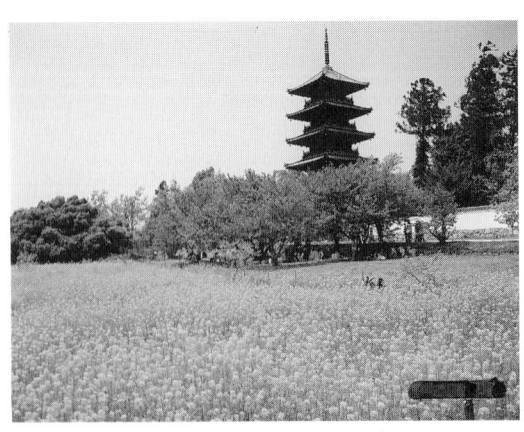

岡山県総社市国分寺五重塔

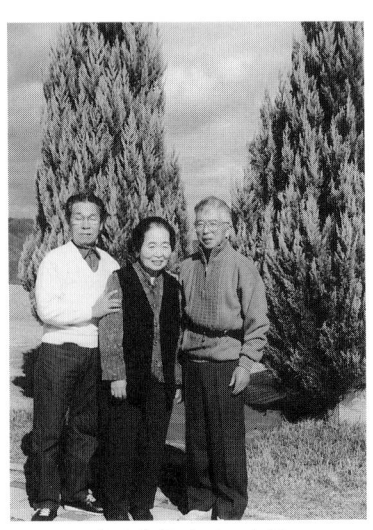

友の会初めての会員

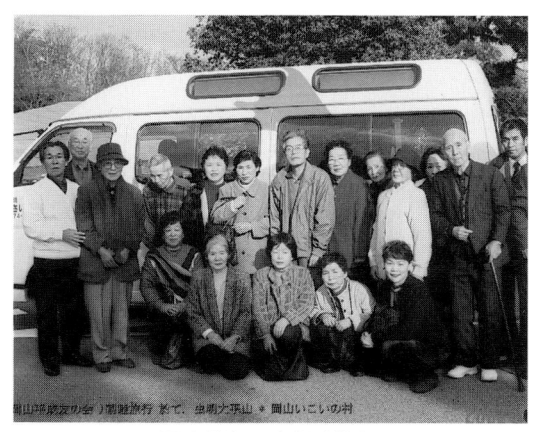

岡山県友の会親睦旅行

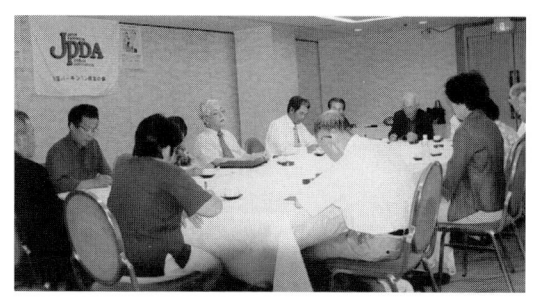

初中四国交流役員勉強会山村先生を囲んで

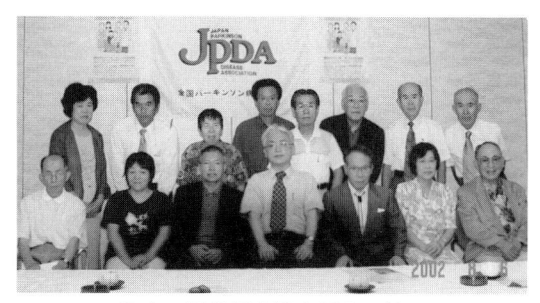

初中四国役員交流会岡山に於て

出来るまでは大分時間が掛りました。お陰様にて患者家族の皆様と仲良くなり当社の事務所も次第にパーキンソン病の事務局として活動開始となりパーキンソン病事務局の看板をあげ患者家族が安心して事務局へ立寄り医療相談，またその他の色々な問題についてよく寄って頂けるようになりました。一人でも多数の方々に立寄って頂けるように事務局として患者の皆様に喜んで頂けるように進んで参ります。そしてパーキンソン病の仲良し友の会として患者家族を中心として現在次第にパーキンソン病の患者が殖えつつある事を理解し一人でも多くの患者を助ける事を真剣に考えた事を目標とし頑張って参ります。

　私も先生方の診察の状態また医師と患者との診察時の対話，薬の出し方など色々覚える事に集中しました。難しい事があってもまた無理な事を全て承知のうえ広島大学名誉教授山村安弘先生にお願いをし，パーキンソン病に関係する医療診断に対し対話動作ベッド上においての身体の診察など全てに対して勉強をさせて戴き且つ難しい事についてもいつも説明を戴き長い間先生に無理も云い一歩一歩前進するよう指導も戴きました。理解が出来得る限り自分自身も一生懸命患者家族を助けるためにと先生の暖いご指導を得て常に感謝感謝と人生最大の喜びの味を経験を致しました。パーキンソン病とは本当に難しい病気であり十人十色と云われる如く個人によって病気の症状が変る事があります。今まで教えて頂いた事について私の事務所においても相談の電話が良くかかって来ます。専門病院および専門の先生方に紹介し，診察の結果患者も今までと違い本当に身体の調子も良くなったと喜びの電話，また事務所に来客して戴きその喜びにお互が嬉しく，ときを忘れる事あります。このように少しでも役立つのであるならと考え山村先生にお願し中四国役員交流会を岡山において初めて開催を致しました。お互いに山村先生を囲んで勉強し皆楽しい役員

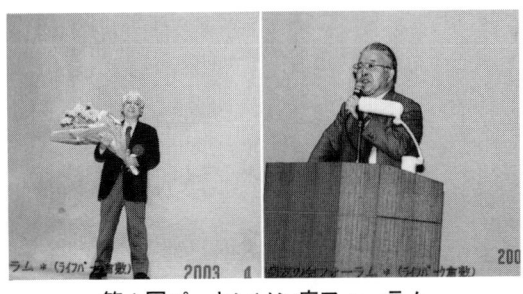

第1回パーキンソン病フォーラム
名誉教授山村安弘先生　平成病院高尾武夫理事長

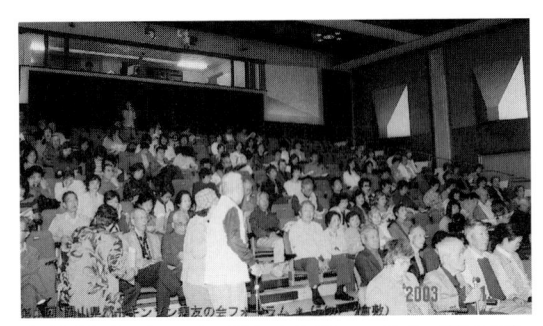

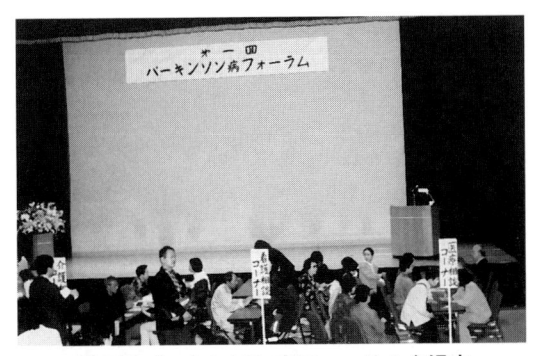

第1回パーキンソン病フォーラム会場内

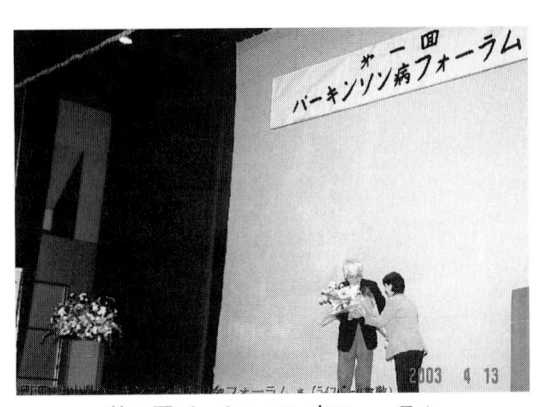

岡山県パーキンソン病友の会フォーラム（第1回）

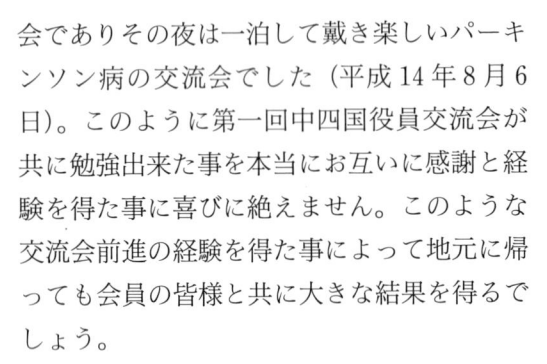

第1回パーキンソン病フォーラム

会でありその夜は一泊して戴き楽しいパーキンソン病の交流会でした（平成14年8月6日）。このように第一回中四国役員交流会が共に勉強出来た事を本当にお互いに感謝と経験を得た事に喜びに絶えません。このような交流会前進の経験を得た事によって地元に帰っても会員の皆様と共に大きな結果を得るでしょう。

　何事においても色々な経験を得る事に依ってお互いの友の会は立派な友の会に育っていく事と思います。役員の皆様と共々連絡を密にし頑張って仲良く進んで参りましょう。私も一つ一つ何事に依らず経験し友の会の発展と会員各位よりの医療相談を受け会員に対して安心と希望を与えてあげる事が友の会の責務であり会員皆様と一体となって歩んで行きます。現代増加しつつあるパーキンソン病患者家族が共に安心と希望を持つ事に役立つと思いフォーラム開催を考え参加下さる皆様の努力を頂き苦労をしても喜んで下さる患者家族のためにも作る事を考え常に指導して下さる山村先生に相談し先生の協力と指導を頂き第1回パーキンソン病フォーラムを開会出来るよう多くのパーキンソン病仲良し友の会会員および家族の方々またボランティア各位と皆様方の協力を頂き目的通り平成15年4月13日に開催しました。

　振り返って見れば広い会場をさすがに皆様方の協力を戴いたお陰で立派な第1回のフォ

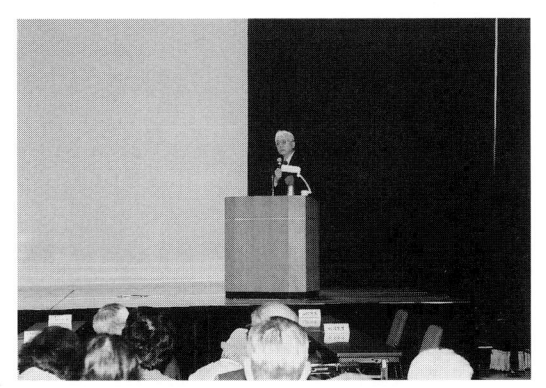

第1回広島大学名誉教授山村先生

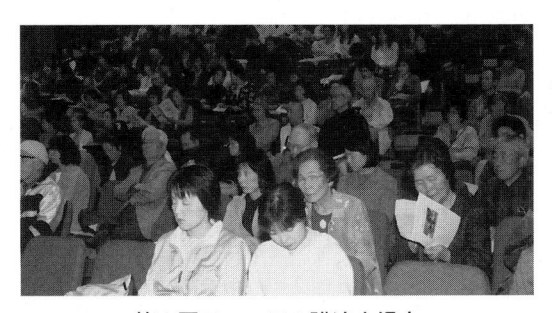

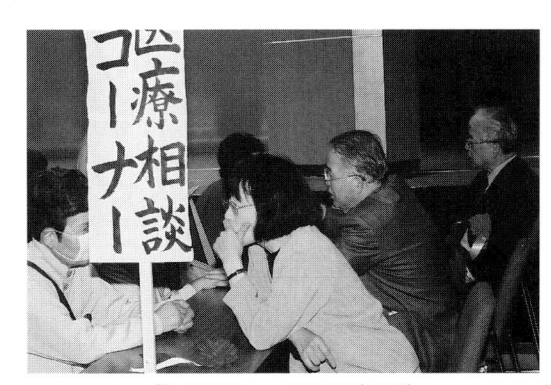

第1回フォーラム医療相談

第1回フォーラム講演会場内

ーラム誕生と共に祝うが如く協力して下さった皆様のお蔭げで心よりお礼を申し上げるばかりです。

　常にお世話を掛けた山村先生にはいつも心配をお掛け致しました。皆様のお力を頂き本当に初めてのフォーラム誕生を迎え私も心配しながらも皆様に対し有難う有難うと御礼の言葉を云うばかりでした。その反面やはり心配なので会場ライフパーク倉敷に朝早くに参りましたところが私以上に早く山村先生が会場の中を見ておられました。私も先生のお姿を拝見しながらも本当に驚きました。今まで色々御心配をお掛け致しご迷惑をお掛けした事も忘れあまりの嬉しさに、大ホールを見ておられた先生の所に直ぐに行き、先生と申し上げると共に握手しながらも，声も出ずうれしさの余り涙が出て言葉もなくお互いに力強く握手を交しつつ涙が出て止りませんでした。平涯頭に残り，その姿は忘れる事はありません。

　平成15年4月13日第1回全国パーキンソン病フォーラムを，場所ライフパーク倉敷大ホールにおいて会場入場者数350名の患者，家族，医師，看護師関連である皆様方の参加を得て開催致しました。倉敷平成病院理事長高尾武男先生のご挨拶を戴き続いて広島大学名誉教授山村安弘先生の講演「パーキンソン病の治療経過と予後」を戴きました。続き野尻晋一先生，田辺美紀子先生の講演を戴き多くの参加を戴き無事盛大に終了させて戴きました。患者家族の方々はもとより関係ある諸団体の後援を戴き且つ多くの皆様方の参加を得て第1回岡山県パーキンソン病フォーラムが無事盛大に終了致しました。

　今後共に末長くパーキンソン病患者家族のため，また協力頂いた病院，行政その他関係ある団体個人の方々に深く感謝申上げると共に年1回のフォーラムを継続をして参ります。

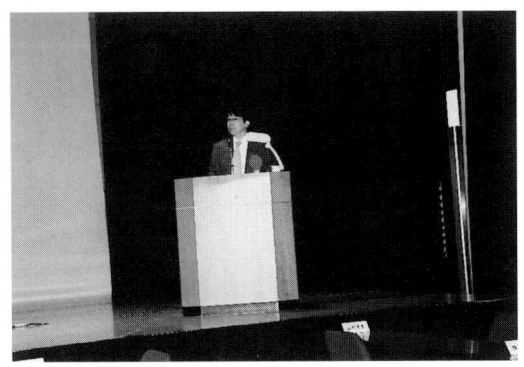

熊本機能病院野尻晋一先生

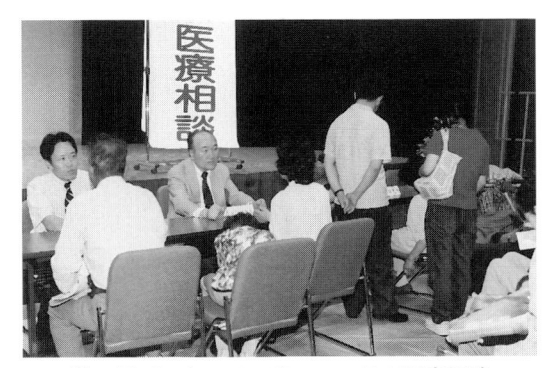

第2回パーキンソン病フォーラム医療相談

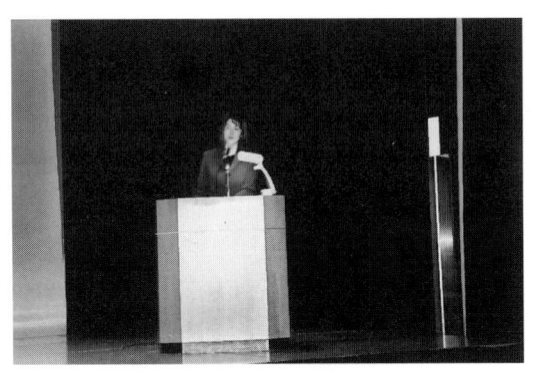

倉敷平成病院田辺美紀子先生

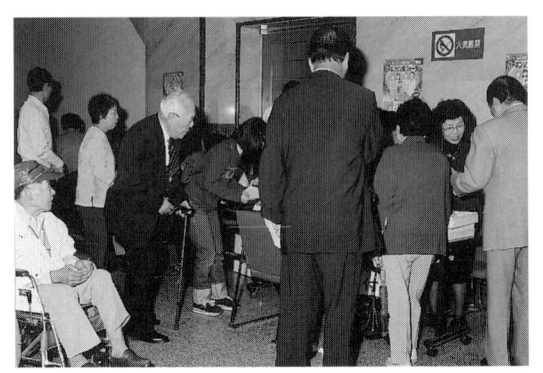

第2回パーキンソン病フォーラム受付風景

　現在岡山県においてはパーキンソン病患者は約5,000名〜6,000名と推定されており，私達も患者家族の方達とお互いに元気を出して助けあいながら病気に負ける事なく頑張って進んで参りましょう。

　もし困る事，悩む事などがある時は遠慮する事なくご連絡必ず下さい。そのための皆様方の事務局であって共に仲良く歩んで参りましょう。そのために年1回フォーラムを誕生させまた年2回の皆様の気分転回するために1泊2日の交流会を作りました。人間は色々な病気を持ちますが気分転回する故に考えていた自分の悩みも自然に消えていく。皆様方と仲良く進んで行く，患者家族と一体化であり楽しい事悲しい事は人間にはありますがそれを仲良く共に歩んで行くのが皆様の事務局であり仲良し友の会であります。

　平成16年5月9日第2回全国パーキンソン病フォーラムを場所ライフパーク倉敷大ホールにおいて会催入場者数380名の参加数を頂きました。

　平成17年9月18日第3回同じく場所ライフパーク倉敷大ホールにおいて会催入場者数同じく380名の参加を頂きました。

　平成18年5月21日第4回同じく場所ライフパーク倉敷大ホールにおいて会催入場者数

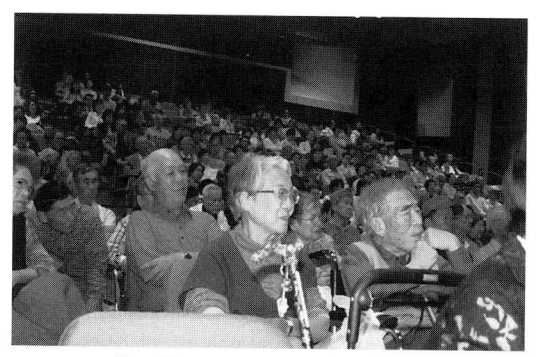

第4回パーキンソン病会場風景

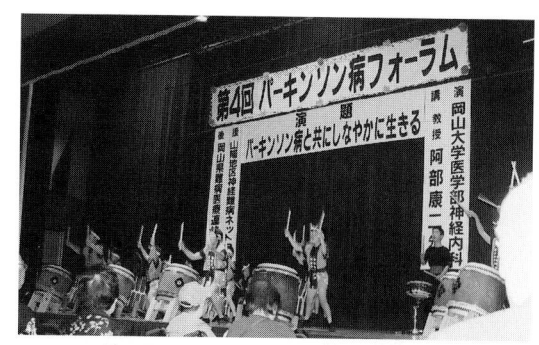

第4回フォーラム山手福山合戦太鼓

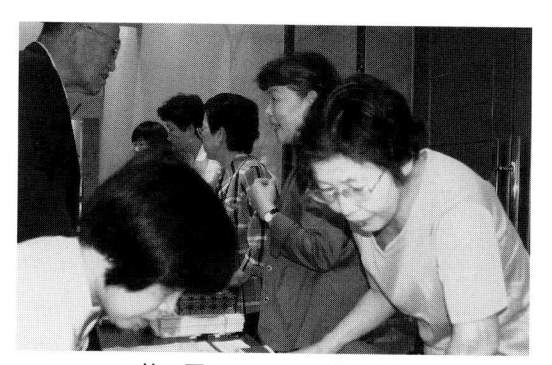

第4回フォーラム受付風景

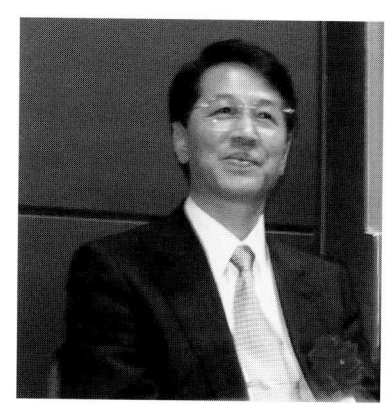

阿部康二先生

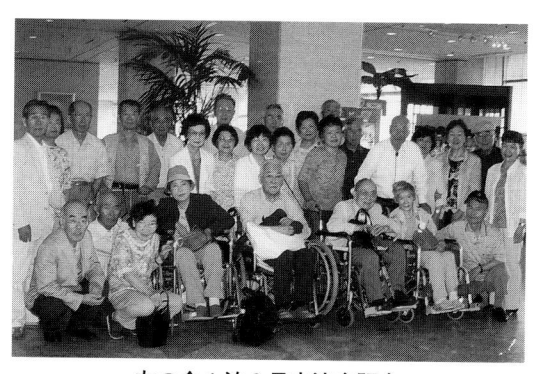

友の会1泊2日交流会記念

480名の参加を頂きました。

　講演を岡山大学医学部神経内科教授阿部康二先生「演題：パーキンソン病と共にしなやかに生きる」を頂き，子供達の太鼓「山手福山合戦太鼓」で祝って頂きました。ラストに「医療相談」にも阿部先生を頭として6名の先生方の相談を行い患者も大変喜びフォーラムを終了致しました。末筆に皆様のご多幸をお祈り致します，患者家族と共に頑張ります。

8 ALS患者家族の立場から
～患者である前に「人として」～

海野幸太郎（日本ALS協会茨城県支部）

　ALSを含めて神経難病に関する課題は数多い。本書において，既に諸先生方から各テーマに亘り現状の説明や課題を指摘していただいている。その中で小生の役割としてALS当事者の立場から「在宅療養現場の現状と解決課題」について記してみたい。

　ALSは進行性の疾患ではあるが，地域の医療・保健・福祉が適切な連携を図り，社会資源の量と質が確保されれば，自分らしく過ごすことが可能な疾患でもある。しかし，在宅療養の現場には未だ数多くの問題が残されている。その問題点を大きく分けると「環境整備」と「理解」不足に起因する問題が多い。

　まずは「環境整備不足」について述べてみたい。

　国内ALS患者のうち約7割[1]が在宅で過ごしており，人工呼吸器装着ALS患者においても過半数[2]が在宅を占めている。在宅療養生活にいたる経緯には，自ら望む場合もあれば，医療施設および福祉施設側から受け入れを拒否されるなどのさまざまな理由から在宅療養生活を送る者もいる。

　では，在宅で過ごす場合，現在どのような社会資源を活用しているのであろうか。在宅療養生活を送る者の中には発症初期の者から，人工呼吸器を装着し全介助を必要とする者までいるが，ここでは人工呼吸器を装着した全介助を必要とする場合の現状について説明する。

　人工呼吸器を装着し吸引や体位交換など1日24時間常時介助が必要となる場合，在宅で活用可能な社会資源には医療保険，介護保険，障害者自立支援法，国の難病対策事業などがある。

　制度別の利用状況は，ケアプランによりその内容には多様性があるので，ここでは人工呼吸器装着ALS患者の社会資源利用状況の主な傾向を述べるに留める。まず，1日24時間換算で見てみると医療保険による訪問看護を約1時間/日，介護保険による訪問介護を約2時間/日[3]利用している。利用申し込みをしたが拒否されたのか，または申し込みをしていないのかは不明であるが，1日24時間常時介助を必要としながらも24時間換算では約1割しか社会資源が入っていない。残りの約9割，約21時間は誰がケアを担当するのであろうか。ほとんどの場合において，それは暗黙のうちに「家族」に委ねられることが多い。独居の場合は，果たしてどの

ようになるのであろうか。

　医療保険による訪問看護は制度上では，人工呼吸器装着ALS患者は一定条件のもと同日内の複数回訪問が診療報酬上評価されている。ただし，現実的には，さまざまの要因により制度上の上限まで利用できている者はきわめて少ない。また，介護保険においても，一定条件の下で訪問介護員にも吸引が認められているが，訪問介護事業所から吸引を拒否されるケースは少なくない。このような状況下で訪問介護を依頼すると当該時間中にも家族らが常時付き添い，吸引を実施しなければならない。もちろん自己負担も発生する。このような状況から訪問介護の利用を見合わせる患者家族もいる。

　国策により運営されている「保険」制度でありながら，前述のような課題は数多く，制度上は利用可能となっていても，個別の状況において利用できないケースがあることは「保険」制度の本質を揺るがしかねない問題である。私たちとしては，これら課題解決のために，制度設計段階および施行後においても当事者団体として改善要望を継続的に申し入れていきたい。

　また，医療保険・介護保険だけでは必要な介護が確保できない場合，障害者自立支援法が利用可能である。また40歳未満の者で介護が必要な場合は，障害者自立支援法が適用される。障害者自立支援法における居宅介護（訪問介護）においても介護保険と同様に吸引などの問題からサービス提供を拒否されるケースがある。また，障害者自立支援法の居宅介護は，実施主体である区市町村によって居宅介護給付量格差が大きいため，居住地によってその環境整備に格差が生じている。

　このように在宅で自分らしく生きるための環境整備が遅れているために，人工呼吸器装着を諦める方は少なくない。介護保険においても，障害者自立支援法においても，「自立」の文字は散見される。制度の理念と現場の現実との乖離は大きい。「質」の議論もきわめて重要であるが，「量」が確保されていなければ「質」の議論もできない状況であり，継続して関係機関に課題解決策を要望していきたい。

　次に「理解不足」について述べてみたい。

　確かに罹患率が低い疾患であるために，その実践には試行錯誤な状態になる傾向は否めない場合がある。しかし，これまでに数多くの医療保健福祉関係者により，ALS患者が自分らしく過ごすために必要な「知識」「技術」について体系的に取り纏めいただいている。在宅で過ごす者の疾患・障害は，多様性に富み，また，その環境や経緯にも個別性があるが，少なくとも必要最低限な基礎知識については修得が必要である。進行過程において必要と思われる医療・保健・福祉サービス知識について述べてみたい。

　まず，診断後の「告知」がある。「告知」には，医療者と患者家族間の意思疎通不足，医療者の言動や疾患に対する捉え方などさまざまな課題がある。進行性の疾患とともに過ごしていく者にとっては，告知はそのスタートをきる上で重要な過程である。大学教育機関の学部教育においても，その改善のために取り組んでいるケースもある。誰にとっての何のための告知であるのか，その重要性やあり方について当事者として共に検討し取り組んでいきたい。

　告知後に各種障害が出現してくるが，その

障害に対しても適切な医療・保健・福祉サービスが必要である。たとえば，歩行困難な者に対して安易に汎用型の車椅子を薦めてくる福祉関係者もいまだに存在する。全身性障害者にとって移動性・社会性を保つ上では座位保持型車椅子は重要な手段である。進行過程・身体状況に適した車椅子が提供されなければ，苦痛な椅子でしかない。構音障害・呼吸筋障害も有するため関係者に文字盤と通じて「い・ら・な・い」との言葉が発信される。疾患に対して理解ない関係者にとっては，「これだけ一生懸命にやったのに」との失望感が去来する。また，「いらない」と発した者も，自分に適合する車椅子があれば，それを活用して外出したいと思っている。しかし，意思疎通の困難さから結論として「いらない」と発した言葉が，理解なき関係者には本人が決めたこととして車椅子提供は中止に至ってしまう。「いらない」と発するまでの悩んだ過程や意思を発する困難さから結論だけを伝えたその思いに対する理解が必要である。

関節の拘縮予防などにリハビリテーションを導入するケースは少なくない。しかし，現在においても，回復する疾患ではないのでリハビリテーションを導入する必要はないと断言してくる医療者もいる。関節の拘縮予防だけでなく，意思伝達手段の確保，座位保持型車椅子の作成など，適切なリハビリテーションが導入されることでALS患者のQOL向上に寄与しているケースは多い。疾患と障害特性を踏まえた広義なリハビリテーションの理解と実践を啓発する必要性がある。

ALSは進行すると全身性の重度障害を有するが，手段（社会資源）を確保することで，自分らしく日常生活を過ごしている者は少なくない。ところが，全身性の障害を有する者が発するその意思が，医療・保健・福祉関係者と衝突することがある。その背景には次のようなことが潜んでいると思われる。患者は発病前も発病後も自らの人生の主体，権利主体として自らのことに関して意思を発信する。ところが，関係者の中に患者を保護の客体，守られる者，受身の者として見てしまう潜在意識がある。受身であるはずの対象から権利主体として意思が発信されるため，衝突してしまうのである。つまり，関係者から見れば「わがままな患者」と映ってしまうことがある。確かに，そのようなケースはあるかもしれない。しかし，関係者には主体は誰であるのかいうことについて十分なる配慮があれば不要な衝突を避けることは可能と思われる。患者である前に1人の「人として」，互いに社会に生きる者としての認め合いが必要であろう。医療・保健・福祉分野において「患者」として位置付けられる者であっても，社会ではひとりの「人」である。患者である前に，ひとりの人として社会の中で自分らしく生きることができるよう医療・保健・福祉関係者にさらなる理解を求めていきたい。

参考文献

1) 地域保健総合推進事業「保健所における難病事業の進め方に関する研究」平成12年度
2) 川村佐和子：厚生労働科学特別研究事業「ALS患者にかかる在宅療養環境の整備状況に関する調査研究」平成15年度報告書, 18, 2004
3) 川村佐和子：厚生労働科学特別研究事業「ALS患者にかかる在宅療養環境の整備状況に関する調査研究」平成15年度報告書, 32-33, 2004

9 認知症家族介護の現状と解決策

妻井令三（社団法人　認知症の人と家族の会　岡山県支部代表）

医療・保健のめざましい貢献により，現代人は一世紀前の倍の平均寿命を享受するようになっています。しかし，その反面で認知症になるお年寄りが増えてきており，長くなったライフステージのあり方に大きな影を投げかけています。それは，認知症になった人にとっても，また関わる家族にとってもそれまでの生活のあり方が大きく変化し，対応に困惑する事態が到来します。四六時中目を離せない言動や，被害妄想，頻発する日常生活上の失敗，徘徊や暴言，果ては異食や暴行などが出てきますと，多くの家族にとって初体験であるだけに，"拒否したい事態"の気分や"なぜ私だけが被害者に…？"などといった思いが錯綜して到来するのが通例です。認知症を介護することの始まりはまさしく"家族の危機"の到来感を多くの家族に感じさせるのです。

そして，多世代同居の家族でもその対応は大変ですが，核家族化の進展で最近は高齢者夫婦のみ世帯と独居老人世帯で過半数を超える状況になり，その介護をめぐる環境は家族介護力の低下など，深刻な状況が深まってきている面を注目しなければなりません。

A. 早期診断・早期発見のすすめ

すべての病と同様，この病気も早期の診断・早期発見が大切で，診断結果に基づいてのケア方針をもち，介護者も認知症の病気や心理を理解して対応したいものです。数年前の調査ですが，健康保険組合連合会が介護家族を対象に行なった調査（2000年）で，5年以上経って認知症に気づく家族が5割を超えているのです。根強く残る偏見を克服して，かかりつけ医の協力体制を確立し認知症専門医の適切な診断を早めにきちんと受診する世論形成が必要でしょう。私たち「家族の会」は，その重要性を訴えて社会的啓発を行なうと共に，高齢者検診などに"もの忘れ検診"を織り込むことも制度要求しています。

B. 認知症と初めて出会うとき…

認知症の初期段階は，家族にとって戸惑う

事の多い出来事が頻発するようになります。同じ言葉の繰り返し，ガス栓や水道栓の閉め忘れ……などと言った生活場面での異常が出てきますと，家族は，「さっき言ったじゃないの…！」「栓をまた閉めていないじゃないの…！」と叱責する場面が多くなるのです。そうした事から，"四六時中目の離せない"状態に置かれるなどマイナス面ばかりが気になり，近隣や世間の風聞を気にする家族にとっては，社会から閉じこもる例も見られます。さらに，この段階で留意すべき事として，認知症当事者の通常とボケの入り混じった混乱に加えて介護者の混乱が加味されると，両者がぶつかり合うときいわゆる"二重のパニック"現象がおこりかねません。こうした局面が先鋭化するとき，虐待状態に発展する危険もあるのです。初期の段階から介護者への認知症への理解を進めることが必要なのです。

D. 不治の病にどう向き合うの…

閉じこもったままでの介護生活が進むと，次第に"治らない病人を抱えての，見通しの立たない介護生活"といった絶望感がよぎります。「これからどうなるのだろう…？」「私たちのこれからの人生は…？」といった悲壮感が伴いがちです。さらに，老老介護の場合にありがちな「人の世話になるのは恥…」「妻の面倒はわしがみる…」などといったやせ我慢的な特性が，場合によっては介護殺人や無理心中などの悲劇をもたらしかねません。現実にそれが増加傾向にあることは注目しなければなりません。

こうした状況を防ぐためにも，不断から相談や見守り・支援ができる地域ケアネットワークの構築が急務となっているといえましょう。

E. 介護者の心の内で揺れる"3つの修羅"…

介護家族はさまざまな困難に対処しなければなりません。その場合，中心的な介護者が陥りがちな心象を，医療・福祉関係者にはよく理解して欲しいものです。

第1は，言うまでもなく認知症当事者との修羅（葛藤）です。排泄介助・清拭・食事介助などの生存ケアに加えて，介護者への暴言や非難などの異様な言動などに対応するだけでも，心身ともに負荷が日常的にかかってきて，それだけでも平静な対応ができにくくなって参ります。

第2は，介護をめぐって中心的介護者と周りの関係者との間の修羅があげられます。「連れ合いが手助けしてくれない」「弟妹が協力するどころか去っていった」「逆に介護について誹謗された」……などといったことが少なくないのです。介護をめぐる精神的ストレスの主要因はこの面からくることが多いのです。

認知症介護をめぐる葛藤はその二つの側面にとどまりません。

第3は，介護者自身の心の内の修羅が浮んでくることです。在宅中では，"売り言葉に買い言葉"で，時折放置して介助しなかった場合の後になっての後悔。施設入所に踏み切

れば，介護の任務放棄をしたのではと自責の念に駆られたり，見舞い訪問回数が減った場合もそのことについて罪意識などが湧いてきがちです。それは，看取りを終えた後でも「本当にあれでよかったのだろうか…？」と自責の念がよぎる認知症介護の辛さです。こうした一般的に陥りやすい心象に加えて，家族の人間関係や性格など過去の生活の歴史が重なって，介護の局面に影を落として重くのしかかります。そうしたさまざまな思いが横たわっている事をよく理解して，介護者への適切な助言や支援を心掛けることが必要でしょう。

「家族会」で，介護体験を交流しあいながら悩みを吐き出し，知恵を吸収することはきわめて有益で，こうした場を通じて自分の介護を客観視する機会にもなるのです。そうすれば，介護者は前向きに介護に立ち向かう気力を養うこともできるのです。

F. 多様な社会資源を活用しよう…

認知症の診断や急性期の病気については，まずそれぞれの専門医にかかることが大切です。病気の状態によっては「かかりつけ医」によく相談し，それぞれの専門医を紹介してもらうのが良いでしょう。その専門医の診断結果を基に状態に見合った介護福祉サービスを活用することができるようになってきています。

2000年に介護保険制度が施行され，主に医療に依存してきた高齢者ケアのあり方が，介護福祉サービスを加味した一定の制度構築がされました。この介護保険の2006年の改定により，中学校区に1つの目安で高齢者の"よろず相談所"的な性格を付与された地域包括支援センターが設置される事になりました。ここが，高齢者介護に関する地域の相談窓口的な役割を付与されており，介護について悩むことがあれば，ここを活用することからはじめると良いでしょう。介護の相談・ケアプラン設計者としてパートナーとしてケアマネージャーが必要になれば，そこで紹介してもらえます。信頼できるプロの相談者を持つことは，安心できる介護の第一歩と言ってよいでしょう。

G. 多様な介護サービスをよく知ろう…

在宅サービス・小規模多機能サービス（2006年～新設）・グループホーム・施設サービスなど多様な介護サービスが用意されています。介護保険の内容をよく理解して，有効に活用する事が肝要です。ただ，介護保険は1割の利用者負担と介護度によって限度額が設定されており，その範囲以上を利用する場合は超えた部分が10割負担になる事を知っておく必要があります。さらに，施設利用の場合は，食費と宿泊費（ホテルコスト）が2005年10月より，利用者負担になりました。また，グループホームや有料老人ホームなどはさまざま独自の利用料金設定になっていますので，利用条件を良く調べて利用することが大切です。

ただ全体としては，少子高齢化を理由に，介護サービス利用の自己負担比率が高まる傾

向にあり，経済的な面から介護の社会化に予断を許さない傾向がみえはじめています。

H. 高齢者の権利擁護の課題

認知症などにより判断力の衰弱した高齢者の人権や権利を擁護することは介護の社会化とあわせて重要な課題です。福祉サービス利用が「措置」から「契約」へと，民活路線に転換した下で，介護保険制度と表裏一体の制度の必要性から，民法の改定が行なわれ「成年後見制度」が施行されました。本人や家庭裁判所によって選任された後見人などが代理権・取消権・同意権を行使して，財産管理および身上監護と呼ぶ生活支援を行なうものです。後見・保佐・補助の3類型からなる法定後見と，将来，能力が低下した時に備えてあらかじめ誰かに自分のことを頼む人を決めておく任意後見があります。なお，身寄りのない方には，市町村長が申立人になる事も規定しています。

また，養護者による身体的虐待や"介護殺人"の増加，養護者による年金の使い込み，さらには不適切な介護などに示されるように，高齢者虐待が社会問題となり，2006年4月から「高齢者虐待防止法」が施行されました。地域包括支援センターがその情報集約センターと位置づけられましたし，虐待発見者の"通報義務"や，市町村の立ち入り調査，警察への出動要請などが規定されています。このように，ようやく高齢者の人権や権利擁護へむけての取り組みが始まりかけた時代の幕開けといえるでしょう。

[引用資料]
・「痴呆性老人を抱える家族全国実態調査」健康保険組合連合会調査，2000

10 レスパイト入院の現状と課題

和田　千鶴[1]，豊島　至[2]　([1]秋田大学医学部附属病院　第一内科，
[2]秋田大学医学部医学教育センター)

A. レスパイトの定義

　レスパイト (respite) には，名詞として"仕事や苦痛の中断，小休止，一時的中断"，また動詞として"〜に一息つかせる，〜を猶予する"などの意味がある．日本では，レスパイトは，1992年，厚生省 (現　厚生労働省) 心身障害班会議で，「障害児・者をもつ親・家族を，一時的に，一定の期間，障害児・者から離すことによって，日頃の介護疲れから一時的に解放し，ほっと一息つけるようにする援助」と定義され[1]，在宅療養患者の家族支援サービスの一つとして注目された．レスパイトによる家族支援によって，患者本人が地域の中で療養を継続することができる．近年，これが，心身障害者，知的障害者のみならず，神経難病患者・家族においても利用されるようになった．

B. 入院人工呼吸器療養から在宅人工呼吸器療養へ

　神経難病では，運動障害の進行に伴い日常生活への援助が増大する．筋萎縮性側索硬化症 (以下，ALS) では，人工呼吸器装着を選択した場合，従来は入院継続が必須であったが，人工呼吸器など医療機器の進歩や医療機器会社のバックアップ，在宅療養における看護・介護ケアの進歩により，在宅での人工呼吸器療養が可能となった．その背景の一つには，慢性呼吸器疾患患者に対する在宅酸素療法 (1985年)，在宅人工呼吸療法 (1990年) の健康保険適応がある．それまでは入院しなければ受けられなかった酸素吸入，人工呼吸器装着が在宅で可能となった．
　しかし，人工呼吸器装着は，本来入院治療として行われるものであり，在宅でのさまざまなサービス，介護保険，支援費などによる訪問看護，ヘルパー，ヘルパー吸引を利用したとしても家人の介護負担は大きい．これを解決する手段として，レスパイト入院への期待は大きい．定期的な短期入院の間，家人は

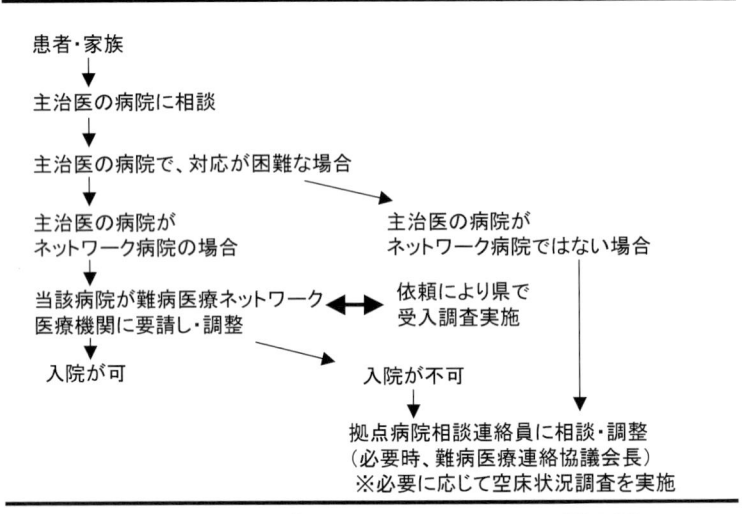

図1 レスパイト入院のネットワークシステム（秋田県）

24時間介護から解放されて休養をとるができる。しかし、コミュニケーション困難と高い介護度というALSの特殊性やレスパイト入院の認識不足によって、地域によってはこのようなサービスがスムーズに行われているとはいえない現状である。

C. レスパイト入院の現状

1. 秋田県の場合

1）難病医療ネットワークの発足

秋田県では平成14年に「秋田県難病医療ネットワーク」を発足させた。この事業は、難病患者が住みなれた地域で安心して療養ができるように、患者の医療相談、療養に必要なサービス提供などの在宅療養環境を整備し、在宅療養が困難な状況になった患者に対して、適切な入院施設の提供が行えるよう、地域の医療機関の連携により難病医療体制の整備を図ることを目的としている。また、必要に応じてレスパイト入院に対する調整も行うこととされた（図1）。レスパイト入院の希望を患者・家族が主治医に相談し、主治医の対応が困難な場合はネットワーク病院への要請、あるいは拠点病院相談連絡員に相談し調整してもらうことになっている。

2）難病医療ネットワーク稼動の現状

ネットワーク稼動状況について、平成16年、17年に県内ALS患者に対し県疾病対策課が秋田県の調査を行い、その中でレスパイト入院についてもアンケートが行われた。その結果、レスパイト入院を希望した家族がいたにもかかわらず、その希望がかなっていない状況があったことがわかった。理由としては、本人の拒否、病院の拒否、かかりつけの病院が満床、待っている間に状態が悪くなってからの医療的緊急入院などである。また、

希望を主治医に伝えなかった例もあり，その背景には，本人の拒否，レスパイト入院を知らなかったなどがあった。その他，協力病院の体制の再検討，定期的レスパイト入院制度の整備，レスパイト入院時の付き添いの要求やALSの看護に慣れていないことへの不満など意見が寄せられていた。

患者の拒否の背景としては，住み慣れた在宅環境からの一時的な移動が，身体的・精神的・経済的に負担になることがある。レスパイト入院は患者自身の理解が必要で，その説明は在宅療養決定時に行う。また，難病医療ネットワークやレスパイト入院の存在のPRが必要である。これは特定疾患申請時がよい。ALS患者との接点が主治医のみでは解決できないことが多くなってきていることもある。秋田県の場合，難病支援センターがあるが，さらに別のシステムも必要かもしれない。受け入れ病院の確保は実質的にも困難な要素である。行政主導の病床確保事業のみでは到底解決されることではない。

2. 東京都の場合

東京都では，レスパイト入院を患者・家族からの登録性とし，二次医療圏ごとにレスパイト入院用の病床を確保し東京都福祉保健局が予約を管理している。

長年，難病患者の地域支援体制の構築に力を入れてきた東京都立神経病院では，これまで，よりよい在宅ケアシステムを構築するために，療養支援検討会議，在宅療養支援計画策定，地域ケア会議などを行うことによって地域医療連携を深め，入院呼吸療養から在宅呼吸療養への移行に取り組んできたことを報告している[2]。レスパイト入院も適宜行い，現在では在宅人工呼吸器患者数が入院人工呼吸器患者数を大幅に上回っている。

しかし，東京都全体では，現実には登録数が受け入れ可能数を上回ることが多くその調整は難しい状況がある。

D. レスパイト入院のあり方

患者・家族が安心して在宅療養を継続するためには，レスパイト入院のシステムの確立はとても重要である。理想的には，レスパイト入院は，障害度にかかわらず地域の病院を利用でき，できるだけ在宅時の療養環境を崩さず，患者自身の満足度も高い，費用の負担が少なく緊急でも対応可能であってほしい。現実にはさまざまな困難があるが，環境整備にむけて各課題を検討していくことが必要である。

レスパイト入院のためのフローチャートと，これをスムーズに遂行するためにはどのような事が必要であるのか示す（図2）。

まず，患者自身には，早期にレスパイト入院の必要性を説明し理解してもらうことが大切である。そして，患者・家族がレスパイト入院を希望する場合は，主治医を通すだけではなく，主治医を介さなくとも，直接あるいは難病支援センターなどを通して拠点病院相談員に連絡できるようなルートも必要である。同時に，患者がレスパイト入院をいやがらない環境の整備もしなければならない（表1）。

患者をその地域で継続的に療養させるためには，診断後，コミュニケーションが困難となる前にできるだけ早期にその地域の中核病

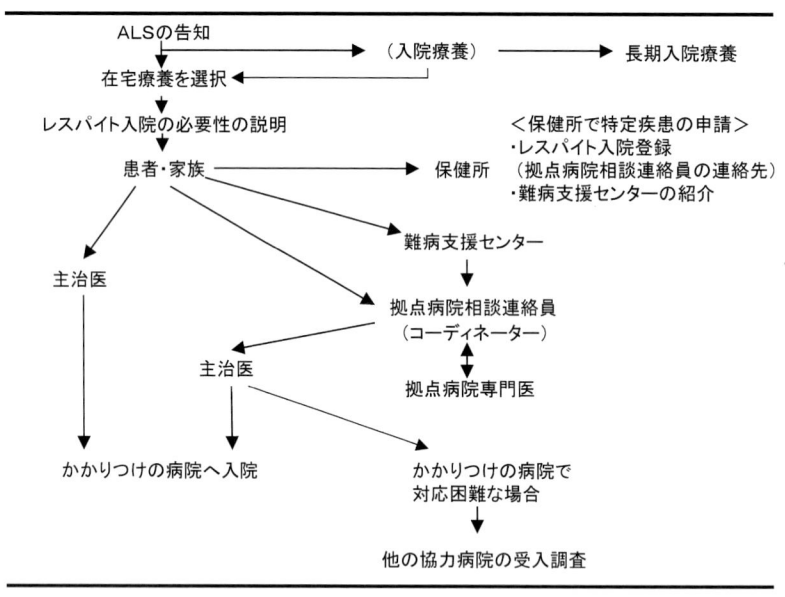

図2 レスパイト入院のあり方（秋田県の近未来として）

表1 実現可能なレスパイト入院環境とは

〈心理的・身体的〉
・コミュニケーションが確立されている。
・適切な看護・介護を受けられる。
・人工呼吸器に関する環境が変わらない。
・ベッドやその他の寝具など，身体的苦痛を伴わない医療用具を利用できる。
・時間的自由度が大きく，プライバシーを保てる。（個室利用）

〈経済的〉
・入院中の付き添いを要求されない。（介護保険，支援費などの継続利用？；国・自治体の政策による）
・入退院時の移動に伴う経費が援助される。（支援費の利用など；自治体による）

〈社会的〉
・入院中も仕事を継続できる。あるいは，仕事にあわせて時期や期間を調整してもらえる。
　（自宅で使用していたパソコンなどの持込が可能。）
・インターネット環境の整備

院に戻すほうがよい。専門医との連携を行いながら、軽症のうちから治療やケアをその地域に任せるほうが、地域スタッフも患者の療養環境に継続的に入り込みやすい。

一方で、レスパイト入院は、病院側の拒否にあって実現しづらいのも事実である。病院側がレスパイト入院を受け入れたがらない理由として入院診療報酬の問題がある。人工呼吸器管理を要し、コミュニケーションがとりづらく、多大な看護負担を要する割に診療報酬が少ない。ALS患者の入院看護料などの診療報酬の見直しも必要である。また、在宅療養で利用していた介護保険や支援費などによるヘルパーの利用を入院中も継続できるようにすることも解決策の一つである。

E. 今後の課題

最近は、各地域で在宅難病患者緊急一時入院制度や難病医療ネットワーク事業が立ち上がり、レスパイト入院の調整を行うシステムはできつつあるが、その稼動状況は各自治体でさまざまである。東京都のように、レスパイト入院用の病床を確保し登録性としている自治体は少ない。登録性は、地域格差なくレスパイト入院の希望を取り上げるためには有効であるが、その希望を誰がどの医療機関にふりわけるかが重要である。できるだけ患者の在住している二次医療圏内の医療機関へレスパイト入院ができるようなシステムがあるとよい。二次医療圏でレスパイト入院ができれば、地理的にも近く日常生活圏であり、保健所などとの情報交換もなされやすい。

また、各自治体あるいは医療政策の一つとして、医療スタッフには、難病の知識やレスパイト入院への理解、意思伝達装置の使用方法なども含め定期的に教育する機会が必要であるし、指導スタッフの育成も必要であろう。今後、在宅療養患者が増え、レスパイト入院の必要性がますます増加することを考えると、医療政策との整合性を考えながら、レスパイト入院に関わる環境の早急な整備が必要である。また、指導する立場である神経内科医数が需要に比して少ないのも問題であり、これも今後のわれわれの大きな課題の一つである。

参考文献

1) 廣瀬、皆川、渡辺、他：「障害者の地域生活援助方法の開発に関する研究―レスパイトサービスについての基礎的研究その2 実践のためのガイドライン―」厚生省心身障害研究『心身障害児（者）の地域福祉の整備に関する総合研究』1992
2) 林　秀明、須田南美；在宅ケアシステム―筋萎縮性側索硬化症を中心に―総合リハビリテーション第29巻 p 985-992 2001

11 脳卒中後遺症による寝たきり介護の問題点と解決課題

神谷達司, 阿部康二（岡山大学大学院医歯薬学総合研究科生体制御学専攻
脳神経制御学講座神経病態内科学（神経内科））

　脳卒中は，脳梗塞，脳出血，くも膜下出血など脳の血管が詰まったり，破れて出血する病気の総称である。日本人の死亡率（人口10万人対）の年次別推移でも以前は圧倒的に第1位であった。1951年に結核に代わって死因の第1位の座を占めた脳卒中は1970年まで緩やかに上昇し，その後診断・治療の進歩とともに死亡率は減少しており，1981年には悪性新生物に，1985年には心疾患に抜かれて現在死因の第3位である[1]。このため脳卒中は減っているような印象があるが，罹患する患者数では高血圧症の増加とともに脳卒中患者は増加しており，特に脳梗塞に罹患する患者数は近年飛躍的に増加している[1]。この死亡しなくなった脳卒中患者は寝たきりとなり，現在65歳以上の寝たきり患者31万6千人の37.9％でこれも第2位の痴呆の10.1％を引き離し圧倒的な第1位である。以上をまとめると，脳卒中は死因の第3位（13万人），総患者数の第4位（137.4万人），国民医療費の第4位（1.7兆円），高齢者医療費の第1位（1.38兆円）を占め，要介護原因の第1位であり，国民の健康・福祉，医療経済に与える影響はきわめて大きい[2]。2020年には，脳卒中の患者は現在の137万人より約288万人に増加すると厚生労働省の研究班のまとめた推計結果もある。日本の人口が減少傾向にあるなかで，脳卒中は当分増え続ける疾患である。そのため，半身麻痺などで寝たきりも含め介護が必要な患者も2025年まで増加する見込みである。

　脳卒中後遺症による寝たきり介護の問題点として寝たきりの状態を改善することが重要であり，限られた社会資源の中で患者の生活機能と Quality of Life（QOL）を高め社会の介護負担を軽減することが大切であり，そのためには急性期から慢性期に至る継続的なリハビリテーション体制の整備が重要である。一度脳卒中が発症してしまったら，寝たきりにさせないための早期の急性期リハビリテーションが最も大切であり，諸外国ではすでに常識である急性期からのリハビリテーションが我が国でもようやく認可されてきている。脳卒中治療ガイドライン2004[3]でも推奨され（グレードA，B），少しずつ浸透しつつある。さらには，この急性期リハビリテーションをより早期からより高密度でより高強度にするリハビリテーションが開発されてきている。一般的には脳卒中を発症したら，脳卒中後遺症による片麻痺のための生活動作

の制限，嚥下障害・構音障害などの球麻痺に対しては自動運動，他動運動を加えたリハビリテーションのプログラムを作成し実施する。

　脳卒中診療はリハビリテーションの観点から急性期，回復期，維持期の3つの病期に分けられ，脳卒中で寝たきり患者を作らないためには，一次，二次予防を行うかかりつけ医と，維持期のリハビリテーションを行う療養型病院や老人保健施設のネットワークを構築し，迅速で継続性があるリハビリテーション診療体制を築くことが重要と思われる。

　脳卒中後遺症による寝たきり介護の問題点としては，合併症の予防が大きい問題点である。脳卒中後遺症の合併症としては，頭痛，めまい，てんかん，うつ状態，認知機能障害，難治性疼痛，痴呆など多岐に渡る。認知障害や痴呆においては患者とのコミュニケーションが難しく，患者の苦痛や要求に対しての十分な配慮をとらなくてはならない。しかし脳卒中後遺症の合併症として最も注意を払うべき問題として誤嚥性肺炎など脳卒中後の嚥下障害がある。日本人全体の死因の第4位に肺炎があり，そのうち90％以上は65歳以上の高齢者である。高齢者の肺炎の原因として誤嚥が非常に重要であることが近年明らかにされてきたが，その誤嚥を生じる病態として一番頻度が高い疾患は，陳旧性および急性の脳卒中である。脳卒中後遺症としての運動，歩行，排尿，言語，認知などさまざまな障害に対してリハビリテーションが必要になる。しかし，嚥下障害に関しては統一された評価方法が確定されておらず，見過ごされて誤嚥性肺炎をきたした症例もよく経験する。特に不顕性誤嚥に基づく誤嚥性肺炎では早期発見が難しく，完全予防も困難である。脳卒中後の嚥下障害に関しては十分に慎重な摂食プログラムが必要となる[4]。また誤嚥性肺炎は脳卒中発症後繰り返し発症するため，特に積極的な予防が必要となる。

　日本呼吸器学会ガイドラインでは脳卒中後の誤嚥性肺炎の予防に対しては，「脳血管障害再発の予防」，「口腔内ケア」，「体位保持」，「経管栄養」，「薬物療法」の5項目を強調している。このうち，「脳血管障害再発の予防」がもちろん最重要課題である。「口腔内ケア」では食後の歯みがきやうがいにより口腔内を清潔に保つ日常の予防が大切である。また「体位保持」では寝たきりの状態では胃内圧の上昇を避け，食事の後は胃内容の逆流を避けるためできるだけ頭位を高く保ち，就寝時も同様に頭位を高く保つことが大切である。

　また経口摂取が不可能になったら「経管栄養」の選択をすることも重要である。そして「薬物療法」では脳卒中後の誤嚥性肺炎の予防のエビデンスのある薬剤を使用することが嚥下障害ならびに誤嚥性肺炎の予防につながると考えられ推奨される。

　脳卒中後の誤嚥性肺炎の予防のエビデンスのある薬剤は，ACE阻害薬（コバシル，タナトリル）[5]，l-ドーパ[6]，塩酸アマンタジン[7]，カベルゴリン，抗血小板薬（シロスタゾール）[8]，β遮断薬（プロプラノール）[9]などがある。

　ACE阻害薬はACEによるアンジオテンシンⅠからⅡへの変換を阻害するだけでなく，カリクレイン-キニン系においてブラジキニンの分解も同時に抑制し，サブスタンスPを上昇させる。ブラジキニンやサブスタンスPの過剰蓄積がACE阻害薬の副作用とし

CSPS（Cilostazol Stroke Prevention Study）

対象疾患：脳梗塞（心原性脳塞栓症を除く）、脳梗塞発症後1カ月から6カ月
試験方法：二重盲検試験法
用法用量：シロスタゾール　200mg/日　n=531
　　　　　プラセボ　　　　　　　　　　　n=533

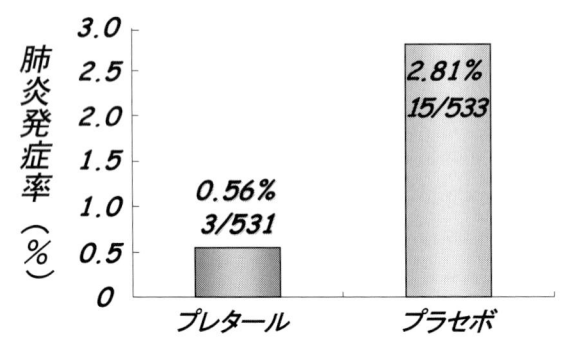

プレタール：0.56% 3/531
プラセボ：2.81% 15/533

Shinohara, Y. : Cerebrovasc. Dis., **22**, 57-60, 2006（より作成）

図1　脳梗塞慢性期の肺炎発症率

ての咳の発生につながると考えられているが，サブスタンスPを正常域まで上昇させるのでACE阻害薬は咳反射および嚥下反射を回復させ，誤嚥を改善し，結果として誤嚥性肺炎を予防できる[5]。

その他の薬物療法については，脳梗塞を発症し脳に虚血が生じると，大脳基底核のドーパミンの産生は低下する。このドーパミンの産生低下が結果として脳幹頸部神経節の舌咽神経支配領域におけるサブスタンスPの産生低下をもたらし，その結果不顕性誤嚥が生じるというメカニズムを考えるとドーパミン産生を促進することが誤嚥性肺炎の予防・治療に有用であると考えられる。その意味で l -DOPA[6]，塩酸アマンタジン[7]，カベルゴリンなど有用と考えられる。

さらに，抗血小板薬であるシロスタゾールの嚥下反射を改善するメカニズムは明らかではないが，陳旧性脳梗塞患者の脳血流の改善を介して，あるいはcyclic AMP response element binding protein（CREB）のリン酸化を介しsubstance Pを増やすことにより嚥下反射を改善し，肺炎発症の抑制に通じたのではないかと考えられる[8]（図1）。

また脳卒中後遺症の寝たきりを減らすという目的で脳梗塞を発症させない予防医学の確立が重要である。脳梗塞の3大危険因子は高血圧，高脂血症，糖尿病である。この高血圧，高脂血症，糖尿病の管理を徹底することが重要である。今話題のメタボリック症候群[10]もその病態は，内臓脂肪の蓄積に伴うインスリン抵抗性±耐糖能異常，動脈硬化惹起性リポ蛋白異常，血圧高値であり，結果として脳梗塞の予備軍となり寝たきり患者を増やすと考えられ，このメタボリック症候群を予防することが脳梗塞の発症や寝たきりを減らすと考えられる（図2）。

今後の寝たきりの介護において，成熟した脳においても神経再生や可塑性が認められることが報告されたこと[11,12]より，神経再生を促したり，可塑性を促す治療に対する関心も高まりつつある。

図2

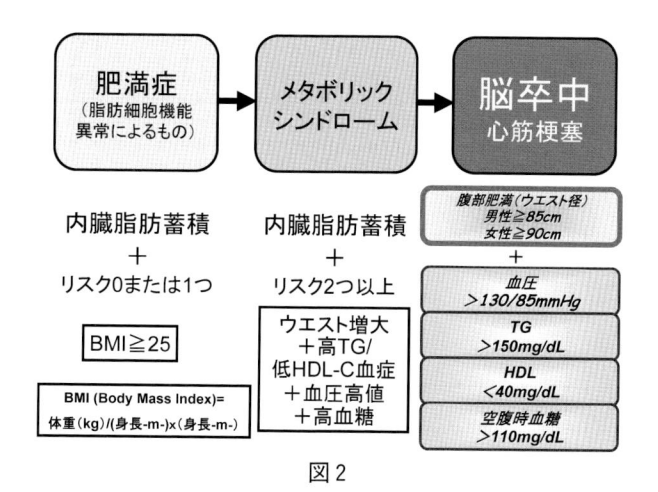

　最後に，脳卒中後遺症における寝たきり介護において，患者にとってQuality of Life (QOL) を保つだけでなく，介護者もまたその介護することにより患者と喜びを分かち合い，生きている充実感を自覚しながら介護者のQOLも良くなるそんな寝たきり介護ができる時代が来ることを筆者は切望している．

参考文献

1) 厚生労働省大臣官房統計情報部人口動態・保険統計課平成14年度患者調査の概況．
2) 統計情報部社会統計課国民生活基礎調査室：平成13年度国民生活基礎調査，財団法人厚生統計協会，2000．
3) 脳卒中治療ガイドライン2004（篠原幸人ほか，脳卒中合同ガイドライン委員会編），協和企画，2004．
4) Taub E, Uswatte G, Elbert T : New treatments in neurorehabilitation founded on basic research. Nat Neurosci 3 : 228-236, 2002
5) Arai T, Sekizawa K, Ohrui T, et al : ACE inhibitors and protection against pneumonia in elderly patients with stroke. Neurology 64 : 573-574, 2005
6) Kobayashi H, Nakagawa T, Sekizawa K, et al : Levodopa and swallowing reflex. Lancet 348 : 1320-1321, 1996
7) Nakagawa T, Wada H, Sekizawa K, et al : Amantadine and pneumonia. Lancet 353 : 1157, 1999
8) Shinohara Y for the CSPS group : Antiplatelet Cilostazol is effective in the prevention of pneumonia in ischemic stroke patients in the chronic stage. Cerebrovasc Dis 22 : 57-60, 2006
9) Prass K, Braun JS, Dirnagl U, et al : Stroke Propagates Bacterial Aspiration to Pneumonia in a Model of Cerebral Ischemia. Stroke 37 : 2607-2612, 2006
10) メタボリックシンドローム診断基準検討委員会：メタボリックシンドロームの定義と診断基準．日内会誌 94 : 794-809, 2005
11) Nakatomi H, Kuriu T, Okabe, et al : Regeneration of hippocampal pyramidal neurons after ischemic brain injury by recruitment of endogenous neural progenitors. Cell 110 : 429-441, 2002
12) Deguchi K, Tsuru K, Hayashi T, et al : Implantation of a new porous gelatin-siloxane hybrid into a brain lesions as a potential scaffold for tissue regeneration. J Cereb Blood Flow Metab 26 : 1263-1273, 2006

第Ⅴ章
在宅療養機器の進歩を活用する

1 最新の在宅コミュニケーション機器 ——— 307
2 テレビ付き携帯電話による遠隔コミュニケーション ——— 311
3 気管切開と人工呼吸器 ——— 315
4 在宅呼吸管理の実際と最新機器 ——— 319
5 吸引行為問題の現状と新しい自動吸引器の開発 ——— 323
6 嚥下障害対策とPEGの現状と問題点 ——— 327
7 在宅経管栄養剤の種類と特徴 ——— 331

1 最新の在宅コミュニケーション機器

森田光哉, 中野今治 (自治医科大学 神経内科)

神経難病に罹患した多くの患者は, 小脳失調や球麻痺症状による構音障害に加え, 四肢の筋力低下・失調のために筆談なども困難となり, 病気の進展によりコミュニケーションがとりにくくなることが常である。このような場合, 社会との関わりを維持し生活の質を維持するために, 残された身体能力によりさまざまな代替コミュニケーション手段を用いて対処することになる。たとえば筆記具は持てなくても手を動かすことができるのであれば文字盤を指差してコミュニケーションを図ることができる。指が動かせない方でも介助者が「あかさたな」などの文字列を順に示していき, 患者の瞬きなどの合図で確定した後, あいうえお段を示して字を拾ったり, 透明なものでは, 文字盤を通して患者の視線で文字を確定したりすることもできる。また携帯用の会話補助装置も種々開発されており, 指で50音表や絵を示すことで, 文章を作成し, さらに音声として表出したり,「はい」,「いいえ」などの意思表示, あるいは日常で頻繁に行われる動作・要求などはあらかじめ登録しておけば, そこを示すことで伝達することができるようになっている。

さらに進行した場合でも, わずかでも動く手指, 足趾や瞬目, 眼球の動きを利用して, タッチセンサーや筋電位などを感知する特殊スイッチを用いて, 介助者に合図を送ったり, またこの特殊スイッチを後で述べる意思伝達装置につなぐことでさらに複雑な意思を表明することが可能となる。

意思伝達装置とは, 特殊スイッチを操作することにより, モニター画面上で短文を選択したり, 50音表上でカーソルを走査させて文字を選択することで文章を作成することができるようにした装置で, いくつかのメーカーから販売されているが, コンピューターを利用したシステムではインターネットに接続することで電子メールを送ったり, 音声ソフトと組み合わせることで作成した文章を読み上げたり, またテレビや電灯などの家電製品などを操作するなどの環境制御機能を有したものもある。

意思伝達装置の多くは走査型の文字入力を行うようになっているが, この方法では, 走査速度が速すぎると, 筋力が低下している患者では狙ったタイミングでスイッチを押すことができず, 頻繁に誤入力をきたす。そのために速度を低く設定せざるを得ず, 走査型文字入力は速度が非常に遅くなるという欠点を

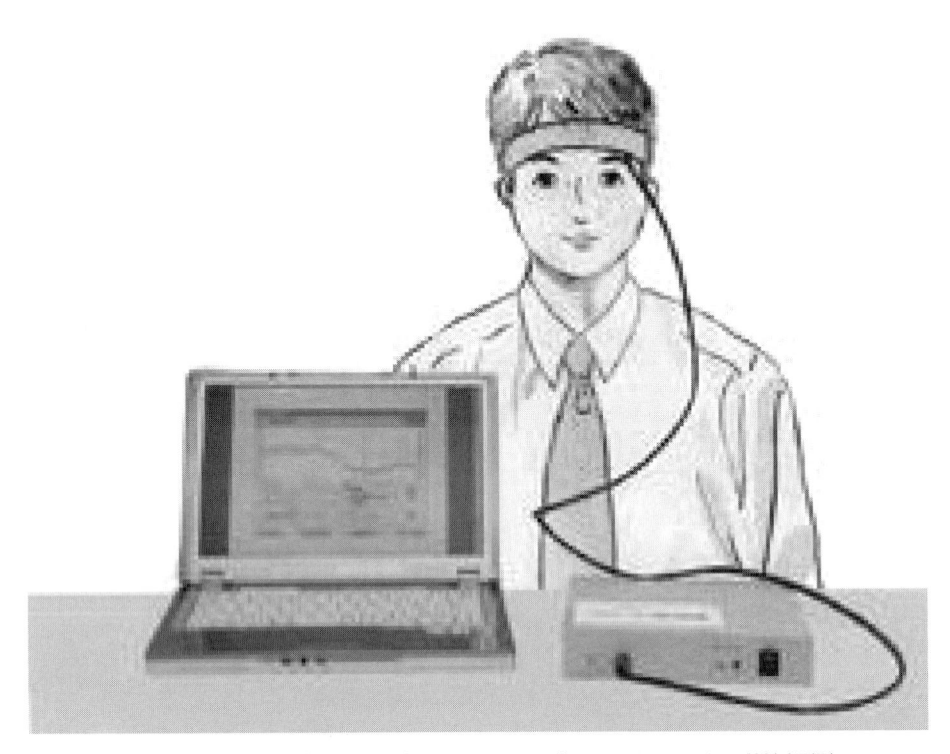

図1 Yes/No判定装置全景（エクセル オブ メカトロニクス(株)提供）

有している。そのため，走査型文字入力の効率を改善するために，文字盤の改良[1]，走査線を複数としたもの[2]，文字の誤入力を自動訂正する[3]などの工夫が研究されている。

難病のなかでも筋萎縮性側策硬化症（amyotrophic lateral sclerosis；ALS）で呼吸筋麻痺が進行し，侵襲的呼吸補助が導入された患者のなかには，ALSでは通常侵されにくいとされ，唯一のコミュニケーション手段として残っていた外眼筋までもが麻痺してしまう全随意運動筋麻痺をきたし，コミュニケーションがきわめてとりにくいtotally locked-in state（TLS）と呼ばれる状態に陥る者もある[4]。

このよう状態になると既存のコミュニケーション補助機器では対応することは困難であったが，最近人体を透過しやすい近赤外線を用いて脳血流の変化を計測し，患者のYes/Noの意思を判定する装置が開発された[5]。この機器は，頭皮に装着した発光ダイオードを光源として近赤外光を頭蓋骨を通して脳に送り，脳皮質で散乱されて戻ってきた光を検出器で測定し，脳血流が増加すると光が吸収されるために戻ってくる光量が減少するというメカニズムを利用して脳血流の変動を判定する。機器の全容および装着した様子を図に示しているが（図1），測定は「安静期間」「回答期間」「安静期間」の各区間12秒ずつ合計36秒の測定を行う。安静期間中は脳の血流が変動しないように一定の負荷（ゆっくりと数を数えるなど）をかけるようにし，ま

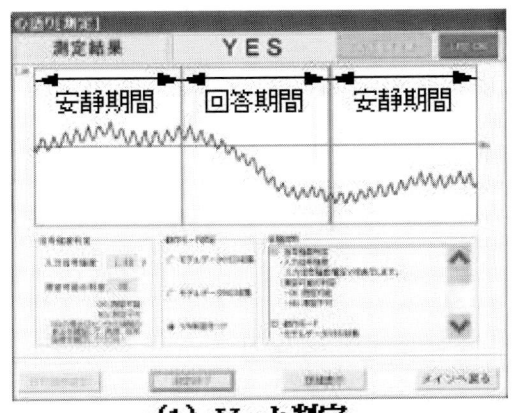

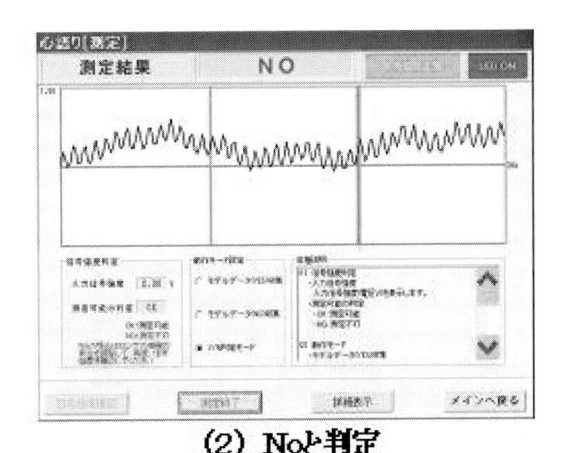

(1) Yesと判定　　　　　　　　　**(2) Noと判定**

図2　Yes/No 判定結果（エクセル　オブ　メカトロニクス(株)提供）

た回答期間では「はい」と答えるときは，計算を行ったり，歌を歌うことなどを思い浮かべさせて負荷をかけ，「いいえ」と答えるときには安静期間と同様にゆっくりと数を数えさせる．このような方法で「はい」「いいえ」の意思に伴う血流変化を検出し，患者の意思を確認する（図2）．問題点としては判定時間に36秒と時間がかかること，また回答の信頼性も患者個人によって異なるとのことだが，平均的には約80％の確度といわれており，同じ質問を二度行って確認することで確度を上げることが推奨されている．実際にこのような機器も既に市販で入手・利用でき，また公的補助も受けられるようになっている．

最後に，難病患者がコミュニケーション機器を使用するにあたり，受けられる公的補助について簡単に触れたい．平成18年10月から施行された障害者自立支援法により，今までの補装具給付制度と日常生活用具給付事業は，個別給付である補装具費と，地域生活支援事業による日常生活用具給付に再編される

ことになった．その概略を表に示しているが，身体障害者手帳を給付されている場合には，これらのサービスを受けることができる．重度障害者意思伝達装置の場合，自己負担は所得に応じて4段階に分かれており（最大でも，37,200円の自己負担），本人または世帯員のいずれかが一定所得以上の場合には，補装具費の支給対象外となり全額自費になる．また携帯用の会話補助装置については，利用者負担は市町村ごとに決められることになっているが，補装具費の考え方をとっているところもある．

身体障害者手帳が給付されていない場合には，**表1-2**に示した難病患者等日常生活用具給付事業を利用して用具の給付を受けることになっているが，実際にこの事業を行っている自治体は少ないようである．

表1

1 障害者自立支援法により，これまでの補装具給付制度と日常生活用具給付事業は，個別給付である補装具費と，地域生活支援事業による日常生活用具給付に再編されました．（平成18年10月から）

サービス名	給付の種類	種 目	障害の程度	性 能	サービス内容
補装具費の支給	補装具費	重度障害者意思伝達装置	両上下肢の機能の全廃及び言語機能を喪失した者であって，コミュニケーション手段として必要があると認められた者 ＊肢体不自由機能障害	まばたき・筋電センサー等の特殊な入力装置を備え，障害者が容易に使用し得るもの	・身体機能を補完または代替し，かつ長時間にわたって継続して使用される補装具（義肢，装具，車いす等）の購入費，修理費のための金銭の支給を受ける．1割の利用者負担となるが，所得に応じて一定の負担上限が設定される ・支給決定は，障害者又は障害児の保護者からの申請に基づき，市町村が行う
日常生活用具給付（貸与）	地域生活支援事業（市町村）	携帯用会話補助装置	音声機能若しくは言語機能障害または肢体不自由者であって，発声・発語に著しい障害を有する者 ＊音声・言語・そしゃく機能障害	携帯式で，ことばを音声又は文章に変換する機能を有し，障害児・者が容易に使用し得るもの	・給付決定は，障害者又は障害児の保護者からの申請に基づき，市町村が行う ・利用者負担は市町村が決定する

2 難病患者等日常生活用具給付事業

種 目	障害の程度	性 能	条 件	用具の給付の実施
意思伝達装置	言語機能を喪失した者又は言語機能が著しく低下している筋萎縮性側索硬化症等の神経疾患患者であって，コミュニケーション手段として必要があると認められる者	まばたき，筋電センター等の特殊な入力装置を備え，難病患者等が容易に使用し得るもの	介護保険法，老人福祉法，身体障害者福祉法などの施策の対象とならないこと	・実施主体は，市町村である ・利用者負担は利用者世帯の前年度の所得税額課税年額に応じて設定される

参考文献

1) Oku, H., Nakamura, N., Takami, M. et al : Efficiency of letter prediction for rate enhancement in scanning type of Japanese communication aids ; pp. 984-988 in Craddock, G.M. et al., eds. : Assistive Technology—Shaping the Future, IOS Press, 2003
2) 森 大毅，岩渕繁之，粕谷英樹：複数カーソルに基づく高速な走査型文字入力方式，ヒューマンインターフェース学会論文誌，Vol. 5, 135-141, 2003
3) 森 大毅，粕谷英樹：走査型文字入力における自動誤り訂正方式，ヒューマンインターフェース学会論文誌，Vol. 8, 195-202, 2006
4) Hayashi H., Kato S., Kawata A., et al : Amyotrophic lateral sclerosis : Oculomotor function in respirators. Neurology, 37, 1431-1432, 1987
5) 内藤正美，道岡洋子，小澤邦昭，他：脳血流変化に基づく完全Locked-in状態ALS患者の意思判定，電子情報通信技術報告 WIT 2004-80, 41-46, 2005

2 TV映像付き携帯電話による遠隔コミュニケーション

宮地裕文[1]，吉川典子[2]，谷口和江[2]，中野育子[3]，小林義文[4]（[1]福井県立病院神経内科，[2]福井県難病支援センター，[3]福井県健康福祉部健康増進課感染症・疾病対策グループ，[4]福井県立病院リハビリテーション室）

　ALSなどで人工呼吸器を装着した患者にとって，社会との接点を維持することは容易ではない。しかし，TV電話機能を備えた携帯電話を使って，離れた人々と音声に加えて映像によるリアルタイムのコミュニケーションをとることができれば，さまざまな社会参加が可能になると考えられる。近年，このシステムを利用して患者自身は居室に居たまま，外出した家族との交信，患者同士の相談，講演会や研究会への参加などが試みられている。われわれはピアカンファレンスやレスパイト入院などにこのシステムを使って有用性を確認できた。

A. 重症難病患者に対応したTV映像付き携帯電話による通話システム

　TV電話機能を備えた携帯電話による通話システムは，独立行政法人国立病院機構宮城病院の今井尚志先生のご指導と，ファンコム株式会社の松尾氏のご協力を得て設定した。図1[2]に示すように，難病患者側には①会話装置（意思伝達装置や携帯用会話補助装置），②ビデオ入力が可能なTV，③TV機能付き携帯電話ユニットを備えた。多くの患者は会話装置とTVを持っているので，実際は携帯電話と専用ユニットを備えることで足りる。電話を発信する側の人は，市販のTV機能付き携帯電話を持っているだけでよい。図2[2]で示す専用ユニット（TVポケット：市販のものにマイク入力端子のみ追加した）では，難病患者の受診・発信を容易にするため，発信者の操作で自動着信してそのまま電話ができる機能を備え，パスワードを設定してセキュリティを高めた。また，カメラ動作は左右上下の可動域を設け発信者の操作で角度を変え，患者と周囲の状態も把握できるように工夫してある。

　患者に電話をかける手順は①発信者が患者にTV電話をかける。②通信が開始した時点で，患者側のTV電話およびTV（ビデオ入力に設定）には発信者の映像が映しだされる。③発信者の携帯電話からパスワードを入力すると，発信者側にも患者の映像が映され通話が開始される。④患者はTVを介して映像を見ながら会話装置で文章を作成し，音声化して会話する。患者側には音声入力を2系統設けてあり，患者周囲の人も一緒に会

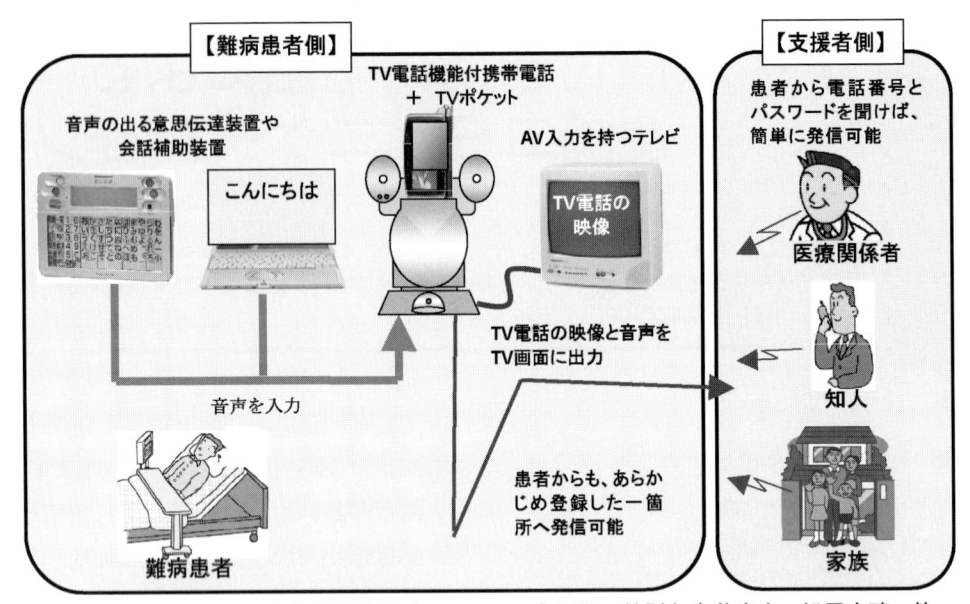

図1 「難病患者向けTV映像付携帯電話システムの有用性の検討」今井尚志，松尾光晴，他：厚生労働科学研究費補助金難治性疾患克服研究事業「特定疾患患者の自立支援体制の確立に関する研究」平成17年度研究報告書：p. 101-107, 2006.3.

携帯電話に取り付けた特殊ユニット（ＴＶポケット）

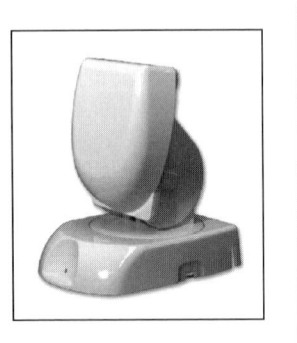

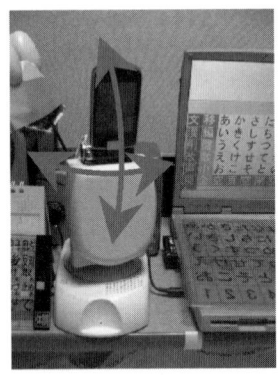

（画面角度変更左右70度上下30度）

図2 「難病患者向けTV映像付携帯電話システムの有用性の検討」今井尚志，松尾光晴，他：厚生労働科学研究費補助金難治性疾患克服研究事業「特定疾患患者の自立支援体制の確立に関する研究」平成17年度研究報告書：p. 101-107, 2006.3.

話に参加できる。⑤患者が電話を切る時は「レット・チャット」の場合「電話を切る」を選択する。

一方，患者から電話をかける手順は①「レッツ・チャット」の場合 TV の電源を入れ，ビデオ入力に切り替え，「電話をかける」の枠を選ぶ。②電話がつながると同時に双方の映像および音声通話が開始される。③電話を切る時には「電話を切る」を選択する。

B. 遠隔コミュニケーションの実際とその評価

このシステムを使って①A 氏を相談員としてピアカウンセリングを実施，②レスパイト入院中の B 氏と自宅で休養している妻が交信，③C 氏と外出中の長男や妻が交信する 3 種の交信を行い，得られた成果と問題点を検討した。

相談員 A 氏は 50 歳男性。人工呼吸器装着後 3 年で，顎で「伝の心」を操作。不十分だがまだ発声が可能。妻は就労しており，介護施設のデイサービスなどを含む多くの公的ケアとボランティアの支援を受けて在宅。

相談者は 57 歳女性。発症 4 年目で発語が困難となり，足で「伝の心」を練習中。呼吸困難が強くなってきたが人工呼吸器装着をためらっていた。約 30 km 離れたそれぞれの自宅で相談を行った。相談者が「伝の心」で A 氏に質問し，直接話したいとの強い意志で A 氏は口元にピンマイクを付けて語った。A 氏は相談者の頷きや反応を一つ一つ確認しながら質問に答え，相談者は A 氏の表情や口の動きを凝視していた。A 氏の積極的な療養姿勢を確認し，体験を踏まえた助言を得ることができ，相談者は 2 ヵ月後に気管切開し人工呼吸器を装着して在宅を続けている。

A 氏は「私はここ何年か電話というものを使えませんでした。当初は親しい人と電話でざっくばらんに話をしたいと思っていましたが，月日の流れと共にその気持ちは諦めに変わり消えて行きました。－中略－，電話が健康な時のように自在に使えるというのは自分回復の起爆剤になる予感を感じました。」とシステムの稼動に大きな期待を寄せた。

64 歳男性 B 氏は人工呼吸器装着後 3 年，持病のある妻の介護に頼らざるを得ない状況で，訪問看護とかかりつけ医でのレスパイト入院を利用しながら在宅している。B 氏が福井市内の県立病院にレスパイト入院中，30 km 離れた山間部の自宅で休息中の妻との交信を行った。妻との交信を伝えると C 氏の目に涙が浮かんだ。電波の状態が悪く「伝の心」の音声が妻には届かなかったが妻の映像と声は B 氏に届き，日頃閉じがちだった B 氏の目は TV 画面に釘付けとなった。「妻を呼んでほしい」との訴えが減り妻の休息を確保することができた。C 氏と家族の交信は，長男が大学や友人宅から，妻は買い物と父の見舞い先から行った。長男からの通信で C 氏と妻は画面の中で長男を介した外出が実現し，我が子と同じ目線で物事を見れる喜びを得た。妻は外出時の安心感を得ることができ，患者の状態が安定していれば訪問看護時のみの外出という制約が緩和されそうだと期待し，心理的余裕を持つことができた。

機器の機能性と費用の面では①「伝の心」を介した交信では待機時間が長く，②機器の

設置・操作方法に慣れるのに時間を要し，③施行場所や集音条件によっては，音声が途切れたり音が割れたり，雑音が混じるなど聞き取りにくいことがあり，④携帯電話器は頻回な充電を必要とし，通話1分で60円の通信費がコスト高で懸念されるなどが挙げられた。

C. 考察

文字（手紙，電子メールなど）や人を介した伝言，ビデオ録画映像のやりとりなどで得られない，リアルタイムのコミュニケーションができ，「目に訴える力」が加わるTV電話を利用した交信は，何倍もの感動と説得力がありコミュニケーションの質を向上させ得る。

このシステムを用いたピアカウンセリングでは，リアルタイムに交信できるため「必要で適切な情報」が交換でき，映像を通じて大きな「精神的サポート」が得られ，互いに自分の生甲斐と新たな闘病意欲が鼓舞されることがわかった。また，移動に伴う交通費や人員確保の問題を解決し，自宅に居ながら「ピアサポート」という重要な社会参加が実現できたことで，自立の観点からも大きな意味を持つと言える。

千葉市在住の人工呼吸器を装着したALS患者がその居室から，宮城県で行われた研修会[1]や厚労省研究班班会議の一会場で，このシステムを使って講演を行っている。一対一のピアピアサポートだけでなく，さらに多様性のある他の患者や患者団体，社会に対する積極的な活動ができることを示したものであり，このシステムは十分な自立支援の手段となり得る。

松尾ら[2]は携帯電話網とインターネット網をつなぎ，難病患者側は携帯用意思伝達装置と携帯電話，TVなどを簡単に操作することで，携帯電話やパソコンを持つ家族や医療機関などの支援者とリアルタイムコミュニケーションを実現するなど，このシステムの利用拡大を目指している。機器の機能性や通信費の対応も課題として残るが，セキュリテイを保護しこのシステムを運用することで，患者および患者家族の就労も念頭に置いた自立支援につながると思われる。

まとめ

「TV映像付き携帯電話による遠隔コミュニケーション」は，「目で見る」こと「リアルタイム」であることで，難病患者・家族に新しいコミュニケーションの方法を提供し，患者と家族，患者同士，患者と社会の関係を質的により高く結びつけることがわかった。

参考文献

1) 「TV映像付携帯電話システムを利用した難病患者による療養支援の試み」今井尚志，栗原久美子，他：厚生労働科学研究費補助金難治性疾患克服研究事業「特定疾患患者の自立支援体制の確立に関する研究」平成17年度研究報告書：p.13-14, 2006.3.
2) 「難病患者向けTV映像付携帯電話システムの有用性の検討」今井尚志，松尾光晴，他：厚生労働科学研究費補助金難治性疾患克服研究事業「特定疾患患者の自立支援体制の確立に関する研究」平成17年度研究報告書：p.101-107, 2006.3.

3 気管切開と人工呼吸器

園田至人，福永秀敏（独立行政法人国立病院機構南九州病院神経内科）

神経難病，特に筋萎縮性側索硬化症（Amyotrophic lateral sclerosis：ALS）では進行に伴い，呼吸筋の麻痺も出現し呼吸不全を来たす。その対策として最近では鼻マスクを用いた非侵襲的間欠的陽圧式人工呼吸（Non-invasive positive pressure ventilation：NIPPV）の有用性が注目され広く普及している[1]が，限界があることも事実である。NIPPVで限界に達した際，あるいは急速に呼吸障害が生じた場合に気管切開をするか否かの選択を迫られるが，その選択には神経難病ならではの多くの問題がありマニュアル化することは困難である。本稿では主としてALSに関しての気管切開，人工呼吸器装着について述べる。

A. ALS患者の人工呼吸器装着の実態

図1に2006年4月1日現在の鹿児島県のALS患者の実態を示す。131人の患者のうち50％近くの62名が人工呼吸器を装着している。さらにそのうち28人は在宅療養を継続している。患者を取り巻く環境は個人差が大きく一概には論評できないが，呼吸器装着が入院療養を前提としない実態が判る。また少数ではあるが気管切開のみ施行され人工呼吸器は装着していない例も見られる。これは肺活量の低下による呼吸不全は来たしていないが，喀痰貯留による呼吸苦を生じている場合，あるいは嚥下障害が強く頻繁に誤嚥を繰り返す場合は吸引と誤嚥防止の目的で施行されたと考えられる。喀痰吸引のための目的だけであればトラヘルパー®などを用いた対応も選択肢の一つと考えられるが気管切開の方が確実である。

B. 気管切開の方法

あらかじめ気管内挿管を行い気道を確保した後，局所麻酔下に施行する。通常，成人の場合は気管軟骨の切開は第2〜第4気管軟骨間で行われる。切開の後ポリ塩化ビニルやシリコン製の気管カニューレと呼ばれるチューブを挿入する。気管カニューレの先端近くにはカフと呼ばれる風船があり，空気で膨らませ気管と密着させることにより空気の漏れを防止すると共に誤嚥をある程度防止すること

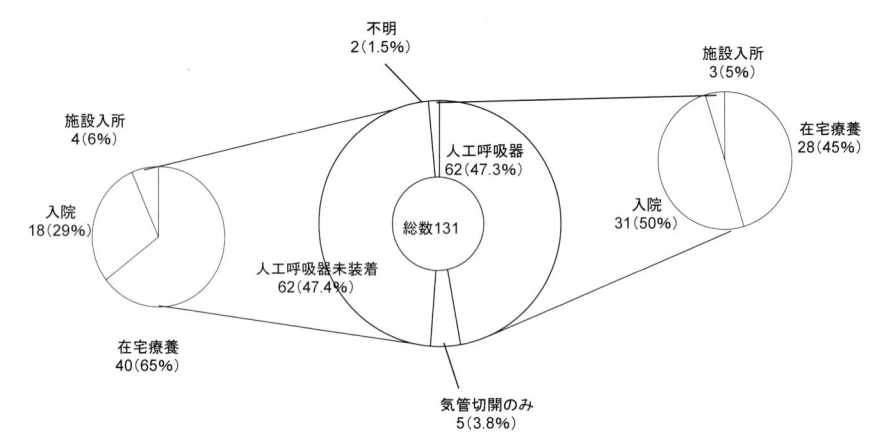

図1 鹿児島県のALS人口呼吸器の使用状況と療養場所
（人口呼吸器装着62例中2例がNIPPV）

表 神経難病での気管切開の利点と欠点

利　点	欠　点
一般的利点・欠点 　1. 確実な呼吸管理が可能 　2. 痰の吸引が容易 　3. 長期療養に適する 　4. 誤嚥が少なくなる	1. 手術に伴う危険性（出血，感染等） 2. 長期装着の合併症（気道感染，気管粘膜の潰瘍壊死，出血）の可能性 3. 喀痰量の増加（気管の刺激による） 4. 発声に工夫が必要（カニューレの種類等） 5. 定期的にカニューレの交換が必要
神経難病特有の利点・欠点 　1. 長期生存が可能となる 　2. 経口摂取がある程度可能 　3. 工夫をすれば発声も可能	1. 症状の進行を止めるものではない（TLS，MCSの可能性） 2. 自力での喀痰排出が困難であるため頻繁な吸引が必要

ができる。気管カニューレにはさまざまな種類があり，工夫次第では発声も可能である。

C. 気管切開の利点と欠点

　進行した神経難病患者は筋力の低下により肺活量が減少し呼吸苦が生じやすい。当面はNIPPVで対応できるがさらに進行した場合，あるいは急速に進行する呼吸障害の場合は気管切開のうえ人工呼吸器を装着することが呼吸状態の改善のために最も有効な手段となる。しかし，気管切開にも利点，欠点があり（表），患者自ら，それらを周知した上で施行する必要がある

D. 気管切開の時期

ALSを中心とする神経難病の気管切開の時期に関しての明確な基準は見当たらない。最近はNIPPVの普及に伴い，気管切開への移行時期に大きな個人差が生じることも一因と考えられる。日本神経学会の治療指針ではNAMDRC (National Association for Medical Direction of Respiratory Care) の報告[2]に基づき 1. $PaCO_2$ が 45 mmHg 以上 2. 睡眠中血中酸素飽和度が 88% 以下を 5 分以上持続 3. %VC が 50% 以下か最大吸気圧が 60 cmH$_2$O 以下のうち一項目でも満たされればNIPPV，あるいは気管切開を考慮すると記されている。しかし，喀痰の量や嚥下機能の障害の程度によってはそれ以前に気管切開が必要となる場合も少なくない。経験的には%VCが60%以下になる頃NIPPVの導入を考慮すべき時期と考える。それ以上に進行し40%ほどに低下する頃はNIPPV施行していても早朝の頭痛や深夜（明け方）のSpO$_2$の低下が見られ始める。気管切開を考える時期と考える。また上記とは別に四肢の症状が軽微であっても急速に呼吸障害を呈し，CO$_2$ナルコーシスによる意識障害を来し来院する症例も見られ，病初期の段階から気管切開に対しての本人の意思を確認しておく必要がある。

E. 気管切開の適応，選択

呼吸障害が生じた全てのALS患者に気管切開の適応はある。しかし，実際気管切開を施行するか否かは個々により状況が異なる。日本以外の国では，経済的負担や家族の身体的，精神的負担を理由にALSなどの神経難病患者が長期人工呼吸器を装着することはきわめて稀なことである[3]。幸いなことに日本では神経難病の多くは厚生労働省が定める特定疾患に認定され，また介護保険などを用いた社会資源を活用することで，諸外国と比較すると本人，家族の負担は大きくはない。しかしとは言っても人工呼吸が必要な呼吸状態になったときに全例で工呼吸器装着を前提とした気管切開を施行するべきか否かは議論の分かれるところである。人工呼吸器をつけることは間違いなく呼吸状態の改善にはなるが，現疾患の改善は期待できず呼吸以外の身体症状は進行し，症例によっては全く自分では動くことができず意思の伝達も不能になる閉じ込め状態 (TLS: totally locked-in state)[4]やきわめてコミュニケーションをとりにくい状態 (MCS: minimum communication state) となる可能性もある。しかし現在の法律では人工呼吸装着後，本人の意思であっても家族を含め他人が呼吸器をはずす事は許されていないため，人工呼吸器装着は本人の意思が最重要である。また装着を希望する場合は症状が進行した場合を考え，意思伝達の方法（さまざまなコミュニケーション機器など）に早めに習熟しておく必要がある。

参考文献

1) Kleopa KA, Sherman M, Neal B, et al.: Bipap improves survival and rate of pulmonary function decline in patients with ALS. J Neurol Sci 1999 ; 164 : 82-8

2) Clinical indications for noninvasive positive pressure ventilation in chronic respiratory failure due to restrictive lung disease, COPD, and nocturnal hypoventilation-A consensus conference report Chest 1999 ; 116 : 521-534
3) Moss AH, Casey P, Stocking CB, et al. Home ventilation for amyotrophic lateral patients : outcomes, costs, and patient, family, and physician attitudes. Neurology 1993 ; 43 : 438-43
4) Hayashi H, Kato S : Total manifestations of amyotrophic lateral sclerosis : ALS in the totally locked-in state. J Neurol Sci 1989 ; 93 : 19-35

4 在宅呼吸管理の実際と最新機器

石川悠加（国立病院機構八雲病院，小児科）

A. 在宅人工呼吸の動向

近年，在宅でも，気管内挿管や気管切開をしないで，鼻マスクや鼻プラグ，マウスピース，フェイスマスクを通して陽圧人工呼吸を行う非侵襲的人工呼吸（noninvasive ventilation＝NIV，または noninvasive positive pressure ventilation＝NPPV）が普及している（図1）。American thoracic society（ATS）による Duchenne 型筋ジストロフィー（DMD）の呼吸ケアのコンセンサス・ステートメントでも，呼吸ケアの主な流れは，①気道クリアランス，②呼吸筋トレーニング，③睡眠時の NIV，④終日 NIV，⑤気管切開人工呼吸（Tracheostomy positive pressure ventilation＝TPPV，NIV 拒否例に限り考慮）となっている[1]。話せて食べられる喉咽頭機能と肺や胸郭の可動性が維持されていれば，NIV 使用しながらの食事を含めて，生活のスタイルに合わせた環境を設定することができる。他の神経筋疾患（neuromuscular disease）にも応用可能とされている[1]。

2004年，日本において，17,500人の在宅人工呼吸（Home mechanical ventilation＝HMV）患者が報告された（17.5/100,000）[2]。うち15,000人はNIVで，多くは，COPD，結核後遺症，後側彎であった[2]。一方，2,500人のTPPV患者のほとんどが神経筋疾患で，他の疾患でNIVが増加しているのに比べて，NIVの利用が限られている傾向がある[2]。

日本ではHMVガイドラインとして公認されているものはこれまでない。NIVについては，日本呼吸器学会が，2006年にガイ

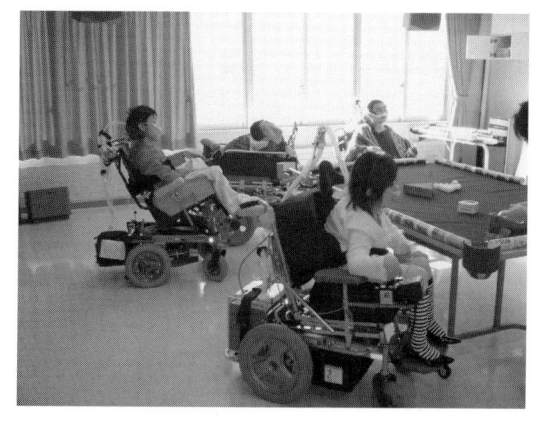

図1 電動車いす搭載の携帯型人工呼吸器と鼻プラグによるNIV

表1 NIVに使用している携帯型人工呼吸器

従量式と従圧式の両方の設定が可能	レジェンドエア®, LTV-950® クリーンエア VS ウルトラ®, LP-10® T Bird VS®など
従圧式人工呼吸器	BiPAP synchrony®, NIP Ⅲ®, ViVO30® ナイトスター®, オニキスプラス®, ベクター®など。
従量式人工呼吸器	HT-50®, PLV-100®, PB-280®など

ドラインを公表した[3]。TPPVについては，呼吸療法学会の在宅人工呼吸委員会が，2007年にガイドラインを公表する予定である。

B. 在宅人工呼吸の機器

人工呼吸器は，あらゆる陽圧式人工呼吸器の使用が可能である。外出や在宅に便利な携帯型が普及している（表1）[4]。

気管切開チューブに代わるものとして，鼻マスクやマウスピース，フェイスマスク類は，数十種類以上ある[4]。呼気弁がない人工呼吸器を使用する場合は，呼気孔のあるインターフェイスやコネクターを使用し，呼気の再呼吸を避ける。

1. 咳介助

咳の力が弱い神経筋疾患では，気道を通して換気するためには，気道分泌物が妨げにならないようにする[4,5]。NIV使用者では，①自力排痰か，②徒手による呼気時の咳介助（胸腹部圧迫など），③吸気時の咳介助（救急蘇生用バッグか，従量式呼吸器を使用したNIVによる一回換気量を複数回溜めるか，舌咽頭呼吸による息溜めなど）④吸気と呼気の咳介助組み合わせ，⑤器械による排痰補助

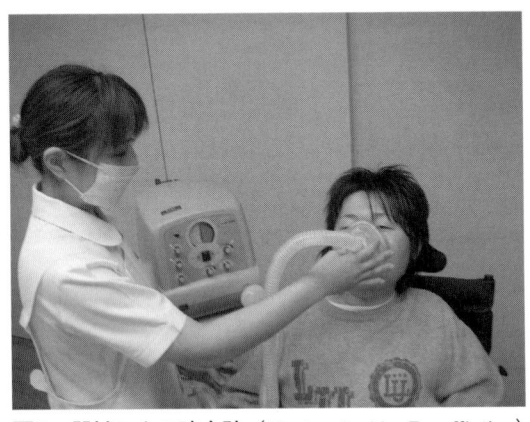

図2 器械による咳介助（Mechanical In-Exsufflation）

(Mechanically assisted coughing＝MAC，またはMechanical In-Exsufflation＝MI-E)を行う（図2）。器械は，カフマシーン®やカフアシスト®を使用する。＋40 cmH₂Oの陽圧から－40 cmH₂Oの陰圧に，瞬時（0.1秒）でシフトすることにより生じる気道の流速で，気道内分泌物を除去するのを助ける。器械と徒手による呼気時の咳介助を併用するのも効果的である。風邪をひいたときには，パルスオキシメータを用意し，SpO_2＞95％になるときはNIVと徒手や器械による介助咳を行って，SpO_2を95％以上に維持する[4,5]。また，気管切開や気管内挿管チューブを留置している患者さんに対しては，通常の吸引に比べて，MACによる吸引が，刺激

や不快が少なく，効果的に吸引できる。

C. 終日人工呼吸使用者の環境整備

電動や手動の車椅子に人工呼吸器を搭載するための荷台や，人工呼吸器を固定するためのストラップ・ベルトなどを取り付けて，移動しながらのNIVが可能である（図1)[4]。また，マウスピースや鼻マスクでのNIV使用しながら，食事をすることができる[4]。

不意の災害や事故，停電に備えて，救急蘇生用バッグを常備しておく[4,6]。症例によっては，バックアップ器を常備したり，または予備の人工呼吸きにスムーズにアクセスできる体制を整えておく。人工呼吸器を常時使用する方では，補助電源として外部バッテリーか，車からインバーターやライターケーブルを利用して電源を確保することもできる。内部バッテリーのない人工呼吸器を終日人工呼吸の方に使用している場合，パソコンなどに使う無停電電源装置（人工呼吸器の使用が認められていない）を，雷や瞬間停電による器械の故障を防ぐ意味で，やむを得ず使用している実態がある。地域によっては，自家用発電機を，電力会社と連携して，台風の前に準備している。

D. 在宅人工呼吸のフォローアップ

在宅指導を行った大学病院や地域基幹病院，小児病院，地域の神経筋疾患専門病院（筋ジストロフィー，ALSなどの神経難病，重症心身障害児病棟を持つ病院など）や地域の呼吸器疾患センターが，地域の病院との連携を行う[4,6]。年1回は睡眠時のSpO$_2$モニター，できればPtcCO$_2$モニターを行い，NIV効果を確認し，必要なら，呼吸器条件やインターフェイスの変更，使用時間の延長などを行う。必要なら，訪問看護または訪問介護，訪問リハビリテーションをコーディネートする。

体調不良時や介護者の都合などによる在宅ケア困難時には，地域病院での対応困難であれば，専門病院で入院を受け入れる。定期的なレスパイト入院は，最初から確保しておく方がいい例もいるが，現実は困難なことが多い[4,6]。在宅ケアが困難になった場合の対処方法も話し合っておく。

在宅人工呼吸療法を行う病院で，月1回外来診療または訪問診療を受ける必要がある。機器レンタル会社は，月に1回の訪問機器点検（MEや医療スタッフではないことが多い）と，時間に応じた定期点検や，故障時の代替器提供や修理を行う。フルタイム人工呼吸器使用者でも，バックアップ人工呼吸器が供給されていることは少なく，患者家族が救急蘇生用バッグによる換気補助をしてレンタル機器業者が代替器を持ってくるまで待つか，自家用車か救急車で病院へ搬送して院内人工呼吸器を使用する。機器の不具合が生じた時に，患者の様子に変化があれば，レンタル業者への代替器の手配だけでなく，病院に連絡して対処法を確認する。場合によっては病院を受診する。今後の在宅人工呼吸ケアシステムの充実が望まれる。

参考文献

1) AmericanThoracic Society Board of Directors. Respiratory care of the patient with Duchenne muscular dystrophy. ATS Consensus Statement. Am J Respir Crit Care med. 170, 456-65. 2004
2) 石原英樹,坂谷光則,木村謙太郎,他:在宅呼吸ケアの現状と課題—平成16年度全国アンケート調査報告—厚生労働省特定疾患呼吸不全に関する調査研究班平成16年度研究報告書:31-34, 2005
3) 日本呼吸器学会NPPVガイドライン作成委員会:NPPV(非侵襲的陽圧換気療法)ガイドライン,南江堂,東京,2006
4) 石川悠加編著:非侵襲的人工呼吸療法ケアマニュアル—神経筋疾患のための—. 松戸;日本プランニングセンター:2004
5) Bach JR.: Respiratory muscle aids:Patient evaluation, respiratory aid protocol and outcomes. Bach JR, ed. Management of patient with neuromuscular disease, Hanley & Belfus, Philadelphia, pp 271-308, 2004
6) 大谷玲子,笠井秀子,輪湖史子:在宅療養指導とナーシングケア—退院から在宅まで—4. 在宅人工呼吸(気管切開開口/鼻マスク)/在宅持続陽圧呼吸療法. 医歯薬出版,東京,2004

5 吸引行為問題の現状と新しい自動吸引器の開発

山本　真[1]，徳永修一[2]，法化図陽一[3]，瀧上　茂[4]，永松啓爾[5]　([1]大分協和病院副院長，[2]徳永装器研究所代表，[3]大分県立病院神経内科部長，[4]高田中央病院院長，[5]永松神経内科・内科クリニック院長)

A. 吸引行為問題

在宅人工呼吸管理（HMV）を受けている患者の気管内の痰の吸引を，ヘルパーにも認めてほしいという問題提起が，2002年，日本ALS協会から厚生労働省に，約18万の署名とともに提出された。HMV患者の介護において，気管内痰の吸引は，放置すると窒息を招くうえ，就寝時においても数回以上必要になるなど，緊急性，拘束性ともに高く，負担の重い介護行為であるため，HMV介護家族の疲労を深めていたからである。この提起を受けて，厚生労働省内に専門家会議が設けられ，半年間にわたり多くの議論が重ねられた結果，2003年6月に，一定の条件を設けながらも，医療職以外の気管内吸引行為を認めてよいという報告書[1]が公表されることになった。このことによりヘルパーの吸引は事実上「解禁」されたのであるが，二つの問題が残った。一つは，ヘルパーの業務と規定していないため，ヘルパー事業所が吸引行為を危険であるとして拒否することが多かったことであり，もう一つは，ヘルパー吸引が行われる場合であってもそれは通常日中での介護であり，夜間就寝時での吸引は，引き続き介護家族の負担となりつづけたことである。ただ，専門家会議において，痰の自動吸引器についても特別に議論がなされ，その開発について支援を行うことも決定されたのである。

B. 自動吸引装置の開発

山本，徳永は，1999年より自動吸引装置の開発研究を行い，2000年には日本ALS協会研究基金の補助を受けて，具体的なシステムを作ることができた[2]。当初のシステムは，あくまで人が吸引を行うという行為を自動化するというコンセプトで形成された。それは，①気管内に吸引カテーテルを留置し，②気道内圧や吸引圧によって，③吸引器の電源を制御する，というものである。

このスタイルでの自動吸引の研究は2003年からの厚生労働省科学研究補助まで行われ，吸引ロジックの改良とカフ下部吸引孔を有する気管カニューレの開発を中心に進められた。しかし，このシステムの最大の問題点

は，吸引器が作動している間に，患者の換気を奪うという問題であった。そのため短時間での間歇吸引が原則となり，吸引の制御をどのようにするかが開発の基軸となっていた。万一制御が不完全となり，吸引が一定時間以上継続した場合に，患者の低換気につながり，その生命に対する直接的な危険となる。これは通常の吸引器の吸引量が約15 L/分と，分時換気量以上の吸引能力を有することが原因である。そこで，2004年2月に全く違う概念の自動吸引システムに転換した[3]。

低量かつ定量吸引が可能であるローラーポンプを吸引器に用いることにより，吸引によって換気を奪うという問題を解決した。たとえば200 ml/分で持続吸引させた場合，分時換気量が6000 mlのとき，通常の換気では，影響は2%以下にすぎないことが判明した[4]。このため常時吸引動作を行うことが可能となり，制御という概念が不要となり，きわめてシンプルな自動吸引システムを形成することができた（図1）。

C. カフ下部吸引用カニューレの開発

当初は気管カニューレを経由して気管内に留置していた吸引カテーテルであったが，安全性の面から，まず気管カニューレ内に留置することにした。さらに厚労省科学研究[3]において，カフ下部吸引孔をカニューレ本体に設置した気管カニューレに進化させた。カフ上部吸引孔は，すでに多くのメーカーによって実現されているが，カフ下部吸引孔は全く存在していなかったため，国内カニューレ製造業者の協力を得て，まずカニューレ先端に

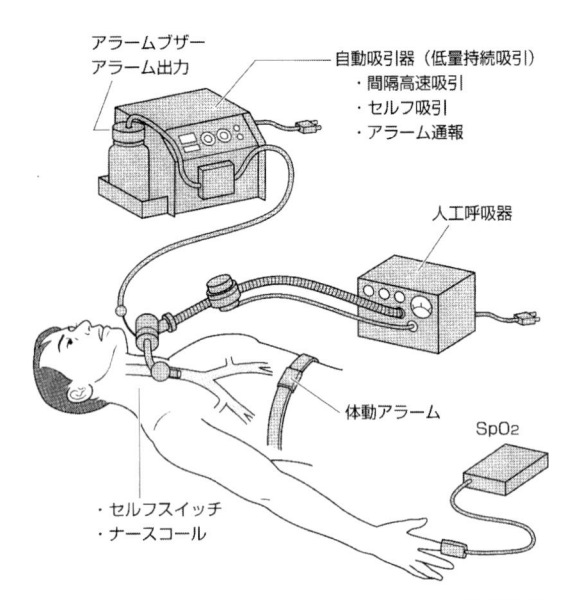

図1 開発中のローラーポンプによる自動吸引装置（イメージ図）
（図は山本　真，他：訪問看護と介護 10；732-740，2005 より転載）

本筒と平行して設置した試作品を作った。この後，安全性と吸引効率を高めるために，研究を続け，最終的には下方と内方（カニューレ外とカニューレ内にそれぞれ開口部をもつ形態）に吸引孔を設置することに到達した[4,5]。その後，内方吸引孔を，下方吸引孔より内側に偏位させた内方偏位型下方内方吸引孔（図2）という構造に進めたが，これは気管粘膜を吸引孔に吸着させないように設計した，下方内方吸引孔の改良型である。

D. 臨床試験

ローラーポンプを用いた定量常時吸引と，下方内方吸引孔を有するカフ下部吸引用気管カニューレの組み合わせによるシステムでの

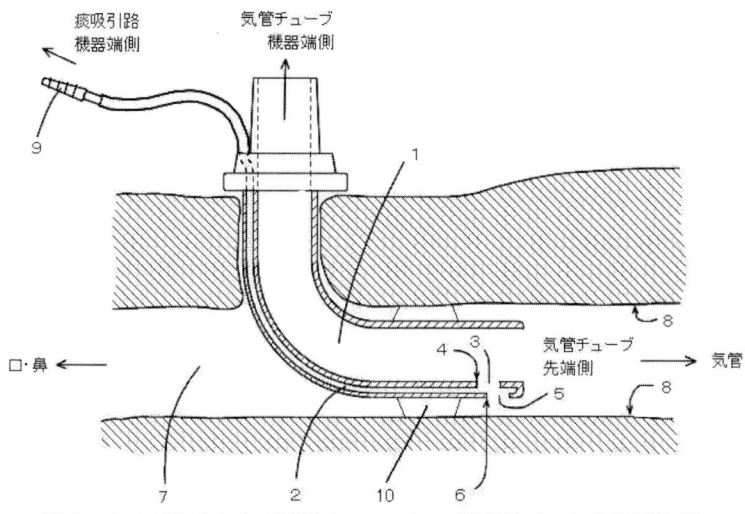

図2 カフ下部下方内方吸引カニューレの模式図（内方内側偏位型）
1：気管カニューレ通気筒
2：カフ下部吸引ライン　3：内方吸引孔
4：内方吸引孔内側端　5：下方吸引孔
6：下方吸引孔内側端　7：気管
8：気管壁　9：ローラーポンプ接続部
10：カフ

臨床試験を，2005年1月～2月に7名の長期人工呼吸管理を実施されている神経難病患者に実施した。7名中6名はALSであり，1名がMSAであった。評価は，用手吸引回数の変化を指標とし，t検定を用いた。その結果，7名中5名が著効と判定され，2名が有効，無効は0例であった[5]。また延べ臨床期間80日において全く副障害は見られなかった。患者がこのシステムに順応した場合はさらに有効性も高まり，6日間連続用手無吸引を達成した症例もあらわれた。当初の開発目標であった夜間就寝時での吸引をみると，コントロール期間（すなわち通常の管理）は2.6回であった用手吸引回数（平均値）は，0.5回へと，有意に減少していた。このことは介護家族の睡眠中断がかなり減少することを意味する。深夜帯以外では，コントロール10.8回，自動吸引2.6回であり，有意に減少していた。

吸引行為は，気管内に異物を挿入するために患者にとってきわめて苦痛の大きい医療行為であったが，本方式による自動吸引は，患者に全く苦痛を与えない。したがって本システムは，患者，介護家族双方に十分メリットのあるものといえる。これらの結果は，自動吸引がもはや夢物語ではなく，現実的な医療器具として，長期人工呼吸管理における必要なアイテムとなりうることを強く示唆したものであった。

E. プロジェクトチーム発足

2005年3月までは，この自動吸引器は，大分県内の病院（大分協和病院，高田中央病院ならびに大分県立病院）で行われてきたが，2005年4月以降，「重症難病患者の地域医療体制の構築に関する研究」班の4大プロジェクトの1つとして全国展開することとなった。北から国立病院機構札幌南病院，国立病院機構宮城病院，公立八鹿病院，九州大学病院，国立病院機構西別府病院，国立病院機構南九州病院が新たに参画し，より多くの病院で，この自動吸引器の安全性と有効性を確認するための臨床試験ならびに開発研究がおこなわれるようになった[6]。

まとめ

この自動吸引器が実用化されると自動吸引器を装着したまま痰の吸引が行われるため「安全である」，人工呼吸器を装着したまま痰の吸引が行われるため外部からの菌の持ち込みがなく「衛生的である」，気管内の痰の吸引時に「苦痛がない」ことが，自動的に実践されることとなる。薬事承認の高いハードルはあるが，プロジェクトチームとして団結して取り組み，一刻でも早く患者さんのもとにこの機器を届けることが出来ればと考えている。

参考文献

1) 看護師等によるALS患者の在宅療養支援に関する分科会報告書，厚生労働省．2003
2) 山本　真，瀧上　茂，徳永修一：自動吸引装置の実用化にむけての研究．「ALS基金」研究奨励金研究成果報告書第4巻（平成11・12年度分），日本ALS協会，pp 19-26, 2003
3) 山本　真：気管内痰の自動吸引装置の開発　気管内痰の自動吸引器の実用化研究（主任研究者　法化図陽一）平成15年度総括・分担研究報告書，pp 16-33, 2003
4) 山本　真：気管内痰の自動吸引装置の開発　平成16年度分．気管内痰の自動吸引器の実用化研究（主任研究者　法化図陽一）平成16年度総括・分担研究報告書，pp 11-22, 2004
5) 山本　真，徳永修一，法化図陽一，他：気管内痰自動吸引装置の実用化．看護技術 51：795-799, 2005
6) 法化図陽一，山本　真，徳永修一，他：『自動吸引器の普及ならびに在宅療養改善』に向けて．重症難病患者の地域医療体制の構築に関する研究班　平成17年度総括・分担研究報告書，pp 83-85, 2006

6 嚥下障害対策とPEGの現状と問題点

小川 雅文（国立精神・神経センター武蔵病院神経内科）

PEGはPercutaneous Endoscopic Gastrostomy（経皮内視鏡的胃瘻造設術）の略称である。1979年にアメリカで開発され欧米では急速に普及し，国内でも近年広く用いられるようになった。PEGは大変すぐれた方法でさまざまな長所を有するが適応には十分な考慮が必要である。

A. 摂食・嚥下障害

食物の摂取は，1)食物を認知する。2)口腔に運ぶ。（摂食）3)咀嚼し食塊を形成する。（準備期）4)嚥下する。（嚥下期）にわけられる。さらに嚥下は，口腔期，咽頭期，食道期の3期にわけられる。障害のある患者ではこれらのどの時期が障害されているかを明らかにするのが重要であるが，実際の患者ではこれらの障害が組み合わさっていることも多い。

原疾患により摂食・嚥下障害の合併頻度や重症度は大きく異なる。筋萎縮性側索硬化症（ALS）で球症状がある症例では嚥下障害はほぼ必発で進行も早く重度になる。多系統萎縮症や進行性核上性麻痺などの疾患でも嚥下障害は比較的多くみられ問題になる。一方パーキンソン病では，まれに初期から嚥下障害がみられることもあるが一般には進行するまであまり問題にならないことの方が多い。脊髄小脳変性症の中では小脳症状が主体の皮質小脳萎縮症やSCA 6では嚥下障害はあまり問題にならず経管栄養が必要になることはまれである。したがって原疾患により障害の程度や進行をある程度予測することができる。呼吸障害を合併する例ではさらに注意が必要になる。

B. 症状と検査

患者本人が症状を訴えることも多いが逆に誤嚥があってもまったく訴えのない例もみられる。体重減少の有無などにも注意が必要である。

検査ではビデオ嚥下造影検査（Video Fluorography：VF）が大変有用である。誤嚥に注意する必要があるが嚥下障害を疑う症例では検査する価値がある。

C. 嚥下障害の対策とPEGの適応

　嚥下障害の対策は，食物の調整，リハビリテーションなど多岐にわたり本稿ですべてを述べることができないが，経口摂取を続けられるようにあらゆる対策をとるべきである。それでもなお経口摂取では十分でなくなったときあるいは誤嚥の危険が高いときに経管栄養を含めた対策が考えられる。

　経管栄養では以前は経鼻胃管が広く用いられていた。手技が簡便であり現在も胃瘻が出来ない症例や短期の経管栄養のみ必要な場合に用いられている。神経難病では一般に症状は進行性であるので一度経管栄養になった場合には長期になることが予測されるので胃瘻のほうがよいといえる。ただし，嚥下困難による全身状態の悪化やパーキンソン病などで薬が十分飲めなくなるための症状悪化により嚥下がさらに困難になっている場合などは短期の経管栄養で改善する場合もある。

　PEGの適応であるが長期の経管栄養が必要な状態であれば対策の一つとして考慮してよい。適応基準としては，一般に 1）十分な栄養を摂取できない，2）正常の消化管機能を有する，3）4週間以上の生命予後が見込まれる，が挙げられる。

　絶対的な禁忌としては 1）胃内視鏡の禁忌となる状態，2）内視鏡不可の咽頭，食道の狭窄，3）改善できない出血傾向，4）消化管閉塞などがあり，相対的な禁忌としては，1）胃粘膜病変，2）胃術後状態，3）腹膜炎や腹水貯留，4）穿刺困難な極端な肥満などがある。手技そのものは5～10分くらいで終了するものであるが患者の全身状態・呼吸状態が悪化していれば重篤な合併症を起こしうるので術前評価が重要である。

D. PEGの導入時期

　どの時期にPEGを施行するかは各症例で総合的に判定するしかない。ただし，ALSでは呼吸障害の程度が重要な因子になる。ALSでは球麻痺は呼吸筋麻痺としばしば同時に存在し進行する。球麻痺により口腔・咽頭の筋群に麻痺が生じ上気道の機能低下を招くため呼吸機能がさらに低下，患者の疲労，全身状態の悪化を介して嚥下機能のさらなる低下を誘発しうる。したがってALSでは嚥下機能と呼吸機能を必ず同時に評価していくことが必要になる。

　これまでの報告ではALS患者でPEGの危険性は％FVCが30以下では高度，30から50で中等度とされている[1]。全身状態の悪化以外にもPEG施行中特に胃内視鏡挿入中に呼吸障害の顕在化あるいは悪化を来たす，造設後の注入による胃の拡張が横隔膜の動きに制約を来たすなどが機序として考えられており実際にPEG後に重症化する例が時にみられる。％FVCが50以上の例でも同様の機序で呼吸状態が悪化することも考えられるので術後十分に経過観察する必要がある。

　以上よりALSでは嚥下障害があれば呼吸機能も同時に評価し経過観察を行い％FVCが50以下になるまでにPEGなどの対策をとることが重要である。患者・家人にも経過・対策などについて事前に十分説明してお

くことが肝要となる。%FVCが50以上に保たれていても誤嚥を繰り返す症例ではPEGに加えて吸引のための気管切開が必要になることもある。%FVCが50以下の症例にやむを得ずPEGを行う場合には合併症に十分注意することが必要で、呼吸器管理に移行せざるをえない状況になることも予想して対応することが必要になる。

他の疾患ではALSほどまとまった報告がないが%FVCに関しては同様に考えてよいと思われる。したがって呼吸障害が進行性に悪化する例では%FVC=50を目安に呼吸障害が悪化しないうちにPEGなどの対策をとるようにする。なお%VCが50以下の症例にどうしても胃瘻造設が必要な場合には、経皮的な透視下による造設方法が欧米では始まっている[2]。胃内視鏡をつかわないためPEGより安全とされる。

胃瘻がどうしても使用できない例では経鼻胃管あるいは中心静脈栄養、さらには喉頭気管分離術などの方法がある。

E. 用いる器具の種類の選択

固定方法によりバンパー（固定板）型とバルン型にわけられ、さらにチューブの附属の有無でチューブ型とボタン型に分けられる。バルン型は交換方法が簡便であるがバルンの破裂による事故抜去がありうる。バンパー型は挿入に特定の器具が必要で抜去時に痛みを伴うことがある。またバンパーが胃壁、腹壁内に埋没してしまうバンパー埋没症候群が発生しうる。

ボタン型にくらべチューブ型は体表からチューブが出ているため邪魔になる、あるいは患者がひっぱったりする可能性がある。ボタン型はそういった心配はないがボタンへのチューブの装着が患者自身では困難なこともある。最近、長期固定されることによりチューブによる接触のための胃後壁の胃潰瘍形成が報告されている。特にバルンより遠位のチューブ突出が長いものに多いのでそのような器具は避ける。

F. 造設時および造設後の合併症

PEG作成時の合併症としては、腹腔内への誤挿入や肝臓や結腸の誤穿刺などがある。頻度は高くないが外科的な処置を必要とするものも多い。胃粘膜からは多少の出血があるがこれは大きな問題となることは少ない。

造設後の問題としては、1）発赤や潰瘍、肉芽形成などの皮膚の問題、2）胃瘻周囲からの漏れ、3）注入による下痢、4）注入物の逆流、それによる誤嚥などがある。皮膚の問題にはストッパーの調整やドレッシングなどで対応する。漏れが異常に多い場合は消化器の問題などがありうるので医師に相談する。下痢は注入速度を遅くしたり使用する栄養剤の変更を考える。逆流については注入時および注入後一定時間半坐位にすることなどで対応する。

先に述べたバンパー埋没症候群は胃内固定板と体外固定板の距離が短すぎて圧迫され阻血がおこるため生じる。胃瘻造設初期は瘻孔完成のため胃壁と腹壁を密着させる必要があるが瘻孔完成後は体外固定板と腹壁の間に余

裕を持たせるようにする。定期的にカテーテルを回転させバンパーによる圧迫がないことを確認するのもよい。

G. PEG作成後の生活上の注意

PEGを造設しても一般の生活には特に問題ない。入浴もそのまま可能で瘻孔からのお湯の侵入もないとされる。もちろん誤嚥などの問題がなければ経口から摂取してもよい。薬物投与もPEGから可能であるが薬剤の性質上、粉砕できないものや粉剤後長期保存できないものがあるので注意が必要である。唾液などの誤嚥がなくなるわけではないので口腔内の清潔を保つことは重要である。

H. チューブの交換と保守およびトラブル対策

チューブが不潔になると悪臭を生じたりする。清潔に保つためには栄養剤などを注入後、水をさらに注入しさらに必要に応じて専用のブラシなどで内面を洗浄すればよい。交換については4〜6ヵ月ごとで十分である。局所麻酔も不要で外来でも在宅往診でも可能である。胃瘻造設後1回目の交換は腹腔内への誤挿入の可能性が高いので若干の注意が必要である。

閉塞した時にはブラシなどで洗浄するが開通しない時は交換が必要になる。瘻孔からチューブやボタンが抜けてしまった時は、バルンが破れたりして自然に抜けたときは損傷の危険は少ないが患者本人が自己抜去したときやなにかに引っかかって抜けた事故抜去では瘻孔を損傷している場合もあるので処置が必要になることもある。また損傷が全くなくとも抜けたまま放置すればどんどん瘻孔が狭くなってしまい再挿入ができなくなってしまう。胃瘻を抜いた場合、約3時間で胃粘膜は修復されるといわれ早期の再挿入が必要となる。

参考文献

1) Miller RG et al : Practice parameter : the care of the patient with amyotrophic lateral sclerosis (an evidence-based review) : report of the Quality Standards Subcommittee of the American Academy of Neurology : ALS Practice Parameters Task Force. Neurology. 52 : 1311-23. 1999
2) Chio A et al : Percutaneous radiological gastrostomy : a safe and effective method of nutritional tube placement in advanced ALS. J Neurol Neurosurg Psychiatry. 75 : 645-7. 2004
3) 徳毛宏則：経皮内視鏡的胃瘻造設術．東京，新興医学出版社，2004

7 在宅経管栄養剤の種類と特徴

田中優司, 犬塚 貴（岐阜大学大学院 老年学分野）

栄養補給の方法は，末梢静脈栄養や中心静脈栄養といった経静脈栄養と，経口栄養や経管栄養といった経腸栄養に分類され，さらに経管栄養は経鼻胃内もしくは経十二指腸内・経空腸内チューブによる経鼻経管栄養と，経胃瘻もしくは経空腸瘻による経瘻孔栄養に分けられる。経腸栄養とは，種々の原因から低栄養状態にある患者や消化・吸収機能が低下状態にある患者などを対象に栄養補給するときに，生命維持に必要な栄養分を経口あるいは経管，経瘻孔を介して投与する方法である。

経腸栄養は経静脈栄養と比して，安全であり，廉価に施行できるなどの利便性に優れているばかりではなく，侵襲反応や免疫反応などの生体反応からもメリットが大きいことが明らかになっている[1,2]。また，American Society for Parental and Enteral Nutrition（ASPEN）では経腸栄養剤の投与が禁忌にならない限り，経腸栄養管理を行うように推奨されている[3]。

最近では，栄養管理が医療の基礎であり，医療機関において栄養サポートチーム（NST）が組織されるようになっている。栄養アセスメント，栄養評価を行った上で，栄養管理をすすめることが望ましい。

本稿では，経腸栄養剤の種類と基本的な特徴について述べる。

A. 在宅経腸栄養の適応

経口摂取ができない，あるいは経口では必要なエネルギー摂取ができないが，消化管の高度な通過障害がなく，消化吸収能が保たれており，消化管の安静を必要としない病態が経腸栄養の適応になる。このうち，原疾患の病状や全身状態が安定している患者では，在宅での経腸栄養が可能である。在宅での経腸栄養の条件として，①医学的に経腸栄養の適応があること，②家族（介護者）がいること，③患者または家族（介護者）は在宅栄養を行うに必要な技術を取得し実践できること，④患者の病態が安定していること，⑤在宅療養環境が整備されていること，⑥在宅療法を理解できること，⑦医療スタッフの間で在宅療法についての方針や患者情報，ケアプランなどが十分に検討されていること，などが挙げられる。

表 各種経腸栄養剤の分類[4]

	ミキサー食	天然濃厚流動食 （自然食流動食）	人工濃厚流動食 （半消化態栄養剤）	成分栄養剤 （消化態栄養剤）
三大栄養素				
窒素源	蛋白	蛋白	蛋白(カゼイン)	アミノ酸，ペプチド
糖質	でんぷん	でんぷん	デキストリン	デキストリン
脂質	多い	多い	やや少ない	極めて少ない
三大栄養素以外	十分	十分	不十分	不十分
カロリー	低め	低め	高め	高め
濃度（%）	22.2	21.0-22.5	22.6	23.0-26.0
浸透圧（mOsm/l）	440	350-800	300-712	760-1175
繊維	(+)	(+)	(−)	(−)
味香	比較的良い	比較的良い	中間	不良
消化の必要性	咀嚼以外の消化	咀嚼以外の消化	小腸内の消化	不要
投与部位	経口，胃	経口，胃	経口，胃(小腸)	上部小腸
細チューブの通過	不可	不可	不可〜可	可
消化液分泌促進	(+)	(+)	(+)〜(−)	(−)
小腸粘膜の萎縮	(−)	(−)	(−)〜(+)	(+)
溶解性	不良	不良	比較的良好	良好
粘稠性	高い	低い	低い	極めて低い
残渣	多い	多い	少ない	(−)〜極めて少ない
区分	食品	食品	食品，医薬品	医薬品

B. 経管栄養剤の分類と特徴
（表）

　経管栄養剤は，従来から，組成により大きく4種類に分類される[4]。自然食品流動体（ミキサー食，天然濃厚流動食（自然食流動食）），人工濃厚流動食（半消化態栄養剤，消化態栄養剤（成分栄養剤））である。他に特殊組成の経腸栄養剤，特殊な栄養素強化栄養剤がある。

　現在，組成，形態，特殊病態下に用いるものなど，多種多様な経管栄養剤が使用されるようなっており，新しい分類が必要になってくると思われる。

1. 自然食品流動体

　自然食品流動体はミキサー食，天然濃厚流動食（自然食流動食）に分けられる。

　ミキサー食は，天然食品（米，野菜，牛乳，卵黄，果汁など）のみを素材として構成され，流動化したものである。調製に時間がかかること，十分なカロリーが得られないなどの短所がある。また，繊維成分が多く含まれており，経管で投与する場合にはチューブ

の閉塞を起こすこともあり，注意が必要である。

天然濃厚流動食（自然食流動食）は，天然食品のみの素材で構成され，1 kcal/ml以上の高カロリー，高栄養であるが，粘稠性が高く繊維成分が多くチューブ詰まりをきたしやすい。オクノス流動食品A®，オクノス流動食品C®（ホリカフーズ）などがある。

2．人工濃厚流動食

人工濃厚流動食は，さらに半消化態栄養剤と消化態栄養剤（成分栄養剤）に分類される。

1）半消化態栄養剤

半消化態栄養剤は，三大栄養素は糖質50〜60％，蛋白質15〜20％，脂質25〜30％とバランスよく配合され，ビタミン，電解質，微量元素も適量含まれ，低残渣である。蛋白源は，カゼイン，大豆タンパク，乳タンパクなどを用いている。糖質は，浸透圧や安定性の問題からデキストリンが主体になっており，これに二糖類（砂糖，乳糖，ショ糖，マルトース）や単糖類（ブドウ糖）などを加えたものがある。

糖質の中ではブドウ糖が完全に消化された状態であり最も吸収されやすいが，生理的浸透圧が5％糖液であり必要エネルギー量の投与のためには糖濃度の増加が必要になるが，高浸透圧性下痢の原因になる。デキストランの使用で浸透圧の上昇を抑えている。

脂質は，浸透圧にほとんど影響を与えずに単位重量当たりのエネルギー量を増加できる栄養素である。コーン油，大豆油などに含まれる長鎖脂肪酸（long chain triglyceride：LCT）が主体で，必須脂肪酸が含まれている。近年，中鎖脂肪酸（medium chain triglyceride：MCT）などが配合されている栄養剤が多くなっている。吸収の際に膵リパーゼや胆汁酸を必要とせず，加水分解されるのはLCTより早いが，必須脂肪酸を含んでいない。

カロリーとしては1 kcal/mlあるいはそれ以上の高カロリーの製剤もある。形態としては，液状製剤と粉末状製剤がある。

半消化態栄養剤には，医薬品扱いの製剤と食品扱いの製剤がある。医薬品扱いの製剤においては，薬事法の扱いになり，配合品は既存規格もしくは自主規格になり，医師の処方が必要であり，個人購入はできず，給食部門での購入はできない。食品扱いの製剤では，食品衛生法の扱いになり，配合品は食品および食品添加物になり，医師の処方は不要であり，個人購入ができ，給食部門での購入が可能になる。

2）消化態栄養剤

消化態栄養剤は化学的に明確な組成からなり，三大栄養素は糖質70〜85％，蛋白質15％，脂質10％以下に配合されている。窒素源として，蛋白質の消化を必要としないアミノ酸，ジペプチド，オリゴペプチドなどから構成されている。アミノ酸よりペプチドの方が吸収面積と速度が優れている。糖質はデキストリンを主体とし二糖類や単糖類を負荷したものである。脂質は，LCTを主体としMCTを負荷したものであるが，全体に占める脂質の割合が少ない。長期間にわたる消化態栄養剤の投与を行う場合，必須脂肪酸は総カロリー量の5％は必要とされるため，必須

脂肪酸の欠乏の予防のため，経静脈的な投与が必要になる。消化態栄養剤は，流動性に優れており細いチューブでも容易に投与できる。

消化態栄養剤の長期間投与により，腸管蠕動の低下，消化液分泌能の低下，小腸粘膜重量の減少，腸内細菌数の減少をきたすと言われている。

消化態栄養剤は医薬品扱いの製剤のみである。

3）成分栄養剤（elemental diet（ED））

成分栄養剤は化学的に明確な組成からなり，三大栄養素は糖質70～85％，蛋白質15％，脂質1～2％に配合されている。窒素源として，蛋白質の消化を必要としない合成アミノ酸のみから構成されている。糖質はデキストリンを主体とし二糖類や単糖類を負荷したものである。脂質は全体に占める割合が少ない。長期間にわたる成分栄養剤の投与を行う場合，必須脂肪酸は総カロリー量の5％は必要とされるため，必須脂肪酸の欠乏の予防のため，経静脈的な投与が必要になる。成分栄養剤は，消化液による消化を必要とせず，ほぼ全ての成分が上部消化管から完全に吸収されるので，低残渣で糞便量は減少する。流動性に優れており細いチューブでも容易に投与できる。

成分栄養剤は医薬品扱いの製剤のみである。

成分栄養剤の適応は，未消化蛋白質を含む経管栄養剤の適応困難時の術後栄養管理，腸内の清浄化を要する疾患の栄養管理，術直後の栄養管理，消化管異常病態下（縫合不全，短腸症候群，各種消化管瘻など）の栄養管理，消化管特殊疾患時（クローン病，潰瘍性大腸炎，吸収不良症候群，膵疾患，蛋白漏出性胃腸症など）の栄養管理，高カロリー輸液の適応が困難になった時（広範囲熱傷）などの栄養管理である。

3．特殊組成の経腸栄養剤

半消化態栄養剤と消化態栄養剤（成分栄養剤）に分類される製剤のうち，特殊病態時に使用される製剤として，肝不全用経腸栄養剤（アミノレバンEN®，ヘパンED®），腎不全用経腸栄養剤（リーナレンPro®，レナウェルA®），糖尿病用経腸栄養剤（グルセルナ®，タピオン®，インスロー®），慢性呼吸不全用経腸栄養剤（プルモケア®），PEM（protein energy malnutrition）用経腸栄養剤（ペムペスト®），小児用経腸栄養剤（エレンタールP®）などがある。

1）肝不全用経腸栄養剤（アミノレバンEN®，ヘパンED®）

肝不全用経腸栄養剤の適応は，肝性脳症を伴う慢性肝不全患者の栄養状態の改善である。肝硬変などの慢性肝不全時には肝機能の低下に伴い，低蛋白質，低エネルギー，低栄養状態が進行し，低アルブミン血症や筋肉・脂肪量の低下をきたし，その後の予後やQOLに影響する。高蛋白の栄養を積極的に投与し，栄養状態の改善・維持することが必要とされる。一方，肝性脳症の発症・増悪を抑えるためには，蛋白質摂取を抑えることが多い。筋肉・脂肪量の低下，繰り返す肝性脳症，食事摂取量の低下をきたしている場合には，栄養療法が必要である。

肝不全用経腸栄養剤は分岐鎖アミノ酸およ

びアルギニンの含有量が高く，芳香族アミノ酸の含有量が低くなっているため，血漿アミノ酸パターン，フィッシャー比および血漿アンモニア濃度を是正し，肝性脳症に対する改善効果を有している。

2) 腎不全用経腸栄養剤(リーナレンPro®，レナウェルA®)

腎不全用の栄養療法の目的は，腎機能の保持と尿毒症の進行抑制である。カロリーとしては，蛋白質を制限するとカロリー摂取不足が生じやすいため，十分な量が必要であり，35 kcal/kg/日を目安に摂取する。蛋白質は腎機能に合わせて摂取する。クレアチニンクリアランス（Ccr）70 ml/分以下の進行性の慢性腎不全では，蛋白質0.6 g/kg/日の低蛋白食の適応になる。Ccr 50 ml/分以上では，0.9 g/kg/日前後から開始することも可能である。Ccr 30 ml/分以下では，0.4～0.5 g/kg/日の厳しい蛋白制限を行う場合がある。食塩は7 g/日以下とするが，難治性高血圧や浮腫の合併症があれば5 g/日以下とする。カリウムは，低蛋白の栄養療法ができていれば特に制限はないが，血清カリウム5.5 mEq/l以上あればカリウム制限を加える。水分量はネフローゼ症候群合併やCcr 15 ml/分以下では，尿量＋不感蒸泄量（呼吸や皮膚から蒸発する水）とする。

リーナレン®は，高カロリーに調節され，蛋白，ナトリウム，カリウム，リンの含有率を抑え，蛋白制限のために不足しがちなカルシウム，中鎖脂肪酸，食物繊維，β-カロチンを多く含む。少ない水分量で高カロリーの摂取ができ，電解質の調節も行いやすい。慢性の血液透析患者に対して有用であり，他の経管栄養剤と比して，下痢などの便通異常の発生が少ないとされる[5]。

3) 糖尿病用経腸栄養剤（グルセルナ®，タピオン®，インスロー®）

糖尿病の食事療法の原則は，1日の摂取カロリーの適正化，糖質・蛋白質・脂質のバランスの適正化（糖質50～60％，蛋白質15～20％，脂質20～25％），規則正しい食事時間の実施である。

グルセルナ®は，糖質：蛋白質：脂質が32：16：50であり，一価不飽和脂肪酸を多く含有し，食物繊維を14 g/l含有する。タピオン®は，糖質源に多糖類のタピオカデキストランを使用し，一価不飽和脂肪酸であるオレイン酸を多く含有し，食物繊維を18 g/l含有する。インスロー®は，糖質にグルコースとフルクトースの結合したラクノースが主体であり，一価不飽和脂肪酸であるオレイン酸を多く含有し，食物繊維を15 g/l含有する。

4) 慢性呼吸不全用経腸栄養剤（プルモケア®）

慢性呼吸不全の栄養管理は，日本呼吸器学会COPDガイドライン（COPD慢性閉塞性肺疾患）診断と治療のためのガイドライン（第2版）[6]で栄養管理が提示されている。

対象は，％理想体重（％ideal body weight：％IBW）（IBW＝身長(m)×身長(m)×22）が90％未満の栄養障害者，特に％IBWが80％未満は積極的な栄養補給療法の適応になる。食事指導として，十分なエネルギー量の摂取，十分な蛋白源，特に分岐鎖アミノ酸の豊富な食品の摂取が促される。

ミネラル（P, K, Ca, Mg）は呼吸筋の機能に大切である。肺性心を合併する場合には塩分制限（7～8 g以下），利尿剤投与時はカリウムの補給が重要である。栄養補給療法として，安静時エネルギー消費量（Resting energy expenditure：REE）（REE＝CO×Hb×(SaO_2－SvO_2)×95.18，CO：心拍出量（l/分），Hb：ヘモグロビン（g/dl），SaO_2：動脈内酸素飽和度（％），SvO_2：静脈内酸素飽和度（％））の1.5～1.7倍のエネルギー摂取を目標とする。炭水化物の過剰投与はCO_2を増加させ，換気系の負担になる。脂質主体の栄養補給の有用性が示唆される。また分岐アミノ酸の投与が試みられている。

呼吸商とは，エネルギー産生時に消費される酸素1分子に対して産生されるCO_2の比である。ブドウ糖を燃焼してエネルギーを産生するとき，1 kcalのエネルギーを産生するのに0.2 lのCO_2を産生する。脂質を燃焼してエネルギーを産生するとき，1 kcalのエネルギーを産生するのに0.14 lのCO_2を産生する。1日のエネルギー量を2,000 kcalとするとCO_2の量は約120 lの差が生じる。

慢性呼吸不全用経腸栄養剤（プルモケア®）は，糖質：脂質：蛋白質の比が，28.1：55.2：16.7であり高脂質・低糖質になっている。吸収されやすい脂肪エネルギーの中鎖脂肪酸（MCT）が配合，抗酸化作用をもつビタミンC，ビタミンE，βカロチンを強化，効率のよい栄養補給が可能な濃縮タイプ（375 kcal/250 ml/缶）になっている。

5) PEM (protein energy malnutrition) 用経腸栄養剤（ペムペスト®）

蛋白質・エネルギー栄養失調症（Protein Energy Malnutrition, PEM）とは，蛋白質あるいはエネルギーの摂取不足により，体重減少，成長障害，消耗がもたらされることである。原因として，摂食量の減少以外にも，消化吸収障害，他の病気や外科手術による栄養必要量の増加などによっても引き起こされる。先進国においても入院患者の40～60％，老人ホームの高齢者では40～85％，自宅で暮らす高齢者の5～12％がPEMであるといわれている[7]。

血清アルブミン値が一般に3.5 g/dlを下回ると内臓蛋白質の減少が引き起こされ，2.8 g/dlを下回ると浮腫が引き起こされる。血清アルブミン値を指標にして，3.5 g/dlを下回る場合には，PEMのリスク患者と判定される。また，体重は全身のエネルギー貯蔵量を反映し，その減少はエネルギー代謝や蛋白質代謝がマイナスのバランスにあることを示している。体重減少が5％以上では，免疫応答能の低下，筋力の低下，呼吸能の低下，温度調節機能の障害，うつ状態，褥創出現リスクの上昇，食事介助リスクの上昇がみられる。6ヵ月間に，以前と比べて体重減少（5％以上が目安）している場合には，PEMのリスク患者と判定される。

PEM用経腸栄養剤（ペムペスト®）（200 kcal/200 ml/包）は，高蛋白質組成であり，蛋白エネルギー比率が22％（55 g/1,000 kcal）となっている。エネルギー効率のよいMCTが強化され，MCT：LCT＝1：1である。ω3系脂肪酸（エイコサペンタエン酸（EPA）・ドコサヘキサエン酸（DHA））が配合され，ω6/ω3＝2.7である。ビタミン・ミネラルが新しい配合設計になっており，第6次改定「日本人の栄養所要量―食事

摂取基準—」[8] を充足するように配合され，エネルギー産生に欠かせないビタミンB群の強化，抗酸化ビタミンの強化とビオチンの配合，ナトリウムの強化（食塩として，5.1 g/1000 kcal），亜鉛やセレンなどの微量元素の強化がなされている。腸管免疫の強化として，食物繊維（ガラクトマンナン）が1,000 kcal 当たり15 gの摂取可能になり，ビフィズス菌増殖因子としてオリゴ糖が配合されている。

6）小児用経腸栄養剤（エレンタールP®）

小児用経腸栄養剤は，原則として2歳未満が適応である。新生児および乳幼児ではアミノ酸代謝機能が成人とは異なるため，成人用経腸栄養剤では不都合になる。このため，小児用経腸栄養剤では，新生児および乳幼児の代謝機能の特殊性と栄養所要量が考慮されている。成人用と異なり，血液中の尿素窒素，尿浸透圧の低下の防止のため，cal/N比を高くしていること，乳児のエネルギー量の約40％が脂肪から摂取しているため，脂肪含有量を多くしていることが特徴である。

エレンタールP®は，蛋白源は結晶アミノ酸であり，腎の溶質負荷を考慮して，cal/N比223としてある（母乳は約370，一般調乳は220～240，成人用のエレンタールは156）。またアミノ酸組成は母乳を基本に若干の変更をしたものである。脂質はリノール酸含有量の多い大豆油であり，必須脂肪酸の補給が可能であるが，この時期の必要量としては少ない。糖質はデキストリンである。電解質はやや多く，標準濃度である1 cal/mlで調整すると浸透圧が640 mOsmと高くなるので，投与開始時は希釈し，徐々に漸増するように用いる。

4．特殊な栄養素強化栄養剤

1）免疫の強化（インパクト®，イムン®，サンエットGP®）

免疫を強化した栄養剤は，アルギニン，グルタミン，核酸，n-3脂肪酸，ビタミンE，Cなどの栄養成分を含有している栄養剤である。アルギニンは，条件付き必須栄養素であり，侵襲時に枯渇しやすく，NOの基質になり，免疫能を賦活し，ホルモンの分泌作用を有する。グルタミンは，条件付き必須栄養素であり，侵襲時に枯渇しやすく，免疫系と消化管系の細胞に燃料を供給し，粘膜の健全な状態の維持し修復を促進する。核酸は，蛋白合成能を改善し，腸管細胞の成熟を促進し，細胞性免疫を増強する。n-3脂肪酸は，炎症促進物質を抑制し，血流を正常化する。ビタミンE，Cは抗酸化作用を有する。

インパクト®は，アルギニン1280 mg，RNA（ヌクレオチド）129 mg，EPA 200 mg，DHA 130 mgを含む。

イムン®は，アルギニン528 mg，グルタミン680 mg，EPA 60 mg，DHA 40 mgを含む。

サンエットGP®は，グルタミン750 mg，EPA 60 mg，DHA 20 mgを含む。

免疫賦活化経腸栄養剤の効果の検討では，死亡率は不変であるが，感染合併率を減少させ，入院日数を減少させると報告されている[9~11]。

2）食物繊維の強化

食物繊維は，可溶性の水溶性食物繊維と不溶性食物繊維に分けられる。水溶性食物繊維

は，ペクチンやグァーガムなどで，消化吸収機能や小腸の絨毛形態に影響し，糖質の吸収を抑制し，耐糖能改善作用を有する．不溶性食物繊維は，セルロース，ヘミセルロース，リグニンなどで，消化管の通過時間や糞便量に影響する．食物繊維の成人1日あたりの目標量は，2005年版日本人の食事摂取基準[12]によると男性20g，女性17～18gとされている．

各種栄養剤の食物繊維の含有量を比較すると，CZ-Hi®は2g/100ml，サンエット®は1g/100ml，ファイブレン®は1.4g/100ml，ペムベスト®は1.5g/100ml，グルセルナ®は1.4g/100mlを含有している．ファイブレン®には短鎖脂肪酸を含まれており，腸管の主要なエネルギー源となる．短鎖脂肪酸は，便中のpHを低下させて腐敗菌の増殖を抑制し，エンテログルカンの分泌を促進し大腸や小腸粘膜を増殖させる作用がある．

3）微量栄養素の強化（Vクレスα®，テゾン®）

微量栄養素は，Ca，P，Mg，K，Na，Clなどのマクロミネラルと Mn，Cu，Zn，Fe，Seなどのミクロミネラルに分けられる．

マンガンの生理作用は，骨，肝臓の酵素作用の活性化，骨生成の促進であり，欠乏状態が2年以上続くと欠乏症がみられ，骨の発育の低下，生殖能力低下，運動失調をきたす．

銅の生理作用は，造血作用，コラーゲン生成，鉄の吸収の促進であり，欠乏状態が半年以上続くと欠乏症がみられ，貧血，好中球減少症，骨折・骨の変形，皮膚蒼白，毛髪の脱色，縮毛をきたす．

亜鉛の生理作用は，酵素の成分となり，核酸・蛋白質の合成に関与し，中枢神経系の活動や免疫系の活動に関与する．欠乏状態が早くて2週間，遅くとも3ヵ月以上続くと欠乏症がみられ，味覚障害，皮膚障害，成長障害，脱毛，創傷治癒遅延，精神障害，免疫能低下をきたす．

鉄の生理作用は，ヘモグロビンの成分となり，ミオグロビンの成分となり，欠乏症では，貧血，易疲労感，乳児では発育遅延をきたす．

セレンの生理作用は，グルタチオンペルオキシダーゼの成分として，抗酸化作用，生体膜の安定化作用を有し，甲状腺ホルモンヨウ化酵素の成分として，甲状腺ホルモンの代謝調節を行い，欠乏状態が1～2年以上続くと欠乏症がみられ，欠乏症では，心筋細胞の変性・繊維化から拡張型心筋症，不整脈，狭心症，心筋梗塞，癌発生の危険性を高め，ほかに筋ジストロフィー様症状から筋力低下，爪の白色化をきたす．

微量栄養素補給栄養剤として，Vクレスα®（80kcal/125ml/本）はビタミン含有量が多く，ビタミンB₁，B₂，B₆，B₁₂，C，ビオチン，パントテン酸，ビタミンA，ビタミンEは他の栄養剤と比較して多く，1本で1日の必要量を満たす．微量栄養素の含有量が多く，Cu，Zn，Fe，Se，Mgを含み，特にZn，Fe，Seの含有量が多い．

微量栄養素補給栄養剤の効果の検討では，褥創発生率を有意に減少させると報告されている[13]．

C. 経腸栄養剤の選択

現在では、さまざまな経腸栄養剤が市販されている。経腸栄養剤の選択は、疾患の種類や投与経路などの生体側の状況と各製剤の特徴を考慮して行われる。選択のポイントとしては、①全身状態・栄養状態、②消化管機能（排便状態なども含めて）、③投与エネルギー量・水分量の設定、④持続投与/分割投与、⑤基礎疾患（乳糖不耐症、乳蛋白アレルギー、肝機能障害、腎機能障害など）、⑥予後の見通し（補助的な使用か、全面的な使用か）、などである。

咽喉頭部の障害、咀嚼障害、嚥下障害により経管栄養が必要な場合には、自然食品流動体あるいは人工濃厚流動食が適応になる。胃での消化能力が不十分な場合には、人工濃厚流動食が適応になる。さらに、十二指腸や小腸に障害があり、消化・吸収能力が不十分な場合には、人工濃厚流動食、特に消化態栄養剤（成分栄養剤）が適応になる。

特殊な病態下では、それぞれの病態に合った製剤を選択する。非特殊な病態下では、エネルギー量、水分量などを考慮して選択する。

エネルギー量：Harris-Benedictの式（REE, kcal/日）では、

男性；66.47＋13.75×体重(kg)＋5.00×身長(cm)−6.76×年齢

女性；655.10＋9.56×体重(kg)＋1.85×身長(cm)−4.68×年齢

で計算される。

全カロリー必要量＝Harris-Benedictの式×活動係数×ストレス係数

活動係数；寝たきり 1.2、ベッド以外の活動あり 1.3

ストレス係数；手術後（合併症なし）1.0、長管骨骨折 1.15-1.30、癌/COPD 1.10-1.30、腹膜炎・敗血症 1.10-1.30、重症感染症/多発外傷 1.20-1.40、多臓器不全症候群 1.20-2.00、熱傷 1.20-2.00

で計算される。

エネルギー決定量を急ぐ場合には、25-30 kcal/kg（現在の体重）の範囲で設定する。

水分量：通常の水分摂取量の目安は、1 kcalあたり1 mlの水分量もしくは体重1 kgあたり30 mlの水分量とされる。水分量の目安は、

[尿量＋不感蒸泄量（約900 ml）−代謝水（約200 ml）]

（代謝水；炭水化物や脂肪がエネルギーとして燃焼されたときに出る水）

で計算される。水分制限が必要な病態として、

慢性腎不全（維持透析期）；[食事外水分量 15 ml/kg/日]

慢性腎不全（保存期）（ネフローゼ症候群およびCcr 15 ml/分以下）；[尿量＋不感蒸泄量]

慢性心不全・肺うっ血の重症例；[1日500-1000 ml]

浮腫や腹水を伴う肝硬変；[1日500-1000 ml]

などである。

薬物との相互作用：ワルファリンカリウムなどの抗凝固療法を受けている場合は、経腸栄養剤の中にはビタミンKを多く含む製剤（エンテルード®、ツインライン®、ラコール®）

があるため，慎重な選択が必要である[14]。

これらの成分に着目し，病態や体質に応じた製剤の使い分けが必要である。

D. 合併症対策

1. 合併症の分類

経腸栄養法の合併症は，

①栄養チューブの挿入，留置に関連する合併症（気管への誤挿入，鼻腔・咽頭・消化管粘膜のびらん・潰瘍形成，逆流性食道炎，誤嚥性肺炎，消化管穿孔による縦隔炎・腹膜炎，チューブの閉塞・損傷・断裂，挿入部の皮下膿瘍・皮膚びらん，腸重積など）

②経腸栄養剤とその投与法に関連する合併症（下痢，脱水，腹痛，嘔吐，腹部膨満，便秘，イレウス，栄養剤（乳糖，乳蛋白，大豆蛋白，卵白）に対するアレルギー）

③代謝に関連する合併症（高血糖，低血糖，脱水，溢水，高窒素血症，肝機能障害，電解質異常，必須脂肪酸・ビタミン・微量元素欠乏症，高浸透圧性非ケトン性昏睡など）に分類される。

2. 合併症の対策

下痢：経腸栄養時，特に開始時には，下痢を合併することが多い。その対策として，感染の有無の確認（便の細菌培養，*Clostridium difficile* などの関与），投与速度の調整（200 ml/2 h 以下の速度で），整腸剤の投与・止痢剤の投与，食物繊維の追加，成分栄養剤への切り替え，静脈栄養への切り替えなどを考慮する。特に投与速度の影響が大きく，最近では，経腸栄養剤の固形化の取り組みなどが行われている。

栄養剤（乳糖，乳蛋白，大豆蛋白，卵白）に対するアレルギー：経腸栄養剤には，乳糖や乳蛋白，大豆蛋白，卵白を含む製剤があり，問診上，乳糖不耐症，乳蛋白アレルギー，大豆・卵アレルギーなどの確認が必要である。投与時には投与製剤の構成成分や主原料の確認が必要である。成分栄養剤は構成成分が化学的に明らかであり，食餌性アレルギーに対して利用しやすいとされている。

電解質異常（低ナトリウム血症）：経腸栄養剤はナトリウム含有量が少ない傾向があり，長期間にわたる場合，ナトリウム摂取不足による低ナトリウム血症がみられる。定期的な血液検査や経管栄養に食塩を添加するなどの工夫が必要である。

3. 固形化栄養

経管栄養では液体栄養剤を注入しているが，液体栄養剤は胃内での貯留時間が短いため下痢などをみられる。また流動性の良さから食道への逆流がおこりやすく嘔吐や誤嚥性肺炎の原因になりやすい。

近年，固形化栄養が考案され[15]，取り組みがすすんでいる。固形化栄養とは液体栄養剤に寒天を加えて固形化し注入する方法であり，誤嚥性肺炎や下痢などの予防に有効とされている。また注入時間の減少により，患者本人の体動制限の軽減，介護者の負担の減少が期待される。ただし，栄養剤の固形化の調理といった問題点がある。

また最近では，各種の固形化補助食品や半固形化した経腸栄養剤が開発，市販されている。

まとめ

これまでに，一時期，経静脈栄養が多用された時期があった。しかし，現在では，より生理的であるという理由，経皮的内視鏡的胃瘻造設術の普及から，経腸栄養が見直され施行されている。経腸栄養の適切な使用が望まれる。

参考文献

1) Saito H, Trocki O, Alexander JW, et al : The effect of route of nutrient administration on the nutritional state, catabolic hormone secretion, and gut mucosal integrity after burn injury. JPEN, 11, 1-7, 1987
2) Deich EA, Winterton J, Berg R : The gut as a portal entry for bacteria : role of protein malnutrition. Ann Surg, 205, 681-692, 1987
3) ASPEN Board of Directors : Guideline for the use of enteral nutrition in the adult patients. JPEN, 11, 435-439, 1987
4) 佐川賢一, 朝長文弥 : 経腸栄養剤の現状と考察. 医薬ジャーナル, 20, 85-92, 1984
5) 今村吉彦, 中村良一, 石川裕泰, 他 : 腎臓病用経腸栄養食（リーナレン）の慢性血液透析患者に及ぼす影響. 腎と透析, 39, 781-784, 1995
6) 日本呼吸器学会COPDガイドライン第2版作成委員会 : 日本呼吸器学会COPDガイドラインCOPD（慢性閉塞性肺疾患）診断と治療のためのガイドライン（第2版）. メディカルレビュー社, 2004
7) 細谷憲政, 松田 朗, 小山秀夫, 他 : これからの高齢者の栄養管理サービス—栄養ケアとマネジメント. 第一出版, 1998
8) 健康栄養情報研究会 : 第六次改定日本人の栄養所要量—食事摂取基準. 第一出版, 1999
9) Heys SD, Walker LG, Smith I, et al : Enteral nutritional supplementation with key nutrients in patients with critical illness and cancer : a meta-analysis of randomized controlled clinical trials. Ann Surg, 229, 467-77, 1999
10) Beale RJ, Bryg DJ, Bihari DJ : Immunonutrition in the critically ill : a systematic review of clinical outcome. Crit Care Med, 27, 2799-2805, 1999
11) Heyland DK, Novak F, Drover JW, et al : Should immunonutrition become routine in critically ill patients？ a systematic review of the evidence. JAMA, 286, 944-953, 2001
12) 第一出版編集部 : 厚生労働省策定 日本人の食事摂取基準（2005年版）. 第一出版, 2005
13) 東口高志, 五嶋博道, 根本明喜, 他 : シンポジウム（I）QOLを考えた栄養管理—高齢者を中心に—微量栄養素補助飲料による創傷治癒促進の試み. 日本臨床栄養学会雑誌, 23, 27-32, 2002
14) 斎木明子 : ワーファリン服用患者におけるビタミンK含有製剤の投与指針. 医薬ジャーナル, 39, 2072-2079, 2003
15) 蟹江治郎 : 胃瘻PEGハンドブック（第1版）. 医学書院, 117-122, 2002

第VI章

神経難病への行政・福祉サービスの実際

1 行政サービスの実際 —— 343
2 福祉サービスの実際 —— 349
3 病院介護，施設介護，在宅・通所介護の有機的活用 —— 354
4 神経難病患者に対する診療報酬システムの現状と課題 —— 360
5 神経難病と介護保険製度 —— 367
6 特定疾患申請の実際 —— 373

1 行政サービスの実際

難波 吉雄（青森県健康福祉部）

わが国の難病対策は，昭和47年に取りまとめられた難病対策要綱を踏まえ，現在では(1)調査研究の推進，(2)医療施設等の整備，(3)医療費の自己負担の軽減，(4)地域における保健医療福祉の充実・連携，(5)QOLの向上を目指した福祉施策の推進，の5つの施策を柱として各種事業が展開されている。ここでは，これら5つの項目ごとに行政サービスについて述べることとする。

A. 調査研究の推進

難病の原因の究明，治療法の確立などを目的に，難治性疾患克服研究事業（特定疾患調査研究分野）として実施されている。現在121疾患を対象に，難治性疾患克服研究班（臨床調査研究グループ，横断的基盤研究グループ，重点研究）が設置されている。

B. 医療施設等の整備

難病を扱う医療施設などの整備・充実を目的としている。ナショナルセンターや国立病院機構の施設整備などが含まれる。難病特別対策推進事業に関する部分の事項については後述する。

C. 医療費の自己負担の軽減

1. 特定疾患治療研究費補助の概要

原因不明であって，治療法が確立していない，いわゆる難病のうち，治療がきわめて困難で，かつ，医療費も高額である疾患について医療の確立，普及を図るとともに，患者の医療費の負担軽減を図ることを目的としている。現在は45疾患が対象となっている（表1）。

特定疾患の治療費については，社会保険各法の規定に基づく自己負担の全部または一部について国と都道府県から補助が行われる。なお，平成10年5月より重症認定患者を除き一部自己負担を導入（1医療機関につき，外来は1回千円（月2回まで），入院は月1万4千円を上限）された。さらに平成15年10月からは，低所得者（市町村民税非課税）は自己負担をなくし，それ以外の者は所得に

表1 特定疾患治療研究事業の対象疾患

疾病番号	疾患名	疾病番号	疾患名
1	ベーチェット病	24	モヤモヤ病（ウイリス動脈輪閉塞症）
2	多発性硬化症	25	ウェゲナー肉芽腫症
3	重症筋無力症	26	発性拡張型（うっ血型）心筋症
4	全身性エリテマトーデス	27	多系統萎縮症（線条体黒変性症，オリーブ橋小脳萎縮症及びシャイ・ドレーガー症候群）
5	スモン		
6	再生不良性貧血		
7	サルコイドーシス	28	表皮水疱症（接合部型及び栄養障害型）
8	筋萎縮性側索硬化症	29	膿疱性乾癬
9	強皮症，皮膚筋炎及び多発性筋炎	30	広範脊柱管狭窄症
10	特発性血小板減少性紫斑病	31	原発性胆汁性肝硬変
11	結節性動脈周囲炎	32	重症急性膵炎
12	潰瘍性大腸炎	33	特発性大腿骨頭壊死症
13	大動脈炎症候群	34	混合性結合組織病
14	ビュルガー病	35	原発性免疫不全症候群
15	天疱瘡	36	特発性間質性肺炎
16	脊髄小脳変性症	37	網膜色素変性症
17	クローン病	38	プリオン病
18	難治性の肝炎のうち劇症肝炎	39	原発性肺高血圧症
19	悪性関節リウマチ	40	神経線維腫症
20	パーキンソン病関連疾患（進行性核上性麻痺，大脳皮質基底核変性症及びパーキンソン病）	41	亜急性硬化性全脳炎
		42	バッド・キアリ（Budd-Chiari）症候群
		43	特発性慢性肺血栓塞栓症（肺高血圧型）
21	アミロイドーシス	44	ライソゾーム病
22	後縦靭帯骨化症	45	副腎白質ジストロフィー
23	ハンテントン病		

（平成18年11月17日健発第1117001号，特定疾患治療研究研究事業実施要項より抜粋）

応じて段階的な負担限度額を設定する（**表2**），軽快者（平成17年度の通知により，軽快者の基準は，治療の結果次の全てを1年以上満たした者とされる。1. 疾患特異的治療が必要ない，2. 臨床所見が認定基準を満たさず，著しい制限を受けることなく就労等を含む日常生活を営むことが可能である，治療を要する臓器合併症等がない，とされた）を公費負担対象外とするといった制度改正がなされた。

医療費公費負担申請から交付までの手続きについてであるが，対象者またはその保護者が申請者となり，特定疾患医療受給者証交付申請書に臨床調査個人票，住民票並びに生計中心者の所得に関する状況を確認できる書類を添え，申請者の住所地を所管する保健所に提出する。重症患者認定申請を行う場合は，医師の診断書，障害厚生年金等の証書の写しまたは身体障害者手帳の写しなど，重症患者の認定に必要と思われる資料も提出を求めら

表2 自己負担限度額表

階層区分		対象者別の一部自己負担の月額限度額		
		入院	外来等	生計中心者が患者本人の場合
A	生計中心者の市町村民税が非課税の場合	0	0	0
B	生計中心者の前年の所得税が非課税の場合	4,500	2,250	対象患者が生計中心者であるときは，左欄により算出した額の1/2に該当する額をもって自己負担限度額とする。
C	生計中心者の前年の所得税課税年額が10,000円以下の場合	6,900	3,450	
D	生計中心者の前年の所得税課税年額が10,001円以上30,000円以下の場合	8,500	4,250	
E	生計中心者の前年の所得税課税年額が30,001円以上80,000円以下の場合	11,000	5,500	
F	生計中心者の前年の所得税課税年額が80,001円以上140,000円以下の場合	18,700	9,350	
G	生計中心者の前年の所得税課税年額が140,001円以上の場合	23,100	11,550	

備考：1.「市町村民税が非課税の場合」とは，当該年度（7月1日から翌年の6月30日をいう。）において市町村民税が課税されていない（地方税法弟323条により免除されている場合を含む。）場合をいう。
2. 10円未満の端数が生じた場合は，切り捨てるものとする。
3. 災害等により，前年度と当該年度との所得に著しい変動があった場合には，その状況等を勘案して実情に即した弾力性のある取扱いをして差し支えない。
4. 同一生計内に2人以上の対象患者がいる場合の2人目以降の者については，上記の表に定める額の1/10に該当する額をもって自己負担限度額とする。
（平成18年11月17日健発第1117001号，特定疾患治療研究研究事業実施要項より抜粋）

れる。都道府県知事が対象者であると決定した場合，保健所を通じて特定疾患医療受給者証を申請者に交付することとなる。軽快者となった場合は受給証に代わり特定疾患登録者証が交付される。軽快者は，公費負担医療対象とはならないが，ホームヘルプなど福祉サービスの継続は可能である。軽快者基準対象疾患一覧を**表3**に示す。

2. 在宅人工呼吸器使用特定疾患患者訪問看護治療研究事業

　筋萎縮性側索硬化症，多発性硬化症，脊髄小脳変性症などの特定疾患治療研究事業対象患者で，かつ当該対象疾患により在宅で人工呼吸器を使用している患者に対して，これら患者の在宅療養の実態把握と訪問看護などの方法などに関する研究を実施する目的から，診療報酬対象分を超える訪問看護について必要な費用を交付している。

表3 軽快者基準対象疾患一覧

NO	疾病番号	疾患名
1	1	ベーチェット病
2	3	重症筋無力症
3	4	全身性エリテマトーデス
4	6	再生不良性貧血
5	7	サルコイドーシス
6	9	強皮症，皮膚筋炎及び多発性筋炎
7	10	特発性血小板減少性紫斑病
8	11	結節性動脈周囲炎
9	12	潰瘍性大腸炎
10	13	大動脈炎症候群
11	14	ビュルガー病
12	15	天疱瘡
13	17	クローン病
14	19	悪性関節リウマチ
15	22	後縦靱帯骨化症
16	24	モヤモヤ病（ウイリス動脈輪閉塞症）
17	25	ウェゲナー肉芽腫症
18	28	表皮水疱症（接合部型および栄養障害型）
19	29	膿疱性乾癬
20	30	広範脊柱管狭窄症
21	33	特発性大腿骨頭壊死症
22	34	混合性結合組織病
23	36	特発性間質性肺炎
24	42	バッド・キアリ（Budd-Chiari）症候群

（平成17年5月13日健疾発第0513002号より）

D. 地域における保健医療福祉の充実・連携

ここでは難病患者などに対し，総合的な相談・支援や地域における受入病院の確保を図るとともに，在宅療養上の適切な支援を行うことにより，安定した療養生活の確保と難病患者およびその家族（以下患者ら）の生活の質の向上を資することを目的としている難病特別対策推進事業の関連した事業の部分について概説する。

1. 難病相談・支援センター事業

地域で生活する患者らの日常生活における相談・支援，地域交流活動の促進および就労支援などを行う施設として，難病相談・支援センターを設置し，患者らの療養上，日常生活上での悩みや不安などの解消を図るとともに，患者らのもつさまざまなニーズに対応したきめ細やかな相談や支援を通じて，地域に

おける患者ら支援対策を一層推進するものである。具体的には，都道府県が難病相談・支援センターを設置し，各種相談支援（療養，日常生活，各種公的手続きなど相談支援，住居，就労，公共サービスなど生活情報提供），地域交流会など活動に対する支援（交流などを図るための場の提供支援，セミナーなど活動支援，ボランティアの育成に努めるなど），就労支援，講演・研修会の開催などを行うこととしている。

2．重症難病患者入院施設確保事業

重症難病患者に対して，適時適切な入院施設の確保が行えるよう，地域の医療機関の連携による難病医療体制の整備を図る事業である。都道府県が実施主体となり，市町村等の関係団体の協力を得ながら，難病医療連絡協議会を設置するとともに，おおむね二次医療圏ごとに1カ所ずつの難病医療協力病院を整備，そのうち原則として1カ所を難病医療拠点病院に指定し，重症難病患者のための入院施設の確保を行うこととしている。

3．難病患者地域支援対策推進事業

患者等の療養上の不安解消を図るとともに，きめ細かな支援が必要な要支援難病患者に対する適切な在宅療養が行えるよう，保健所を中心として，地域の医療機関，市町村福祉部局などの関係機関との連携の下に難病患者地域支援対策推進事業を行うものである。実施主体は都道府県，保健所政令市，特別区で保健所を中心に以下の4つの事業を行う。

○在宅療養支援計画策定・評価事業：各種サービスの適切な提供を行うため，要支援難病患者に対し，個々の患者等の実態に応じて，きめ細かな支援を行うため，対象患者別の在宅療養支援計画を作成する。

○訪問相談事業：医療相談事業に参加できない要支援難病患者やその家族が抱える日常生活上および療養上の悩みについて，個別の相談，指導，助言などを行うため，保健師や看護師らを訪問相談員として派遣するとともに，訪問相談員の確保と資質の向上を図るため訪問看護師らの育成を行う。

○医療相談事業：難病患者らの療養上の不安の解消を図るため，難病に関する専門の医師，看護師，社会福祉士らによる医療相談班を編制し，地域の状況を勘案のうえ，患者らの利用しやすさ，プライバシーに配慮した会場を設置し医療相談を行う。

○訪問指導（診療）事業：要支援難病患者やその家族に対して在宅療養に必要な医学的指導などを行うため，専門の医師，対象患者の主治医，保健師，看護師，理学療法士らによる訪問指導（診療）班を構成し，訪問指導（診療）事業を行う。

4．神経難病患者在宅医療支援事業

クロイツフェルト・ヤコブ病など神経難病の中には，現在有効な治療法がなく，また診断に際しても一般診療医は対応に苦慮することが多い。そのため，担当医が診療に際して，疑問を抱いた場合などに緊急に厚生労働省が指定する神経難病の専門医と連携を取れる体制を整備するとともに，担当医の要請に応じて，都道府県が専門医を中心とした在宅医療支援チームを派遣できる体制を整備す

5. 難病患者認定適正化事業

特定疾患治療研究事業の対象患者の認定業務の効率化を図るとともに，難病患者動向等を全国規模で把握するため，臨床調査個人票の内容を特定疾患調査解析システムに入力し，各々の難病患者の実態を明らかとし，それぞれの症状に併せた難病対策向上に役立てる。

E. QOLの向上を目指した福祉施策の推進

上述した難病特別対策推進事業のうち，本項に関連した事業について述べる。

1. 難病患者等居宅生活支援事業

平成7年の総理府障害者対策推進本部で策定された「障害者プラン」において，難病患者等に対するホームヘルプサービスなど適切な介護サービスの提供の推進が位置づけられた。同年の公衆衛生審議会成人病難病対策部会難病対策専門委員会報告では，難病患者の生活の質の向上を目指した福祉施策の導入が提言され，平成9年より難病患者等居宅生活支援事業が開始された。

対象者は，1. 日常生活を営むのに支障があり，介護などのサービス提供を必要とする者，2. 難治性疾患克服研究事業の対象疾患および関節リウマチの患者であること，3. 在宅で療養が可能な程度に病状が安定していると医師によって判断される者，4. 介護保険法，老人福祉法，身体障害者福祉法などの施策の対象とならない，といった要件全てを満たす者とされている。

難病患者等が居宅において日常生活を営むことができるよう，難病患者らの家庭などに対して，ホームヘルパーを派遣して入浴など介護，家事などの日常生活を営むのに必要な便宜を供与する難病患者らホームヘルプサービス事業，難病患者らの介護を行う者が介護を行えない場合，難病患者らを一時的に施設に保護する難病患者ら短期入所事業，難病患者らに対して特殊寝台等の日常生活用具を給付する難病患者ら日常生活用具給付事業が実施されている。以上の事業は市町村が実施する事業である。この他，難病患者らの多様化するニーズに対応した適切なホームヘルプサービスの提供に必要な知識，技能を有するホームヘルパーの養成を図る都道府県・指定都市事業として，難病患者らホームヘルパー養成研修事業がある。

現在，多くの難病情報については，難病情報センターのホームページ (http://www.nanbyou.or.jp/top.html) より入手可能となっている。

2 福祉サービスの実際

鈴木ゆめ[1]，九川恵理子[2]，黒岩義之[3]　([1]横浜市立大学医学部神経内科，[2]横浜市立大学附属病院福祉・継続看護相談室　メディカルソーシャルワーカー，[3]横浜市立大学大学院医学研究科神経内科)

A. 特定疾患とは？

　昭和47年の難病対策要綱では，難病のうち原因不明で，治療がきわめて困難，慢性に経過して後遺症を残し，社会復帰が極度に困難もしくは不可能，さらには医療費も高額で経済的な問題や介護など家庭的にも精神的にも負担が大きいため，全国的規模での研究が必要な疾患を特定疾患と定義している。現在，特定疾患は121あり，うち45疾患の医療費は公費負担助成の対象である[1)2)]。

　このうちでも神経難病は慢性，あるいは亜急性進行性の自己免疫性，変性性の疾患で，有効な治療法が少なく，徐々に身体機能の障害をきたす。経過が長いため患者のADLのみならず，家族の生活の質（quality of life；QOL）にも大きくかかわるという特質を持つ[3)]。

　国の調査・研究の対象となっている難治性疾患（特定疾患）121のうちの表1の疾患が神経難病として挙げられる。

B. 神経難病

　神経難病は身体機能の障害をきたすため，患者本人の日常生活の支障のみならず，就労困難を生ずるとその生活上の障害をきたし，医療費，看護・介護を要する場合にはさらなる経済的困窮にいたる。放置すれば社会経済的には生産性が低下し，医療経済上も芳しくない結果をもたらす。このように，個人生活のみならず，社会経済的にも神経難病をいかに福祉によって救済し，患者やその家族の社会的役割の回復に努めるかは日本社会にとってきわめて重要なことである。福祉は地方自治体ごと，患者・保護者の収入額などによって異なるので，詳細は地域の福祉事務所，市町村役場の福祉担当者，保健師に問い合わせるとよくわかる。また，病院ではソーシャルワーカーが詳しい知識をもって相談に応じている。特に医療ソーシャルワーカーは医療費の支払い，福祉サービスの利用や障害年金の受給相談などについて患者さんと家族の相談にのり，法的守秘義務もある。

C. 難病福祉

難病対策としては医療給付サービス，介護保険サービスとその他の福祉サービスとがあげられる。

1) 医療給付サービス

(1)高額医療費の助成（平成13年1月1日より）

医療費の自己負担が一定限度を超えた場合，超えた部分について保険者に申請すると申請から約3ヵ月後に超過分がもどってくる。限度額は所得額と保険の種類によって異なる。

(2)特定疾患治療研究事業（難病の医療費助成）

厚生省により45疾患（平成15年10月現在）が特定疾患研究対象疾患に指定されており，申請により治療費の扶助を受けることができる。医師の診断書とともに保健所に申請する。また，疾患によっては都道府県で単独事業として医療費の補助をしているものがある。

2) 介護保険サービス

介護保険は2000年4月1日より施行され，40歳以上の国民は全員加入しなければならない。基本的には65歳以上の高齢者（第1号被保険者）が対象となるが，40〜65歳の若年者（第2号被保険者）でも脳血管障害（脳出血，脳梗塞，くも膜下出血など），変形性関節症や筋萎縮性側索硬化症，脊髄小脳変性症，パーキンソン病，シャイ・ドレーガー症候群，脊柱管狭窄症，後縦靱帯骨化症などの特定疾患はサービスの対象となる。身体障害者手帳所持者が介護保険を利用する場合，重複する項目は全て介護保険が優先されるので検討を要する。

表1 主な神経難病（*公費対象）2）より改変

- プリオン病
  - (1) クロイツフェルト・ヤコブ病（CJD）*
  - (2) ゲルストマン・ストロイスラー・シャインカー病（GSS）*
  - (3) 致死性家族性不眠症（FFI）*
- 亜急性硬化性全脳炎（SSPE）*
- 進行性多巣性白質脳症（PML）
- 脊髄小脳変性症*
- パーキンソン病関連疾患
  - (1) 進行性核上性麻痺* (2) 大脳皮質基底核変性症* (3) パーキンソン病*
- 筋萎縮性側索硬化症（ALS）*
- 脊髄性進行性筋萎縮症
- 球脊髄性筋萎縮症
- 多系統萎縮症
  - (1) 線条体黒質変性症*
  - (2) オリーブ橋小脳萎縮症*
  - (3) シャイ・ドレーガー症候群*
- 副腎白質ジストロフィー*
- 多発性硬化症*
- ギラン・バレー症候群
- 重症筋無力症*
- フィッシャー症候群
- 慢性炎症性脱髄性多発神経炎
- 多発限局性運動性末梢神経炎（ルイス・サムナー症候群）
- ハンチントン病*
- 単クローン抗体を伴う末梢神経炎（クロウ・フカセ症候群）
- 正常圧水頭症
- モヤモヤ病（ウィリス動脈輪閉塞症）*
- ペルオキシソーム病
- ライソゾーム病（ファブリー病を除く）*
- 脊髄空洞症

介護保険では，訪問介護，訪問看護，訪問入浴介護，訪問リハビリ，通所介護（デイサービス），通所リハビリ，福祉用具貸与，短期入所生活介護（ショートステイ），短期入所療養介護（老人保健施設などへの短期入所）を受けられる。

貸与福祉用具としては車椅子，その付属品，特殊寝台，その特殊寝台付属品，褥創予防用具，体位変換器，手すり，スロープ（持ち運びが容易なものに限る），歩行器，歩行補助杖，徘徊感知器，移乗用リフトなどがあり，これらに関しては医師の意見書でその有用性を述べる必要がある。このほか購入費の支給を受けることのできる特定福祉用具として腰掛け便座，特殊尿器，入浴補助用具，簡易浴槽，移動用リフトの吊り具の部分などがある。また，介護保険による住宅改修の費用は支給上限が20万円（1割の自己負担）で，具体的には手すりの取り付け，段差の解消，滑りの防止，移動の円滑化などのための床材の変更，引き戸などへの扉の取り替え，洋式便器などへの便器の取り替えなどがある。介護保険の保険料は，所得に応じて決められる。

3）介護保険による要介護認定の仕組み
(1)利用者が申請
申し込みの窓口は市町村で，印鑑や保険証が必要。
(2)訪問調査
市町村の調査員（あるいは，居宅介護支援事業者，介護保健施設の介護支援専門員）が市町村の委託を受けて心身の状態を聞き取り調査に訪問する。
(3)一次判定

表2　介護度 3）より改変

要介護度	心身の状態
要支援1,2	浴槽の出入りなどに一部介助が必要
要介護1	排泄や入浴などに一部介助が必要
要介護2	一人で立ち上がれないことが多い
要介護3	立ち上がりや歩行が一人でできない。
要介護4	排泄，衣服脱着などに全介助が必要
要介護5	生活全般に全介助が必要

訪問調査の結果をコンピューター入力して判定する。
(4)主治医（かかりつけ医）意見書
市町村より主治医に直接要求があり，主治医から意見書が提出される。
(5)二次判定
介護認定審査会で介護サービスのランク（6区分，表2）が最終決定される。認定されると，申請日以降にさかのぼって給付が受けられる。要介護者の要介護度は，原則6ヵ月間に限り有効で，その期間が切れる前に状態の変化の有無に関わらず，更新認定の手続きをする必要がある。また，有効期間内であっても状態が変化し，介護度が高くなったときには要介護度の変更を申請することができる。

在宅の高齢者または特定疾病患者が1ヵ月間に受けられる介護サービスの上限である「支給限度額」までの利用のうち，利用額の1割が自己負担として徴収される。介護サービス計画は，本人，家族の希望を尊重して，介護支援専門員がサービスの利用計画をつくる。

4）対象となるサービス
訪問介護，訪問看護，訪問入浴介護，訪問

リハビリ，通所介護（デイサービス），通所リハビリ，福祉用具貸与，短期入所サービス（ショートステイ）の全てを含む1ヵ月の支給限度額．

この他に，福祉用具の購入，段差解消など住宅改修には一軒あたりに決められた限度額内で支給される．

希望があれば介護保険の利用限度額を超えたサービスを受けることも可能だが，利用限度額を超えた部分については全額自己負担となる．

「要介護（1～5）」の認定を受けると，所定の基準で施設に入るための費用を支給されるが，利用者はその1割の自己負担と，食費の負担を必要とする．「自立」，「要支援」と認定されると，施設サービスを受けることができないが，経過処置として介護保険の施行（2000年4月）より5年間は現在の施設に入所することができる．

介護保険で介護福祉施設に入所してから，病状が悪化して病院に入院しても，また病状が改善した時には入院して3ヵ月以内であれば，無条件に元の施設にもどれる．

5）その他の福祉サービス
a. 訪問看護ステーション

神経難病では呼吸筋障害をきたして，人工呼吸を要する場合がある．この場合，在宅人工呼吸器装着に対する訪問看護ステーションなど医療機関による訪問看護の費用が，年間260回まで負担される（1週間に5回が限度）．申請書を保健所に提出し，都道府県から支給される．難病の場合には保険診療とは別に複数の訪問看護ステーションを利用できる．

b. 身体障害者手帳

神経・筋疾患では身体能力に関して障害をきたすことが多く，神経内科領域では肢体不自由で身体障害者手帳を取得して，行政から福祉サービスを受ける際の基本とする．まず指定医師が身体障害者診断書を作製する．この時，障害固定から6ヵ月経過している事が必要となる．患者は写真とともに福祉事務所（各市町村の福祉課）に申請する．受けられる援助は障害の程度によって決められた等級（1級～6級）によって異なる．病状が悪化したときには等級を上げる手続きを同様に行う．

医療費の給付，助成，障害者手当などの手当，見舞金，補装具の交付（修理），日常生活用具の給付，貸与，職業指導，雇用促進策，公営住宅の優先入居，障害者住宅整備資金の貸し付けや住宅金融公庫資金の割増融資などがある．公共料金の割引，税金の減免や自動車使用に関する優遇もあり，自治体によるので，問い合わせを要す．

雇用については，平成5年から「アジア太平洋障害者の10年」が始まり，同年11月に「心身障害者対策基本法」が「障害者基本法」に改正された．国では「障害者プラン」（平成7年12月）が策定され，地方公共団体においても障害者計画策定の努力義務が規定され，種々の取り組みがなされている．

法定雇用率として，障害者の雇用の促進などに関する法律により各企業は職員の中に占める割合を2％以上とするよう義務づけられている．また，生業費（生業を営むために必要な経費），支度金（就職するために必要な支度経費），技能習得費（生業を営んだり就職したりするために必要な知識，技能を習得

するために必要な経費）を低利で貸し付ける制度があり，民生委員を通じて各市町村の福祉担当者に申し込む。このほかに仕事の機会をふやす優先制度がある。

身体障害者のための施設や団体には以下のようなものがある。

(1)授産施設

物品製造で収入を得る施設。社会福祉法人が経営する場合が多い。

(2)神経筋難病の長期療養施設

筋ジストロフィーには，全国の国立療養所27施設に専門病棟2,500床があり，重症心身障害児（者）に対しても国立療養所79施設と国立精神神経センターに専門病棟8,080床が用意されている。前者に対しては，民間施設はないが，後者には社会福祉法人などの民間施設がある。一方，筋ジスや重症心身障害児（者）以外の長期療養を必要とする神経難病（筋萎縮性側索硬化症，脊髄小脳変性症，多発性硬化症など）も神経内科専門医が常勤する国立療養所に多く入院するようになってきており，神経難病病棟となっているところが少なくない。

(3)介護療養型医療施設（老人病院），介護老人保健施設，介護老人福祉施設（特別養護老人ホーム）

65歳以上の老人を収容する施設として3施設があり，主として勤務すべき医師の数で区別される。すなわち，患者100人あたりの医師数は老人病院3，老人保健施設1，介護老人福祉施設1（非常勤で可）となっている。

まとめ

福祉の内容は時々刻々変わり，障害度や収入によっても異なるため，福祉事務所に問い合わせるのが確実であるが，その参考としては市町村のウェブサイトが有用である[4]。また，厚生省保健医療局政策医療課による国立中央管理研究費「国立療養所における神経筋難病のあり方に関する研究」（平成6～8年度，班長：福原信義）の助成によって，神経筋難病に関する情報が提供され，平成11年に，厚生省保健医療局エイズ疾病対策課の助成などにより改訂が行われ，またさらに随時書き換えられている[3]。

参考
1) http://www.mhlw.go.jp
2) http://www.nanbyou.or.jp
3) http://www.niigata-nh.go.jp/nanbyo
4) http://www.city.yokohama.jp

3 病院介護，施設介護，在宅・通所介護の有機的活用

田中秀明[1]，小川知宏[1]，堤崎陽子[2]，福田恭子[2]，平田幸一[1]
([1]獨協医科大学神経内科，[2]獨協医科大学病院看護部)

　著者らは大学病院に勤務しており，真の意味での病院—開業医—施設—在宅の連携が確立された状況とはいえない環境で神経難病の医療に携わっている．実際にそのような理想的な環境が満たされている地域・施設は限られていると考えられ，その医療施設が置かれている立場や，地域的な環境により画一的な方法はない．今日，テーラーメードの治療が叫ばれているが，ある意味各施設における診療体制も同様であると考えられる．また，神経難病の介護は長期に及ぶことがあり，患者本人のみならず介護者のQOLや人生そのものを左右してしまう．また，その経過の中で家庭の環境の変化（介護担当者である配偶者の死別・子供の結婚・就職などによる独立など）があり，そのことを念頭においた介護プラン・介護プランの変更が必要である．その点において，病院介護，施設介護，在宅・通所介護が有機的に結びついて「時間・空間的に」神経難病患者の介護に当たる必要がある．

A. 病院介護

　長期入院患者の処遇が保険医療の立場から問題視され（在院日数の短縮や逓減制など），患者のQOL重視の視点から在宅ケアへとシフトしている．すなわち，調子のいいときは在宅で，悪くなったらいつでも入院できる体制が理想的な姿であるといえる．しかし，重症のため在宅ケアが困難な事例もある．そのような重症難病患者のための身近な入院施設の確保を図るため，都道府県はおおむね二次医療圏ごとに1ヵ所の協力病院を指定し，そのうち原則として1ヵ所を高度な医療が可能で必要な患者を受け入れられる拠点病院として，地域の医療機関の連携による難病医療体制の整備（いわゆる「神経難病ネットワーク」）が図られている（図1）．拠点病院は難病医療連絡協議会の業務（医療機関との連絡調整，各種相談応需，拠点・協力病院への入院要請，研修会開催）を受託するほか，連絡窓口を設置し高度の医療を要する患者の受け入れなどの機能を担っている．協力病院は入院受け入れなどの機能を担う．そして拠点病

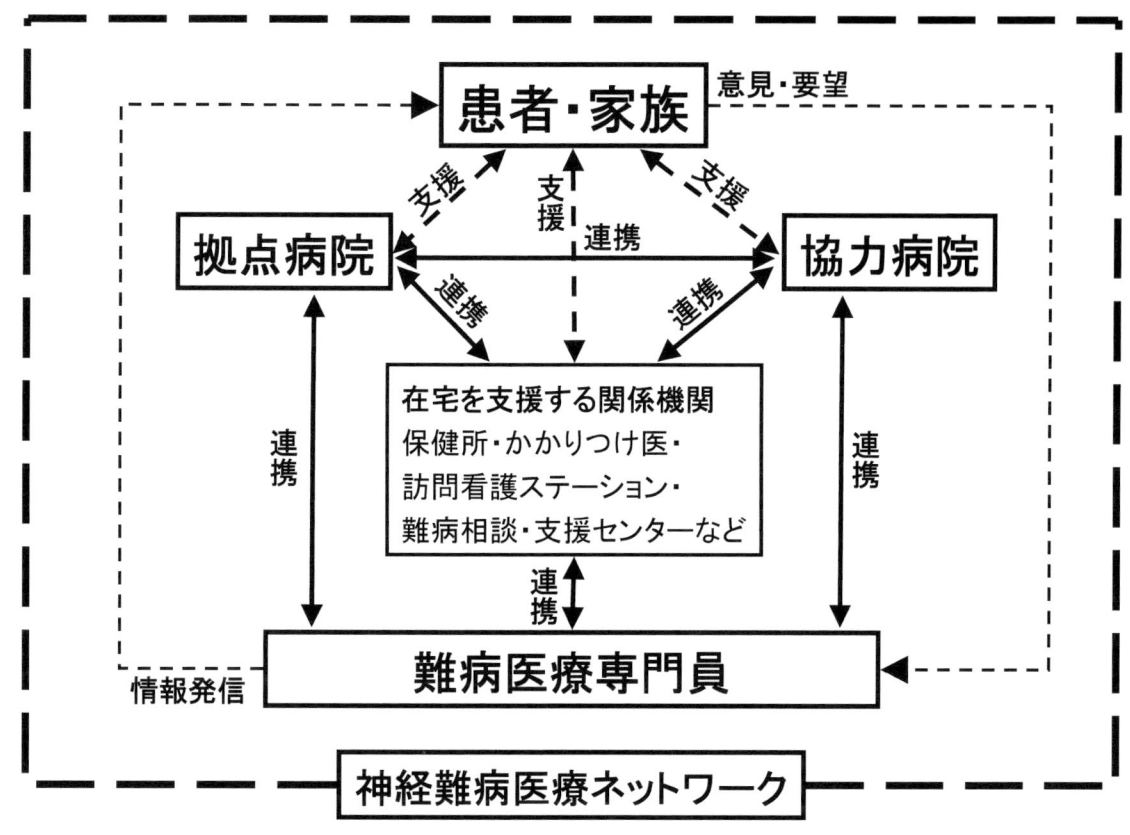

図1 「神経難病ネットワーク」の模式図

院には医療・看護などの分野で経験のある「難病医療専門員」[注1]を原則として1人配置し，患者からの入院・療養相談や入院先の紹介業務にあたっている[1]。

また現在，療養型病棟の特殊疾患療養病棟[注2]への転換が推進されているが，医療機関サイドからみるとそのハードルは高いものとなっている。一方，神経難病患者のケアは医療依存度が高く，レスパイトケア[注3]としての特殊疾患療養病棟の利用が図られている[2]。しかしながら現状の診療報酬では，入院中に医療は提供できてもきめ細かなQOLの維持は難しい。そのため病院ボランティアの活用などが望まれる。

B. 施設介護

施設介護とは，介護保険法に基づき介護老人福祉施設，介護老人保険施設，介護療養型医療施設によって提供される医療的な介護サービスである。しかし，介護老人保険施設は医療費が介護報酬の丸めのため，高額な薬剤費を賄えず，パーキンソン病や脊髄小脳変性症の受け入れが難しい（表1）。また，経管栄養（経鼻胃管，胃瘻）を行っている場合に

表1　介護保険施設のサービス費用比較

	介護老人福祉施設【特別養護老人ホーム】	介護老人保健施設	介護療養型医療施設【療養型病床群等】
医療費	医療保険使用可	医療費丸め	医療費は丸めだが，特定診療費，急性期医療は医療保険

は受け入れる介護施設は増えてきているが，人工呼吸装着，気管切開，中心静脈栄養を行っている場合にはショートステイは受け入れ先がなく，介護施設入所は不可能である[3]。

さらに，現在全国に14万床ある介護療養型医療施設は，2011年度末で廃止する方針となっている。それは，医療や看護をほとんど必要としない入所者が約半数を占め，給付費の無駄が指摘されているためである。今後は，前述の医療保険が適用される特殊疾患療養病棟への転換をはかる方針だが，いろいろと議論がなされている。

C. 在宅・通所介護

神経難病は病気の進行とともに専門医療機関への受診が困難となり，開業医を中心とした在宅医療が重要となる[4]。在宅医療の目標は①患者・家族が安心できる療養生活，②患者・家族のQOLをできるだけ維持・向上，③終末期ケアや在宅での看取りの支援などである。

開業医の立場からは，神経難病に特有の専門的情報の取得と患者・家族への情報提供，緊急入院が必要な時期の見極めと適切な判断，緊急時およびショートステイ・レスパイトのための連携医療機関の確保，在宅が破綻した場合の療養先をどうするかなどの検討が必要となってくる[4]。

在宅療養導入を成功させるためには，入院中に訪問診療を担当する診療所，保健師，ケアマネージャー，訪問看護ステーションを決定し，ケースカンファレンスを行い，情報の共有化をはかり，在宅医療の具体的プランを作成する必要がある。病院主治医がすることは，神経難病と診断が確定した後特定疾患の申請を行い，ケースワーカーを中心に（その病院の状況により主治医が担当する場合もあるが）地域保健師と連絡をとり，上記をコーディネートすることである[3]。また，神経難病は希少疾患が多く特有の知識が必要である。そのため，診療の実地に当たる開業医・保健師も，疾患の示す症状や進行，きたしやすい合併症についての知識を持ち，予測をたてた医療が必要となる。また，特殊な治療や介護機器などの知識も把握しておく必要があるが，そのような日進月歩の知識を実地の医療担当者が限られた時間の中で自ら収集するのは困難と考えられ，病院の神経内科専門医が各種研修会を通じて定期的に情報を発信していく必要があると考えられる。

D. 病院介護，施設介護，在宅・通所介護の有機的活用

　神経難病患者は医学・医療の進歩などによって在宅療養が可能となり，特にこの数年間その在宅療養を支援する活動が全国的に活発となっている。また，介護保険制度の導入や診療報酬の改正にともなって在宅療養に移行する患者が増加してきている。在宅での医療の幅が広がり患者がその恩恵を得られるようになった半面，介護者に胃瘻・膀胱留置カテーテル・気管切開孔の管理・人工呼吸器の管理など，高度な理解力，判断力が求められるようになった。したがって，長期間安定した生活を維持するためには，在宅医や訪問看護師の力量というより，介護者の能力，熱意，努力によるところが大きい[5]。入院治療では，スタンダードな診療，看護基準が定められ，常時医師や看護師が病状の推移を見守り，適切な治療や処置を施し，また管理栄養士，薬剤師，理学・作業療法士など専門のスタッフが患者の自立を支援している。しかし，在宅ではこれらの仕事も介護者が行わなければならない。したがって在宅医療従事者は，患者の直接の治療もさることながら，介護者への指導，助言，教育，励ましが重要である[5]。また，原疾患以外にも入院を要する疾患や合併症を発症する可能性もあり，安定した在宅介護を遂行していく上で必要に応じて入院できる病院の存在が不可欠である。すなわち，地域の診療所，病院などの医療機関が自己完結的に機能するのではなく，相互に連携することによってそれぞれの機能を補完し，地域の中でより高度で質の高い地域医療を供給できるよう組織していくことが重要である。

　また，患者が生きがいや楽しみを持ちながら社会とのつながりを持って生きていけるようQOLの向上を目指した支援をしていくことも重要である。そのためには，患者・家族のニーズに適応した支援計画を立案し，人や物，制度などの地域資源をベースに地域のネットワークによる支援をダイナミックに活用していくことが必要である[6]。平成12年4月に介護保険法が施行されてからは，ケアマネージャーを核として，保健所を中心に難病医療連絡協議会や難病医療専門員[注3]を通じて難病患者地域支援が推進されている[7]。

E. 具体的な事例

　当病院は神経難病医療拠点病院として各神経難病患者の外来通院や入院治療を行っている。特に，告知やレスピレーター装着・管理，コミュニケーションの問題など，さまざまな対処が要求される筋萎縮性側索硬化症（ALS）については常時40例ほどおり，個々の症例について試行錯誤を重ねつつ支援・対処をしている。また，支援が長期化すると，支援者の交代，患者や家庭環境の変化への対応が必要となり，その都度患者・家族・地域支援者間での情報の交換，体制の見直しなどが重要となる。そこで，最近われわれが経験した，さまざまな教訓を得た事例（公表につき本人より承諾）について紹介したいと思う。

1. 事例紹介と経過

　54歳男性のALS患者。38歳で発症し42歳から家族による用手的人工呼吸開始，44歳から気管切開を施行し人工呼吸器装着とともに意思伝達装置の使用を開始した。人工呼吸器を装着してまもなく父親が他界し，5年後に母親が他界した。そのとき2人の息子は高校生で，県外への大学進学を希望していたが，介護のために自宅から通える範囲に決めざるを得なかった。妻は家計を支えるために仕事を続けなければならず，日中家族が不在の状況のまま6年間在宅療養を続けた。患者は人工呼吸器を装着した当初から自分の姿を他人に見られることを嫌い，自宅で生活を続けることだけを生きがいにしていた。そのため，肺炎での入院以外は家を離れることはなかった。人工呼吸器装着当時は母親という強いキーパーソンがいたため介護上問題なかったが，母親の死去後はキーパーソンが徐々に長男に移ってゆき，妻に決定権はなかった。以上のような状況から，患者・家族間のコミュニケーション不足も加わり，いずれ在宅療養が限界となり長期療養のための入院が必要となることが理解されていなかった。また，長期にわたる在宅療養期間に支援者・病棟スタッフも交代しており，その間連絡の取りづらい状況もあり，家族と支援者との間に距離ができてしまっていた。そのため，状況把握が不十分となり重大事項の決定に時間を要してしまっていた。

　今回，キーパーソンであった長男の県外へ就職により在宅療養が不可能になることが予想されたが，そのような時期に肺炎を併発し入院となった。この入院を契機に，新しく担当となった病棟主治医が現在の患者の進行した病状と今後の在宅医療の継続が不可能である事実を説明した。その際に，患者・家族・支援者間の話し合い不足が改めて浮き彫りとなったが，病棟看護師・医師が中心となって患者の気持ちと家族の気持ちを十分に受け止め，家族が自分たちの問題として今後の方向性を決定できるように援助した。最初は患者がパニックとなり，家族と激しく討論する場面もあったが，時間の経過と話し合いの後，患者は長期入院を受け容れることができた。家族も患者の自宅で過ごしたい気持ちを受け入れ，短期であるならばもう一度自宅で介護したいという気持ちになっていった。患者は転院について大きな不安を抱いていたが，転院先の情報を提供し，現在行っている治療，看護を継続して受けられるよう転院先に依頼してあることを説明し，納得することができた。その結果，患者・家族双方が納得して今後について方針を決定し，自宅への一時退院の後，特殊疾患療養病棟への転院・長期療養をはかることができた。

　以上，在宅療養が長期に及んだ結果，時間の経過とともに支える家族にも変化が起き，介護の限界を迎える一方で，支援する側においてもメンバーの交代の理由から，継続された関わりがもてなかったALS患者の1事例を経験した。

　今後の課題として，在宅介護が長期に及ぶことが予想される場合には，家族に対して起こりえる将来的な問題を考慮したインフォームドコンセントが必要と考えられた。また，支援者が変更となった場合でも，共通理解のもと継続して患者・家族と関わっていくことが重要と考えられた。

まとめ

　神経難病患者の介護は，患者に関わる医療施設が置かれている立場や，地域的な環境により画一的な方法はないと考えられる。また，神経難病の介護は長期に及ぶことがあり，患者本人のみならず介護者のQOLや人生そのものを左右してしまう。経過中の家庭の環境の変化（介護担当者である配偶者の死別・子供の結婚・就職などによる独立など）を念頭においた介護計画が重要である。一方で，病院介護，施設介護，在宅・通所介護が共通理解のもと有機的に結びついて「時間・空間的に」神経難病患者の介護に当たる必要がある。

注1：難病医療専門員

　国の難病対策（重症難病患者入院施設確保事業）の調整役として県に一名配置されることになっている。保健師・看護師・社会福祉士・介護福祉士等の資格を有するものの中から地域の実情を勘案して適切と思われる有資格者が選任される。業務内容は，①難病医療の確保に関する関係機関との連絡調整，②患者らからの各種相談（診療，医療費，在宅ケア，心理ケア等）に応じると共に，必要に応じて保健所への適切な紹介や支援要請を行う，③患者らの要請に応じて拠点病院および協力病院へ入院患者の紹介を行うなど，難病医療確保のための連絡調整を行う，④拠点病院および協力病院等の医療従事者向けに難病研修会を開催する。

注2：特殊疾患療養病棟

　主として長期にわたり療養が必要な重度の肢体不自由児（者），脊椎損傷等の重度の障害者，重度の意識障害者，筋ジストロフィー患者または神経難病患者が入院する病棟。

注3：レスパイトケアまたは，レスパイトサービス

　介護から離れられずにいる家族を，一時的に，一定の期間，障害児（者）の介護から開放する事によって日頃の心身の疲れを回復するための援助の事。このサービスの特色の第1は，介護者に緊急事態や社会的入院の必要性（冠婚葬祭などの行事参加）が生じた時だけでなく，彼らがブレイクダウンする前に，介護疲れから開放するという目的を持っている。

参考文献

1) 福永秀敏：ALS患者の介護・在宅医療．神経内科 54：41-47, 2001
2) 飯嶋美鈴，細井さゆり，栗原真弓，他：神経難病に対するレスパイトケア 特殊疾患療養病棟への短期入院利用．日本難病看護学会誌 10：136-142, 2005
3) 藤田拓司：神経難病患者の在宅医療と介護保険① 介護保険以外の制度と在宅療養導入時のポイント．内科 90：766-770, 2002
4) 難波玲子：神経難病のケアと問題点 難病在宅医療 開業医の立場から．臨床神経学 45：988-990, 2005
5) 安村忠樹：当診療所における在宅訪問診療：第1報 6年間の経験．京都医学会雑誌 51：31-36, 2004
6) 田中由佳，澤田いつ子，安藤由記男：神経難病支援—保健所の活動と展望—．IRYO 57：508-513, 2003
7) 関本聖子：神経難病医療専門員の活動と地域ケアシステム 宮城県神経難病医療連絡協議会のモデル活動をとおして．保健婦雑誌 58：1026-1032, 2002

4 神経難病患者に対する診療報酬システムの現状と課題

黒岩義之（横浜市立大学大学院神経内科学）

　長期の療養を余儀なくされる神経難病として重要なのは，人工呼吸器の装着をしばしば必要とする筋萎縮性側索硬化症，通常は人工呼吸器の装着を必要としないパーキンソン病，脊髄小脳変性症（多系統萎縮症を含む），多発性硬化症，重症筋無力症などである。一般的に，人工呼吸器を装着した神経難病患者（以下，装着患者）と人工呼吸器を装着していない神経難病患者（以下，非装着患者）とでは訪問看護や訪問介護の利用サービスの内容が異なる。すなわち，装着患者では非装着患者よりも，医療サービスの利用割合，訪問診療，訪問介護，訪問入浴，緊急時訪問の頻度がそれぞれ高くなっている。基幹病院（難病専従医師，難病専門員），保健所，患者団体などは公共性をもった難病医療のキー施設であるが，難病患者地域支援ネットワークのシステム自体がまだ不十分な地域が多い。神経難病患者の在宅療養の問題点として，大学病院が関連基幹病院へ専門医を十分派遣できていないこと，地域医療での専門医の不足，訪問看護ステーションでの訪問看護師の不足，在宅療養支援診療所の不足などが背景にある。本稿では，神経難病患者に対する診療報酬システムの現状と課題について，特に近年の診療報酬改訂の内容とそれが及ぼすであろう影響を中心に，最近の情報を整理したい。

　次に問題となるのは，神経難病患者の急性期入院である。神経難病患者は肺炎，脱水などの合併症のために，救急入院をすることがまれでない。これについては，いわゆるDPCの現状と課題について述べなければならない。本稿では，「神経難病患者の慢性療養に関わる診療報酬システムの現状と課題」と「神経難病患者の急性期入院に関わる診療報酬システムの現状と課題」とにわけて，解説する。

A. 神経難病患者の慢性療養に関わる診療報酬システムの現状と課題

1. 診療報酬改訂の経緯

　平成17年10月に介護保険法改正で，施設入所者，利用者のホテルコストの自己負担化が定められた。平成18年4月の介護保険法改正で，介護予防給付，地域包括支援センタ

ーの創設が定められた。平成18年4月の障害者自立支援法で，障害福祉サービスの利用者定率（1割）負担，低所得層の負担上限額設定の導入が定められた。そのほか，療養病床入院患者のホテルコストの自己負担化（介護保険法改正），医療リハビリテーション期間の疾患系統別上限枠の設定，高齢者医療費の自己負担割合の引き上げ（医療保険制度），在宅支援診療所の創設（医療保険制度）などが定められた。これらの諸制度の改正が神経難病患者の療養生活に具体的にどのような影響をもたらすのか，患者の暮らしの現場から検証することが今後必要であろう。

2．特殊疾患療養病棟入院料の廃止とその影響

平成18年度診療報酬改訂で，特殊疾患療養病棟入院料（1980点）が平成18年6月30日に療養病床ベースとなり，平成20年3月31日に一般病床ベースとなり，特殊疾患療養病棟入院料は廃止されることになった。療養病棟入院基本料については，療養病棟入院料2が新設されるのに伴い，従来の点数が廃止された。特殊疾患療養病棟の廃止は，神経難病患者にたいする医療環境に大きな影響を及ぼすことが懸念されている。美原記念病院では特殊疾患療養病棟の診療実績を，改訂（特殊疾患療養病棟入院料の廃止と療養病棟入院料2の算定）の前後での点数を原価計算することにより，その病棟運営にどのような影響がおきるかを比較検討した。美原記念病院の同調査では病棟および疾患別の原価計算のほかに，疾患別・区分別の直接看護業務量の比較も行われた。その結果，特殊疾患療養病棟の廃止は病院運営に重大な影響を及ぼし，神経難病患者に対して質の高いケアを提供することを困難にすることが予測された。医療制度の中で，慢性進行性疾患をすべてひとくくりにしてしまうのでなく，神経難病という疾患の特性に配慮した療養病棟入院料の基準設定が望まれる。

3．在宅神経難病患者における介護保険等制度の改訂とその影響

平成18年度診療報酬改訂では，夜間・早朝・深夜の短時間訪問，療養通所介護，緊急短期入所ネットワーク，医療療養病棟・介護療養型医療施設の評価引き下げなどについて，介護保険等制度の改訂がなされた。これらの改訂が神経難病患者の在宅療養，特に人工呼吸器装着患者の在宅療養に影響を及ぼすかが今後，検討されなければならない。

4．厚生労働省の難病助成について

厚生労働省は特定疾患治療研究事業により，45疾患の難病（患者数約54万人）については医療費の自己負担分の全額または一部を公費負担している。パーキンソン病（患者数約7万3000人）と潰瘍性大腸炎（患者数約8万人）も対象としてきた。しかし，厚生労働省は公費削減方針を受け，特定疾患対策懇談会で，公費負担対象患者の絞り込みを検討，昨年12月11日に特定疾患対策懇談会はパーキンソン病と潰瘍性大腸炎を「希少性を満たさなくなった」として，軽症患者への医療費補助打ち切りを提言した。厚生労働省は提言に従い，対象患者数をパーキンソン病は半減し，潰瘍性大腸炎は3分の1へと減らす方針だった。これに対して，両疾患の患者団体はこの決定を考え直してもらうよう強く要

請した．その結果，厚生労働省は「公費削減効果も小さく，急ぐ必要はない」と方針を転換し，両疾患に対する難病助成を継続することを決定した（2007.1.10．朝日新聞による）．このことはパーキンソン病患者の在宅療養に大きな朗報である．

B. 神経難病患者の急性期入院に関わる診療報酬システムの現状と課題

1. 急性期医療の包括医療とは

　経済効率と病院との関係であるが，経済効率という言葉がかなり前から医療界に根を下ろし，病院は良質の医療をしていれば，それだけでよいという時は既に過ぎたといえる．そのような背景の中で，「包括医療」と呼ばれる手順（約束事），すなわち診断群分類に基づいた包括的支払方法が厚生労働省によって提起された．言葉の定義についてふれるが，DPC [Diagnosis Procedure Combination] とは，日本独自の診断群分類で病名を優先させた分類であり，これに基づいて急性期入院医療の診断群分類に基づく1日当たりの包括評価制度が2003年に導入された．米国ではDRG [Diagnosis Related Group] が採用されているが，これはどんな医療行為をしたのかという処置を優先させた分類である．MDC（Major Diagnostic Category）とは，診療科［疾患分野］ごとに分類された主要診断群を意味する．ちなみに，MDC 1 ＝神経系疾患，MDC 2 ＝眼科系疾患，MDC 3 ＝耳鼻咽喉科系疾患，MDC 4 ＝呼吸器系疾患，MDC 5 ＝循環器系疾患，MDC 6 ＝消化器系疾患，MDC 7 ＝筋骨格系疾患，MDC 8 ＝皮膚・皮下組織の疾患，MDC 9 ＝乳房の疾患，MDC 10 ＝内分泌・栄養・代謝に関する疾患，MDC 11 ＝腎尿路系疾患，MDC 12 ＝女性生殖器系疾患，MDC 13 ＝血液・造血器・免疫臓器の疾患，MDC 14 ＝新生児疾患，MDC 15 ＝小児疾患，MDC 16 ＝外傷・熱傷・中毒・異物，その他の疾患と，16のカテゴリーに分類されている．筆者は数年前から，厚生労働省政策医療診断群分類研究班・班長（MDC 1 領域），厚生労働省保険局医療課の神経内科専門委員，日本神経学会の診療向上委員会・委員，日本神経治療学会の医療対策委員会・委員，日本臨床神経生理学会の保険点数正常化委員会・委員長などの立場で，神経疾患の新DPCに関わってきた．

2. 診療報酬体系の大きな流れ

　1958年に現行の出来高式・診療報酬体系である「医科点数表」ができた．2002年には中医協答申で，特定機能病院にDPCが導入されることになった．2003には閣議で，「診療報酬体系見直しに関する基本方針」が決定され，同年，特定機能病院にDPCが導入された．DPC（Diagnosis Procedure Combination）に関わる公的な組織は4つあり，それらは厚生労働省の保険局医療課，中医協の診療報酬調査専門組織DPC調査分科会，厚生労働省の政策医療診断群分類調査研究班，学会組織としての内科系保険連合・外科系保険連合である．2004年には包括評価制度の「第1回目の見直し」がなされ，神経内科領域ではギラン・バレー症候群などの

免疫介在性ニューロパチーでガンマグロブリン治療が処置2に含まれることになった。2005年には包括評価制度の「第2回目の（緊急）見直し」がなされ，神経内科領域では脳梗塞でエダラボン治療が外だしになった。2006年には包括評価制度の「第3回目の見直し」がなされ，神経内科領域では脳腫瘍，てんかんなどの疾患でSPECT/PET検査が処置2に含まれ，救急医療の支払い方式も見直された。

3. DPC（Diagnosis Procedure Combination）検討の具体的手順と経過概略

考え方として，「医療資源を最も投入した傷病」を一つ決定し，それに対応する診断群分類を検索する方法と「ツリー図（樹形図）」を用いて，診療行為などに基づく診断群分類を決定する方法とがある。DPCコードに含まれる情報は，1）主要診断群，2）分類コード，3）入院種別，4）年齢・体重・JCS，5）手術等サブ分類，6）手術・処置等1，7）手術・処置等2，8）副傷病名，9）重症度等である。DPCコードは，一般的に傷病名・手術処置・副傷病名の三層構造から構成されている。たとえば，<u>01 0090 3 X XX_X_2_1_X</u>というDPCコードがあったとしよう。傷病名＝<u>多発性硬化症</u>の患者，手術処置＝手術・処置2として<u>インターフェロン療法</u>，副傷病名＝<u>肺炎の治療</u>を行った後に退院ということになる。

MDC-1 作業班（内科系班長＝黒岩）におけるDPC（diagnosis procedure combination）の見直し作業部会は，全国から集められた約70名の神経内科医・脳外科医などで構成され，以下に示す4つの小委員会で議論が濃縮された。第1委員会（重症度など，内科系委員長＝棚橋紀夫先生），第2委員会（手術処置など，内科系委員長＝吉井文均先生），第3委員会（分類簡素化など，内科系委員長＝荻野美恵子先生），第4委員会（支払いなど，内科系委員長＝中瀬浩史先生）の4つの小委員会である。DPC見直し作業で注目したのは，「包括支払い額＜出来高算定⇒不採算」となる高額薬剤や高額材料である（例：ガンマグロブリン大量療法・エダラボン療法）。このような場合，フランス・ドイツではポジティブ・リスト化し，包括対象から除外して，出来高評価にしている。

本邦でのDPC（diagnosis procedure combination）診断群分類班会議の活動経過を以下に示す。

1）第1回厚生労働省政策医療DPC調査研究班　班長会議　　　　　　　2002年
2）包括医療制度発足　　　　2003年4月
3）第2回厚生労働省政策医療DPC調査研究班　班長会議　　　　　2004年1月
4）第1回見直し（免疫グロブリン）
　　　　　　　　　　　　　　2004年4月
5）第3回厚生労働省政策医療DPC調査研究班　班長会議　　　　　2005年2月
6）第2回見直し（緊急）（エダラボン）
　　　　　　　　　　　　　　2005年7月
7）第4回厚生労働省政策医療DPC調査研究班　班長会議　　　　　2005年12月
8）第3回見直し　　　　　　　2006年4月
　　（SPECT・PET，救急入院での早期退院症例の採算確保に向けた検討）

4．具体的な要望項目一覧

1）包括医療制度発足以前の要望（2002年10〜12月）

補助療法のコード化を，免疫グロブリン療法（ギラン・バレー症候群，慢性炎症性脱髄性多発根神経炎），インターフェロンβ療法（多発性硬化症），インターフェロンα療法，ボトックス療法（痙性斜頸，顔面痙攣，眼瞼痙攣）の4つについて要望した．また，合併症のコード化を肺炎，嚥下障害，消化管出血，褥瘡，DIC症候群，悪性腫瘍，腸閉塞などについて要望した．

2）「第1回見直し」に向けての要望（2003年5月）

最初は免疫グロブリン療法の包括評価からの外出しを免疫介在性ニューロパチー（ギラン・バレー症候群，慢性炎症性脱髄性多発根神経炎），多発性硬化症，重症筋無力症の3つについて要望した．その後，要望方針を変更して，「処置2あり・なし」のコード化を，免疫介在性・炎症性ニューロパチー（ギラン・バレー症候群，慢性炎症性脱髄性多発根神経炎），多発性硬化症，重症筋無力症の3つについて要望した．「共通合併症あり・なし」のコード化を免疫介在性・炎症性ニューロパチー（ギラン・バレー症候群，慢性炎症性脱髄性多発根神経炎），多発性硬化症，重症筋無力症，筋萎縮性側索硬化症，髄膜脳炎，アルツハイマー病，遺伝性運動失調症などについて要望した．これらの要望を受けて，第2回厚生労働省政策医療診断群分類調査研究班・班長会議で，「処置2あり・なし」（免疫グロブリン療法）のコード化が免疫介在性・炎症性ニューロパチー（ギラン・バレー症候群，慢性炎症性脱髄性多発根神経炎）について容認され，これが「第1回見直し」の柱となった．

3）「第2回見直し（緊急）」に向けての要望

2004年データの見直しの後，第3回厚生労働省 政策医療診断群分類調査研究班・班長会議（2005年2月）で，神経系から以下に挙げる15項目の緊急要望が出された．それらの緊急要望項目リストは，010010 脳腫瘍（脳悪性リンパ腫に対するMTX大量療法の評価，SPECT/PETの評価），010020 くも膜下出血・破裂脳動脈瘤（早期退院の評価），010040 非外傷性頭蓋内血腫［非外傷性硬膜下血腫以外］（早期退院の評価），010050 非外傷性硬膜下血腫（早期退院の評価），010060 脳梗塞（エダラボンの評価，SPECT/PETの評価，早期退院の評価），010080 脳脊髄の感染を伴う炎症（早期退院の評価），010090 多発性硬化症（早期退院の評価），010110 免疫介在性・炎症性ニューロパチー（早期退院の評価），010130 重症筋無力症，神経障害［その他］（早期退院の評価），010150 脳血管疾患［その他］（早期退院の評価），010155 脊髄性筋萎縮症および関連症候群（早期退院の評価），010160 パーキンソン病（SPECT/PETの評価），010170 基底核等の変性疾患（SPECT/PETの評価），010220 痴呆性疾患［アルツハイマー病を除く］（SPECT/PETの評価），010230 てんかん（SPECT/PETの評価）の15項目である．これらの神経系項目の中から，「第2回見直し（緊急）」として，脳梗塞のエダラボン療法を外だしにすることが中医協答申で，容認された．神経系以外の領域では「第

2回見直し（緊急）」で，頻脈性不整脈・徐脈性不整脈の電気生理学的検査，非ホジキンリンパ腫のリツキシマブ療法の2項目だけが中医協答申で，外だしを認められた。

5．「第1～3回見直し（中医協答申）」で決定された神経疾患DPC見直し事項のまとめ

　1）免疫グロブリン　処置2（脳脊髄感染症，ギラン・バレー症候群，慢性炎症性脱髄性多発根神経炎）

　2）血漿交換　処置2（多発性硬化症，ギラン・バレー症候群，慢性炎症性脱髄性多発根神経炎，重症筋無力症）

　3）インターフェロン　処置2（多発性硬化症）

　4）エダラボン　処置2（脳梗塞・手術なし）

　5）SPECT　処置2（脳腫瘍，脳梗塞，てんかん）

　6）PET　処置2（脳腫瘍，てんかん）

　7）人工呼吸　処置2（脳脊髄感染症，多発性硬化症，重症筋無力症，てんかん，脳梗塞，ギラン・バレー症候群，慢性炎症性脱髄性多発根神経炎，脳腫瘍）

　8）化学療法　処置2（脳腫瘍）

　9）放射線療法　処置2（脳腫瘍）

　10）放射線療法＋化学療法　処置2（脳腫瘍）

　11）手術術式分岐の簡素化（脳腫瘍，くも膜下出血，脳脊髄感染症，脳梗塞，重症筋無力症，てんかん）

　12）救急入院での早期退院症例の採算確保に向けた支払い方式の変更

6．神経難病急性期入院における包括医療

　DPC［Diagnosis Procedure Combination］の定義，診療報酬体系の大きな流れ，DPC検討の手順と経過，具体的な要望項目，計三回の見直し（中医協答申）で決定された神経疾患DPC見直し事項についてそれぞれ解説した。今後は，神経難病患者症例における看護・介護などのマンパワーに対する客観的な評価体系を構築することが急務である。神経難病急性期入院の診療報酬を考える上において，DPCの手順が適正化されてきたことは大きなことであろう。

参考文献

1）黒岩義之：医療制度の変革と神経疾患，特集にあたって．神経治療学，22(5)：577-578，2005
2）松田晋哉：DPCハンドブック（診断群分類に関する研究会編）について．神経治療学，22(5)：579-584，2005
3）棚橋紀夫：Diagnosis procedure combinationの展開と脳卒中．神経治療学，22(5)：585-589，2005
4）荻野美恵子：Diagnosis procedure combinationの展開と免疫性神経疾患．神経治療学，22(5)：591-595，2005
5）吉井文均：Diagnosis procedure combinationの展開と神経変性疾患．神経治療学，22(5)：597-602，2005
6）足立好司，寺本　明：Diagnosis procedure combinationの展開と脳腫瘍．神経治療学，22(5)：603-606，2005
7）牛込三和子，酒井美絵子：Diagnosis procedure combinationの展開と看護．神経治療学，22(5)：607-614，2005
8）中瀬浩史：神経学的診察行為と内科の技術料．神経治療学，22(5)：615-621，2005
9）古屋大典，棚橋紀夫：脳卒中の救急診療．神経内科，65(6)：531-538，2006

10) 吉井文均：神経内科の入院診療―包括医療制度導入の影響．神経内科，65(6)：524-530, 2006
11) 中瀬浩史：神経内科の外来診療―神経学的診察の技術評価はどうあるべきか．神経内科，65(6)：517-523, 2006
12) 西澤正豊, 稲毛啓介：神経難病の診療と社会資源の配分．神経内科，65(6)：539-541, 2006
13) 伊藤博明, 中島孝：在宅神経難病患者のQOL．神経内科，65(6)：542-548, 2006
14) 木村格, 今井尚志, 久永欣哉, 菊池昭夫, 松本有史：神経難病の地域医療ネットワーク．神経内科，65(6)：549-555, 2006
15) 今井尚志, 大隈悦子, 志津総一郎, 木村格：ALS人工呼吸療法の告知．神経内科，65(6)：556-559, 2006
16) 宮井一郎：神経疾患のリハビリテーション．神経内科，65(6)：560-565, 2006
17) 美原盤, 内田智久, 高橋陽子：平成18年度診療報酬改訂における特殊疾患療養病棟廃止の問題点, 神経難病患者に対する医療環境の危機．神経内科，65(3)：309-315, 2006
18) 黒岩義之：医療費とくに保険点数（特に神経生理学的分野）．神経治療学，19(5)：471-477, 2002

5 神経難病と介護保険制度

伊藤道哉（東北大学大学院医学系研究科）

介護保険制度は，2006年の見直しにより，新たなサービス提供体制に突入した。本稿では，介護保険においてALSなど神経難病に特化した留意点と，今後の医療・介護制度の展開を見越した重要課題を指摘する。

A. 基本原則

医療・介護サービスは，専門職のチームが提供するものである。チームを構成する者は各自その一員として，生命の尊重と個人の尊厳の保持を旨とする必要がある。

平成18年6月に改正された介護保険法第1条にも，その目的が「尊厳を保持し，その有する能力に応じ自立した日常生活を営むことができるよう，必要な保健医療サービスおよび福祉サービスに係る給付を行うため」と明記されている。介護保険制度の基本は以下のとおりである。

- 40歳以上の方が，介護保険法に規定されている神経難病に罹患した場合は，介護保険が利用できる。
- 介護保険を利用するためには，医師の診断・意見書と，市町村の介護保険認定が必要となる。ALSなど進行の早い神経難病においては，とりわけ主治医の意見書の持つ意味は大きい。
- 厚生労働大臣が定める疾病などの往診，訪問看護は医療保険から給付される。
- 市町村役場の介護保険担当部署が窓口となる。
  - 介護保険に規定されている神経難病は，筋萎縮性側索硬化症（ALS），シャイ・ドレーガー症候群（SDS），パーキンソン病（PD），脊髄小脳変性症（SCD/SCA），クロイツフェルト・ヤコブ病（CJD）。
  - 原則として，利用した金額の一割を自己負担する。また介護保険料の納付が必要である。最大で358,300円分の「介護」が「現物支給」される（「現金給付」の選択肢はない。）。
  - 介護保険を利用した場合は，障害者福祉制度と介護保険の介護サービスに同じものがある場合，介護保険での利用が優先される。

B. 主治医の意見書について

神経難病は，進行性でありかつ，進行のスピードがさまざまであるがゆえに，主治医は病態・予後を的確に捉えて，意見書を提出する必要がある。急激な進行が予測される場合には，前倒しの配慮が必要になる場合も少なくない。

下記のように厚生労働省老健局は，急速に状態の不可逆的な悪化が見込まれるものの代表例として，神経難病を挙げている[1]。

主治医は，迅速かつ正確な診断に基づいて，必要なサービスが適切な時期に受けられるよう配慮し続けるべきである。特にコミュニケーションがとりにくい状況が早晩現れるALSなどにあっては，先手を打って十分な支援が得られるよう，医療・介護チームをコーディネートしてゆく必要がある。

「**疾病や外傷等により，心身の状態が安定していない状態**」新予防給付対象者の選定手法に係る中間取りまとめ（介護予防スクリーニング手法検討小委員会）」における例示
- 脳卒中や心疾患，外傷等の急性期や慢性疾患の急性増悪期で不安定な状態にあり，医療系サービス等の利用を優先すべきもの
- 末期の悪性腫瘍や進行性疾患（神経難病等）により，急速に状態の不可逆的な悪化が見込まれるもの

これらの状態の判断は，運動器の機能向上のためのサービス等，個別サービスの利用の適格性に着目して行うのではなく，要介護状態が変動し易いため新予防給付そのものの利用が困難な事例が該当すると考えられる。

「心身の状態が安定していない状態」とは，罹患している傷病の日内変動の有無や予後予測の困難さに基づき判断するのではなく，疾病や外傷により短期間で心身の状態が変化することが予測され，それに伴い，要介護度の変化も短期間で生ずるおそれが高く，たとえば，要介護認定の有効期間を原則より短く（おおむね6ヵ月程度）して，要介護状態などの再評価が必要な状態が該当する。ALSなど神経難病は，進行を先取りした要介護認定が必須であり，主治医の果たす役割は大きい。

なお，個別サービスの適否の判断および，具体的なサービス計画の作成については，介護認定審査会で一律に行うものではなく，対象者の心身の状況に加え，家族の状況などを踏まえ，対象者の希望に基づき，ケアマネジメントにおいて実施することとなる。

主治医意見書についても，生活機能低下の状況および原因について医学的観点からの記載が可能となるよう，介護保険法の改正に合わせて次のような様式の見直しが行われた。

- 「(1) 診断名」，「(4) 障害の直接の原因となっている傷病の経過および投薬内容を含む治療内容」については，特定疾病や生活機能低下の原因となった傷病が記入可能となるよう，「障害」を「生活機能低下」と改めるとともに，生活機能低下の直接の原因となっている傷病名と最近（おおむね6ヵ月以内）に介護に影響があったものが記載できるようにした。
- 「(2) 症状としての安定性」については，

特に「不安定」を選択した際に具体的な状況が明らかとなるよう，自由記載欄を追加した。

●「(3) 介護の必要の程度に関する予後の見通し」については，生活機能やサービスの提供状況を踏まえた判断が可能となるよう，項目を「4. 生活機能とサービスに関する意見」に移動した。

いずれも，変化を予測して適切なサービスが適時適切に受給できるようにするための配慮である。

C.「日本神経学会 ALS 治療ガイドライン XII. 介護・福祉」とその後の制度改変

ALS 治療ガイドライン（2002 年）[2]においては，介護保険利用を含めた，問題点を以下のように指摘している。多くが依然として未決の課題のままである。

「ALS 患者さんに対する医療，介護・福祉を経済的な側面から考えると，以下のようなきわめて複雑な要因が関与しており，現在，十分な Evidence として得られる情報はない。

1) ALS は進行性の疾患であり，その細かな障害の出現，進行状況により多様な対応がもとめられる。
2) 医療施設入院の場合でも診断期，長期入院，呼吸器管理の期間などで費用に関して大きく異なっている。
3) 在宅療養では家族の介護力，介護保険の活用の程度，在宅呼吸管理の有無などで費用のかかりかたは千差万別である。
4) 患者さんの居住地によってさまざまなサービスも受けられない場合がある。

1. ALS 患者の在宅療養の現状

1) model では介護保険を利用したが，40歳未満では利用できない。
2) サービス利用は身体障害者福祉，介護保険，難病患者など居宅生活支援事業となるが難病患者など居宅生活支援事業は他法優先のため，実質，意味がない。
3) 心理的援助（メンタルヘルスケア）はもっとも重要な一つだが，評価しにくく，報酬もほとんどない。
4) 疾患の特徴を理解した上で個人を尊重し，自己決定できるようなかかわりが必要。
5) 疾患を理解した共通認識，目標を持ったケアチームが必要。
6) stage 1～5 までの間，本人の存在を肯定するかかわりが重要。
7) 人工呼吸器の使用については現実に即した，公平，平等な情報提供（説明）が必要。
8) 人工呼吸器の使用を望んでも単身者は不可能であり，家族の積極的姿勢が不可欠で生活歴のなかに深い愛情，信頼がなければ非現実的である場合がほとんどである。
9) 医療者は価値観を押し付けてはならない。
10) 人工呼吸器の使用は backbed が不可欠。
11) 本人が望んでも人工呼吸器の停止は不可能。

12) 生体管理に必要なかかわりだけではQOLの維持，向上は困難。社会参加，mail，internetなどのcommunicationが重要。

　本ガイドライン策定後，ALS患者を巡る医療・介護提供体制は大きく変化し，特殊疾患療養病棟の医療療養病棟への統合，介護療養病床の全廃など，入院医療の大幅な見直しが予想されるとともに，在宅療養支援診療所の創設など，在宅医療へのシフトが益々加速すると思われる。

D. 在宅における医療・介護の提供体制—「かかりつけ医機能」の充実—指針

　日本医師会は，平成19年1月『在宅における医療・介護の提供体制—「かかりつけ医機能」の充実—指針』[3]を発表し，今後のビジョンを次のとおり提示した。
①将来ビジョンを支える3つの基本的考え方
　1．尊厳と安心を創造する医療
　2．暮らしを支援する医療
　3．地域の中で健やかな老いを支える医療
②将来ビジョンを具現化するための医師，医師会への7つの提言
　1．高齢者の尊厳の具現化に取り組もう。
　2．病状に応じた適切な医療提供あるいは橋渡しをも担い利用者の安心を創造しよう。
　3．高齢者の医療・介護のサービス提供によって生活機能の維持・改善に努めよう。
　4．多職種連携によるケアマネジメントに参加しよう。
　5．住まい・居宅（多様な施設）と連携しよう。
　6．壮年期・高齢期にわたっての健康管理・予防に係わっていこう。
　7．高齢者が安心して暮らす地域づくり，地域ケア体制整備に努めよう。
　このように，病状に応じた適切な医療提供，・介護のサービス提供のために多職種連携によるケアマネジメントに参加することが，今後の医師の役割として重要である。

E. 居宅療養管理指導の強化

　介護保険における居宅療養管理指導は，要介護状態となった利用者が，可能な限りその居宅において，有する能力に応じ自立した日常生活を営むことができるよう，医師が通院困難な利用者の居宅を訪問し，心身の状況や置かれている環境などを把握して，療養上の管理・指導・助言などを行うことにより，利用者の療養生活の向上を図るものである。
　医療保険の訪問診療，往診とは別立てで，介護保険で請求できる。居宅療養管理指導事業所の医師が，通院困難な要支援・要介護状態の利用者の同意を得て居宅を訪問し，計画的かつ継続的な医学的管理に基づく以下の指導内容を行った場合，月2回を限度に算定できる。具体的には，(1)居宅介護支援事業者（ケアマネジャー）に対する，居宅サービス計画作成などに必要な情報提供，(2)利用者および家族などに対する，居宅サービスを利用する上での留意点，介護方法などについての

指導・助言，などである。次の2種に分かれる。

- 居宅療養管理指導費（Ⅰ）　在医総管（在宅時医学総合管理料）を算定していない利用者。500単位（1月2回限度）。
- 居宅療養管理指導費（Ⅱ）　いわゆる在医総管で月2回の訪問診療を行うと同時に居宅療養管理指導を行うことで，月2回を限度に（Ⅱ）を算定。290単位（1月2回限度）。

このように居宅療養管理指導費は，利用者の要介護度に関わらず一律の報酬額である。なお，居宅療養者を対象としていることから，少なくとも月1回以上の訪問診療，あるいは往診を行っていることが算定の前提となる。

指定居宅療養管理指導の具体的取扱方針については，居宅基準第89条の定めるところによるほか，次の点に留意するものとされる。

「1. 医師又は歯科医師の行う指定居宅療養管理指導は，訪問診療などにより常に利用者の病状および心身の状況を把握し，計画的な医学的管理又は歯科医学的管理を行っている要介護者に対して行うものであり，サービスの提供状況に応じた指導又は助言が行えるよう日頃から居宅介護支援事業者又は居宅サービス事業者と連携を図ること。

2. 指定居宅療養管理指導事業者は，要介護者にサービスを提供している事業者に対して，サービス担当者会議への参加や文書の交付などを通じ，必要に応じて迅速に指導又は助言を行うために，日頃からサービスの提供事業者や提供状況を把握するように努めること。」（居宅療養管理指導（老企第25号））

また，居宅療養管理指導費には，地域差は設定されず，1単位10円で換算した金額を請求する。利用料は通常の介護保険サービスと同様，費用の10％で，徴収にあたっては，利用者へ事前に説明しておく必要がある。交通費は利用者から実費で徴収できる。

居宅療養管理指導費は，居宅サービスにおける「支給限度額管理」の対象外である。仮に限度額の上限まで居宅サービスを利用している場合，たとえば要介護5で，その支給限度額35,830単位分のサービスを使っている場合であっても，算定することができる。

ただし，医療系サービスを受けている特定疾患受給者証保持者は，介護保健の1割負担を特定疾患治療研究事業によって公費負担することとなっている。

このように。現行の居宅療養管理指導費は，支給限度の枠外にあり，ケアマネジメントに参画する医師が，居宅に赴いて療養指導管理を行うために盛り込まれた報酬である。今後，益々の在宅医療介護の推進を図るため，居宅療養管理指導の強化がはかられると考えられる。

介護保険としては，特別枠である点からも，今後メリハリをきかせた評価がなされると推測される。

すなわち，在宅療養支援診療所の医師が行う場合の評価，訪問指導回数の条件変更，たとえば月2回以上の訪問診療あるいは往診の場合の評価を経て，いずれは，医療保険の在医総管へ統合される可能性もある。

いずれにしても，通院困難な要介護状態の利用者の同意を得て居宅を訪問し，計画的かつ継続的な医学的管理を行うことへのインセンティブは今後増大し続けると考えられる。

F. 介護保険と自立支援法に基づくサービスの統合へ向けての課題

2006年10月から障害者自立支援法が正式に施行されたが，神経難病患者でありながら，同法に重度の身体障害者として位置づけられたALS患者もこの制度を利用することになった．また，この新制度のもとでは吸引行為や経管栄養などの医療的ケアが，初めてヘルパーの業として法的根拠は依然ないまま，重度訪問介護従業者養成研修の追加研修課程に組み込まれることになった．家族以外の者による「たんの吸引」も，やむを得ない当面の措置として行われているが，本年は3年目の見直しを迎える．

介護保険と，自立支援法に基づく身体障害者へのサービスは，いずれ統合整理される方針が出されているが，いわゆる「重度訪問介護」，「重度包括」については，問題が山積しており，ALS患者ら，いわゆるI類型「障害程度区分6で，意思の疎通に著しい困難を伴う者であって，重度訪問介護の対象であって，四肢すべてに麻痺などがあり，寝たきり状態にある障害者のうち，気管切開を伴う人工呼吸器による呼吸管理を行っている身体障害者」に対するサービスのあり方については，今後早急な検討を要すると思われる．

参考文献

参照　URL　アクセスはいずれも，2007年1月．
1) 厚生労働省：平成18年全国厚生労働関係部局長会議資料（老健局）
　http://www.mhlw.go.jp/topics/2006/bukyoku/rouken/03.html
2) http://www.neurology-jp.org/guideline/ALS/4-12.html
3) http://www.med.or.jp/teireikaiken/20070110-2.pdf

6 特定疾患申請の実際

阿部康二（岡山大学大学院医歯薬学総合研究科神経病態内科学（神経内科））

A. 日本における難病対策

　一般に「難病」といえば原因不明で治療法が未確立であり，経過が慢性に渡り経済的にも人的にも精神的にも支障が大きい医学的・社会的に解決課題となっている疾患を指す。したがって難病とされる対象は医学の進歩やその時代の社会情勢によって変化するものである。日本においては，昭和47年の「難病対策要綱」によって難病の定義が確立し，今日まで図1に示す5本柱で難病対策が推進されてきた。すなわち①調査研究の推進，②医

```
国の難病対策 ─┬─ (1) 調査研究の推進
              │      (ア) 厚生労働科学研究など
              ├─ (2) 医療施設等の整備
              │      (ア) 受け入れ体制整備など
              ├─ (3) 医療費自己負担の軽減
              │      (ア) 難病治療研究事業
              │           特定疾患治療研究事業，小児慢性特定疾患治療研究事業など
              │      (イ) 育成医療・養育医療・療育医療
              │      (ウ) 医療附帯療養費支給事業（単県事業）
              ├─ (4) 地域保健医療福祉の充実・連携
              │      (ア) 難病相談・支援センター事業（委託事業）
              │      (イ) 難病医療ネットワークの構築
              │      (ウ) 難病研修
              │      (エ) 在宅療養支援計画策定評価事業
              │      (オ) 訪問相談事業
              │      (カ) 医療福祉相談
              │      (キ) 在宅難病患者訪問指導事業
              │      (ク) 在宅難病患者・家族の集い（単県事業）
              └─ (5) QOL向上を目指した福祉施策の推進
                     (ア) 難病患者等居宅生活支援事業
```

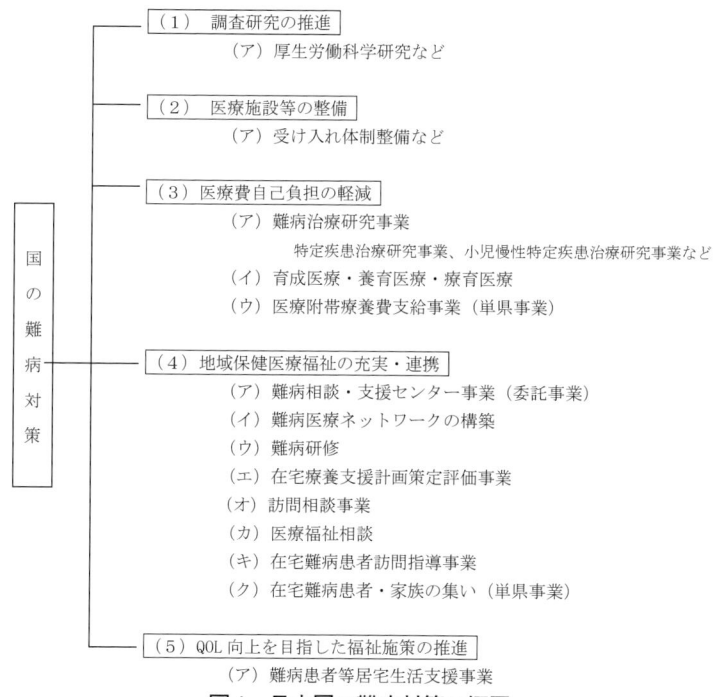

図1　日本国の難病対策の概要

療施設等の整備，③医療費自己負担の軽減，④地域における保健医療福祉の充実・連携，⑤生活質（QOL）向上を目指した福祉施策の推進である。この方針の①調査研究の推進にしたがって，表1に示す難治性疾患克服研究事業が実施され，今日では121疾患について主として厚生労働科学研究事業として研究が推進されている。次にこの方針の②医療施設等の整備として，難病患者の受け入れ体制の整備が進められてきた。方針③医療費自己負担の軽減として，難病治療研究事業，育成医療・養育医療・療育医療，医療附帯療養費支給事業（単県事業）が行われている。本稿のテーマである特定疾患は，この難病治療研究事業のうちの特定疾患治療研究事業に当たる（図1，括弧3のア）。方針④地域における保健医療福祉の充実・連携では，難病相談・支援センター事業や，難病医療ネットワークの構築，難病研修，在宅療養支援計画策定評価事業，訪問相談事業，医療福祉相談，在宅難病患者訪問指導事業，在宅難病患者・家族の集いなどさまざまな行政事業が展開されてきた。さらに⑤生活の質（QOL）向上を目指した福祉施策の推進として，難病患者等居宅生活支援事業が行われている。

恐れのある疾患を対象としたもので，その登録数は年々増加しており，2004年現在で45種類あり約54万人が特定疾患治療対象とされている（表2）。表3に2004年現在の登録患者数を多い順番に並べてあるが，神経難病としてはパーキンソン病が第2位で75,026人，多発筋炎・皮膚筋炎が第4位で33,014人，脊髄小脳変性症が第10位で17,947人，重症筋無力症が第13位で13,762人，多発性硬化症が第17位で10,756人，多系統萎縮症が第19位で8,885人，筋萎縮性側索硬化症（ALS）が第22位で7,007人となっている。図2に示すように5年前の1999年と患者数を比較してみると，過去5年間において特に高齢化やストレス・免疫異常に関連した疾患の増加が目立ち，特に患者数第2位のパーキンソン病(PD)の増加は著しく，第1位の潰瘍性大腸炎を追い抜きそうな勢いにあることが分かる。対象45疾患のうちで，神経系を主症状とするいわゆる「神経難病」は15種類であるが，神経難病だけで17.8万人と難病全体の約32％を占め，他の難病でもしばしば神経症状と関連するものも多いので，難病全般における神経系疾患の占める比重は大きい。

B. 特定疾患治療研究対象疾患

本稿でいう特定疾患とは，表1の難治性疾患克服研究事業対象のうちで，診断基準は一応確立しているが，難治性で重症度が高く患者数が少ないため，公費負担の形をとらないと原因の究明や治療法の開発に困難をきたす

C. 特定疾患医療受給申請の実際

ここで本稿のテーマである特定疾患医療受給申請の実際について述べる。図3に示してあるように，まず患者は神経難病と診断された時点で新規の臨床調査個人票を主治医に記入してもらい，交付申請書などとともに所轄

表1 難治性疾患克服研究事業の対象疾患（121疾患）

1. 脊髄小脳変性症
2. シャイ・ドレーガー症候群
3. モヤモヤ病（ウィリス動脈輪閉塞症）
4. 正常圧水頭症
5. 多発性硬化症
6. 重症筋無力症
7. ギラン・バレー症候群
8. フィッシャー症候群
9. 慢性炎症性脱髄性多発神経炎
10. 多発限局性運動性末梢神経炎（ルイス・サムナー症候群）
11. 単クローン抗体を伴う末梢神経炎（クロウ・フカセ症候群）
12. 筋萎縮性側索硬化症
13. 脊髄性進行性筋萎縮症
14. 球脊髄性筋萎縮症（Kennenedy-Alter-Sung病）
15. 脊髄空洞症
16. パーキンソン病
17. ハンチントン病
18. 進行性核上性麻痺
19. 線条体黒質変性症
20. ペルオキシソーム病
21. ライソゾーム病
22. クロイツフェルトヤコブ病（CJD）
23. ゲルストマン・ストロイスラー・シャインカー病（GSS）
24. 致死性家族性不眠症
25. 亜急性硬化性全脳炎（SSPE）
26. 進行性多巣性白質脳症（PML）
27. 後縦靱帯骨化症
28. 黄色靱帯骨化症
29. 前縦靱帯骨化症
30. 広範脊柱管狭窄症
31. 特発性大腿骨頭壊死症
32. 特発性ステロイド性骨壊死症
33. 網膜色素変性症
34. 加齢黄斑変性
35. 難治性視神経症
36. 突発性難聴
37. 特発性両側性感音難聴
38. メニエール病
39. 突発性内リンパ水腫
40. PRL分泌異常症
41. ゴナドトロピン分泌異常症
42. ADH分泌異常症
43. 中枢性摂食異常症
44. 原発性アルドステロン症
45. 偽性低アルドステロン症
46. グルココルチコイド抵抗症
47. 副腎酵素欠損症
48. 副腎低形成（アジソン病）
49. 偽性副甲状腺機能低下症
50. ビタミンD受容機構異常症
51. TSH受容体異常症（レックリングハウゼン病）
52. 甲状腺ホルモン不応症
53. 再生不良性貧血
54. 溶血性貧血
55. 不応性貧血（骨髄異形成症候群）
56. 骨髄線維症
57. 特発性血栓症
58. 血栓性血小板減少性紫斑病（TTP）
59. 特発性血小板減少性紫斑病
60. IgA腎症
61. 急速進行性糸球体腎炎
62. 難治性ネフローゼ症候群
63. 多発性嚢胞腎
64. 肥大型心筋症
65. 拡張型心筋症
66. 拘束型心筋症
67. ミトコンドリア病
68. Fabry病
69. 家族性突然死症候群
70. 原発性高脂血症
71. 特発性間質性肺炎
72. サルコイドーシス
73. びまん性汎細気管支炎
74. 潰瘍性大腸炎
75. クローン病
76. 自己免疫性肝炎
77. 原発性胆汁性肝硬変
78. 劇症肝炎
79. 特発性門脈圧亢進症
80. 肝外門脈閉塞症
81. Budd-Chiari症候群
82. 肝内結石症
83. 肝内胆管障害
84. 膵嚢胞線維症
85. 重症急性膵炎
86. 慢性膵炎
87. アミロイドーシス
88. ベーチェット病
89. 全身性エリテマトーデス
90. 多発性筋炎・皮膚筋炎
91. シェーグレン症候群
92. 成人スティル病
93. 高安病（大動脈炎症候群）
94. バージャー病
95. 結節性多発動脈炎
96. ウェゲナー肉芽腫症
97. アレルギー性肉芽腫性血管炎
98. 悪性関節リウマチ
99. 側頭動脈炎
100. 抗リン脂質抗体症候群
101. 強皮症
102. 好酸球性筋膜炎
103. 硬化性萎縮性苔癬
104. 原発性免疫不全症候群
105. 若年性肺気腫
106. ヒスチオサイトーシスX
107. 肥満低換気症候群
108. 肺胞低換気症候群
109. 原発性肺高血圧症
110. 慢性肺血栓塞栓症
111. 混合性結合組織病
112. 神経線維腫症I型
113. 神経線維腫症II型
114. 結節性硬化症（プリングル病）
115. 表皮水疱症
116. 膿疱性乾癬
117. 天疱瘡
118. 大脳皮質基底核変性症
119. 重症多形滲出性紅斑（急性期）
120. 肺リンパ管筋腫症（LAM）
121. スモン

表2 特定疾患治療研究 対象疾患一覧

	疾患（群）名	適用年月	軽快基準あり
1	ベーチェット病	昭和47年4月	○
2	多発性硬化症	昭和48年4月	
3	重症筋無力症	昭和47年4月	○
4	全身性エリテマトーデス	〃	○
5	スモン	〃	
6	再生不良性貧血	昭和48年4月	○
7	サルコイドーシス	昭和49年10月	○
8	筋萎縮性側索硬化症	〃	
9	強皮症・皮膚筋炎及び多発性筋炎	〃	○
10	特発性血小板減少性紫斑病	〃	○
11	結節性動脈周囲炎	昭和50年10月	○
12	潰瘍性大腸炎	〃	○
13	大動脈炎症候群	〃	○
14	ビュルガー病	〃	
15	天疱瘡	〃	○
16	脊髄小脳変性症	昭和51年10月	
17	クローン病	〃	○
18	難治性肝炎のうち劇症肝炎	〃	
19	悪性関節リウマチ	昭和52年10月	○
20	パーキンソン病関連疾患	昭和53年10月	
21	アミロイドーシス	昭和54年10月	
22	後縦靱帯骨化症	昭和55年12月	○
23	ハンチントン病	昭和56年10月	
24	モヤモヤ病（ウィリス動脈輪閉塞症）	昭和57年10月	○
25	ウェゲナー肉芽腫症	昭和59年1月	○
26	特発性拡張型（うっ血）心筋症	昭和60年1月	
27	多系統萎縮症	昭和61年1月	
28	表皮水疱症（接合部型及び栄養障害型）	昭和62年1月	○
29	膿疱性乾癬	昭和63年1月	○
30	広範脊柱管狭窄症	昭和64年1月	○
31	原発性胆汁性肝硬変	平成2年1月	
32	重症急性膵炎	平成3年1月	
33	特発性大腿骨頭壊死症	平成4年1月	○
34	混合性結合組織病	平成5年1月	○
35	原発性免疫不全症候群	平成6年1月	
36	特発性間質性肺炎	平成7年1月	○
37	網膜色素変性症	平成8年1月	
38	プリオン病	平成14年6月	
39	原発性肺高血圧症	平成10年1月	
40	神経線維腫症	平成10年5月	
41	亜急性硬化性全脳炎	平成10年12月	
42	バッド・キアリ症候群	〃	○
43	特発性慢性肺血栓塞栓症（肺高血圧型）	〃	
44	ライソゾーム病（Fabry病含む）	平成13年5月	
45	副腎白質ジストロフィー	平成12年4月	

表3 特定疾患治療研究対象患者数の順位と実数

1	潰瘍性大腸炎	80,311人
2	パーキンソン病	75,026人
3	SLE	52,195人
4	PM, DM, PSS	33,014人
5	ITP	25,793人
6	クローン病	23,188人
7	網膜色素変性症	22,542人
8	OPLL	22,500人
9	サルコイドーシス	18,089人
10	脊髄小脳変性症	17,947人
11	ベーチェット病	16,417人
12	特発性拡張型心筋症	16,337人
13	重症筋無力症	13,762人
14	原発性胆汁性肝硬変	13,146人
15	特発性大腿骨頭壊死症	1,076人

1万人あるいはそれ以下の神経内科疾患

17	MS	10,756人
19	多系統萎縮症	8,885人
22	ALS	7,007人
25	PN	4,228人
29	SMON	2,040人
30	Neurofibromatosi	1,993人
32	ALD	1,321人
36	アミロイドーシス	1,013人
38	HD	672人
42	プリオン病	314人
45	SSPE	104人

2004年現在, 45疾患, 患者数541,704人

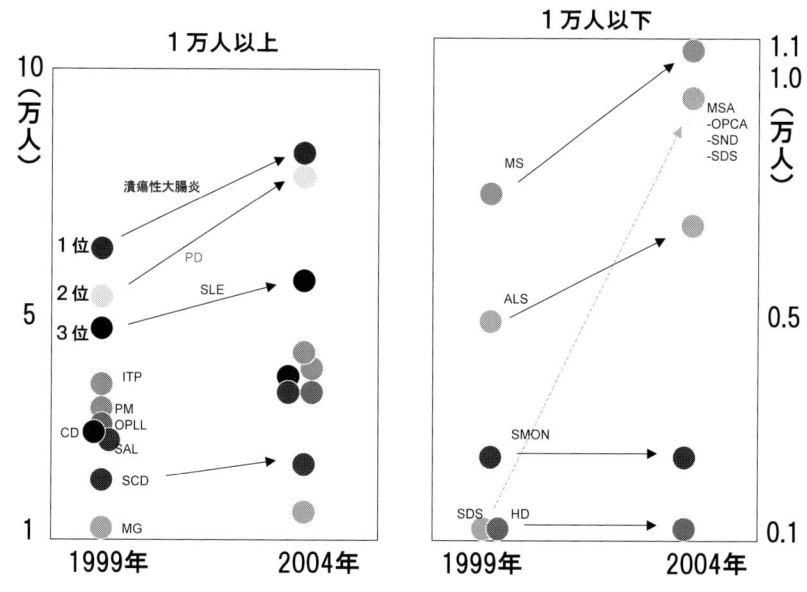

図2 過去5年間における特定疾患治療研究対象疾患患者数の変化
第2位のパーキンソン病の増加が著しい（図左）ことに注目。

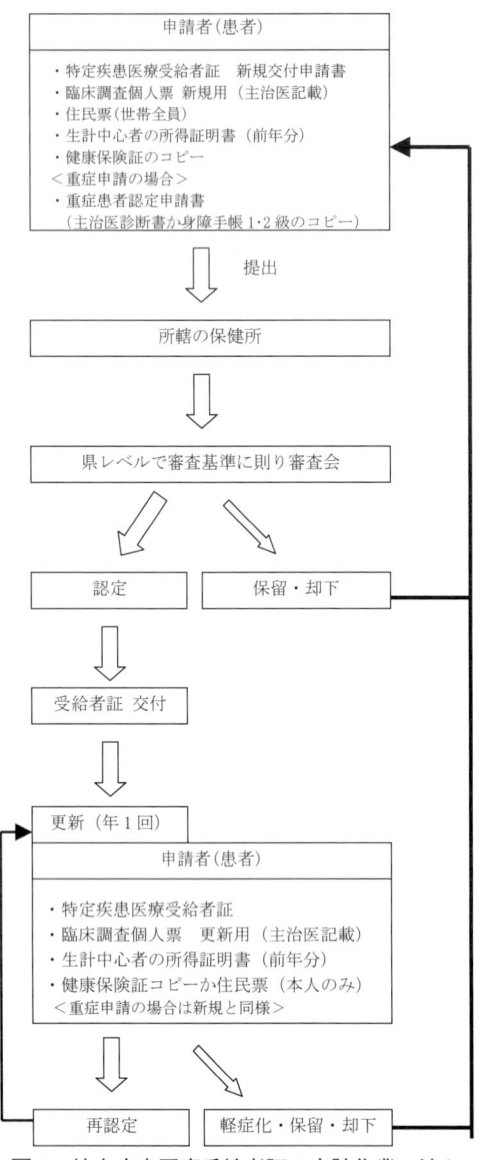

図3 特定疾患医療受給者証の申請作業の流れ

の保健所に提出申請する。集められた申請書は県レベルで一定の審査基準に基づいて審査会を経て認定されるのが一般的である。しかしこの際、審査基準に合わないものや書類に疑義があるものは、保留や却下となることがある。その場合は申請書はその理由とともに患者本人に返送されるので、主治医に相談して改めて申請しなおすか、申請を取り下げることになる。認定された場合は、受給者証が交付され、患者は次回の診療からその自己負担分の一部について公費負担が可能となる。症状が治療によって改善するものもあるので、受給者証は毎年更新しなければならず、その場合も図3のように手続きを進める。**表2**で○印をつけた疾患では、この更新時に症状が軽症化していると判断された場合には更新ができなくなるが、再び症状が悪化して基準を満たすことがあれば認定が復活することも可能である。

特定疾患医療受給申請の注意点として、特に患者数の多いパーキンソン病においては全てが特定疾患治療研究対象となるわけではなく、認定基準としてHoehn & Yahr重症度が3度以上で、かつ日常生活・通院に部分的または全面的介助を要する生活機能障害度2〜3度の患者となっていることに注意を要する。また脳CTまたはMRIにおいて多発脳梗塞や被殻萎縮・脳幹萎縮・著明な脳室拡大・著明な大脳萎縮など他の原因によるパーキンソニズムであることが明らかな場合や、抗パーキンソン病薬による治療に反応性が低い場合などは認定に際して慎重になる場合が多い。また特定疾患医療受給証が交付されると、一般的には所得に応じて医療費の自己負担額（2〜3割）の一部が公費負担となるが、重症認定されると自己負担額の全てが公費で賄われることになる。この重症認定申請には、基準に見合った主治医意見書の添付が必要となる。また受給者証に記載されていない医療機関を受診する場合は、事前に「医療機関追加届」を保健所に提出し許可をもらって

おく必要があるので注意する．本稿末尾に神経難病で数の多い上位7疾患について，特定疾患患者個人票の新規・更新用書式を掲載してあるので申請時の参考にしていただければ幸いである．

D. 特定疾患認定患者に対する行政サービスと福祉サービス

表4に特定疾患認定患者に対する行政サービス項目と内容についてまとめてある．難病専門医などによる相談会や訪問指導を主とした医療相談事業・訪問指導（診療）や，在宅療養難病患者への保健師などによる訪問相談，難病患者の在宅療養支援のためのホームヘルパー派遣サービス，介護者の都合により難病患者本人の医療機関へ7日以内の短期入所，難病患者の在宅療養に必要な日常生活用具の給付，ALS患者のような在宅で人工呼吸器使用中の特定疾患について年間260日以内を限度とした訪問看護派遣，難病患者・家族の生活安定と福祉向上のために療養費の一部助成などが行われている．

表4の付録として下部に福祉サービスも列挙してあるが，これは特定疾患認定患者だけではなく一般的な福祉サービスであり，この中から必要なサービスを申請すればよい．中でも身体障害者手帳の申請や，住宅改修工事・補装具・日常生活用具の給付申請，障害年金の申請などは神経内科診療の中で日常的に行われている．

E. 介護保険サービスと特定疾患認定との関係

介護保険は，介護が必要な状態になってもできる限り住み慣れた自宅で自立した生活ができるように，必要な福祉サービスや医療サービスを総合的に受けられるようになっている．また自宅での生活が難しくなれば，本人の希望により施設サービスも利用できる．40歳以上になると被保険者（加入者）となって保険料を納付し，介護が必要になったと認定された時に費用の1割を支払って介護サービスを利用できる仕組みとなっている．年齢により加入の仕方は2種類に分かれ，介護サービスを利用できる条件も異なる．また外国人でも一定の在留期間により被保険者となることができる．

介護保険で受けられるサービスを図4に示してあるが，介護保険申請・審査により「要支援状態」と認定された場合は，家庭訪問サービスとして訪問看護（看護師などの訪問）や訪問介護（ホームヘルパーの訪問），訪問リハビリテーション（リハビリ専門職の訪問），訪問入浴介護（入浴チームの訪問），医師・歯科医師・薬剤師・栄養士・歯科衛生士による指導，居宅療養管理指導が受けられる．また日帰り通所サービスとして，通所介護（日帰り介護施設：デイサービスセンターなどへの通所）や通所リハビリテーション（老人保健施設などへの通所），特別養護老人ホームや老人保健施設などへのショートステイ（短期入所サービス）が受けられる．さらに車椅子，特殊寝台などの福祉用具の貸与や

表4 特定疾患認定患者に対する行政サービスと内容

	行政サービス	内容	経費負担	問合せ先
1	医療相談事業・訪問指導（診療）事業	難病専門医などによる相談会や訪問指導（診療）	なし	保健所
2	訪問相談事業	在宅療養難病患者への保健師などによる訪問相談	なし	保健所
3	ホームヘルプサービス事業	難病患者の在宅療養支援のためにホームヘルパー派遣	生計中心者の前年度所得に応じて自己負担あり	市町村
4	短期入所事業	介護者の都合により難病患者本人の医療機関へ7日以内の短期入所		市町村
5	日常生活用具給付事業	難病患者の在宅療養に必要な日常生活用具の給付	生計中心者の前年度所得に応じて自己負担あり	市町村
6	在宅人工呼吸器使用特定疾患患者 訪問看護治療研究事業	在宅で人工呼吸器使用中の特定疾患患者について、年間260日以内の訪問看護派遣	なし	保健所
7	特定疾患医療附帯療養費支給事業	難病患者・家族の生活安定と福祉向上のために療養費の一部を助成	一人年額9,000円	保健所

（付録）福祉サービス

	福祉サービス	内容	所得制限	問合せ先
1	身体障害者手帳	1級から7級までの身体障害等級に応じて福祉制度の利用や公共料金割引、税金控除などあり。指定医診断書要。		市町村
2	住宅改修工事、補装具・日常生活用具の給付	住宅改修工事や、補装具、歩行支援用具、入浴補助具の購入を補助。	あり	市町村
3	障害年金	病気や怪我で後遺症が残った場合に支給。国民年金の障害基礎年金と厚生（共済）年金あり。		市町村または社会保険事務所
4	特別障害者手当	身障手帳1・2級程度の重度障害が重複している成人に支給。	あり	市町村
5	重症心身障害者医療費助成	心身に重度障害ある場合の保険診療の自己負担分を助成。		市町村
6	介護手当	65歳未満の寝たきり患者か特定疾患患者と同居して介護している者へ支給。患者が介護保険で要介護認定者は除く。		市町村
7	更正医療	18歳以上の身体障害者の更正に必要な医療費を支給。	あり	市町村
8	育成医療	18歳未満の障害者で手術などにより生活能力を回復できる可能性のある児童。	あり	市町村
9	児童扶養手当	18歳未満の子がいる母子家庭や父親が重度障害のある場合。	あり	市町村
10	特別児童扶養手当	一定以上の重症度である障害児童を養育する父母に支給。	あり	市町村
11	障害児福祉手当	日常生活で介護を必要とする20歳未満の障害児に支給。	あり	市町村
12	生活保護	病気や障害が原因で収入が減り生活が困難な成人に支給。	あり	市町村
13	小児慢性特定疾患治療研究事業	20歳未満の小児慢性疾患（癌や呼吸器疾患など）に対する医療費軽減。	あり	保健所

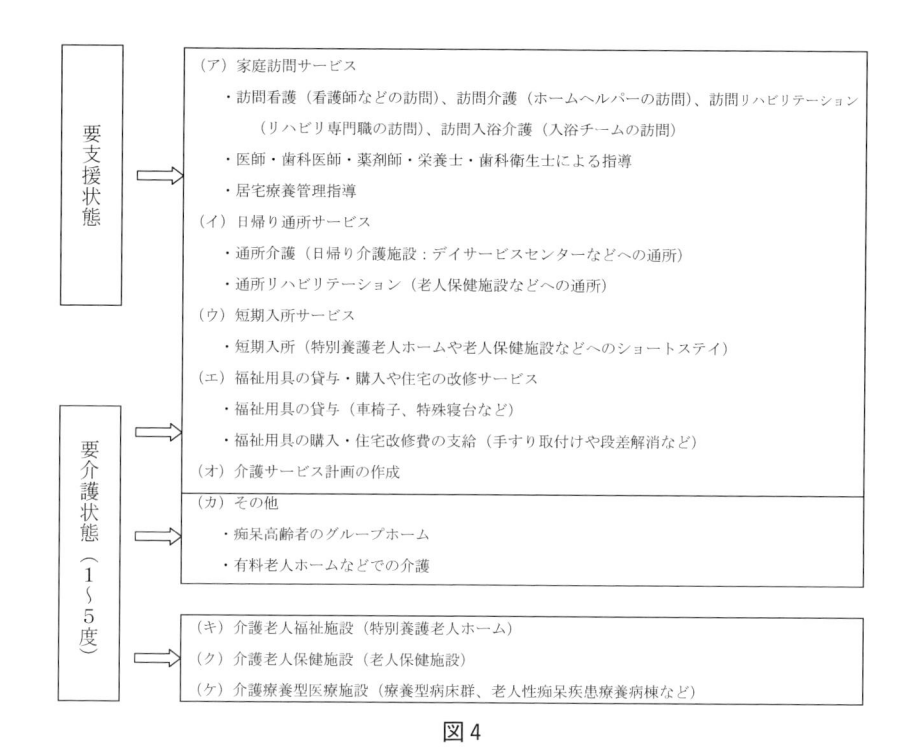

```
           ┌─(ア) 家庭訪問サービス
           │   ・訪問看護（看護師などの訪問）、訪問介護（ホームヘルパーの訪問）、訪問リハビリテーション
           │       （リハビリ専門職の訪問）、訪問入浴介護（入浴チームの訪問）
   要      │   ・医師・歯科医師・薬剤師・栄養士・歯科衛生士による指導
   支  ⇒   │   ・居宅療養管理指導
   援      │ (イ) 日帰り通所サービス
   状      │   ・通所介護（日帰り介護施設：デイサービスセンターなどへの通所）
   態      │   ・通所リハビリテーション（老人保健施設などへの通所）
           │ (ウ) 短期入所サービス
           │   ・短期入所（特別養護老人ホームや老人保健施設などへのショートステイ）
           │ (エ) 福祉用具の貸与・購入や住宅の改修サービス
           │   ・福祉用具の貸与（車椅子、特殊寝台など）
           │   ・福祉用具の購入・住宅改修費の支給（手すり取付けや段差解消など）
           │ (オ) 介護サービス計画の作成
   要      ├─(カ) その他
   介  ⇒   │   ・痴呆高齢者のグループホーム
   護      │   ・有料老人ホームなどでの介護
   状
   態      ┌─(キ) 介護老人福祉施設（特別養護老人ホーム）
   １  ⇒   │ (ク) 介護老人保健施設（老人保健施設）
   ５      │ (ケ) 介護療養型医療施設（療養型病床群、老人性痴呆疾患療養病棟など）
   度
```

図4

自宅の手すり取付けや段差解消など福祉用具の購入・住宅改修費の支給，介護サービス計画作成などが受けられる。

また「要介護状態（1〜5度）」と認定された場合は上記のサービスの他に，痴呆高齢者のグループホームへの入所や有料老人ホームなどでの介護サービスが受けられ，状態に応じて介護老人福祉施設（特別養護老人ホーム）や介護老人保健施設（老人保健施設），介護療養型医療施設（療養型病床群，老人性痴呆疾患療養病棟など）への入所・入院が可能となる。

F. 特定疾患認定者の介護保険サービス利用

特定疾患認定者の介護保険サービス利用については，複雑で分かりづらい面もあるので表5にまとめてみた。年齢によって加入の仕方は2種類に分かれ，通常は65歳以上で要介護・要支援認定を受けた患者が介護保険サービスを利用できるが（第1号被保険者），40以上60歳未満であっても脳卒中や認知症・表5下部に掲げた筋萎縮性側索硬化症・パーキンソン病関連疾患・脊髄小脳変性症・多系統萎縮症など15の特定疾患患者で要介護・要支援認定受けた者であれば第2号被保険者として介護保険サービスを利用できる。

表5 介護保険と特定疾患の関係

	第2号被保険者	第1号被保険者
加入者	40-60歳未満で医療保険加入者	65歳以上
サービス利用可能者	脳卒中や認知症・特定15疾患などで要介護・要支援認定受けた者	要介護・要支援認定受けた者
保険料納付	医療保険料に上乗せして介護保険料を納付	・老齢・退職年金から天引き ・年金小額・遺族年金・障害年金者は個別納付
介護サービス利用時の費用負担	**一般の場合** ・介護サービス費用の1割を自己負担 ・施設サービスの場合は食費・居住費・日常生活費を自己負担。 **特定疾患の場合** 8疾患(筋萎縮性側索硬化症,パーキンソン病関連疾患,脊髄小脳変性症,多系統萎縮症,プリオン病,後縦靱帯骨化症,広範脊柱管狭窄症,悪性関節リウマチ)で要介護認定を受けた者については,介護サービス費用の1割負担分について,所得に応じて一部公費負担。重症認定者は全額公費負担。 家庭訪問サービスの訪問看護は例外として自己負担なし。一方,介護老人保健施設(老人保健施設)での入所・通所・短期入所サービスと介護療養型医療施設(療養型病床群,老人性痴呆疾患療養病棟など)での通所リハビリテーション・短期入所療養介護は公費負担の対象外なので注意。	要介護認定を受けた者については全て,介護サービス費用の1割負担分について,所得に応じて一部公費負担。重症認定者は全額公費負担。

第2号被保険者が介護保険サービスを利用できる特定15疾患
1. 脳卒中 2. 初老期における痴呆 3. 筋萎縮性側索硬化症 4. パーキンソン病関連疾患 5. 脊髄小脳変性症 6. 多系統萎縮症 7. 早老症 8. 後縦靱帯骨化症 9. 骨折を伴う骨鬆粗症 10. 脊柱管狭窄症 11. 糖尿病性神経障害・腎症・網膜症 12. 閉塞性動脈硬化症 13. 慢性関節リウマチ 14. 慢性閉塞性肺疾 15. 両側の膝関節または股関節に著しい変形を伴う変形性関節症

保険料の納付については65歳以上の第1号被保険者については通常,老齢・退職年金から天引きされるが,第2号被保険者の場合は通常の医療保険料に上乗せして介護保険料を納付しなければならない。

また一般的には介護保険サービス費用の1割は自己負担とされているが,第1号被保険者の特定疾患認定患者については,要介護認定を受けた場合は全ての疾患で介護サービス費用の1割負担分を所得に応じて一部公費負担となり,重症認定者の場合は全額公費負担となる。一方,第2号被保険者の特定疾患認定患者については,8つの特定疾患(筋萎縮性側索硬化症,パーキンソン病関連疾患,脊髄小脳変性症,多系統萎縮症,プリオン病,後縦靱帯骨化症,広範脊柱管狭窄症,悪性関節リウマチ)患者でのみ,要介護認定を受けた場合は介護サービス費用の1割負担分につ

いて，所得に応じて一部公費負担とされている。この8つの特定疾患でも重症認定者の場合は全額公費負担となっている。

ただし家庭訪問サービスの中の訪問看護は例外として自己負担がなく，介護老人保健施設（老人保健施設）での入所・通所・短期入所サービスと介護療養型医療施設（療養型病床群，老人性痴呆疾患療養病棟など）での通所リハビリテーション・短期入所療養介護は特定疾患に対する公費負担の対象外なので注意を要する。施設サービスを利用した場合は，いずれの場合でも食費・居住費・日常生活費を自己負担することになっている。

参考文献

1) 疾病対策研究会監修，難病対策ガイドブック，現代社会保険，2004
2) 難病患者等在宅療養支援マニュアル，岡山県保健福祉部発行，2005

索 引

ア

亜急性硬化性全脳炎　119
アボネックス　57
アミロイドβ蛋白　34
アミロイドーシス　109
アリセプト　39
アルツハイマー病　34
アンビューバック　152
意思伝達装置　218, 307
移乗支援　200
遺伝子診断　237
遺伝子治療　i
遺伝子変異　237
遺伝相談　239
遺伝相談カウンセラー　239
医療給付サービス　350
医療経済　i
医療支援　177
医療相談　177, 289
医療相談マニュアル　232
医療ソーシャルワーカー　263
医療的看護負荷　151
医療費自己負担　373
医療保険　291
胃瘻　151
陰性4徴候　27
インフォームドコンセント　253
栄養サポートチーム　331
栄養補給　331
エダラボン　29

塩酸アマンタジン　4
塩酸トリヘキシフェニジル　4
黄色靱帯骨化症　147
オリゴデンドログリア細胞質内封入体　12
オリーブ橋小脳萎縮症　11, 19

カ

下位運動ニューロン　27
介護ヘルパー　207
介護保険　i, 291, 379
介護保険サービス　350
介護保険制度　295, 367
家族支援　297
家族性アミロイドポリニューロパチー　109
家族の会　293
家庭内介助の支援　168
カフェオレ斑　126
眼筋型MG　48
患者ネットワーク　i
緩和ケア　281
気管切開　151, 316
キノホルム　87
吸引　290, 323
吸引行為　323
行政サービス　379
行政・福祉サービス　i
居宅療養管理指導　370
起立性低血圧　110
筋萎縮性側索硬化症　27

筋強直性ジストロフィー　80
筋ジストロフィー　80
キンドリング現象　136
クリーゼ　49
ケアプラン　290
ケアマネージャ　207, 263
経空腸瘻　331
携帯電話　32, 311
経腸栄養　331
経鼻経管栄養　331
経皮内視鏡的胃瘻造設術　327
経瘻孔栄養　331
原因遺伝子　i
抗AChR抗体　47
抗Jol抗体　68
抗MuSK抗体　44
広域支援ネットワーク　164
後縦靱帯骨化症　146
公費負担　247
コエンザイムQ10　6
誤嚥性肺炎　303
告知　291
個人支援ネットワーク　170
個人情報保護法　222
コミュニケーション　32
コミュニケーションエイド　32

サ

災害支援マニュアル　222
災害対策　i
再生医療　i

在宅医療支援　168
在宅支援　164
在宅人工呼吸療法　321
在宅・通所介護　356
在宅療養　i, 154, 168, 203, 262, 290
在宅療養支援体制　241
山陽ネットワーク協議会　173
支給決定　198
四肢末端痛　113
視神経腫瘍　128
視神経脊髄型 MS　51
ジストロフィン遺伝子　82
施設介護　355
施設サービス　379
自動吸引装置　323
シャイ・ドレーガー症候群　12, 19
若年性 HD　61
重症筋無力症　44
就労支援　i, 198
受給者証　247
授産施設　353
主治医意見書　368
上位運動ニューロン　27
障害者施策　198
障害者自立支援法　i, 291, 199
小脳皮質萎縮症　10
自立支援　i
自立生活　193
自立と自律　193
神経栄養因子　29
神経筋接合部生検　47
神経線維腫　126
神経難病　i, 349, 373
神経難病相談室　225

神経難病の告知　253
人工呼吸器　32, 151, 290, 316
人工呼吸器装着　151
身体障害者手帳　352
診療報酬　360
睡眠時無呼吸　20
すくみ足　5
スモン　87
生活支援　i
生活・就労支援　177
声帯外転麻痺　20
生体肝移植　112
セカンドオピニオン　250, 254
咳介助　320
脊髄小脳変性症　10
脊柱側彎　126, 129
摂食支援　200
セレギリン　4
セレジスト　17
線維束性収縮　27
線条体黒質変性症　11, 19
全身型 MG　48
全身性エリテマトーデス　104
先天性筋ジストロフィー　80
ゾニサミド　7

タ

体位交換　290
退院カンファレンス　161
胎児診断　238
タウ　35
ダウン症　140
多系統萎縮症　12, 19
多発筋炎　65
多発性硬化症　51

単線維筋電図　47
地域医療連携室　263
地域支援ネットワーク　157, 170
地域生活支援　198
デュシェンヌ型　80
てんかん　131
テンシロン試験　47
当事者団体　187
特定疾患　349
特定疾患医療受給　247, 373
特定疾患治療対象　373
ドパミン　1
ドパミン作動薬　1
トランスサイレン　109
ドロキシドパ　5

ナ

難病医療専門員　233
難病医療相談　225
難病患者認定　348
難病行政　188
難病情報センター　188
難病助成　361
難病相談・支援センター　233
難病相談・支援センター事業　175
難病対策　343, 373
難病療養者のつどい　212
難病連絡協議会　162
南北問題　177
入院医療の確保　168
入院確保事業　228
乳児重症ミオクロニーてんかん　131
寝たきり介護　302
ネットワーク会議　161

脳炎後てんかん　*131*
脳卒中後遺症　*302*
脳波上周期性同期性放電　*118*

ハ

排泄支援　*200*
パーキンソン病（PD）　*1,284*
パーキンソン病フォーラム
　287
麦角　*2*
発症前診断　*238*
バリアフリー　*256*
針反応陽性　*102*
ハンチントン病　*61*
反復誘発筋電図　*47*
ピアカンファレンス　*311*
被角血管腫　*113*
ビ・シフロール　*7*
ビデオ嚥下造影検査　*327*
非麦角　*2*
皮膚筋炎　*65*
ヒプスアリスミア　*131*
病院介護　*354*
表現促進現象　*84*
病態解明　*i*
ヒルトニン　*17*
複合脂質代謝　*109*
福祉サービス　*379*
福祉的介護負荷　*151*
福祉の手引き　*173*
副腎白質ジストロフィー　*122*
福山型先天性筋ジストロフィー
　80
舞踏運動　*61*
プリオン病　*117*
ベタフェロン　*57*
ベーチェット病　*102*

ヘリオトロープ疹　*67*
ヘルパー　*152*
ヘルパー吸引　*323*
変異型CJD　*117*
包括医療　*362*
膀胱留置カテーテル　*151*
訪問看護ステーション　*243,*
　250, 352
訪問相談　*230*
保健所　*207*
ポストポリオ　*173*
ホームドクター　*207*
ポリグルタミン　*14*

マ

末梢神経病変　*128*
水俣病　*94*
未来志向・科学志向モデル
　190
無汗症　*113*
無動性無言　*118*
メチル水銀　*94*
免疫グロブリン大量静注療法
　57
もの忘れ検診　*293*
もやもや血管　*140*
もやもや病　*140*

ラ

緑尿　*89*
緑毛舌　*89*
倫理委員会　*240*
レイノー現象　*67*
レキップ　*7*
レスパイト　*297*
レスパイトステイ　*258*
レスパイト入院　*182, 297,*

　311
レックリングハウゼン病　*140*
レビー小体　*57*

α

α-シヌクレイノパチー　*20*

A

ACh　*44*
AChR　*44*
AD　*34*
ALD　*122*
ALS　*27*
ALS治療ガイドライン　*369*
AMN　*122*
angiokeratoma　*113*
anticipation　*84*
AOA1　*12*
AOA2　*12*
ATL　*72*
ATS　*319*

C

CAGリピート　*14*
CCA　*10*
CDR　*35*
Charcot-Marie-Tooth病
　109
Chiari奇形　*129*
CIS　*56*
CJD　*117*
clinically isolated syndrome
　56
CNSループス　*105*
Creutzfeldt-Jakob disease
　117

D

DM　*65*
DMD　*319*
DMPK　*84*
DPC　*363*
DRPLA　*10*

F

Fabry 病　*109*
face to face　*181*
FAP　*109*
FAST　*35*
FFI　*117*
fukutin　*83*

G

GCI　*12*
Gottron 徴候　*67*
GSS　*117*

H

HAM　*72*
HAU　*72*
HD　*61*
HDS-R　*35*
HIV　*65*
HLA-B51　*102*
HTLV-1　*65, 72*
Hunter-Russell 症候群　*95*
huntingtin　*61*

I

IFNβ　*57*
IGF-1　*29*
IVIg　*58*
IT 機器　*216*

L

L-dopa　*1*
Lennox-Gastaut 症候群　*131*

M

MAO-B 阻害　*7*
MAO 阻害剤　*4*
McDonald の診断基準　*52*
MCI　*35*
MCS　*317*
MG　*44*
MGFA 臨床分類　*45*
MIBG　*22*
mild cognitive impairment　*35*
MMS　*35*
MS　*51*
MSA　*12, 19*
MSA-C　*20*
MSA-P　*20*
MuSK　*44*

N

neurofibromin　*126*
NF1　*126*
NIPPV　*315*
NIV　*319*
NPPV　*319*
NST　*331*

O

OB　*52*
oligoclonal bands　*52*
OPCA　*10, 19*
OPLL　*146*
opticospinal MS　*51*

OSMS　*51*

P

PEG　*327*
PET　*36*
Peter の診断基準　*66*
PM　*65*
polyQ　*14*
PPMS　*51*
presenilin-1　*34*
presenilin-2　*34*
progressive MS　*51*
PSD　*118*
Purkinje 細胞　*94*

Q

QOL 評価尺度　*279*
QOL の改善　*269*
QOL の向上　*216, 269, 276*
QOL 尺度　*270*
QOL を評価　*269*

R

RRMS　*51*

S

SCD　*10*
SCN1A　*134*
SDS　*12, 19*
secondary progressive MS　*51*
seronegative　*44*
shawl 徴候　*67*
Shy-Drager 症候群　*12, 19*
SLE　*104*
SMON　*89*
SND　*11, 19*

SSPE *119*
striatonigral degeneration *19*

T

TLS *308, 317*
TPPV 在宅呼吸療養 *153*
transthyretin *109*

TRH *17*
TRH アナログ *17*
TTR *109*
TV 電話 *311*
TV ポケット *311*

V

VEP *52*

VF *327*
von Recklinghausen 病 *126*
VSRAD *36*
V 徴候 *67*

W

West 症候群 *131*

略歴紹介

阿部 康二 (Koji Abe)

昭和56年	東北大学医学部卒業
昭和62年	東北大学神経内科大学院修了(医学博士)
昭和63年	米国ハーバード大学神経内科学教室留学
平成元年	東北大学医学部神経内科助手
平成7年	東北大学医学部附属病院講師
平成8年	東北大学医学部助教授
平成10年	岡山大学医学部教授
平成18年	岡山大学大学院教授(医歯薬学総合研究科),現在に至る。

専門：臨床神経学,神経変性疾患(脊髄小脳変性症,筋萎縮性側索硬化症,パーキンソン病など),脳血管障害,認知症

© 2007　　　　　　　　　　　　　　　　　第1版発行　2007年6月1日

神経難病のすべて
症状・診断から最先端治療・福祉の実際まで

(定価はカバーに表示してあります)

編著　阿 部　康 二

発行者　服 部　秀 夫

発行所　株式会社 新興医学出版社
〒113-0033 東京都文京区本郷6-26-8
電話　03 (3816) 2853
FAX　03 (3816) 2895

〈検印廃止〉

印刷　明和印刷株式会社　　ISBN978-4-88002-667-1　　郵便振替　00120-8-191625

- 本書の複製権・翻訳権・譲渡権・公衆送信権(送信可能化権を含む)は株式会社新興医学出版社が所有します。
- **JCLS** 〈(株)日本著作出版権管理システム委託出版物〉
  本書の無断複写は著作権法上での例外を除き禁じられています。複写される場合は,その都度事前に(株)日本著作出版権管理システム(電話 03-3817-5670,FAX 03-3815-8199)の許諾を得てください。